名中医

肖国士

眼科学术传承录

主　审◎肖国士（湖南中医药大学第二附属医院）

主　编◎吴利龙（湖南中医药大学第二附属医院）

副主编◎刘万里（湖南中医药大学第二附属医院）

　　　　张志慧（湖南中医药大学第二附属医院）

　　　　付美林（湖南中医药大学第一附属医院）

　　　　汤承辉（湖南中医药大学第二附属医院）

　　　　黄建良（湖南中医药大学第二附属医院）

　　　　孙　洋（湖南中医药大学第二附属医院）

　　　　汤　贞（湖南中医药大学第二附属医院）

　　　　蒋　晖（湖南中医药大学第二附属医院）

　　　　肖　坚（福建省福州东南眼科医院）

编　委◎王梦颖　　汤　贞　　孙　洋　　肖　坚　　肖屏风

　　　　刘玮婷　　苏艳华　　周美娇　　吴利龙　　肖国武

　　　　吴　群　　李雅萍　　吴颖洁　　胡春花　　黄建良

　　　　徐　帆　　李　欢　　付美林　　刘万里　　张志慧

　　　　宋思祥　　周　梦　　蒋　晖　　汤承辉　　陈向东

　　　　袁勇兰　　李琼英　　彭　审　　邓隐逍　　毛新蕊

湖南科学技术出版社

图书在版编目（ＣＩＰ）数据

名中医肖国士眼科学术传承录 / 吴利龙主编. —长沙：湖南
科学技术出版社, 2021.11
　　ISBN 978-7-5710-1021-8

　　Ⅰ. ①名… Ⅱ. ①吴… Ⅲ. ①眼科学－中医临床－经验－中国
Ⅳ. ①R276.7

　　中国版本图书馆 CIP 数据核字(2021)第 122688 号

MINGZHONGYI XIAO GUOSHI YANKE XUESHU CHUANCHENGLU

名中医肖国士眼科学术传承录

主　　编：吴利龙
主　　审：肖国士
出 版 人：潘晓山
责任编辑：李　　忠
出版发行：湖南科学技术出版社
社　　址：长沙市芙蓉中路一段 416 号泊富国际金融中心
网　　址：http://www.hnstp.com
湖南科学技术出版社天猫旗舰店网址：
　　　　　http://hnkjcbs.tmall.com
邮购联系：0731-84375808
印　　刷：湖南凌宇纸品有限公司
　　　　　（印装质量问题请直接与本厂联系）
厂　　址：长沙市长沙县黄花镇黄垅新村工业园财富大道 16 号
邮　　编：410137
版　　次：2021 年 11 月第 1 版
印　　次：2021 年 11 月第 1 次印刷
开　　本：889mm×1194mm　1/16
印　　张：19
插　　页：2 页
字　　数：582 千字
书　　号：ISBN 978-7-5710-1021-8
定　　价：98.00 元

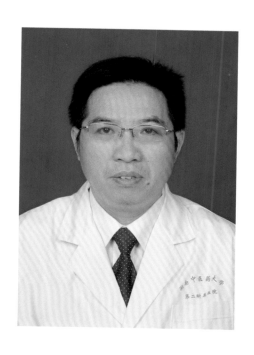

主 编 简 介

吴利龙 中医眼科主任医师、教授、硕士研究生导师，名中医肖国士教授的学术继承人，湖南中医药大学第二附属医院（湖南省中医院）首届名医。现任湖南中医药大学第二附属医院（湖南省中医院）眼科主任，五官科教研室副主任，湖南省中医、中西医结合学会眼科专业委员会常委，湖南省医学会眼科专业委员会角膜眼表学组委员，湖南省国际医学促进会眼科专业委员会副主任委员，湖南省中医、中西医结合学会眼视光专业委员会常委，湖南省中医药信息研究会眼科专业委员会副主任委员等。主编《三大眼底病的中医治疗》《肖国士医案精华》《肖国士眼科临床传承录》等医学著作，参编《中医眼科全书》等医学著作数部，发表医学论文10余篇。从事眼科临床及教学20多年，主攻角结膜干燥综合征、青少年近弱视、病毒性角膜炎、眼底出血、视神经病变等眼表及眼底疾病，擅长运用中医辨证思维及经方治疗眼科疾病。

肖　序

　　眼目为五官之首，是一对特殊的窗口。从古至今，人们赋予它许多美妙动听的雅号。如美之窗、心灵之窗、信息之窗、预测之窗、光明之窗、脑神经之窗、心脑血管之窗、五脏六腑之窗、肝与肝病之窗等。所以《审视瑶函》称赞说："神哉空窍，列分左右，妙合先天，大玄既备，神物渐凝，精明其聚，普照天穷。"功德无量，美妙绝伦，不愧为人身之至宝也。

　　《诗·卫风》上有"巧笑倩兮，美目盼兮"之句。我们中国有句"画龙点睛"的成语，画龙必须点睛，据说一点睛龙就活了，岂不美哉！现代人体美容以颜面为主，在颜面美容中又以眼睛美容为主，所以说眼睛是"美之窗"。孟子说："胸中正，则眸子嘹焉，胸中不正，则眸子眊焉。"《宋玉·神女赋》也说："目若微盼，精彩相接。"送秋波，丢眼色，是不用语言的情意交流，更是在特殊场合中不好用语言表达的信息传递。目光与眼神是内心世界的客观反映，所以说眼睛是"心灵之窗"。

　　人生在世，离不开信息。客观世界充满着信息。眼、耳、鼻、舌、身都是接收外界信息，直接或间接为人体的生命活动服务的，其中80％以上的信息来自眼睛，所以说眼睛是"信息之窗"。《神相全篇》说："眼目为身主，还同日月台。群星天上伏，万象鉴中开。秀媚官禄至，清长富贵来，莫教黄更露，往往见迍灾。"辨眼神是预测的根本大法，如能将神藏、神露、神急、神威、神昏、神和、神惊、神醉、神脱等一一辨之，则成败、顺逆、寿夭、刚柔、强弱、邪正、贤愚可测而知之，所以说是"预测之窗"。眼司视觉，功同日月，光辉永耀，鉴照无穷。《相理衡真》说："天得日月以为光，日月为万物之鉴，人凭眼目以为光，眼目为万事之灵。"《原机启微》说："目者窍之一也。光明视见，纳山川之大，及毫芒之细，悉云霄之高，尽泉沙之深，是皆光明之所及也。"所以说是"光明之窗"。

　　从解剖学的观点来看，眼底的视神经与视网膜是脑组织向外延伸的部分，视神经又是12对脑神经中屈居第二的脑神经，12对脑神经中在生理状态下只有视神经通过眼底可以直窥。而且眼睛的视觉以及眼球的运动与调节都直接受脑神经支配，所以说眼睛是"脑神经之窗"。眼球的血循环与颅内组织的血循环，均发源和回流于颈总血管，彼此相互沟通和影响。在活体条件下，全身的血管，只有从眼底才能直接看到其生理状态和病理变化。凡疑有心脑血管病变的患者，做眼底检查是非常必要的，可以协助诊断，所以说眼睛是"心脑血管之窗"。

　　《灵枢·大惑论》说："目者五脏六腑之精也，营卫魂魄之所常营也，神气之所生也。"《灵枢·五癃津液别》说："五脏六腑之津液尽上渗于目。"《审视瑶函》说："眼乃五脏六腑之精华，上注于目而为明，如屋之有天窗也。"眼通五脏六腑，睛藏三真（真气、真血、真精）、三神（神水、神膏、神光）。气贯五轮八廓，血濡眼目各部。所以说眼睛是"五脏六腑之窗"。《灵枢·五阅五使》说："东方色青，入通于肝，开窍于目。"《灵枢·脉度》

说："肝气通于目，肝和则能辨五色矣。"《素问·五藏生成》说："人卧，血归于肝，肝得血而能视，目系也属肝。所以说眼睛是"肝之窗"。

就病理而言，《灵枢·天年》说："五十岁，肝气始衰，肝叶始薄，胆汗始灭，目始不明。"《太平圣惠方》说："肝有病，则目夺精而眩；肝中寒则目昏而瞳子痛；邪伤肝则目青黑；瞻视不明；肝实热则目痛如刺；肝虚寒则目谛视生花，肝劳寒则目涩闭不开；肝气不足，则目昏暗，风泪，视物不明；肝热冲睛，则目眦赤痛，生肉及目睛黄。"所论眼病病机，已把肝摆在首位。《素问·阴阳应象大论》说："肝主目。"这个"主"字，可以作多数来理解。即多数眼病与肝有关。我国最早的病原学专著《诸病源候论》共论目疾56候，明确直接论及肝的有27候。泛论五脏六腑涉及肝的有10候，共计37候，占总数的66％以上。我国最早的眼科专著《秘传眼科龙木论·七十二证方论》，在所录以内因为主的68证中，明确直接论述由肝或肝胆病变引起的有38证，也超过半数。《审视瑶函》说"目属肝，肝主怒，怒则火动痰生，痰火阻隔肝胆脉道，则通光之窍遂蔽，是以二目昏朦如烟如雾"，所以说眼睛是"肝病之窗"。

既然多数眼病与肝有关，故从肝论治眼病，就成为传统疗法的基本指导思想。这个基本指导思想包括前人创立的肝窍学说与药物归经学说。其中肝窍学说是眼与脏腑相关学说，从属于脏的一个分支。笔者曾在《中国中医眼科杂志》1992年第1期所刊《肝窍学说探讨》和《中医眼科全书》所录《肝窍学说》中对此首先作过系统论述。试抛引玉之砖，以促中医眼科学术的发展。

肖国士

于湖南省中医院

前　言

肖国士教授，幼承家学，弱冠业医。从事中医眼科临床，已60多年。长期在高等学府工作，喜获众多名师指点。加之地处湖南省会长沙，图书资料多，学习机会多，就诊患者多。地灵出人杰，源远必流长。勤求天地人三才，挥毫书一统；广涉儒释道三教，铺纸录万华。以五勤起步，求学术腾飞。积主编《中医眼科全书》《中医眼科临床手册》《眼科临床治疗手册》《眼科辨治精华》《眼科验方新编》《中医保睛明目秘方妙术》等50多种著作的编撰经验，汲取古今中医眼科名家名著学术精华。天长日久，学识渐丰；奋笔不懈，其乐无穷。"老当益壮，穷且益坚"。谨遵韩翁之言，使老有所为，事有所成，特与名医工作成员共撰《名中医肖国士眼科学术传承录》。

中医文献，浩如烟海。把中医眼科的理论精华和学术传承，全面收集，系统整理，这是历史赋予我们的任务。本书就是为此而作。经过精心策划，全书分为中医眼科学术发展史、眼科主要著作简介、中医眼科学术之源、古代眼科医古文选录、眼科独特学说与黑睛病理研究、眼科治法阐微、眼科方药论丛、古今眼科名方歌诀与古代眼科病证辞典、肖国士教授传承两位恩师的学术与经验共九章，每一章又分立若干节，每一节均有非常丰富的内容。先看目录，就会引人入胜，再通读全书，更会放射出夺目的光彩，真不愧为新编《银海精微》也。字里行间，无不浸润着肖国士教授的汗水和心血。

肖国士教授，精通中医眼科，兼通内、外、妇、儿、男科和耳鼻咽喉科，善治各种疑难病症，临床疗效卓著，在学界、医界、出版界、书法界、文艺界、新闻界充满赞誉。在开展纪念肖国士教授行医60周年出书30周年的活动中，中国中医科学院眼科医院博士生导师谢文科教授的题词是：诊病愈疾，妙用方药；著书立说，汇通中西。人民军医出版社资深编审扬袯胜主任的题词是：著医书挥毫涌文词，编科普扣键来篇章。湖南中医药大学党委书记秦裕辉教授的题词是：湖湘名医，德艺双馨；芙蓉国士，后学楷模。湖南中医药大学副校长彭清华教授的题词是：行医六旬见识广，出书半百等身高。湖南省演出公司原总经理、国家一级编导张大龙先生的题词是：医著传世今无价，沉疴辨治可回春。湘潭市作家协会主席阿良的题词是：脉里乾坤大，书中天地宽。湖南省楹联协会副主席、湘潭市楹联协会主席刘绍彬先生的题词是：行医岁月久，诊疗天地宽。湖南省首批名中医、同班同学孙达武教授的题词是：同窗好友互勉，志同道合双赢。湖南省第三批名中医、眼科同道张健教授的题词是：亦师亦友，传承眼目文化；同心同德，研发银海精微。眼科同道江苏省沭阳眼科医院潘开明院长的题词是：恩师比衡山情重，挚友似长江意浓。学生湖南省中医药大学刘万里教授的题词是：谆谆教诲，深印脑海；循循善诱，广润心田。湖南日报高级编辑、中国名人协会副会长谢石的题词是：世上高人，杏林国士；眼中痼疾，妙手光明。眼科同道湖南中医药大学附属第一医院眼科主任喻京生教授的题词是：湘楚名医编著满，芙蓉国士德艺高。湖南省文史馆馆员、著名书法家周克臣的题词是：著书出经典，悬壶去沉疴。如此等等，不胜枚举。

年逾古稀，嗟吾年之渐老；日已近西，喜余热之尚丰。人老心未老，年高智亦高。活到老，学到老；勤用脑，防衰老。专其心，专其力，以精其艺；勤阅读，勤动笔，以超其技。专以后才能精，精以后才能创，专、精、创，心诚一贯；勤以后才能熟，熟以后才能巧，勤、熟、巧，笔写三才。挥毫文词涌，动笔编章来。这是肖国士教授一贯奉行的人生格言，也是他过去和临终前的心态描写。曾子说："以文会友，以友辅仁。""文"者，学术也；"友"者，肝胆相照也；"仁"者，无私奉献也。读圣贤书，积功德量，走奉献路，作无私人。谨遵前贤之言而为也。学术传千古，朋友遍天下。孔子说："有朋自远方来，不亦乐乎！""国士无双价，名医第一流。"就用已故著名书法家曾玉衡先生所赐的墨宝来殿后吧！

肖国士眼科学术经验传承工作室

吴利龙

目　　录

第一章　中医眼科学术发展史

中医眼科学是我国劳动人民长期与眼病作斗争的经验总结。按其发展过程，大体上可分为萌芽、奠基、独立发展、兴旺昌盛、衰落与复兴五个时期。

第一节　萌芽时期

这一时期，从遥远的上古开始，历商、周、秦、汉诸代，历时甚久。文字标志着文明社会的历史进程。有了文字，就有了眼科萌芽的最早记载。

从河南安阳殷墟出土的甲骨文祈祷和卜辞可知，早在武丁时代，人们已将眼睛这一感觉器官命名为"目"，眼睛得病称为"疾目"，眼病失明称为"丧明"。如甲骨文卜辞中有："贞王亡疾目"，"大目不长明"等。这是我国关于眼病的最早史料。至春秋时期，对目盲一病，又根据眼部症状不同，分别以"瞽""蒙""瞍"等词略加区别。如《书经》有"瞽奏鼓"，《诗经》有"有瞽有瞽，在周之庭"，"蒙瞍奏公"等句。据《毛传》注释："有眸子而无见曰瞍"。相传古代乐师多由盲人担任。古代著名音乐家师旷，就是"瞽奏鼓"的典型。

最早记载瞳孔异常的是《荀子》。《荀子·非相》中，有"尧舜参瞳子"之句。至汉代《史记·项羽本纪》亦说"项羽亦重瞳子"。汉代许慎所著的《说文解字》，是我国现存最早的字典，也是最早解释眼目生理病理文字的工具书。全书共收载以"目"为形符的字 123 个，其中论述眼目生理的有 59 个，如"眸，目瞳子也"，"眨，动目也"，"盱，张目也"。论述眼目病理的有 64 个，如"目陷也"，"目摇也"，"目不明也"，"目惊视也"。"眯，草入目中也"，"眚，目病生翳也"。其次，还收载与视觉有关以"见"为形符的字 48 个，所谓："见，视也，从儿从目，凡见之属皆从见"。其后刘熙所撰《释名》，收入有关眼病的字词又有增加。如所收载的"蒙"字，解释为"有眸子而失明，蒙蒙无所别也"。还收"通视"一词，明确解释为"眸子明而不正"。

我们的祖先，在长期的生活和医疗实践中，逐渐发现并记载了一些治疗眼病的药物。如先秦古地理著作《山海经》，记录药物 100 多种，其中记载标明治疗眼病的药物有丹遗之鱼、当、植楮、椒等 8 种。还收载了蔓荆、枸杞子、白芷、川芎、芍药、薏仁、山药、磁石、赫石等当今眼科临床常用的药物。我国古代最早的诗歌总集《诗经》，提到的药用植物有 150 多种，其中如瓜蒌（果羸）、枸杞子（杞），芍药（勺药）、前仁、茜草（茹藘）、甘草（苓）、远志、益母草、蒺藜（茨）、菟丝子（萝）等均为当今眼科临床所喜用。《淮南子》记烙疗法，所谓："目中有疵，不害于视，不可灼也。"

在有关治疗眼病的医家和医著方面，据《史记·扁鹊列传》记载，我国战国时期的扁鹊，医术全面，随俗为变。他在经过周都洛阳时，见当地尊敬爱护老人，即为"耳目痹医"。因而扁鹊是我国最早的五官科医生。"华佗立眼科，忧后世之盲瞽"，"钩割针烙之法，肇自华佗"。这些论述先后载于《证治准绳》和《审视瑶函》等书中。据《晋书》记载，华佗为景王做过眼科手术。还载有："帝（即司马师）目有瘤疾，使医割之。"这种难度颇大的割目瘤手术，大约在华佗后半个世纪就开展了，所以华佗立眼科、创手术，具有相当的可靠性。

成书于战国末期的《黄帝内经》，收载与眼科有关的医论 238 条之多，其中《素问》116 条，《灵枢》122 条，可归纳为生理、病理、诊断、治疗 4 个部分，对眼与脏腑经络的关系，眼的解剖生理、病因病机、临床证候、针刺治疗等，都作了初步的论述。如将眼局部组织按与脏腑相应的关系，大体上划分为瞳子、黑眼、白眼、络、约束、目系等 6 个部分。书中详细记载了眼与经络的生理病理关系，记载了大量的眼部病症，如目赤、目痛、目似脱、目妄见、目锐眦痛、目无所见等 30 余种。《灵枢·大惑论》是一篇主要论述眼的生理病理的医论，对后世中医眼科的发展具有深远的影响。特别是后世总结的五轮、八廓、内外障学说以及脏腑辨证等许多基本理论，都是在《内经》的基础上发展起来的。

东汉杰出的医学家张仲景，博采东汉以前基础医学和临证医学的精华，结合自己的实践经验，写成《伤寒杂病论》一书。书中以六经论伤寒，脏腑论杂病，首创了理、法、方、药和辨证论治的临证法则，这对临床各科都有普遍的指导意义。该书中涉及较多的眼部病症，如目赤、目瞑、目眩、目黯、目晕黄、血从目出、直视不能等。经初步查阅，《伤寒论》中所载与眼部病症有关的条文共 23 条，其中三阳经占 19 条，有 10 条列举了方药。所列的方剂中，如麻黄、真武汤、小柴胡汤、苓桂术甘汤等至今为眼科广泛应用。《金匮要略》中所载与眼部病症有关的条文共 45 条，其中有 20 条列举了方药。所列的方剂有甘草泻心汤、近效术附汤、五苓散、茵陈蒿汤、越婢加半夏汤、小半夏加茯苓派出汤、葶苈大枣泻肺汤等。该书所载的"狐惑"一病，与西医的眼、口、生殖器三联综合征颇相类似，其所列清热解毒除湿法，至今仍为中医眼科医治该病的常用方法之一。仲景学说在中医学术领域里，有着巨大而深远的影响，对后世眼科应用全身辨证和经方治疗眼病更具有重要的指导意义。

大约成书于秦汉时期的《神农本草经》，是我国现存最早的药物学专著。书中共收载明目或治疗眼病的药物 87 种，其中上品 47 种，中品 27 种，下品 13 种。如上品中的人参、菟丝子、茺蔚子、蒺藜子、蔓荆子、地肤子等均主明目；菊花，主目欲脱，泪出；黄连，主目痛、眦伤、泣出；蕤核，主明目、目赤痛、伤泪出；决明子，主青盲、目淫肤、赤白膜、眼赤痛、泪出。又如中品中的白芷，主侵目泪出；秦皮，主目中青翳白膜；伏翼（夜明砂），主目瞑、明目、夜视有精光等。其中有不少药物的功效，已为现代药理所证实。这充分反映了当时眼科药物的治疗已达到较高的水平。

第二节　奠基时期

这一时期，从晋到唐代，历时近 700 年之久，据《隋书·经籍志》记载，南北朝时有《陶氏疗目方》及甘浚之《疗耳眼方》，可算是我国最早的眼科专书。可惜两书早已遗失，内容不得而知，但可推断这一时期的医家，已为眼科的独立发展开始奠基了。王叔和、皇甫谧、葛洪是晋代三位著名的医学家，分别为眼病的诊断和治疗作出了贡献。王叔和所著的《脉经》，成书于 280 年，最早记载从脉象鉴别眼病，如谓目视有肾实、胆虚、肝伤三种；目痛有肾与膀胱俱实，肝与胆经气逆之别。该书设有"目病脉"专论，列举了弦、紧、芤、滑、涩、微、散、浮、伏、实等 10 种辨别眼病的脉象。如载："三部俱弦肝有余，目中疼痛苦玄虚，怒气满胸常欲叫，翳蒙瞳子泪如珠"。书中还载有"察目包以辨病之生死"的专论，将《内经》目诊发扬光大，屡被后世医书引用。

皇甫谧所著的《针灸甲乙经》，成书于 256～264 年之间，是我国现存最早的针灸专书。全书分 2 卷，共 128 篇，载穴名 384 个，所列腧穴主治 800 余条。其中收载主治眼病的穴位有神庭、本神、临泣、风池、攒竹、睛明、承泣、四白、颧骨、水沟、上关、上星、目窗、内关、解溪等 36 个。所主治的目病有目中痛、青盲、目眩、目痒、目泣出、目系急、目白翳、目中淫肤、目眦赤痛、远视不明、白膜覆瞳子等 30 多种，尤其对睛明、承泣、风池等眼科要穴论述更详，如"目不明，恶风日，泪出憎寒，目痛目眩。内眦赤痛，目䀮䀮无所见，眦痒痛，淫肤白翳，睛明主之"。由于本书是将《素问》《灵枢》《明常孔穴针灸治要》的内容"使类相从"，把散见于各书、各篇章中的一些相类的经文汇集一处，这就为后世学习带来不少方便，从而对针灸治疗眼病起到承前启后的作用。葛洪所著的《肘后备急方》，成书于公元 300 年左右，是一部实用有效可供急救的单方验方集，书中共收集民间治疗眼病的单方验方 32 个，如用治"肝虚，目睛疼，冷泪不止，筋脉痛，羞明怕日"的补肝散（夏枯草、香附），就是其中的代表方。用苍术治雀目，用白龙散（马牙硝、龙脑）退翳，用车前子、干地黄、麦冬治内障等，都具有简便廉效的特点。其他还有龚庆宣重编的《刘涓子鬼遗方》，也载有医治眼病的针灸法或方药。

巢元方是隋代著名的医学家，所著的《诸病源候论》成书于610年，是我国现存的第一部论述病因、病理和证候学的专著。该书卷二十八列目病专篇计38候。此外，在伤寒，温病、妇女病、小儿病等证候中列有与目病有关的证候18候，共计56候。书中提到的解剖名词，除目、眼、白睛、黑睛、瞳子、眦等外，还首次应用了睑、眉、睫毛、缘等名称。书中收载了不少眼科的新病名，如针眼、目涩、目黑、目晕、目眇、目蜡、目肥、目青珠管、目偏视、目飞血、目疱疮、目脓漏、目封塞、目内有丁、目珠子脱出、伤寒毒攻眼、时气毒攻眼、热病毒攻眼、温病毒攻眼等，对眼病症状的描述颇详。这些都为以后眼科临床证候诊断打下了良好的基础。

唐代初期，由于国家统一，经济繁荣，随着印刷术的发展，太医署的建立，中外文化的交流，中医眼科从基础理论到临床实践都有了进一步的发展。特别是唐初武德年间设立的太医署，将耳目口齿疾病，从内外科范围划分出，首次建立"耳目口齿科"，这就为以后中医眼科的独立发展奠定了基础。

唐初，孙思邈所著的《备急千金要方》与《千金翼方》中，收藏了不少眼科的内容。虽然称为方书，但内容非常丰富，比较系统地总结和反映了唐代以前的医学成就。该书于七窍病中首列目病。首次对眼病病因进行总结，归纳为19因。明确指出生食五辛、房室无节、饮酒不已、夜读细书、月下看书、久处烟火、泣泪过多、抄定多年、雕镂细作等皆为丧明之本。在眼病的治疗上，《千金要方》介绍验方71首，《千金翼方》介绍验方30首。其中有"神曲丸，主明目，百岁可读细书"。此方即现代常用的磁朱丸。在内服药方及食疗中，首次提出猪、牛、羊、兔等动物肝脏具有明目作用。同时内服与外治并重，书中收载了不少外点、熏洗、外敷等外治方和钩割、针灸、按摩等治法，对后世眼科的发展颇具影响。唐代王焘撰《外台秘要》，卷二十一专论眼疾。首先引用《天竺经论服》的内容作为总论，谓眼为六神之主，而身由地、水、火、风四原质所组成。所引用的《天竺经论眼》从内容分析，并非印度医学的翻译作品，而是受了印度医学生理解剖观点影响的我国早期的眼科专著。如在眼的解剖生理方面，认为眼乃轻膜裹水，外膜白睛重数有三，黑睛水膜只有一重，不可轻触，眼之黑白分明，肝管无滞，外托三光，内因神识，故有所见。在论述眼病方面，对青光眼有独到的见解，认为其病源"皆从内肝管缺，眼孔不通所致"。而且指出"急需早治，若已成病，便不复可疗"。并将青光眼分为黑盲、乌风、绿翳青盲三类。在眼病的治疗方面，对白内障（脑流青盲）首次提出用金针拨治。所谓"宜用金决一针之后豁若开云而见白日"。但没有具体介绍方法。对类似胬肉之类的眼病，主张用烧灼法外治。此外，还辑录了晋唐间数十种医书的眼科处方150首，参考价值甚高。

在《通志·艺文略》中，首次记载的《龙树眼论》与《刘皓眼论准的歌》是唐代问世的两部有影响的眼科专著。从唐代白居易"案上漫铺龙树论，合中空捻决明丸"的诗里，可以看出《龙树眼论》在唐代已经盛传。《龙树眼论》在宋史中仍有记载，后人推测为隋唐医家所辑。《隋书》记载，《龙树菩萨药方》有10多种，托名"龙树菩萨"所撰，以文其传。也有人认为朝鲜金礼蒙所辑《医方类聚》中的《龙树菩萨眼论》的外传本或辑录本。该书分总论与各论两部分，总论所述病因病理与《诸病源候论》相似，多主风热。各论30节，所用的眼部解剖名词和病症名称均较以前的眼科文献多，如眼睑、眼皮、眼带、眼睑皮里等解剖名词，皆属首见。所提的病症亦已增至60多种。不仅详述了"开内障用针法"，而且提出治疗翼状胬肉的割烙法，从该书的体裁、文字和内容来看，与《千金方》《外台秘要》相似，很可能是我国晚唐时期的一本托名医书。

《刘皓眼论准的歌》亦是晚唐时期的眼科专书。是在《龙树眼论》的基础上整理改编而成。全书为诗歌体裁，所谓"论录为歌，以贻后代"。据日本丹波元胤考证，在现存《秘传眼科龙木论》中《龙木总论》的"审的歌"即属该书的内容。该书所载的五轮歌及内外障分类法，不仅奠定了中医眼科的七十二证学说，而且促使中医眼科真正走向独立发展的道路。

据史料记载，我国唐代已能安置假眼。如北宋李昉等编辑的《太平御览》说："唐崔龈失一目，以珠代之。"又北宋钱俨所撰《吴越备史》说："唐立武选，以击球较其能否，置铁钩于球杖以相击，周宝尝当此选，为铁钩摘一目……敕赐木睛以代之。"原书还说："置目中无所碍，视之如真睛。"据考，周宝是公元9世纪中叶的唐武宗时人，说明我国安装假眼是世界上最早的。

第三节　独立发展时期

这一时期，从宋代直至元末以前，历时近五百年。时至宋代，眼科的生理解剖、病机学说等基础理论又得到了进一步的发展，在理论与临床方面都具备了成立专科的条件。故在北宋元丰间的太医局，开始将眼科从耳目口齿科中分出来。从此，中医眼科一直作为独立学科不断发展。

北宋之初，由官方组织王怀隐等人所辑的《太平圣惠方》，成书于 992 年。该书卷三十二与卷三十三，为眼科专篇，收载眼科病症约 60 种，有关眼科病症的论述，大多出于《诸病源候论》，收载的新病名有蟹睛、坠睛、眼睑垂肿、睑生风粟、眼血灌瞳人、眼被物撞打、眼赤脉冲贯黑睛、丹石毒上攻眼目等。收载治眼方剂 500 多首，基本上总结了唐以前众医家治疗眼病的经验，该书还对五轮的配位作了改进，而且将它与眼病的病机联系起来，使五轮学说有利于临床运用。关于眼科手术，介绍了钩割针诸法，尤其对金针开内障眼法，作了比较详细的介绍，是一部很有价值的文献。

北宋末期，由朝廷组织人员编撰的《圣济总录》，成书于 1117 年，是宋代的医学巨著。全书共 200 卷，收载医方 2 万余首，其中卷一○二至卷一○三为眼科专篇，是在《太平圣惠方》的基础上扩充内容而成。书中有论有方，所录治眼方剂已达 890 余首，首列眼目统论，次列肝虚、肝实、肾肝虚、目睑垂缓等 50 多个病症，理论论述比较粗糙，且未载录五轮子学说。在眼科手术方面介绍了钩、割、针和熨烙，同时列述了适应证，只是对金针开内障法略去未提。本书集宋代医方之大成，记载了不少民间经验良方和医家秘方，是一部具有研究价值的历史医学文献。

成书于 1151 年的《太平惠民和剂局方》是继《圣济总录》之后的著名方书，它实际上是宋代官府所设"和剂局"的一种成药处方配本，其中卷七有"治眼目疾"一篇。所载方剂多属当时民间习用的有效成方，不但广泛地被宋代以后各家书所引用，而且有些已被作为成方规范流传至今。

在金与南宋对峙时期，许叔微编著的《普济本事方》，刘昉等编著的《幼幼新书》，刘完素编著的《宣明论方》与《素问玄机原病式》，陈无择编著的《三因方》，张子和编著的《儒门事亲》，李杲编著的《东垣试效方》与《兰室秘藏》、杨士瀛编著的《仁斋直指方》等，都收载了不少关于眼科的论述，对眼病的病机、辨证和治疗，各具创见。如《素问玄机原病式》首次倡导玄府学说；《三因方》最早提到"八廓"名称；《儒门事亲》载有 9 篇眼科专论，倡导"目不因火则不病"，针刺放血治疗眼病以及经络辨证等。《东垣试效方》载有冲和养胃汤、助阳活血汤、明目细辛汤等 28 个眼科常用方剂，强调从调理脾胃论治。《仁斋直指方》收载治眼方剂 45 个，特别对五轮学说的定位配属，作了精辟的论述，流传至今未改变。以上诸书，从不同方面丰富了眼科理论，推动了眼科的发展。

在眼科用药方面，宋代唐慎微总结了北宋以前药物学的成就，参考了《神农本草经》以后的各种主要本草著作和其他经史方书共 247 家，编撰成《经史证类备急本草》，成书于 1116 年。全书共 31 卷，收载中药 1764 种，较《唐本草》增加了一倍以上，其中有关眼科用药已达到 180 多种，说明当时眼科用药的范围已大大扩充。

元代危亦林所著的《世医得效方》，成书于 1337 年。全书共 19 卷，收载经验方剂 3000 余首，卷十六为眼科专篇，其内容分总论、各论、附篇三部。总论中对五轮配属，按《仁斋直指方》的定位，并在病因证治上做了补充，对八廓不仅首次配上天、地、水、火、风、雷、山、泽八卦副名，而且还将每一廓配属眼位。各论列 72 证，每证的症状描述主要以《刘皓眼论准的歌》为基础，其药物治疗多重新选方，手术疗法则略而未提。

《秘传眼科龙木论》是由宋元医家辑集前人眼科著述而成的眼科名著。由《龙木总论》与《葆光道人眼科龙木集》等几个部分组成。前者载列"七十二证方论""诸家秘要名方""针灸经""诸方辨论药性"。主要内容是按内外障分类记叙 72 种眼病的病因、症状和治疗。后者主要内容是以问答形式编写的"眼科七十二问"，具体内容与"七十二证方论"不同；并在论述五轮之后首次介绍了八部学说的名称和内容。

署名孙思邈辑的《银海精微》，据考为元末的医人所辑。书中首选叙述五轮八廓学说和中医眼科的一些基本知识，接着列举 81 种眼病的病因和证治，并附有眼病简图。其中 66 种眼病，已见于唐宋文献，另外新增的有胞肿如桃、泪净明，蝇翅黑花等 15 种。治疗方面，除内服药外，有半数眼病合点眼药外治。该书的附篇从眼的生理、病理、辨证，以及常用内服方剂、中药药性与外用药的制法等，一应俱全。在眼科临床上有重要的实用价值。

宋代的另一眼科成就是眼镜的发明和使用，如南宋赵希鹄所著《洞天清录》说："老人不辨细书，以此掩目则明。"《正字通》说："眼镜也。"所配制眼镜，实以我国为最早，只是当时限于配制老花镜罢了。

第四节　兴旺昌盛时期

这一时期，从明代到清代鸦片战争以前，历时四百余年，明代与清代前期，医学分科继承了宋元时期的建制，眼科仍为独立专科，有关眼科的医药著作，无论是数量，还是质量，都大大超过了以往各代。

元末时期，倪维德著《原机启微》，该书成书于 1370 年，全书两卷，上卷将眼内、外各部病症按病因分为"风热不制之病""淫热反克之病"等 18 类，并理论联系实际，详细分析病机，严谨辨证论治；下卷论方剂配伍，附 40 余方，对每方皆有说明。这是一本独具一格，被后世推崇备至的眼科专著。

明初朱橚等编撰的《普济方》成书于 1406 年。就内容而论，是我国自古以来最大的一部方书，全书原为 168 卷，四库全书本改为 426 卷，收方 6 万多首，眼目门占 16 卷，收方 2300 多首，集眼科病名 30 多种。该书由数十种书籍的眼科资料汇集而成，不但有较高的历史参考价值，而且对眼科临床也有重要的实际意义。

李时珍于公元 1578 年，辑成药物学巨著《本草纲目》。全书共 52 卷，收载药物 1892 种，其中眼科用药已达 400 多种。该书的第四卷眼目一节还记载了治眼赤肿、昏盲、翳膜等药物数百种，多数药后附有单方验方，该书的编写形式近乎生物学，但实际内容以临床应用为主，如对每种药物的性味、产地、形态、采集、炮制、主治、方剂配伍等都有详细记载。故有很高的临床应用和学术研究价值。

王肯堂于 1602 年缉成临床医学巨著《证治准绳》，在"七窍门"内有眼科专篇，其总论首次对五轮八廓等词的含义作了解释，而且对八廓的配位，首次提出八方配位法，对瞳神首次记载内含神膏、神水、神光、真气、真血、真精的论述，这些都被后世医家所推崇，各论汇集眼部病症 170 多种，凡肉眼所能见到的症状几乎都作了描述，对临床诊断很有帮助，该书"类方"第七册，还收载眼科方剂 405首，其中外治 106 首，所述眼科内容，皆以证治为主，具有"博而不杂，详而有要"的特点。

傅仁宇于 1644 年辑成眼科重要专著《审视瑶函》。该书卷首，介绍名医医案、五轮八廓、运气学说、前贤医论等，卷一主要讨论眼科的基础理论，卷二重点论述眼病的病因病机，卷三至卷六，将眼病归纳为 108 证，按病症分节，详述每种眼病的症状、诊断和治疗，卷六之后，附有针灸治疗要穴和 22个外用药方的配制与应用等，并记载眼科用方 300 多首。该书内容十分丰富，所以流传颇广。

明代的眼科专著还有袁学渊编辑的《秘传眼科全书》和邓苑编著的《一草亭目科全书》。前者首先介绍历代眼科理论，次列眼科 72 证，然后分类介绍眼科常用药物的药性；后者首作目论、目议，次论辨外障、内障及治法，再次论小儿痘毒眼治法及小儿雀目治法等。上述两书均是中医眼科的重要参考资料。

在明代，还有不少综合医书收载了不少眼科内容，如徐春甫辑《古今医统大全》，其眼科部分仍列72 证，有证有方，并首次转载了《原机启微》18 篇原文。薛己等撰《薛氏医案》，该书不但全部收录《原机启微》一书，而且于后附录各家论述摘要、前贤医案和按方剂分类的 39 个处方，还收录了治疗小儿眼病的 25 个处方。李梴所著《医学入门》，对眼病的论述，主张分表里，将五轮中的肉轮细分为上胞属脾，下睑属胃，对八廓的配脏腑和配眼位也有所调整。杨继洲所著《针灸大成》在耳目门中记载眼病

21 种，针灸用穴 80 多个，其他篇章还有不少针灸治疗眼病的记载，对穴位的主治功能阐述亦较详细。其他还有楼英的《医学纲目》，龚信的《古今医鉴》，龚廷贤的《寿世保元》，赵献可的《医贯》，张介宾的《景岳全书》等，都有眼科专篇。其共同特点是注重整体辨证，可供眼科临床参阅。

清代前期，我国还是世界东方最强盛的国家，中医眼科事业有较大的发展，传世的眼科专著不少，在丛书类书亦有不少眼科的内容。

黄庭镜于 1748 年著《目经大成》全书 3 卷，卷一立论，包括眼的解剖、生理、病因、辨证、内外治法等方面的杂论。卷二考证，包括 12 类眼因，81 证以及似因非证 8 条，卷三仿景岳八阵，列方 200 多首，并有方义说明，该书对很多眼科病名作了改动。如改"黄膜上冲"为"黄液上冲"就是其中的 1 例，黄氏精于眼科手术，对针拨术总结出审机、点睛、射复、探骊、扰海、卷帘、圆镜、完璧等八法，使手术操作规范化。

顾锡于 1810 年撰《银海指南》，前 2 卷比较全面地论述眼科五轮八廓、运气学说，眼病的病因病机、脏腑主病及全身兼症等；第三卷列内服药方 170 余首，外用方 11 首，第四卷录验案 176 则。全书自始至终体现了眼局部辨证与全身辨证相结合的综合辨证观。

马化龙于晚清辑《眼科阐微》，全书 4 卷，卷一为总论，主要讨论中医眼科生理病理和辨证论治等问题；卷二主要摘录《老年眼科书》、《孙真人眼科总理七十二症秘诀》和《明堂七十二眼症治法》等内容；卷三主要论述感染性眼病、外伤眼病和妇女眼病的治疗；卷四主要论述婴幼儿眼病的治疗和 20 多种外用药的配制方法。全书共载方 253 个，具有实用、简便等特点，特别对老年性眼病的防治，提供了宝贵的经验。

王行冲于 1657 年著《眼科百问》全书分上下 2 卷。上卷 42 问，主要论述五轮八廓、五运六气、七表八里、三阴三阳，以及目赤流泪、目疼、目昏等常见眼病的辨证论治，下卷 79 问，主要论述妇女、小儿、老人、眼外伤等眼病的辨证论治，共计 121 问，选方 199 个，末为眼科杂集，收载外治法和单方验方 55 个。该书所选方剂，一般在 15 味以上，具有寒温并用、组合全面的特点。

《异授眼科》与《眼科奇书》均于清代刊行，撰人不详，前者首载论赋歌括，论述眼科的基本知识，并载有供眼科外用的主要方药及其炼制、使用方法，继为 72 证医治，用问答形式介绍每一证的病情、病因、治法和方药，后者喜用辛散温补的药物治疗眼病。认为外障是寒，主张用四味大发散或八味大发散随症加减治疗，认为内障是气，主张用破气、补气和温肾的方药治疗，篇幅短，内容奇，剂量大，很可能是高寒地区与眼病作斗争的经验总结。其他还有程玢的《眼科应验良方》等，均对后世有一定的影响。

在类书和丛书中，首推张璐于 1695 年著的《张氏医通》。该书在"七窍门"内，汇集明清以前 20 多种医著中眼科资料，结合作者临床实践，除阐述眼科基础理论外，还评述了金针拨障术的适应证、操作方法和拨针的制造等，并列举若干手术成功与失败病例，以供参考。书中列述眼部病症约 160 种，依症状及病因分为 43 类，内容虽多取法于《证治准绳》，但选辑较精，文字通俗，故流传很广，影响较大。陈梦雷等于 1726 年编辑的《古今图书集成·医部全录》，全书共 520 卷，其中目门 13 卷，该书搜集历代主要眼科著述，依成书年代顺序择要辑录，前为医论、后为方药、针灸、导引、医案等，内容丰富，颇有参考价值。吴谦等于 1742 年编纂的《医宗金鉴》，内有"眼科心法要诀"两卷。首先总论眼科诊法，然后将眼病按内障 24 证，外障 48 证叙述，另补遗 10 证，总计 82 证，载方 113 首，正文都用七言歌诀概括，附加注释，内容简明，便于记诵。只是辨证方面有详于局部而忽略整体的倾向。

第五节 衰落与复兴时期

这一时期，从 1840 年鸦片战争起，到现代止，历时 150 年之久。清代处于封建社会末期，由于世界资本主义的发展，帝国主义对中国的侵略，加上清代后期政治腐败，中国逐渐衰落下去。以鸦片战争为标志，中国社会逐步向半封建半殖民地转化。中华民族的经济文化遭到空前的破坏，特别是国民党统治时期，反动当局极力宣扬洋奴买办思想和民族虚无主义，污蔑中医不科学，企图消灭中医，使祖国医学受到严重摧残，中医眼科也随之衰落。

这一时期前期，主持太医院的仍是中医，仍将眼科列为独立专科，但形势已日趋衰落，眼科学术处于停滞不前状态。虽然刊行了一些眼科专著，但大多为沿袭之作。较有创见的为数不多。其中黄岩1867 年编撰的《秘传眼科纂要》，刘耀先 1911 年编撰的《眼科金镜》，在当时还有一定的影响。前者首重药物的临床应用，按脏腑及眼症分类叙述 119 种内服药及 38 种外用药的制法与应用。后者以内障、外障为纲，详细论述了 91 种常见眼病的证治，并在针拨白内障等手术方面有所改进。全书分为 4 卷，卷一、卷二为"内障正宗"；卷三、卷四为"外障备要"。收录方剂 315 首，治验医案 17 个，是刘氏在继承明清眼科学术的基础上，结合自己长期的临床经验编著而成，具有较高的理论水平和实用价值。

清末刊行的其他眼科专著有王锡盨 1847 年编的《眼科切要》，1849 年编的《眼科神应方》，陈国笃 1851 年编的《眼科六要》，奇克唐阿 1865 年编的《厚德堂集验方萃编》，月谭禅师 1705 年辑的《眼科秘书》，唐代孙思邈撰写的《孙真人眼科秘诀》，吕熊飞 1876 年辑的《眼科易秘》。此外，还有 1875 年撰人不详的《广勤轩遗稿》，1881 年撰人不详的《眼科神方》，1907 年撰人不详的《双燕草堂眼科》，1910 年《不空和尚目医三种》，以及撰人和年代不详的《眼科家传》《胡氏家传》《庄氏家传》等，基本上是沿袭前代眼科医籍中的内容，或内容简单，不具特色。

自 1912 年清代结束，中华民国建立之后，由于军阀混战，社会动乱，加之国民党政府推行扼杀中医的政策，中医眼科随着整个中医事业的衰落而衰落。当时虽有一些中医眼科工作者不懈地奋斗，但所遗著作较少。其中有陆天医 1922 年编的《最新眼科秘诀》、黄荔州 1928 年编的《救目慈航》，刊于1931 年撰人不详的《裕氏眼科正宗》，刊于 1935 年的《黄乔岳眼科全书》。以上各书，均无特殊创见。唯康衍恂 1935 年编的《眼科菁华录》有一定影响。该书共 3 卷，卷首为总论，阐述一般的眼科知识，卷上、卷下为各论，按 17 门分述了 123 种眼病的病因、症状及方剂等。此书虽沿袭《原机启微》《审视瑶函》等医籍摘录而成，但内容简明扼要，还绘有"治疗应用器具图"，对眼科临床有一定的参考价值。

此外，鸦片战争以后，由于西医眼科的传入和影响，我国眼科界开始出现中西医汇通的趋势。如唐容川 1892 年所著的《中西汇通医经精义》，试图用中西医结合方式，对眼的大体解剖绘图说明；徐庶遥1924 年编的《中国眼科学》，将传统的 36 种中医眼科病症，加入少量西医知识以及预后、摄生而成；陈滋 1936 年著的《中西医眼科汇通》是一部有代表性的著作，该书采用西医眼科分类法，将眼病分为10 类，共 98 症，每病均列有中西医名称，这些编著虽在学术理论上无卓越见解，但却标志着中西医结合诊治眼病已进入萌芽状态。

1949 年中华人民共和国诞生以后，党和政府十分重视发挥祖国医学在人民卫生保健事业中的作用，制定了一系列的中医政策，使中医事业得到恢复和发展，中医眼科也从濒临失传的边缘被抢救过来，重新走向复兴之路。表现在中医眼科机构相继建立，中医眼科队伍不断壮大，中医眼科著述不断问世和中医眼科学术不断发展。

自 1955 年成立中国中医研究院和 1956 年全国创建高等中医院校以来，迄今绝大部分省已有中医研究院和中医学院，中医眼科也被列为临床教学中的一门必修课，其中大多数院校设有眼科教研室。中医院校的附属医院中，大多设有眼科并开设专科病房，省市中医院内的眼科门诊或病房也相继建立；有的地区县中医院也开设了眼科或以眼科为主的五官科。我国相继成立了全国性的中医、中西医结合眼科学术组织，有的还成立了中医眼科或以中医眼科为主的五官科学会，交流学术经验，推动了眼科事业的发展。

新中国成立后特别是改革开放以来，全国中医眼科的发展最为突出，也很全面。主要表现在以下几个方面：

1. 在这个时期创建了中国中医研究院（后更名为中国中医科学院）眼科医院，自然成了全国中医眼科的龙头单位，全国中医眼科学会和全国中西医结合眼科学会有了挂靠的地方。有了这个国家级的基地，对开展中医、中西医结合的眼科医疗与科研，对组织和开展全国性的学术活动极为有利。

2. 于 1992 年创刊了《中国中医眼科杂志》，初为季刊，后改为双月刊，以平均每年刊登 80 万字计算，总共刊登的字数高达 1600 万字，这给中医、中西医结合眼科同道提供了一个很好的学术交流平台，也为晋升副高及副高以上职称者创造了有利的条件。并推动了中医和中西医结合眼科学术发展，加强国际间眼科学术交流，促进中医眼科走向世界，也发挥了积极的传媒作用。

3. 出版了大量的中医及中西医结合的眼科著作，据不完全统计，从 1956 起至 2010 年 1 月止，全国各地出版发行的中医及中西医结合眼科著作达 124 种，总篇幅为 3852.9 万字，尤其是《中医眼科全书》的出版，具有划时代的意义，因为该书篇幅最长、内容最全、影响最大。从字数来说，这本书相当于清代以前眼科书的总和，该书曾荣获国家级优秀图书奖。

4. 据不完全统计，从 1985 年衡阳会议起，至 2009 年已先后开展 34 次大型的全国中医眼科学术经验交流会和多次专题专病学术讲座，其中在湖南就先后开了 5 次，从而起到了以文会友，以会传经，及思想感情大交流，学术经验大传播的作用。

5. 全国先后有九所中医学院晋级为中医药大学，博士、硕士研究生教育的数量和质量，是晋级的必要条件，这对培养高级的中医眼科人才，起到了促进推动的作用。

6. 大力开展继承名老中医的临证经验和学术思想。国家人事部、卫生部和国家中医药管理局，曾在全国界定第一、第二、第三批名老中医 500 余名，并选定弟子予以传承，重在临床跟师，实践揣摩名老中医的精华。2005 年国家科技部、国家中医药管理局，又正式将名老中医学术思想与临床经验的研究，列为国家"十一五"攻关项目。全国中医眼科，人才济济，这对继承和发扬现有中医眼科的临证经验和学术思想，具有很大的现实意义和历史意义。

7. 对如何在眼科开展中西医结合，逐步形成共识。20 世纪 90 年代一些有识之士提出中西医结合的新概念，强调中医与西医应彼此尊重、互相学习、优势互补，以提高临床疗效为目标，通过实践检验，逐步实现由量变到质变的飞跃。人是学术的载体，是学术发展最活跃的决定因素，所以中西医结合，必须以中、西医工作者的团结合作为基础。而团结合作来自相互尊重，首先是尊重对方，才能实现心悦诚服的团结。中西医之间的转诊与会诊，是互相尊重的集中表现，并且有利于发挥各自的整体优势。中、西医各有所长，也各有所短，通过互相学习，才能取长补短。眼睛向内，仔细寻找、发现自己之短；眼睛向外，认真学习对方之长；或者以对方之长，反思自己之短。这样才能产生中西医结合的动力，有利于两种学术优势相加，有利于中、西医学术在医疗实践中的配合。提高防病治病的质量，是医学研究的根本出发点。中西医结合必须从临床入手，以提高疗效为目标，一个病一个病地研究中、西医结合点。临床疗效是通过诊断治疗才能实现的。中西医结合，两者优势相加，使诊断和治疗相对完善。目前按结合的经验和过程，可分为西医检查与中医治疗相结合、中医中药与西医西药联合应用、西医手术配合服用中药三种主要形式。西医检查与中医治疗相结合，这是当前中西医结合的基本形式，又叫辨病与辨证相结合。西医检查客观、精细、准确，强于辨病；中医治疗注重整体、内因和调理，强于辨证。对于众多非手术治疗的眼病，可以充分发挥各自的优势，既有利于提高疗效，又有利于总结经验。对许多眼病、单用中药或西药均有效，但有的见效快，有的见效慢，有的药价贵，有的费用低。如果从两者之中，选用见效快、费用低的合用，不但可提高疗效，缩短病程，而且可以降低医疗费用，少花钱，治好病。同时对那些单用中药或西药疗效欠佳的眼病，中药与西药合理配合，常可取得较好的疗效，这已引起医学界的广泛重视。对许多适合手术的眼病，西医采用手术治疗，立竿见影。但手术的疗效不可能是百分之百的，在手术过程中或手术后，也常出现某些术后炎性反应、并发症，影响视功能的恢复。如配合服用中药，不但可减轻术后反应和并发症，而且可以加速视功能的恢复。对于那些多种眼病夹杂在一起的手术患者，配合服用中药，更具临床意义。理论来源于实践，中西医结合的实践过程，是中、西医探讨临床优势相加的最佳模式，是两种学术体系并存，相互取长补短，在实践中不断积累经验的量变过程，中、西医各自站在自己的学术立场上，学习和吸收对方的长处，为丰富和发展自己而努力。在相互学习，取长补短的长期过程中，交叉和融合将越来越多，到一定阶段就可能出现总体上的融合，最终形成量变到质变的飞跃。

第二章　眼科主要著作简介

一、《龙树眼论》与《秘传眼科龙木论》

《龙树眼论》为唐代问世的一部眼科专著，现存的有载入朝鲜《医方类聚》的《龙树菩萨眼论》和成书于宋元年间的《秘传眼科龙木论》。前者共载眼科医论 38 篇，包括眼疾起因，疗误失理，开内障眼用针法、钩割及针镰法、疗眼后禁忌慎护，古代常用眼手术及调护等，载方 23 首，其剂型汤、丸、散、煎、膏均有，内容简单实用。后者共 21 卷，卷一为龙木总论，简要地介绍了眼科的一些基本理论，如五轮、八廓、内外障、病因病机、针拨内障、药物炮制以及煎药、服药、点药诸法。卷二至卷 6 列 72 证论方，比较详细地介绍了 72 证，包括内障 23 证，外障 49 证，详列病名、证候和治疗方药，为眼病的辨证论治提供了系列方法。卷七为诸家秘要名方 36 首。卷八为针灸经，按解剖部位介绍针灸穴位 71 个。卷九和卷十为诸方辨论药物，按部介绍眼科用药 155 种。末卷为葆光道人眼科龙木集，其主要内容为眼科 72 问，在形式上虽与前列 72 证论方有类似之处，但具体内容并不相同。本书不仅保存了《龙树眼论》的某些内容，而且收集了我国唐代眼科方面的成就，比较详细地介绍了内外障、五轮、八廓学说在眼科临床上的具体运用。对眼科方剂、药物、针灸、手术等作了系统的总结和论述，使眼科辨证的理论体系初步确立，是我国现存最早的眼科参考书。

二、《银海精微》

本书托名孙思邈著，实际上是宋以后、明以前的医人所撰。首列五轮八廓、五脏六腑等基础理论，中列 81 证，后列五脏要论、审症秘要、药性论及眼科汤头歌诀等内容。治疗上主张内服与外治相结合，内服药多补泻兼施，寒温并用，外治包括洗、点、割治、烧灼、针灸等。全书共选方 298 个，其中外用药方只有 29 个。所列举的 81 证，除详细论述症状、病因和治法外，还附有简图。内容虽一半以上来自《眼科龙木论》，但在治疗方药上却有很大的不同，显然是在《眼科龙木论》的基础上收集了唐以后、明以前眼科方面的成就整理而成的。本书对眼科的检查方法和顺序作了比较详细的论述，在一定程度上充实了眼科学的内容，有很大的参考价值。

三、《原机启微》

本书由介于元明两代之间的名医倪维德编著，全书共 2 卷，上卷主要探讨眼病病源，按病因将眼病分为 18 类，并附以施治经验；下卷为处方，首论用药组方的原则，次列治疗眼病的方剂 124 个和前贤医论医案 10 篇。作者善于把刘完素、李东垣等人的学说运用于眼科领域，结合自己的临证经验和病理研究，将眼病按病因分类，颇具卓见，为中医眼科创立了系统的理论依据。其所介绍的方剂具有组合全面、实用有效的临床特点。

四、《审视瑶函》

本书由明代傅仁宇编著。全书共 6 卷，卷首冠以前人医案、五轮八廓、五运六气等图说和歌括，用以引证提示。卷一为论文集，共 15 篇，从不同方面阐明了眼科临床上和理论上的一些重大问题，有许多独特的见解。卷二为《原机启微》内容。卷三至卷六把眼病列为 108 证，分证论述病状、诊断及治疗方剂，每一证前撰有歌括，便于诵读和记忆。作者收集明代以前眼科各方面的成就，结合自己的临证经验，形成比较完整的辨证论治体系，理、法、方、药具备。内服与外治结合，对手术与针灸亦作了专题论述，共收载 300 余方，多数疗效可靠，至今为眼科医生所喜用。本书具有篇幅大、内容多、论述精的特点，所以又名《眼科大全》，是从事眼科临床工作必备的参考书之一。

五、《一草亭目科全书》

本书由明代邓苑编。书中首介眼科基本知识，继为内、外障辨证论治，后为儿科眼病治法，末附薛氏遗方。共选方 37 个（薛氏遗方除外），治疗外障眼病主张以金液汤（前胡、桔梗、防风、独活、赤芍、知母、荆芥、薄荷、蔓荆、柴胡、黄芩等）为主加减，治疗内障眼病主张以六味地黄丸为主加减。目前此书与《异授眼科》合编，后者不知何人所撰，前有论赋歌括，论述眼科的基本知识，载有供眼科外用的主要方药及其炼制使用方药；继为七十二证医治，用问答的方式介绍每一证的病情、病因、治法和方药，可供临床参阅。

六、《明目至宝》

本书由明代医家杨希洛、夏惟勤合编。全书共 4 卷，卷一为论目、为血脉之宗、明目论、眼科论、孙真人眼论、阴阳相应辩论、上古天真论眼科、通明论、轩辕黄帝说眼目病科、四季五行发挥妙诀、明目赋、太玄真人论眼病五轮所属、太玄真人问眼病因、论人眼病因、论八廓所属八卦、论五轮受病之因、论八廓受热病之因、论八廓受冷病之因、论五行所属金木水火土位、四季所属、五轮所属、五轮证治、八廓之图、孙真人还睛表、明堂问答眼科七十二证之顺因；卷二为眼科七十二证受疾之因；卷三、卷四为治眼病诸方药。本书是一部理论与临证相结合的眼科专著，旁征博引前人论述，立法选方切合实用。

七、《秘传眼科七十二症全书》

本书由明代袁学渊编纂。本书共 6 卷。卷一、卷二收集《内经》以下有关论述，如目睛生理、五轮八廓理论、目疾致病之由、内外障之辨、阴阳气血五脏虚实病机证候，以及眼科用药宜例和药性等。卷三至卷五详细叙述了眼科 24 种内障、50 种外障的形证、病因、病机、治法。其中对于各种内障的金针拨障手法讲述独精，诸如进针部位、角度、分寸和进针时可能出现的情况、停针时间、针后摄护调养以及翳膜的颜色、形状、厚薄、大小、粘连程度等都作了细致深入的介绍。关于外障之论述则多取自《银海精微》。卷六为眼科常用之丸、散、膏、丹及点洗药方。本书图文并茂，简明实用。

第二节　清代的眼科专著

一、《银海指南》

本书由清代顾锡编著。全书共 4 卷。卷一叙述中医眼科基础理论，如五轮八廓、五运六气、六淫七情与眼病的关系等。卷二首论五脏六腑主病、气血痰郁等杂病及临床各科常见疾病的病因病理、眼部表现和治疗法则，次论辨脉、辨舌、组方用药等诊断治疗规律。卷三选录眼科常用内服方剂 170 多个和外用方剂数个及其制法。卷四为医案。其中卷二是本书的精华，成功地运用临床各科的知识，以鲜明的逻辑推理、合理的表达形式，比较系统地论述了眼与全身疾病的关系，为各类复杂眼病的辨证论治提供了理论依据，具有较高的学术价值。

二、《目经大成》

本书由清代黄庭镜编著，后经邓赞夫增补而成《目科正宗》。前书共 3 卷，每卷又分上下 2 部。卷一上部列医论 23 篇，主要论述中医和中医眼科的基础理论，涉及范围较广，特别对那些有争议的问题，敢于发表自己的见解。卷一下部前后共列医论 17 篇，主要阐述诊法、立案（书写病历）及思想方法问题。中间为诸药外治，介绍外治验方 19 个，详列药物组成、适应证、制法和用法。卷二按病因将眼病分为 12 类，每一类又包括若干证，共 89 证。卷三为方药，仿张景岳"八阵分类"法，列补阵 45 方、和阵 33 方、寒阵 37 方、热阵 19 方、攻阵 19 方、散阵 29 方、周阵 13 方、因阵 34 方，共 229 方。每方之内列有方解和歌括，便于掌握和记忆。

三、《眼科阐微》

本书由清代马化龙编著。全书共 4 卷。卷一为总论，主要讨论中医眼科生理病理和辨证论治等问题。卷二主要摘录《老年眼科书》《孙真人眼科总理七十二症秘诀》《明堂七十二问答论》《明堂七十二眼症治法》的部分内容。卷三主要论述感染性眼病、外伤性眼病和妇女眼病的治疗。卷四主要为婴幼儿眼病的治疗和 20 多种外用药的配制方法。全书共载方 253 个，具有实用、简便等特点。

四、《眼科纂要》

本书由清代黄岩编著。全书共 2 卷，上卷包括 4 个方面：第 1，分类介绍眼科用药的基本知识；第 2，扼要介绍眼科的基本理论；第 3，简单阐述五脏用药的补泄及其代表方剂 43 个；第 4，具体论述暴风客热、赤脉传睛、鸡冠蚬肉、胬肉攀睛、迎风流泪、血贯瞳仁等 23 种眼病的辨证论治。下卷包括 3 个方面：第 1，具体论述小儿通睛、痘毒伤眼、鹘眼凝睛、瞳仁散大、瞳仁细小、视物不真等 39 种眼病的辨证论治；第 2，记载医案 179 例，其中包括前人病案 24 例；第 3，介绍验方 46 个，加上五脏补泻的代表方和 62 证的选方，共载方 140 多个，其中外用方 20 多个。本书具有简明扼要、易记易背、理论联系实践的特点。

五、《眼科菁华录》

本书由康维恂编著。全书分卷首、卷上、卷下 3 部分。卷首主要论述眼科的基础理论，包括生理、病理、辨证、论治和手术器械等。卷上主要论述外眼病的治疗，分头风、昏花、妄见、内障、妊娠、痘疹、疳疡、诸因暴病等 9 门，罗列 58 证。每症简列病因、症状和方药。本书内容扼要，容易记诵，对眼科临床有一定的参考价值，初学者阅读尤为适合。

六、《眼科百问》

本书由清代王行冲编著。全书分上下 2 卷。上卷 42 问，主要论述五轮八廓、五运六气、七表八里、三阴三阳以及目赤、流泪、目痛、目昏等常见眼病的辨证论治；下卷 79 问，主要论述妇女、小儿、老人、眼外伤、屈光不正等眼病的辨证论治，共计 121 问，选方 199 个。末为眼科杂集，收载外治法和单方验方 55 个。本书所选用的方剂，组合全面，补泻兼施，寒温并用，与《银海精微》有很多相似之处，但药味比《银海精微》多，一般在 15 味以上，这是本书最大的特点。

七、《眼科奇书》

本书撰人不详，得之于古渝州李氏家藏。篇幅短，内容奇，别具一格，喜用辛散温补的药物治疗眼病，是本书的特点。本书认为外障是寒，主张用四味大发散（麻绒、蔓荆、藁本、细辛，且量比常用量大 3 倍以上）或八味大发散（前方加羌活、防风、白芷、川芎）随症加减。认为内障是气，主张用枳壳、槟榔、郁金、香附（比常用量大 4 倍以上）等破气药，再服补中益气汤或熟益巴戟汤（熟地黄、巴载天、益智仁各 30～60 g）补足正气。正气足，眼目自然明亮，这与寒凉学派形成鲜明的对照，很可能是长期与高寒地区的眼病作斗争的经验总结。

八、《眼科锦囊》

本书由日本人俊笃士雅所撰，全书共分正续 2 篇，正篇 4 卷，卷一为总论，论述眼病的基础理论和诊疗知识；卷二论述外障眼病的辨证论治，并把外障眼病分为 7 类正副 89 证，其中正证 50 个，副证 39 个；卷三论述内障眼病的辨证论治，并把内障眼病分为 44 证，其中正证 23 个，副证 21 个；卷四为方例，按功能分为 12 类，载方 133 个，其中内服方 84 个，外用方 49 个。续篇 2 卷，卷一前载医论 8 篇，后列疑难症 12 种；卷二为眼科手术器械图谱。本书特点有三：一是吸收了西医眼科的理论；二是不提五轮八廓和七十二证；三是喜用经方治疗眼病，在所选的内服方剂中，经方有 16 个，占 19%以上。

九、《眼科易简补编》

本书为清代作品，原著者不详，在赣东的贵溪、玉山、德兴、乐平等县均有抄本传世。1936 年由江西玉山聂子因医师将家藏十五代秘本整理付梓，秦伯未作序。该书得到当时中医界名流及军政界要人题词。全书分为论证、服方、点药 3 部分，列眼病 54 种，内服方剂 41 首，外用药配制 25 种。此书按眼的五经部位论治，与传统的五轮八廓学说大异，别具一格。对眼病的诊案提出正、侧两个方位辨法。特别强调治疗眼病专重于心的观点，说明该书立足实践，补前人之未逮。与《目经大成》在诸药外用上合辙逢源，为研究眼科外用药提供了宝贵的参考资料。

十、《眼科金镜》

本书由清末医家刘耀先所著。刘氏，字延年，保定清苑县人，生于清同治三年（1864 年），卒年未详。清末民初医家。少习岐黄业，擅长眼科内外障证治，就治者盈门。1909 年著《内障正宗》2 卷，1921 年合《外障备要》2 卷成《眼科金镜》。又称为《刘氏眼科金镜》。全书 4 卷，其中卷一、卷二总论五轮八廓、眼病病因、脉证、内外障的区别，以及内障病 50 余种；卷三、卷四为外障病，以及妇儿眼病、眼科点吹药方，治眼诸病经验方等。同时，著者参考了历代眼科名著，如《龙木论》《原机启微》《银海精微》《审视瑶函》《银海指南》，或摘引详录，或辨析发挥，或评议驳正，可谓眼科专书之荟萃和数十年眼科临证经验之结晶。刘耀先学宗《黄帝内经》及刘河间、李东垣、朱丹溪诸家，服膺倪维德、傅仁宇辈。书中对内外障眼病，不厌其烦地加以分析。除药物之内服、外用，并专题叙说了金针拨内障的有关内容。立论公允平正，方药切合实际。书中还记载了不少著者的亲身治验案例，以说明眼病审因论治的重要意义，在眼科专书中实属难能可贵。

十一、《眼科切要》

本书由清末医家王锡盎所著。陈氏，字厚溪，古播（今贵州省遵义市）人，鉴于历代眼科医书列症浩繁而不得其要，遂将眼病按病因归纳为风、火、血、水虚、火败、神劳六类，下列目赤、目肿、目涩等 40 种病症，以求提纲撮要、由博返约。书中扼要地介绍了 40 种常见眼病的病因，证候和治疗，确有执繁驭简之功。不足之处，为对某些眼病的病理机制论述得过于简单。

十二、《眼科三字经》

清末医家胡荫臣所纂。胡氏（1851—1922）名奉璋，号巨瑷，陕西蓝田人，初习举子业，乡试中举，授修职郎，儒学计训导附贡等职，精通眼科，著《眼科三字经》，书成于 1893 年，自家刻刊，得以传世。其主要内容为中医的基本理论、常见的病因病机及治疗方药作了简要的论述。该书文简意博，便于记诵，不愧为初学眼科入门的阶梯。

十三、《眼科指南》

本书由近代医家曹炳章所著。曹氏，字赤电，生于 1877 年，卒于 1956 年，浙江鄞县人。生平著作较多，除本书外，尚有《暑病证治要略》《喉痧证治要略》《霍乱证治要略》《三焦体用通考》等。本书共介绍了 160 种眼科疾患。每证先以歌诀形式概括病因病机，便于诵记，次后详细阐述发病原因、病理变化、临床表现以及预后吉凶。对眼科病症的论述甚详。但未载具体治疗方药。好在书后附有《叶天士眼科方》。收载了叶天士用荆防汤、凉血散火汤、养血散火汤、泻肝汤、开郁汤、消毒汤等治疗温热眼病的经验。

第三节　古代综合医书的眼科著述

中医眼科文献资料颇多，除上述重要专著外，一些大型的综合性著作中亦收载了不少眼科内容。在基础理论方面，现存最早的医学巨著——《内经》，所收载的眼病就有目盲、目黄、目赤、目眯、目瞑、目下肿、目赤痛、目眦、无所见等近 20 种，对眼的生理病理以及眼与全身的关系论述颇详。后世的五轮八廓学说就是从《内经》引申发展而来的。《诸病源候论》是我国第一部病源学专著，关于目病的论述计有 38 条，据有关方面考证属眼睑病的 4 条，属泪器病的 4 条，属角膜病的 4 条，属屈光不正的 5 条，属眼底病的 7 条，还论述了眼球突出等病，从而为眼科的专门化奠定了基础。

一、大型丛书中的眼科著述

在临床著作方面，眼科内容收载最多的有《外台秘要》《证治准绳》《医宗金鉴》等书。《外台秘要》在眼科方面介绍了印度的地、水、火、风四原质学说对青光眼有独特的见解，认为其病因乃肝管缺、眼孔不通所致，急需早治，并将青光眼分为黑盲、乌风、绿翳青盲三类；对白内障、翼状胬肉倡导手术治疗；在药物治疗方面，补充了许多前人没有收集的医学理论和治疗方法。《证治准绳》在七窍门上引眼病 170 多证，打破了自唐以来所拘泥的 72 证之况，记载眼病的病因和症状均很详细，部分眼病附有处方，本书以证治为主。《审视瑶函》所列 108 证除数证外，病因和症状的描述均录自《证治准绳》。《医宗金鉴》内有"眼科心法"2 卷，列内障 24 证，外障 48 证，补遗 10 证，共计 82 证。每证均有症状、病因和治法，并各附有注释和处方，处方不多，但多为临床所常用。

《古今图书集成》中的医药部分——《医部全录》，是包罗万象的医药巨著，其中眼科方面共 72 卷，将历代有关眼科文献以成书年代为序，作了简要的介绍，并附有眼科处方、单方、针灸、导引、医案等。编写的形式是，前为医论，后为方论，眉目清楚，便于查阅，是学习研究中医眼科的一部很好的参考书。以上只限于现存的主要著作，此外还有已经失传的眼科专著或涉及眼科方面的医籍，估计总数至少在 100 种以上。

二、大型本草书中的眼科药物

在药物著作方面，眼科内容收载最多的有《神农本草经》《经史证类备急本草》《本草纲目》等书。《神农本草经》共收集药物 365 种，其中有关眼科药物 70 多种。书中所载的黄连和秦皮，至今仍为治疗感染性眼病的首选药物。《经史证类备急本草》共收载药物 1558 种，所载眼科用药 180 多种，其中明目药 80 多种，眼病治疗药 100 多种。《本草纲目》全书 52 卷，载药 1892 种，其中眼科药 400 多种，计明目药 120 多种，眼病治疗药 300 多种，内容非常丰富。

三、大型方书中的眼科方剂

在大型方书中，眼科方剂收载最多的有《太平圣惠方》《圣济总录》《普济方》等。《太平圣惠方》全书共 1670 门，载方 16834 首，内有眼科 2 卷共 49 门，除介绍大量眼科方剂外，对五轮学说、眼病的预防、眼科手术，特别是针拨白内障术都作了详细的介绍。《圣济总录》是在《太平圣惠方》的基础上广泛收集民间验方，结合"内府"所减的秘方加以整理而成的，全书共 200 卷，载方近 2 万个，其中治疗眼病的方剂有 758 个。《普济方》是我国现存最大的一部方书，全书共 168 卷，眼科 18 卷，占全书的1/10 以上。

第四节　中华人民共和国成立以后出版的中医、中西医结合眼科专著

中华人民共和国成立以后，从 1956 年路际平编著出版《眼科临症笔记》起，到 2010 年 1 月为止，短短 50 多年中，共出版眼科专著 124 部，总篇幅达 3852.9 万字。限于篇幅，不能单独一一评介，只能以出版的时间为序，将作者姓名、书名、出版单位、出版时间、篇幅罗列于下以供参阅。

一、20 世纪 70 年代末以前出版的中医、中西医结合眼科专著

1. 路际平，《眼科临症笔记》，河南人民出版社，1956 年，15 万字。
2. 唐由之，《沙眼和沙眼并发症中医疗法》，科学技术出版社，1959 年，2.1 万字。
3. 夏贤闽，《眼科针灸疗法》，人民卫生出版社，1959，3.2 万字。
4. 广州中医学院，《中医眼科学》，上海科学技术出版社，1964 年，10.8 万字。
5. 庞赞襄，《中医眼科临床实践》，河北人民出版社，1976 年，10 万字。
6. 陆绵绵，《中西医结合治疗眼病》，人民卫生出版社，1976 年，24.4 万字。
7. 成都中医学院，《中医眼科学》，四川人民出版社，1976 年，10 万字。
8. 广安门医院眼科，《中西医结合手术治疗白内障》，人民卫生出版社，1977 年，11.6 万字。
9. 杨维周，《眼科临床药物》，科学技术文献出版社，1978 年，34.6 万字。
10. 陈达夫，《中医眼科六经法要》，四川人民出版社，1978 年，8.1 万字。
11. 黄叔仁，《眼病的辨证论治》，安徽科学技术出版社，1979 年，9.8 万字。
12. 陆南山，《眼科临证录》，上海科学技术出版社，1979 年，15.9 万字。
13. 姚和清，《眼科证治经验》，上海科学技术出版社，1979 年，11.5 万字。

二、20 世纪 80 年代至 90 年代出版的中医、中西医结合眼科专著

1. 杨维周，《中医眼科历代方剂汇编》，科学技术文献出版社，1980 年，116.9 万字。
2. 周奉建，张皆春，《眼科证治》，山东科学技术出版社，1980 年，3 万字。
3. 广州中医学院，《中医眼科学》，上海科学技术出版社，1980 年，19.3 万字。
4. 张望之，《眼科探骊》，河南科学技术出版社，1982 年，10.4 万字。
5. 李纪源、孟令韬，《眼病医案丛刊》，河南科学技术出版社，1984 年，11 万字。
6. 黄仲委，《中医眼病百问》，科学普及出版社广州分社，1984 年，12 万字。
7. 成都中医学院，《中医眼科学》，人民卫生出版社，1985 年，66.8 万字。
8. 唐由之，《中国医学百科全书·中医眼科学》，上海科学技术出版社，1985 年，24 万字。
9. 罗国芬，陈达夫，《中医眼科临床经验》，四川科学技术出版社，1985 年，15.2 万字。
10. 廖品正、陆绵绵，《中医眼科学》，上海科学技术出版社，1986 年，24.8 万字。
11. 曹建辉，《眼科外用中药与临床》，人民卫生出版社，1987 年，28.8 万字。
12. 李传课，《中医眼科临床手册》，上海科学技术出版社，1987 年，26.5 万字。
13. 李坤吉，《实用中医眼科学》，重庆出版社，1987 年，18.4 万字。
14. 曾庆华、林建华，《眼科针灸治疗学》，四川科学技术出版社，1989 年，35.6 万字。
15. 李纪源，《屈光不正与中医疗法》，人民卫生出版社，1989 年，8.7 万字。
16. 张梅芳，《中医眼科》，人民卫生出版社，1989 年，10.2 万字。

17. 李传课，《角膜病证治经验》，人民卫生出版社，1990 年，13.6 万字。

18. 曹仁方，《常见眼病针刺疗法》，人民卫生出版社，1990 年，9.3 万字。

19. 赵庭富，《中医眼科五色复明新论》，河北科学技术出版社，1990 年，20 万字。

20. 曹仁芳，《常见眼病针刺疗法》，人民卫生出版社，1990 年，9.3 万字。

21. 潘开明，《眼病妙方精选》，科学技术文献出版社重庆分社，1990 年，19 万字。

22. 庞万敏，《中医治疗眼底病》，河北科学技术出版社，1991 年，12.6 万字。

23. 潘开明、冯佩诗，《眼科急症》，南京大学出版社，1991 年，16.5 万字。

24. 鱼俊杰、贺振圻，《眼科常用中药手册》，陕西科学技术出版社，1991 年，15 万字。

25. 史宇广、单书健，《眼底病专辑》，中医古籍出版社，1992 年，14.1 万字。

26. 王封伯，《青光眼的辨证论治》，山西科学技术出版社，1992 年，10.7 万字。

27. 姚芳蔚、郑祖同，《眼病食疗》，上海科学技术出版社，1991 年，8.2 万字。

28. 李全智，《眼底出血》，新疆科学技术出版社，1993 年，21 万字。

29. 肖国士，《眼科临床治疗手册》，中国医药科技出版社，1994 年，40.8 万字。

30. 张彬、魏素英，《庞赞襄中医眼科经验》，河北科学技术出版社，1994 年，18.8 万字。

31. 赵庭富，《观眼识人》，河北科学技术出版社，1994 年，18 万字。

32. 高树中，《中医眼疗大全》，济南出版社，1994 年，27 万字。

33. 李德新、王文兰，《中医眼科临证备要》，北京医科大学出版社，1995 年，18.3 万字。

34. 祁宝玉，《中医眼科学》，人民卫生出版社，1995 年，33.6 万字。

35. 姚芳蔚，《眼底病的中医治疗》，上海中医药大学出版社，1995 年，20.1 万字。

36. 肖国士、秦裕辉，《中医眼科临床手册》，人民卫生出版社，1996 年，41.4 万字。

37. 唐由之、肖国士，《中医眼科全书》，人民卫生出版社，1996 年，175.7 万字。

38. 陈明举，《中医眼科学》，科学出版社，1996 年，25.6 万字。

39. 秦大军，《中西医结合眼科证治》，人民卫生出版社，1996 年，21.9 万字。

40. 李传课，《新编中医眼科学》，人民军医出版社，1997 年，60.7 万字。

41. 王锡夫、王銮第，《眼底病的中西医诊疗对策》，中国中医药出版社，1997 年，25 万字。

42. 沈潜，《中西医眼科学》，内蒙古人民出版社，1998 年，36.5 万字。

43. 陈宪民，《陈明五眼科医案选》，中医古籍出版社，1998 年，21.6 万字。

44. 姚芳蔚，《眼科名家姚和清学术经验集》，上海中医药大学出版社，1998 年，22.5 万字。

45. 余杨桂，《中医眼科学习题解》，上海中医药大学出版社，1998 年，33.7 万字。

46. 廖品正，《中医眼科学》，湖南科学技术出版社，1998 年，24.9 万字。

47. 马梅青、田思胜，《眼病康复治疗图解》，山东科学技术出版社，1998 年，17 万字。

48. 李清文、李秀荣，《眼科疾病诊治与康复》，人民卫生出版社，1998 年，13 万字。

49. 霍勤、靖慧军，《中医眼科学考试题解》，中华工商联合出版社，1999 年，22.8 万字。

50. 张梅芳，《眼科血证》，广东人民出版社，1999 年，15.5 万字。

51. 陆绵绵，《世界传统医学眼科学》，科学出版社，1999 年，51.9 万字。

52. 李传课，《中医眼科学》，人民卫生出版社，1999 年，130.6 万字。

53. 刘建国，《眼科疾病效方》，科学技术文献出版社，1999 年，20 万字。

三、2000 年以后至 2018 年以前出版的中医、中西医结合眼科专著

1. 秦杏蕊、李清文，《中医眼科学》，中国中医药出版社，2000 年，22.5 万字。

2. 王永炎、庄曾渊，《今日中医眼科》，人民卫生出版社，2000 年，57.8 万字。

3. 郭承伟、吕璐，《眼科病》，中医古籍出版社，2000 年，12.2 万字。

4. 张梅芳、詹宇坚，《眼科专病中医临床诊治》，人民卫生出版社，2000 年，57.6 万字。

5. 赵建浩，《中医眼科学》，科学出版社，2000 年，54 万字。

6. 姚芳蔚，《姚和清眼科证治经验与医案》，上海科学技术出版社，2001 年，10.9 万字。

7. 李传课，《中西医结合眼科学》，中国中医药出版社，2001 年，60.6 万字。

8. 李志英，《中西医结合眼科急诊学》，广东科学技术出版社，2001 年，69 万字。

9. 谢学军，《中西医临床眼科学》，中国医药科技出版社，2001 年，50.7 万字。

10. 陆道平，《眼科名家陆南山学术经验集》，上海中医药大学出版社，2001 年，12.9 万字。

11. 韦企平、沙凤桐，《中国百年百名中医临床家丛书：韦文贵、韦玉英》，中国中医药出版社，2002 年，32.1 万字。

12. 聂天祥，《中医眼科备读》，上海中医药大学出版社，2002 年，14.7 万字。

13. 丁淑华，《中医眼科学》，上海中医药大学出版社，2002 年，30.3 万字。

14. 关国华，《中医眼科诊疗学》，上海中医药大学出版社，2002 年，58.8 万字。

15. 肖国士、庄铭聪，《眼科辨治精华》，学苑出版社，2003 年，68 万字。

16. 肖国士、尹健华，《屈光不正诊断与治疗》，学苑出版社，2003 年，17 万字。

17. 张起会，《眼科良方》，北京科学技术出版社，2003 年，46.3 万字。

18. 曾庆华，《中医眼科学》，中国中医药出版社，2003 年，43.2 万字。

19. 唐由之、吴星伟，《眼科手册》，中医古籍出版社，2003 年，48.6 万字。

20. 王明芳、谢学军，《中医眼科学》，中国中医药出版社，2004 年，143 万字。

21. 肖国士、赵广健，《眼保健知识荟萃》，人民军医出版社，2004 年，24.2 万字。

22. 肖国士、赵广健，《眼睛保健与美容》，人民卫生出版社，2004 年，21 万字。

23. 韦企平、赵峪，《韦玉英眼科经验集》，人民卫生出版社，2004 年，26.8 万字。

24. 张仁俊、徐绵堂，《中西医角膜病学》，人民军医出版社，2004 年，97.3 万字。

25. 肖国士、冯国湘，《中医养睛明目秘方妙术》，人民军医出版社，2005 年，26.1 万字。

26. 肖国士、肖竖，《近视眼》，中国中医药出版社，2005 年，4 万字。

27. 肖国士、谢康明，《眼科验方新编》，学苑出版社，2005 年，31.2 万字。

28. 段俊国，《中西医结合眼科学》，中国中医药出版社，2005 年，64 万字。

29. 张梅芳、詹宇坚，《眼科专病中医临床诊治》，人民卫生出版社，2005 年，57.6 万字。

30. 周维梧，《眼科钩玄》，陕西科学技术出版社，2005 年，27 万字。

31. 江晓芬、黎小妮，《黎家玉眼科集锦》，湖南科学技术出版社，2005 年，21.2 万字。

32. 张彬，《针刺治疗眼病图解》，北京科学技术出版社，2005 年，16.6 万字。

33. 张彬，《怎样保养你的眼》，河北科学技术出版社，2006 年，19.8 万字。

34. 肖国士、谢康明，《眼科普济方新编》，学苑出版社，2006 年，36.7 万字。

35. 广安门医院，《韦文贵眼科临床经验选》，人民卫生出版社，2006 年，17.6 万字。

36. 郭承伟、吕璐，《眼科病》，中医古籍出版社，2006 年，12.2 万字。

37. 魏湘貉，《愿你有双明亮的眼睛》，中国医药科技出版社，2006 年，22.6 万字。

38. 吴大真、王凤岐，《现代名中医眼科治疗绝技》，科学技术文献出版社，2006 年，33 万字。

39. 魏丽娟，《眼病临床诊治》，科学技术文献出版社，2006 年，44.9 万字。

40. 赵建浩，《中医眼科》，科学出版社，2006 年，54 万字。

41. 张彬、李耀峰，《中西医结合诊治眼病》，中国医药出版社，2007 年，18.3 万字。

42. 肖国士、潘开明，《眼科临证备要》，人民军医出版社，2007 年，49.1 万字。

43. 韦企平、魏世辉，《视神经疾病中西医结合诊治》，人民卫生出版社，2007 年，41 万字。

44. 彭清华，《眼科病名家医案妙方解析》，人民军医出版社，2007 年，40.3 万字。

45. 张彬，《中医治疗视神经萎缩》，河北科学技术出版社，2007 年，10 万字。

46. 彭清华，《眼底病特色专科实用手册》，中国中医药出版社，2007 年，56.1 万字。

47. 谢立科、童绎，《视神经萎缩诊断与治疗》，人民军医出版社，2007 年，19.7 万字。

48. 鲍道平，《眼科医案百例》，上海中医药大学出版社，2007 年，15.1 万字。

49. 罗建国，《中医教您防治眼底出血》，人民军医出版社，2008 年，20.2 万字。

50. 张健、张清，《中西医眼科临证备要》，山西科学技术出版社，2008 年，29.4 万字。

51. 魏丽娟，《眼病临证治秘》，科学技术文献出版社，2008 年，44.9 万字。

52. 杨运高、胡竹平，《眼科病证妙谛》，人民军医出版社，2008 年，30.7 万字。

53. 张沧霞，《糖尿病视网膜病变及中西医结合治疗》，天津科学技术出版社，2008 年，27 万字。

54. 张健、张明亮，《眼科汤头歌诀》，山西科学技术出版社，2009 年，23 万字。

55. 和中浚，《带您走进审视瑶函》，人民军医出版社，2008 年，17 万字。

56. 和中浚，《中医必读百部名著·眼科卷》，华夏出版社，2008 年，48.9 万字。

57. 杨光，《中老年眼病中西医结合治疗学》，华东科技大学出版社，2009 年，58.7 万字。

58. 张健、张明亮，《眼病防治大盘点》，人民军医出版社，2010 年，20.7 万字。

59. 肖国士、吴利龙、黄建良，《三大眼底的中医治疗》，人民军医出版社，2011 年，20.5 万字。

60. 邱礼新、巢国俊等，《国医大师唐由之》，中国医药科技出版社，2011 年，22.5 万字。

61. 詹育和，《眼科疾病治验实录》，山西科学技术出版社，2011 年，34.6 万字。

62. 肖国士、罗伟、肖国武，《眼科病验方集锦》，人民军医出版社，2014 年，20.5 万字。

63. 肖国士、吴利龙，《肖国士医案精选》，人民卫生出版社，2014 年，27.7 万字。

64. 张健、张明亮，《张怀安医案精选》，人民卫生出版社，2014 年，22.2 万字。

65. 张健、张明亮，《眼病防治大盘点》，人民军医出版社，2014 年，29.6 万字。

66. 肖国士、谢立科，《眼保健知识荟萃》，人民军医出版社，2015 年，30.5 万字。

67. 肖国士、谢立科，《眼病中医特色疗法》，人民军医出版社，2015 年，30.7 万字。

68. 张仁俊、毕宏生，《实用眼科药物学》，人民军医出版社，2015 年，136.6 万字。

69. 张健，《张健眼科医案》，中国中医药出版社，2016 年，39 万字。

70. 彭清华，《中医眼科学》，中国中医药出版社，2016 年，42.7 字。

71. 肖国士、谢立科，《验光与配镜必读（修订版）》，河南科学技术出版社，2017 年，31.5 万字。

第五节　中医现代眼科名著书评三则

一、《眼科临证录》书评

《眼科临证录》是陆南山眼科临证精华的记录。该书由上海科学技术出版社出版，全书约 15 万字，分医案、杂论、方药三个部分。医案部分共选录眼科疑难病症 80 多例和 14 类眼病的治疗经验，医论部分选录有关眼科基础理论论述 5 篇，方药部分选录经验方 33 首。本书内容丰富、形式新颖、中西医结合、理论联系实际，现介绍如下：

（一）编写形式新颖活泼

作者将自己数十年从事中医眼科临证工作中的经验、心得体会以医案医话的新颖活泼的形式编写成册，采取一病一结的方法，进行确切描写、具体分析。每个医案首列西医病名和中医辨证举要，次列简要病史与西医的检查诊断，再次列辨证论治的具体方药与治疗过程，最后加按语详细说明。每一类疾病之后，又出小结，把各个医案之间的不同点，通过比较而鉴别清楚，使认识不断深化。这样，整体观念就跃然于字里行间，理法方药更加历历在目了。

（二）临证识病经验丰富

利用旧的形式，赋予新的内容，这是作者在继承整理方面很有启发的经验。如作者将东垣十问歌编为眼科十问歌，使人在简明扼要地概括中理解和掌握。又如"外障概述"中对房水混浊和角膜后沉着物的辨证诊治，作者认为：房水混浊的辨证应归类于热证处理，角膜后沉着物名由阳明内热或痰湿所致，前者主张用白虎汤、竹叶石膏汤或玉女煎加减治疗，后者主张用麦门冬汤、小柴胡汤或二陈汤加减治疗，初步摸索出运用内科方剂治疗眼病的经验。至于书中选录和选用的方剂，都是来源于临床实践的经验良方，更为实用，值得重视。

（三）中西医结合，融合贯通

不论医案，还是医论，中西医结合的水平均达到了一定的高度。如医案，病史的搜集和检查诊断以西医为主，治疗以中医为主，按语或小结则把两者紧密结合起来，深入分析，解疑发微。又如对慢性单纯性青光眼，认为是脾虚不能制水、水湿上泛所致。而水湿上泛，主要来自肝脾两脏的病变，如肝阳偏旺，肝气郁结，肝病传脾，或忧思伤脾，脾虚不能制水，故根据上述理论，确立了以疏肝健脾利水为主的有效治法。

（四）组方选药，灵活精巧

作者依据自己的临证经验，善于在错综复杂的症状中抓住主要矛盾，能够比较准确的识证，合理的立法处方，同时在处方用药时，又能认真继承前人的经验，根据具体病情，参以己意，创立新的有效方药。以选录的 15 例角膜溃疡为例，充分反映出作者在临证识病，选药组方上的灵活性与精巧性。如土虚肝燥，木郁不达，首选丹栀逍遥散，以后因有虚汗，又加玉屏风散，症状迅速改善。通过长期观察和个案总结，认为角膜溃疡有木郁不达，脾阳不升，阴虚内热，痰热上攻，津液亏耗，热邪内炽，热极生翳，阳明炽热，肝胆炽热，火邪亢盛，风热相搏，痰湿夹热，肝肾不足，内热伤津，湿热上蒸，邪入厥阴等不同的证型，故分别选用丹栀逍遥散、补脾胃泻阴火升阳汤、麦门冬汤、增液汤、生四物汤、白虎汤、三才汤、通脾泻胃汤、龙胆泻肝汤、黄连解毒汤、荆防败毒散、当归回逆汤等加减而获效。有的从症不从脉（以眼睛的局部症状为主），有的从脉不从症（以全身辨证为主），随机应变，各得其宜，使顽固性疾病迅速痊愈。作者广泛发掘古人成方，贯彻"古为今用"的原则，综合个人临证经验，师古而不泥古，大胆地创制了不少新方新法，为中医药防治眼病提供了宝贵经验。

二、《中医眼科六经法要》书评

《中医眼科六经法要》一书，由成都中医学院附属医院眼科主任陈达夫教授编著，四川人民出版社出版。全书 8 万余字，分 3 个部分、9 个篇章。第一部分包括"眼科概说"与"眼科开卷明义篇"2 章，主要论述中医眼科的基本要义。第二部分包括六经目病举要篇 6 章，仿《温病条辨》的编写形式，把伤寒六经辨证与中医眼科传统辨证结合起来，分析和归纳临床常见眼病的辨证论治。第三部分为"眼科选药便览篇"1 章，把眼科常用药物归纳为宣、通、补、泄、轻、重、滑、涩、湿、燥 10 剂。本书言简义深，独具一格，初读之后，受益不少。特抒读后感想，敬请批评指正。

（一）重视传统理论，把八廓学说运用于临床实践

内外障、五轮和八廓学说，是中医眼科的三大传统理论，产生于唐代，首载于《龙树眼论》（此书今已不存，现存的是《秘传眼科龙木论》），这些传统理论，绝不是凭空产生的，而是在《内经》的基础上与眼病的治疗实践中发展和总结出来的。具体说来，内外障学说把眼病分为内外两大类，是阴阳学说在眼科临床上的具体运用。从唐到清，多数医家，除了在具体证名和数目上有所不同外，都把它奉为眼病辨证的基本纲领。五轮学说把整个眼部划分为 5 个脏腑代表区，是脏腑学说在眼科临床上的具体运用，从唐到今，历代医家，都把它视为眼科辨证论治的理论基础。八廓学说很可能是经络学说的某些规律在眼科临床上的具体运用。由于这一学说本身存在着肯定与否定两种不同观点，持肯定态度的医家，多是抽象的肯定，具体运用尚缺乏实例，往往略而不详。本书对三大传统理论，从历史源流到基本内容，都作了比较全面的论述。以八廓学说为例，作者在"眼科开卷明义篇"第二节中，明确地指出了这一学说的定位、名称和临床意义，精心地编写了便于记诵的歌括，配有定位图和部分文献记载异同表，同时在六经目病举要篇各章中，结合临床实践和具体病证，做了举例和说明。这的确是"古为今用"的大胆尝试，对活跃当前中医眼科的学术氛围，促进理论的研究是有现实意义的。

（二）精读古典医籍，创立以六经为纲，贯穿五轮八廓的辨证论治体系

辨证的方法，不离六经，故名曰"六经法要"。这是作者给本书书名的解释，也是本书独具一格的集中表现。六经的名称，出自《内经》。汉代张仲景"勤求古训、博采众方"，成功地创立了六经辨证论治体系，为祖国医学的发展做出了卓越的贡献。本书作者精读古典医籍，在《内经》《伤寒论》的启示下，以六经为纲，贯穿五轮八廓，自条自释，有纲有目，循序列举各经的表里虚实证型，为眼病的辨证提出了一些独创性的见解。这些独创性的见解概括起来主要有以下 6 个方面：

1. 以六经命名各种眼病。即按《伤寒论》六经分证的方法，根据所属脏腑的病变引起的有关眼病的理论来分析归纳眼科诸证，如太阳目病、阳明目病等。

2. 以六经为基础，结合八纲论述各种眼病。即按《伤寒论》六经辨证的方法，首分阴阳，次辨表里寒热虚实，如太阳表虚用桂枝汤，太阳表实用麻黄汤，太阳里虚用小建中汤，太阳里实用大黄黄连泻心汤等。

3. 以各经的全身主证结合眼局部的轮廓形色来分析各种眼病，充分注意到局部与整体的关系。如少阳目病举要篇第一节："两额痛或太阳穴胀痛，或口苦咽干，目赤羞明，锐眦兑廓血丝较甚，脉弦细或沉紧者。少阳伤寒也，若系中风，则两目闭气，胸胁不快，均以小柴胡汤主之。"

4. 以六经传变的方式和规律来观察各种眼病的发展变化。举例来说，太阳目病举要篇第四节用桂枝二越婢一汤治疗的病证，是太阳传阳明循经传的眼病；太阳目病举要篇第六节用大黄黄连泻心汤治疗的病证，是太阳传少阴越经传的眼病；少阴目病举要篇第二、第三节用麻黄附子细辛汤治疗的病证，是直中少阴的眼病；阳明目病举要篇第二节，用葛根汤治疗的病证，是太阳与阳明合病。

5. 以六经统帅脏腑来概括各种眼病。六经与脏腑的关系，作者认为，举六经才能包括脏腑，举脏腑则不能包括六经。在眼科开卷明义篇第二节里，作者简要地介绍了六经的经过和起止，并举例说明举六经才能包括脏腑的理由，同时论述了三阴经与眼的关系，为眼病不离六经提供理论依据。

6. 以六经的病理形式来分辨某些眼病。辨病理形式，是六经辨证的一个重要方面，举例来说，太阳目病举要篇第七节所载："胞睑软弛，湿烂色白，流泪发痒者，苓桂术甘汤主之"的病症，就是足太阴脾经的病变，是脾虚湿，水湿停于心下，留于胞睑的眼病。第八节所载："气轮突然肿胀，高出乌珠，痛胀欲裂者，宜大枣泻肺汤"的病症；就是手太阴肺经的病变，是肺气郁结，通调失职，水气互结于气轮的眼病。

综上所述，这种辨证方法的优点在于："采取从眼病部位与经络循行关系归经，从眼部五轮八廓所属脏腑分经，也可以从眼症与脏腑经络的关系来归经，或从脏腑寻及经络，或从经络引导到脏腑，强调眼与脏腑的联系，注意局部与整体的关系"。从而在一定程度上丰富和发展了中医眼科的内容。

（三）严格组方选药，以经方为经，以时方为纬，概括药性以便览

方药是基础医学与临床医学互相结合和不断发展的产物。组方严格，选药精简，灵活多变，这是经方的最大特点和优点。时方是在经方的基础上发展起来的，是历代医家从各个不同的领域创制的某些方面优于经方的方剂。在眼科领域里，书上载的和临床用的大多数是时方，以经方为经，以时方为纬，是本书独具一格的又一集中表现，这与六经为纲是一脉相承的。本书按六经分证为 86 节，共选方 91 首，按方剂的来源可分为经方、加减经方、时方、加减时方、自创或家传五个类型，其中经方 26 首，加减经方 13 首，时方 25 首，加减时方 17 首，自创或家传方若干首。少阴目病首要篇，列举病症最多，各类方剂悉具，全篇 23 节，选方 26 首，加减时方 11 首，自创方 3 首，而太阳目病举要篇所选的 11 首方剂，全是经方和加减方。加减经方与加减时方都渗透着作者的临床经验。如驻景丸加减方就是一个适应较广、疗效颇好的代表方剂之一。本书从临床的角度出发，广泛地收集眼科常用药物 308 种。对性味功用和注意事项做了简要的说明，为读者提供方便和经验，亦有较大的参考价值。总之，本书在组方选药上具有严格、精简、实用等方面的特点。但事物总是一分为二的，我认为本书尚存在下面 4 个可商榷之处：

1. 在写作内容的层次上存在着可商榷之处。如"眼科概说"这一章，主要内容是讲眼科的基本要

义，大部分内容可以放在"眼科开卷明义篇"里面写，最后两段可合并于"读法"之中。

2．在论理释义的取材上存在着可商榷之处。如五轮学说的释义问题，作者取《内经》五脏（心藏神，肝藏魂，肺藏魄，脾藏意，肾藏志）来解释，结果有弄巧成拙之感，因为五轮学说的概念是清楚而容易理解的，而五脏中的魂魄等概念，其本身有待释义且不易于释义。

3．在选用方剂的记载上存在着可商榷之处。主要表现在应当省略的地方没有省略，不应当省略的地方又省略了。如桂枝汤、炙甘草汤、驻景丸加减方、陈氏熄风丸等属于多用的方剂，除前一节选用需记载具体药物外，以后选用可以省略药物。同时所收载的方剂，最好标明来源，以便读者查考，特别是某些时方，一般书本未记载的更应如此。

4．在药物的分类上存在着可商榷之处。药物按 10 剂分类有两个缺点，一是不能完全概括临床常用方药，所以后来有增至 14 剂、24 剂的；二是各剂之间，具体划分存在一定困难，如宣与通、通与泄之间，具有相对的同一性，不如现在通用的以传统方药的分类方法好。

以上意见，仅供作者和读者参考。

三、《中西医结合治疗眼病》书评

《中西医结合治疗眼病》一书由原南京中医学院附属医院眼科陆绵绵教授编写，人民卫生出版社出版，新华书店北京发行所发行。全书共 16 万字，分上下两篇，上篇为总论部分，主要介绍中西医结合诊断治疗眼病的基础理论，重点是讨论辨证；下篇为各论部分，有选择性地介绍一些病种的中西医结合的具体诊断治疗方法，重点是讨论论治。书中内容相当丰富，编写形式亦颇工巧。实践证明：此书对于普及中西医结合治疗眼病有很大的参阅价值，的确是一本好书。此书好，好在哪里？经过反复阅读，我认为主要有以下三个突出的方面：

第一个突出的方面是：内容与形式统一得比较好。内容决定形式，形式表达内容，内容精，形式巧，两者才能结合得紧，统一得好。新颖、可口、实用，是内容精的集中表现。具体说来，新颖，指新鲜拔尖，阅之醒目；可口，指气味香甜，读之有趣；实用，指实事求是，用之有效。细谈本书，新颖、可口、实用的东西，无处不有，如总论第一章第二节，介绍泪道的生理功能时，论述了泪液排泄的动力。这对于临床常见的老年性非阻塞性流泪，用滋补药收效提供了理论根据。角膜浅层的炎症，从肺治，这是作者提供的新论点，作者根据角膜上皮与结膜互相移行的生理特点，结合五轮学说结膜属肺的理性认识而创立的。又如总论第五章第五节所介绍的平肝潜阳法与常用药物，对眼科临床有很大的实用价值。过去临床，虽也有用过，但在文献上，谁也没有作为一种常用的治法提出过。目眩症，据我所知，在西医眼科学中未有记载，也只有明代傅仁宇编著的《审视瑶函》作过简单介绍，远不及本书介绍的详细具体。本书在很多方面，填补了眼科文献上的某些空白。

简明、通顺、确切，是形式巧的集中表现。具体说来，简明，指言简意明；通顺，指合乎逻辑；确切，指准确深切。本书的编写形式，我认为基本符合上述要求。如总论第一章，介绍眼的结构与功能时，用很短的篇幅，仅 3000 字左右，把眼的生理解剖、病理解剖学的基本内容，特别是那些有临床意义的问题，概括无遗，可以说是形式简明的典范。总论第三章问诊这一节，也写得很有逻辑性，作者从整体观念出发，强调全面系统地搜集病情，对辨证有参考价值的自觉症状，论述得更为精细。第四章风、寒、暑、湿、燥、火（包括热）辨证这一节，写得比较确切。把每类病邪，根据临床表现，各分为内外两类，这样就比较准确地、深切地反映了各种痛邪在不同体质、不同条件、不同过程下的不同证型。

第二个突出的方面是：理论与实践联系得比较好。理论来自实践，又高于实践，所以能够指导实践，但理论是否正确，必须通过实践来检验，因为实践是检验真理的唯一标准，只有理论水平高，实践经验多，两者才能联系得紧，联系得好。全面、系统、透析，是理论水平高的集中表现。具体说来，全面、系统，有两个方面的含义，一是指作者知识渊博，思维正确，集思广益；二是指作品高度概括，深入浅出，有条不紊。透析，指透彻分析，发微中之微，解疑中之问。本书的确是一本中西医结合治疗眼病的比较全面系统的作品，其中有许多特殊的见解。如总论第三章，眼部检查这一节，写得很全面、很系统，包括中医的眼部望诊和西医的眼部检查，包括肉眼所见的和特殊检查所见的，包括生理现象和病理现象，作者都作了高度的概括，深入浅出地描述，有条不紊地罗列，这对提高初学者的诊察水平，有很大的启示作用。部分疾病所附的讨论一项，透析得比较突出。讨论，主要是研讨理论上的问题。把感性认识、实践经验，上升为理性认识，是讨论的核心。如第五章第三节养阴退翳法与常用方剂的讨论，是一个很好的例子，简明地阐述了退翳方剂的组合形式和机理，提出退翳方剂要采取多联式，即几个方面的药物配合在一起，同时对每一个方面的药物进行了作用机制上的探讨，特别对配用养阴药的理由，写得很有说服力。起到了发微中之微，解疑中之问的良好作用。

知常、晓异、晰疑，是实践经验多的集中表现。具体说来，常是指常见病、多发病的诊断和处理；异，是指特异病、少见病的诊断和处理；疑，是指疑难病、顽固病的诊断和处理。这三个方面，要皆知、通晓、全断，是不容易做到的。"世上无难事，只要肯登攀。""科学有险阻，苦战能过关。"毛泽东主席、叶剑英副主席的光辉诗篇，鼓舞着我们迎难而上。树雄心、立壮志，敢字当头，下苦功夫，用毛主席的光辉哲学思想，指导医疗实践，就可能创奇迹、攀高峰。知识靠不断学习、不断积累，经验靠不断实践、不断总结。防病治病的经验，按来源有直接、间接之分，按学业有中医、西医之分，按效果有正面、反面之分。自己实践得来的经验为直接经验，书上的经验、别人的经验为间接经验，只有善于学习，才能不断提高、不断充实；中医西医在防病治病方面，各有所长，又各有所短，而且各科临床，互相联系，各有自己的特点经验，只有互相学习，团结协作，总能取长补短，全面发展；治好的为正面经验，治坏的为反面经验，正反两个方面的经验，都要总结和吸收，才能不断前进，精益求精。从书中内容，可以看出作者既善于学习，又善于总结；既有相当的理论水平，又有丰富的中西医两个方面的实践经验，所以能够通晓眼科领域的全貌，故在编写过程中，在阐述基础理论时，紧密地联系临床实践，在介绍处理各种眼病的具体措施时，能把感性认识上升为理性认识。这样，由一般到特殊，又由特殊到一般，是符合认识论的发展规律的。

第三个突出的方面是：辨证与辨病结合得比较好。中医辨证与西医辨病相结合，是目前中西医结合防病治病的基本形式和经验，辨证清楚，辨病明白，二者才能结合得紧，结合得好。病因病机，证候证型以及正邪关系，标本关系，是中医必辨的内容，把这些问题辨清楚了，认识才能正确，治疗才能收效；致病因素，发病部位，病变性质，病理运动形式，发生发展过程，是西医必辨的内容，把这些问题辨明白了，诊断才能准确，观察才能严密。本书不论总论也好，各论也好，辨证与辨病的结合，贯穿着全书的始终。特别在各论当中，尤为突出，如在诊断上，以西医生理病理学为基础，紧密地结合中医辨证学的有关内容，使其实现有机的结合；在处理上以中医中药为主，把西医某些必要的处理措施结合进去，使治疗中达到合理的结合；在病因、临床症状、病理演变的描述中，中西医学理论融会贯通，毫无牵强附会之处，使理论上紧密结合起来，从而通俗易懂，确切具体。本书最大的特点是：通俗化，具体化，条理化，初步规范化。

事物总是一分为二的。本书存在的缺点是：一是在辨证上还缺乏某些必要的内容，如脉舌方面很少论及，中医各科临床，脉诊舌诊，非常重要，不应忽略，忽略了可能影响辨证的准确性，这可能与作者的学业和兴趣有关。在一般情况下，西医学中的同志，比专学中医的同志，在中医基础方面可能要差一点，这是可以理解的。二是在治疗上有许多中医中药治疗有效的病种尚未选入，有的虽然选入了，但所载的治疗方药不全，不能满足眼科临床普及的需要，这可能与作者的实践有关，一个人一个地方的实践，总是有限的，注意吸取别人别地的经验还是必要的。三是在写作上有些词句是值得推敲的。如第26页在"眼外伤的病因、病理和预防"的论述中，把机械性外伤，混于物理性外伤之中，又如第55页在"眼科常见症状以八纲来分析"的表中也存在制作不精之处。由此可见，好是比较而言的，只有不断充实提高，才能达到好上加好。以上意见，仅供作者和读者参考，错误之处，敬请批评指正。

第三章　　中医眼科学术之源

第一节　《黄帝内经》眼科医论选录

博大精深，韵味无穷。正如王冰所说"其文简，其意博，其理奥，其趣深。"现将《内经》与眼目有关的医论，整理如下。

一、与眼目有关医论的分布概况

《内经》中与眼科有关可供引用的医论共 238 条，其中《素问》116 条，《灵枢》122 条。从分布的情况看，《素问》有 38 篇载有眼科医论，《灵枢》有 40 篇载有眼科医论，其中以《灵枢·经脉》、《灵枢·经筋》及《素问·至真要大论》为多，分别为 16 条与 11 条。大体上可分为生理、病理、诊断、治疗 4 类，详见表 3－1。

表 3－1　　　　　　　　　　　　《内经》中与眼目有关医论的分布概况表

类别	细目	条数	小记	合计
生 理	眼 与 自 然	7	73	238
	眼 与 阴 阳	8		
	眼 与 脏 腑	14		
	眼 与 经 络	26		
	眼 与 气 血	7		
	眼 与 其 他	11		
病 理	运 气 病 变	35	99	
	阴 阳 病 变	7		
	脏 腑 病 变	9		
	经 络 病 变	30		
	气 血 病 变	7		
	其 他 病 变	11		
诊 断	望 　 诊	25	31	
	其 　 他	6		
治 疗	针 灸 治 疗	32	35	
	药 物 治 疗	3		

二、与眼目生理有关的医论

（一）眼与自然

1."天有日月，人有两目，地有九州，人有九窍。"（《灵枢·邪客》）

2."天地之间，六合之内，其气九州、九窍、五藏、十二节，皆通乎天气。"（《素问·生气通天论》）

3.	"人皮应天，人肉应地，人脉应人，人筋应时，人声应音，人阴阳合气应律，人齿面目应星，人出入气应风，人九窍三百六十五络应野。"（《素问·针解》）

4.	"人心意应八风，人气应天，人发齿耳目五声，应五音六律，人阴阳脉血气应地，人肝目应之九。"（《素问·针解》）

5.	"故智者之养生也，必顺四时而适寒暑，和喜怒而安居处，节阴阳而调刚柔，如是则僻邪不至，长生久视。"（《灵枢·本神》）

6.	"中古之时，有至人者，淳德全道，和于阴阳，调于四时，去世离俗，积精全神，游行天地之间，视听八达之外。"（《素问·上古天真论》）

7.	"是以嗜欲不能劳其目，淫邪不能惑其心，愚智贤不肖不惧于物，故合于道，所以能年皆度百岁而动作不衰者，以其德全不危也。"（《素问·上古天真论》）

（二）眼与阴阳

1.	"清阳为天，浊阴为地，地气上为云，天气下为雨，雨出地气，云出天气，故清阳出上窍，浊阴出下窍，清阳发腠理，浊阴走五脏，清阳实四支，浊阴归大府。"（《素问·阴阳应象大论》）

2.	"阴味出下窍，阳气出上窍。味厚者为阴，薄为阴之阳；气厚者为阳，薄为阳之阴。"（《素问·阴阳应象大论》）

3.	"是以圣人陈（掌握）阴阳，筋脉和同，骨髓坚固，血气皆从，如是则内外调和，邪不能害，耳目聪明，气立如故。"（《素问·生气通天论》）

4.	"愚者（指不知调摄阴阳的）不足，智者有余，有余则耳目聪明，身体轻强，老者复壮，壮者益治。"（《素问·阴阳应象大论》）

5.	"夫自古通天者，生之本，本于阴阳，其气九州、九窍，皆通乎天气。"（《素问·六节藏象论》）

6.	"天不足西北，故西北方阴也，而人右耳目不如左明也；地不满东南，故东南方阳也，而人左手足不如右强也……东方阳也，阳者其精并于上，并于上则上明而下虚，故使耳目聪明而手足不便也。西方阴也，阴者其精并于下，并于下则下盛而上虚，故其耳目不聪明而手足便也。故俱感于邪，其在上则右甚，在下则左甚，此天地阴阳所不能全也，故邪居之。"（《素问·阴阳应象大论》）

7.	"神在天为风，在地为水，在体为筋，在藏为肝，在色为苍，在音为角，在声为呼，在变动为握，在窍为目，在味为酸，在志为怒。"（《素问·阴阳应象大论》）

8.	"阳气尽，阴气盛，则目瞑；阴气尽，而阳气盛则寤矣。"（《灵枢·口问》）

（三）眼与脏腑

1.	"五官者，五藏之阅也。"（《灵枢·五阅五使》）

2.	"五藏常内阅于上七窍也。故肺气通于鼻，肺和则鼻能知臭香矣；心气通于舌，心和则舌能知五味矣；肝气通于目，肝和则目能辨五色矣；脾气通于口，脾和则口能知五谷矣；肾气通于耳，肾和则耳能闻五音矣。"（《灵枢·脉度》）

3.	"五藏六腑之精气皆上注于目而为之精，精之窠为眼，骨之精为瞳子，筋之精为黑眼，血之精为络，其窠气之精为白眼，肌肉之精为约束，裹撷筋骨血气之精而与脉并为系，上属于脑，后出于项中。"（《灵枢·大惑论》）

4.	"目者五藏六腑之精也，营卫魂魄之所常营也，神气之所生也。故神劳则魂魄散，志意乱，是故瞳子黑眼法于阴，白睛赤脉法于阳也，故阴阳会传而精明也。"（《灵枢·大惑论》）

5.	"鼻者肺之官也，目者肝之官也，口唇者脾之官也，舌者心之官也，耳者肾之官也。"（《灵枢·五阅五使》）

6.	"五藏六腑，心为之主，耳为之听，目为之候，肺为之相，肝为之将，脾为之卫，肾为之主外，故五藏六腑之津液，尽上渗于目，心悲气并则心系急，心系急则肺举，肺举则液上溢，夫心系与肺不能常举，乍上乍下，故咳而泣出矣。"（《灵枢·五癃津液别》）

7.	"五藏化液，心为汗，肺为涕，肝为泪，脾为涎，肾为唾，是为五液。"（《素问·宣明五气》）

8．"五液：心主汗，肝主泣，肺主涕，肾主唾，脾主液，此五液所出也。"（《灵枢·九针论》）

9．"东方色青，入通于肝，开窍于目，藏精于肝。"（《素问·金匮真言论》）

10．"东方生风，风生木，木生酸，酸生肝，肝生筋，筋生心，肝主目。"（《素问·阴阳应象大论》）

11．"夫心者五藏之专精也，目者其窍也，华色者其荣也，是以人有德也，则气和于目，有亡，忧知于色。是以悲哀则泣下，泣下水所由生。"（《素问·解精微论》）

12．"心者五藏六腑之主也，目者宗脉之所聚也，上液之道也，口鼻者气之门户也。"（《灵枢·口问》）

13．"目者心使也，心者神之舍也，故神精乱而不转，卒然见非常处，精神魂魄，散不相得，故曰惑也。"（《灵枢·大惑论》）

14．"六腑者，胃为之海，广骸、大颈、张胸，五谷乃容；鼻隧以长，以候大肠；唇厚、人中长，以候小肠；目下果大，其胆乃横。"（《灵枢·师传》）

（四）眼与经络

1．"十二经脉，三百六十五络，其血气皆上于面而走空窍，其精阳气上走于目而为睛。"（《灵枢·邪气脏腑病形》）

2．"心手少阴之脉，起于心中，出属心系，下膈络小肠，其支者，从心系上挟咽，系目系。"（《灵枢·经脉》）

3．"小肠手太阳之脉，起于小指之端……其支者，从缺盆循颈上颊，至目锐眦，却入耳中，其支者别颊上颐抵鼻，至目内眦，斜络于颧。"（《灵枢·经脉》）

4．"手太阳脉气所发（指与其经有密切联系的穴位）者，三十六穴，目内眦各一，目外眦各一（即瞳子髎）。"（《素问·气府论》）

5．"三焦手少阳之脉，起于小指次指之端……其支者从耳后入耳中，出走耳前，过客主人前，交颊，至目锐眦。"（《灵枢·经脉》）

6．"膀胱足太阳之脉，起于目内眦，上额交巅。"（《灵枢·经脉》）

7．"胆足少阳之脉，起于目锐眦，上抵头角（即前额边缘），下耳后，循颈行手少阳之前，至肩上却交出手少阳之后，入缺盆，其支者从耳后入耳中，出走耳前，至目锐眦后，其支者，别锐眦，下大迎，合于手少阳，抵于颐。"（《灵枢·经脉》）

8．"足少阳脉气所发者六十二穴，两角上各二，直目上发际内各五，耳前角上各一，耳前角下各一，锐发下各一，客主人各一，耳后陷中各一。"（《素问·气府论》）

9．"肝足厥阴之脉，起于大趾丛毛之际……循喉咙之后，上入颃颡，连目系，上出额，与督脉会于巅，其支者，从目系下颊里，环唇内。"（《灵枢·经脉》）

10．"督脉者，起于少腹以下骨中央……其络循阴器，合篡间，绕篡后，别绕臀，至少阴，与巨阳中络者，合少阴上股内后廉，贯脊属肾，与太阳起于目内眦，上额交巅，上入络脑，还出别下项，循肩髆，内侠脊抵腰中，入循膂，络肾……其少腹直上者，贯齐中央，上贯心，入喉，上颐环唇，上系两目之下中央。"（《素问·骨空论》）

11．"任脉者，起于中极之下，以上毛际，循腹里，上关元，至咽喉，上颐循面入目。"（《素问·骨空论》）

12．"任脉之气所发者，二十八穴……目下各一（指承泣穴）。"（《素问·气府论》）

13．"手少阴之别（指手少阴心经主要别出的络脉），名曰通里，去腕一寸半，别而上行，循经入于心中，系舌本，属目系。"（《灵枢·经脉》）

14．"足少阳之正（指足少阳胆经别行的正经），绕髀入毛际，合于厥阴，散于面，系目系，合少阳于外眦也。"（《灵枢·经别》）

15．"足阳明之正，上至髀……上循咽出于口，上颃颡，还系目系，合于阳明也。"（《灵枢·经别》）

16．"手心主之正，别入于渊液两筋之间，属于心，上走喉咙，出于面，合目内眦，此为四合也。"

（《灵枢·经别》）

17. "足太阳之筋……其支者为目上纲（纲维于上眼胞），下结于頄。"（《灵枢·经筋》）

18. "足少阳之筋，起于小趾次趾……支者结于目眦为外维。"（《灵枢·经筋》）

19. "足阳明之筋……其直者，上循伏兔，上结于髀，聚于阴器，上腹而布，至缺盆而结，上颈，上挟口，合于頄，下结于鼻，上合于太阳，太阳为目上纲，阳明为目下纲。"（《灵枢·经筋》）

20. "手少阳之筋……其支者，上曲牙，循耳前，属目外眦，上乘颔，结于角。"（《灵枢·经筋》）

21. "手太阳之筋，其支者，入耳中，直者出耳上，下结于颔，上属目外眦。"（《灵枢·经筋》）

22. "手太阳独受阳之浊，手太阴独受阴之清，其清者上走空窍，其浊者下行诸经，诸阴皆清，足太阴独受其浊。"（《灵枢·阴阳清浊》）

23. "足太阳之本，在跟以上五寸中，一标在两络命门。命门者，目也。"（《灵枢·卫气》）

24. "跷脉者，少阴之别，起于然骨之后，上内踝之上，直上循阴股入阴，上循胸里，入缺盆，上出人迎之前，入頄属目内眦，合于太阳，阳跷而上行，气并相还，则为濡目，气不荣则目不合。"（《灵枢·脉度》）

25. "跷脉从足至目，七尺五寸，二七一丈四尺，二五一尺，合一丈五尺。"（《灵枢·脉度》）

26. "阳跷、阴跷，阴阳相交，阳入阴出，阴阳交于目锐眦，阳气盛则嗔目，阴气盛则瞑目。"（《灵枢·寒热病》）

（五）眼与气血

1. "诸脉者皆属于目，诸髓者皆属于脑，诸筋者皆属于节，诸血者皆属于心，诸气者皆属于肺，此四支八溪之朝夕也，故人卧血归于肝，肝受血而能视，足受血而能步，掌受血而能握，指受血而能摄。"（《素问·五藏生成篇》）

2. "营气之道，内谷为宝……从脾注心中，循手少阴出腋下臂，注小指，合手太阳，上行乘腋出颃内，注目内眦，上巅下项，合足太阳，循脊下尻，下行注小指之端，循足心注足少阴，上行注肾，从肾注心，外散于胸中。"（《灵枢·营气》）

3. "是故平旦阴尽，阳气出于目，目张则气上行于头，循颈下足太阳，循背下至小趾之端。其散者，别于目锐眦，下手太阳，下至手小指之间外侧。其散者，别于目锐眦，下足少阳，注小趾次趾之间……其散者，从耳下，下手阳明，入大指之间，入掌中，其至于足也，入足心，出内踝，下行阴分，复合于目，故为一周。"（《灵枢·卫气行》）

4. "其始入于阴，常从足少阴注于肾，肾注于心，心注于肺，肺注于肝，肝注于脾，脾复注于肾为周。是故夜行一舍，人气行于阴藏一周与十分藏之八，亦如阳行之二十五周，而复合于目。"（《灵枢·卫气行》）

5. "卫气不得入于阴，常留于阳。留于阳，则阳气满，阳气满则阳跷盛，不得入于阴则阴气虚，故目不瞑矣。"（《灵枢·大惑论》）

6. "卫气留于阴，不得行于阳，留于阴则阴气盛，阴气盛则阴跷满，不得入于阳则阳气虚，故目闭也。"（《灵枢·大惑论》）

7. "胃气上注于肺，其悍气上冲头者，循咽，上走空窍，循眼系，入络脑，出颙，下客主人，循牙车，合阳明，并下人迎，此胃气别走于阳明者也。"（《灵枢·动输》）

（六）其他

1. "目眦外决于面者为锐眦，在内近鼻者为内眦，上为外眦，下为内眦。"（《灵枢·癫狂》）

2. "勇士者，目深以固，长冲直扬，三焦理横，其心端直，其肝大以坚，其胆满以傍，怒则气盛而胸张，肝举而胆横，眦裂而目扬，毛起而面苍，此勇士之由然者也。"（《灵枢·论勇》）

3. "夫怯士之不忍痛者，见难与痛，目转面盼，恐不能言，失气惊悸，颜色变化，乍死乍生。"（《灵枢·论勇》）

4. "怯士者，目大而不减，阴阳相失，其焦理纵，䯒骭短而小，肝系缓，其胆不满而纵。"（《灵

枢•论勇》)

5. "夫精明者，所以视万物，别白黑，审短长，以长为短，以白为黑，如是则精衰矣。"(《素问•脉要精微论》)

6. "水谷入于口，输于肠胃，其液别为五，天寒衣薄则为溺与气，天热衣厚则为汗，悲哀气并则为泣，中热胃缓则为唾。"(《灵枢•五癃津液别》)

7. "泣涕者，脑也，脑者阴也，髓者骨之充也。故脑渗为涕，志者骨之主也，是以水流而涕从之者，其行类也。"(《素问•解精微论》)

8. "夫涕之与泣者，譬如人之兄弟，急则俱死，生则俱生，其志以早悲，是以涕泣俱出而横生也。夫人涕泣俱出而相从者，所属之类也。"(《素问•解精微论》)

9. "液者，所以灌精濡空窍者也，故上液之道开则泣，泣不止则液竭，液竭则精不灌，精不灌则目无所见矣，故命曰夺精。"(《灵枢•口问》)

10. "髓海不足，则脑转耳鸣，胫酸眩冒，目无所见，懈怠安卧。"(《灵枢•海论》)

11. "五十岁，肝气始衰，肝叶始薄，胆汁始灭，目始不明。"(《灵枢•天年》)

三、与眼目病理有关的医论

(一) 运气病变

1. "岁木大过，风气流行，脾土受邪，民病飧泄食减，体重烦冤，肠鸣腹支满，上应岁星。甚则忽忽善怒，眩冒巅疾。"(《素问•气交变大论》)

2. "岁金大过，燥气流行，肝木受邪，民病两胁下少腹痛，目赤痛眦疡，耳无所闻。"(《素问•气交变大论》)

3. "岁火不及，寒乃大行，长政不用，物荣而下……民病胸中痛，胁支满，两胁痛，膺背肩胛间及两臂内痛，郁冒朦昧，心痛暴瘖，胸腹大，胁下与腰背相引而痛，甚则屈不能伸，髋髀如别。"(《素问•气交变大论》)

4. "岁水不及，湿乃大行……复则大风暴发，草偃木零，生长不鲜，面色时变，筋骨并辟，肉（䐃）瘛，目视（䀮），物疏璺，肌肉胗发，气并膈中，痛于心腹。"(《素问•气交变大论》)

5. "敷和之纪，木德同行，阳筋阴布，五化宣平，其气端，其性随，其用曲直，其化生荣，其类草木，其政发散，其候温和，其令风，其藏肝，肝其畏清，其主目。"(《素问•五常政大论》)

6. "发生之纪，是谓启敕（古陈字）……其化生，其气美，其政散，其令条舒，其动掉眩巅疾。"(《素问•五常政大论》)

7. "赫曦之纪，是谓蕃茂……其病笑，疟，疮疡，血流，狂妄，目赤。"(《素问•五常政大论》)

8. "阳明司天，燥气下临，肝气上从，苍起木用而立，土乃眚，凄沧数至，木伐草萎，胁痛目赤。"(《素问•五常政大论》)

9. "厥阴司天，风气下临，脾气下从，而土且隆，黄起水乃眚，土用革，体重肌肉萎，食减口爽，风行大虚，云物摇动，目转耳鸣。"(《素问•五常政大论》)

10. "太阳、太角、太阴、壬辰、壬戌，其运风，其化鸣紊启拆，其变振拉摧拔，其病眩掉目瞑。"(《素问•六元正纪大论》)，

11. "少阳、太角、厥阴、壬寅、壬申，其运风鼓，其化鸣紊启坼，其变振拉摧拔，其病掉眩、支胁、惊骇。"(《素问•六元正纪大论》)

12. "凡此少阳司天之政……初之气，地气迁，风胜乃摇，寒乃去，候乃大温，草木早荣，寒来不杀，温病乃起，其病气怫于上，血溢目赤，咳逆头痛、血崩、胁满、肤腠中疮……三之气，天政布，炎暑至，少阳临上，雨乃涯。民病热中，聋瞑、血溢、脓疮、咳呕、衄、蚵、渴、嚏欠、喉痹、目赤、善暴死。"(《素问•六元正纪大论》)

13. "凡此少阴司天之政……水火寒热持于气交而为病始也，热病生于上，清病生于下，寒热凌犯

而争于中，民病咳喘，血溢血泄，鼽嚏目赤，眦疡……二之气，阳气布，风乃行，春气以正，万物应荣，寒气时至，民乃和，其病淋，目暝目赤，气郁于上而热。三之气，天政布，大火行，庶类番鲜，寒气时至。民病气厥心痛，寒热更作，咳喘目赤。"（《素问·六元正纪大论》）

14. "凡此厥阴司天之政……三之气，天政布，风乃时举，民病泣出耳鸣掉眩。"（《素问·六元正纪大论》）

15. "木郁之发……故民病胃脘当心而痛，上支两胁，膈咽不通，食欲不下，甚则耳鸣眩转，目不识人，善暴僵仆。"（《素问·六元正纪大论》）

16. 火郁之发……故民病少气，疮疡痈肿，胁腹胸背，面首四支（瞋）愤胪胀，疡痱呕逆，瘛疭骨痛，节乃有动，注下温疟，腹中暴痛，血溢流注，精液乃少，目赤心热，甚则瞀闷懊憹，善暴死。"（《素问·六元正纪大论》）

17. "岁少阴在泉，热淫所胜，则焰浮川泽，阴处反明。民病腹中常鸣，气上冲胸，喘不能久立，寒热皮肤痛，目暝齿痛颐肿，恶寒发热如疟。"（《素问·至真要大论》）

18. "岁太阴在泉，草乃早荣，湿淫所胜……民病饮积，心痛，耳聋浑浑焞焞；焞，嗌肿喉痹，阴病血见，少腹痛肿，不得小便，病冲头痛，目似脱，项似拔，腰似折，髀不可以回，腘如结，踹如别。"（《素问·至真要大论》）

19. "太阴司天，湿淫所胜，则沉阴且布，雨变枯槁，胕肿骨痛，阴痹，阴痹者，按之不得，腰脊头项痛，时眩，大便难。"（《素问·至真要大论》）

20. "阳明司天，燥淫所胜……民病左胠胁痛，寒清于中，感而疟，大凉革候，咳，腹中鸣，注泄鹜溏，名木敛，生菀于下，草焦上首，心胁暴痛，不可反侧，嗌干面尘腰痛，丈夫㿗疝，妇人少腹痛，目昧眦，疡疮痤痈……病本在肝。"（《素问·至真要大论》）

21. "太阳司天，寒淫所胜……民病厥心痛，呕血血泄鼽衄，善悲时眩仆……胸腹满，手热肘挛掖肿，心澹澹大动，胸胁胃脘不安，面赤目黄，善噫嗌干，甚则色炲，渴而欲饮，病本于心。"（《素问·至真要大论》）

22. "少阳之胜，热客于胃，烦心心痛，目赤欲呕，呕酸善饥，耳痛溺赤，善惊谵妄，暴热消烁。"（《素问·至真要大论》）

23. "太阳之胜……痔疟发，寒厥入胃，则内生心痛，阴中乃疡，隐曲不利，互引阴股，筋骨拘苛，血脉凝泣，络满色变，或为血泄，皮肤痞肿，腹满食减，热反上行，头顶囟顶脑户中痛，目如脱，寒入下焦，传为濡泻。"（《素问·至真要大论》）

24. "太阳之复……心胃生寒，胸膈不利，心痛否满，头痛善悲，时眩仆，食减。"（《素问·至真要大论》）

25. "厥阴司天，客胜则耳鸣掉眩，甚则咳；主胜则胸胁痛，舌难以言。"（《素问·至真要大论》）

26. "少阴司天，客胜则鼽衄颈项强，肩背瞀热，头痛少气，发热耳聋目暝，甚则胕肿血溢，疮疡咳喘；主胜则心热烦躁，甚则胁痛支满。"（《素问·至真要大论》）

27. "是故巳亥之岁，君火升天……民病伏阳，而内生烦热，心神惊悸，寒热间作。日久成郁，即暴热乃至，赤风瞳翳。"（《素问·本病论》）

28. "是故丑未之年，少阳升天……民病伏阳在内，烦热生中，心神惊骇，寒热间争。以久成郁，即暴热乃生，赤风气肿翳，化成疫疠，乃化作伏热内烦，痹而生厥，甚则血溢。"（《素问·本病论》）

29. "是故寅申之岁，少阳降地……久而不降，伏之化郁，寒胜复热，赤风化疫，民病面赤心烦，头痛目眩也，赤气彰而温病欲作也。"（《素问·本病论》）

30. "是故卯酉之岁，太阴降地……久而不降也，伏之化郁，天埃黄色，地布湿蒸，民病四肢不举，昏眩肢节痛，腹满填臆。"（《素问·本病论》）

31. "是故辰戌之岁，少阳降地……久而不降，伏之化郁，冷气复热，赤风化疫，民病面赤、心烦、头痛、目眩也，赤气彰而热病欲作也。"（《素问·本病论》）

32. "是故巳亥之岁，阳明降地……民病掉眩，手足直而不仁，两胁作痛，满目晄晄。"（《素问·本病论》）

33. "厥阴不迁正，即风暄不时，花卉萎萃，民病淋溲，目系转，转筋，喜怒，小便赤。"（《素问·本病论》）

34. "阳明不退位，即春生清冷，草本晚荣，寒热间作，民病呕吐，暴注，食饮不下，大便干燥，四肢不举，目瞑掉眩。"（《素问·本病论》）

35. "厥阴不退位，即大风早举，时雨不降，湿令不化，民病温疫，疵废，风生，皆肢节痛，头目痛，伏热内烦，咽喉干引饮。"（《素问·本病论》）

（二）阴阳病变

1. "阴者藏精而起亟也，阳者卫外而为固也，阴不胜其阳则脉流薄疾，并乃狂，阳不胜其阴，则五脏气争，九窍不通。"（《素问·生气通天论》）

2. "三阳者，至阳也，积并则为惊，病起疾风，至如霹雳，九窍皆塞，阳气滂溢，乾嗌喉塞。"（《素问·著至教论》）

3. "阳气者，烦劳则张（亢盛），精绝，辟积于夏，使人煎厥，目盲不可以视，耳闭不可以听，溃溃乎若坏都，汨汨乎不可止。"（《素问·生气通天论》）

4. "所谓色色，不能久立，久坐起则目䀮䀮无所见者，万物阴阳不定，未有主也。秋气始至，微霜始下，而方杀万物，阴阳内夺，故目䀮䀮无所见也。"（《素问·脉解》）

5. "厥则目无所见，夫人厥则阳气并于上，阴气并于下，阳并于上则火独光也；阴并于下则足寒，足寒即胀也。夫一水不胜五火，故目眦盲。"《素问·解精微论》。

6. "年四十而阴气自半也，起居衰矣。年五十体重，耳目不聪明矣。年六十阴痿，气大衰，九窍不利，下虚上实，涕泣俱出矣。"（《素问·阴阳应象大论》）

7. "二阳一阴，阳明主病，不胜一阴，软而动，九窍皆沉。"（《素问·阴阳类论》）

（三）脏腑病变

1. "五藏不和则七窍不通，六府不和则留为痈。"（《灵枢·脉度》）

2. "诸风掉眩，皆属于肝。"（《素问·至真要大论》）

3. "肝病者，两肋下，少腹，令人善怒，虚则目䀮䀮无所见，耳无所闻，善恐，如人将捕之。"（《素问·藏气法时论》）

4. "肝病头目眩，胁支满，三日体重身病，五日而胀，三日腰脊少腹痛，胫酸，三日不已，死。"（《素问·标本病传论》）

5. "邪在心，则病心痛，喜悲，时眩仆，视有余不足，而调之其输也。"（《灵枢·五邪》）

6. "心有所喜，神有所恶，卒然相感，则精气乱，视误，故惑，神移乃复，是故间者为迷，甚者为惑。"（《灵枢·大惑论》）

7. "故悲哀愁忧则心动，心动则五藏六腑皆摇，摇则宗脉感，宗脉感则液道开，液道开，故泣涕出焉。"（《灵枢·口问》）

8. "邪在肾，则病骨痛，阴痹，阴痹者按之而不得，腹胀，腰痛，大便难，脊背颈项痛，时眩。"（《灵枢·五邪》）

9. "胆移热于脑，则辛颏鼻渊，鼻渊者，浊涕下不止也，传为衄蔑瞑目。"（《素问·气厥论》）

（四）经络病变

1. "肺手太阴之脉……是动则肺胀满，膨膨而喘咳，缺盆中痛，甚则交两手而瞀，此为臂厥。"（《灵枢·经脉》）

2. "是主心所生病者，目黄胁痛，臑臂内后廉痛厥，掌中热痛。"（《灵枢·经脉》）

3. "是主液所生病者，耳聋目黄颊肿，颈颔肩臑肘臂外后廉痛。"（《灵枢·经脉》）

4. "膀胱足太阳之脉……是动则病冲头痛，目似脱，项如拔，脊痛腰似折，髀不可以曲，腘如结，

端如裂，是为踝厥。"（《灵枢·经脉》）

5."膀胱足太阳之脉……是主筋所生病者，痔、疟、狂、癫疾，头囟项痛，目黄、泪出、鼽衄，项、背、腰、尻、腘踹、脚皆痛，小趾不用。"（《灵枢·经脉》）

6."足少阴肾之脉……是动则病：饥不欲食，面如漆柴，咳唾则有血，喝喝而喘，坐而欲起，目如无所见，心如悬若饥状。"（《灵枢·经脉》）

7."心主手厥阴心包络之脉……是动则病：手心热，臂肘挛急，腋肿，甚则胸胁支满，心中憺憺大动，面赤目黄，喜笑不休。"（《灵枢·经脉》）

8."三焦手少阳之脉……是主气所生病者，汗出，目锐眦痛，颊痛，耳后肩臑肘臂外皆小指次指不用。"（《灵枢·经脉》）

9."胆足少阳之脉……是主骨所生病者，头痛额痛，目锐眦痛，缺盆中肿痛，腋下肿，马刀侠瘿。"（《灵枢·经脉》）

10."足阳明之筋……其病足中指支，胫转筋，脚跳坚，伏兔转筋，髀前肿，㿗疝，腹筋急，引缺盆及颊，卒口僻，急者，目不合，热则筋纵，目不开。颊筋有寒，则急引颊移口；有热则筋弛纵，缓不胜收，故僻。"（《灵枢·经筋》）

11."手太阳之筋……其病小指支，肘内锐骨后廉痛，循臂阴入腋下，腋下痛，腋后廉痛，绕肩胛引颈而痛，应耳中鸣痛，引颔目暝，良久乃得视，颈筋急则为筋瘘颈肿。"（《灵枢·经筋》）

12."手太阳之筋……本支者，上曲牙，循耳前，属目外眦，上颌，结于角。其痛当所过者支转筋。"（《灵枢·经筋》）

13."足之阳明，手之太阳，筋急则口目为僻，眦急不能卒视，治皆如右方也。"（《灵枢·经筋》）

14."少阳有余病筋痹胁满，不足病肝痹，滑则病肝风疝，涩则病积时筋急目痛。"（《素问·四时刺逆从论》）

15."凡候此者，下虚则厥，下盛则热，上虚则眩，上盛则热痛。"（《灵枢·卫气行》）

16."五阴气俱绝，则目系转，转则目运，目运者为志先死，志先死，则远一日半死矣。"（《灵枢·经脉》）

17."足少阳之筋……从左至右，右目不开，上过右角，并跷脉而行，左络于右，故伤左角，右足不用，命曰维筋相交。"（《灵枢·经筋》）

18."是以头痛巅疾，下虚上实，过在足少阴、巨阳，甚则入肾。徇蒙招尤，目冥耳聋，下实上虚，过在足少阳、厥阴，甚则入肝。"（《素问·五藏生成》）

19."太阳之脉，其终也，戴眼，反折瘛疭，其色白，绝汗乃出，出则死矣。"（《素问·诊要经终论》）

20."太阳之脉，其终也，戴眼，反折瘛疭，其色白，绝皮乃绝汗，绝汗则终矣。"（《灵枢·终始》）

21."少阳终者，耳聋百节皆纵，目圜（直视如惊貌）绝系，绝系一日半死，其死也色先青，白乃死矣。"（《素问·诊要经终论》）

22."少阳终者，耳聋，百节皆纵，目系绝。目系绝，一日半则死矣，其死也，色青白，乃死。"（《灵枢·经终》）

23."阳明终者，口目动作，善惊，妄言，色黄，其上下经盛，不仁则终矣。"（《素问·诊要经终论》）

24."阳明终者，口目动作，善惊妄言，色黄，其上下之经盛而不行，则终矣。"（《灵枢·经终》）

24."足太阳气绝者，其足不可屈伸，死必戴眼。"（《素问·三部九候论》）

26."巨阳之厥，则肿首头重，足不能行，发为眴仆。"（《素问·厥论》）

27."阳明之厥，则癫疾欲走呼，腹满不得卧，面赤而热，妄见而妄言。"（《素问·厥论》）

28."手太阳厥逆，耳聋泣出，项不可顾，腰不可以仰。"（《素问·厥论》）

29."脾脉者土也，孤藏以灌傍者也……大过则令人四肢不举，其不及则令人九窍不通，名曰重

强。"（《素问·玉机真藏论》）

30．"伤寒一日，巨阳受之，故头项痛，腰背强，二日阳明受之，阳明主肉，其脉挟鼻，终于目，故身热，目疼而鼻干，不得卧也。"（《素问·热论》）

（五）气血病变

1．"苍天之气，清净则志意治，顺之则阳气固，虽有贼风，弗能害也……失之则内闭九窍，外壅肌肉，卫气散解，此谓自伤，气之削也。"（《素问·生气通天论》）

2．"故上气不足，脑为之不满，耳为之苦鸣，头为之苦倾，目为之眩。"（《灵枢·口问》）

3．"精脱者耳聋，气脱者目不明。"（《灵枢·决气》）

4．"昼日行于阳，夜行于阴，常从足少阴之分间，行于五藏六府，今厥气客于五藏六府，则卫气独卫其外，行于阳，不得入于阴。行于阳则阳气盛，阳气盛则阳跷陷，不得入于阴，阴虚，故目不瞑。"（《灵枢·邪客》）

5．"其气来实而强（指脉气来应指有力），此谓大过，病在外，其气来不实而微，此谓不及，病在中……大过则令人善忘，忽然眩冒而巅疾，其不及，则令人胸痛引背，下则两胁胠满。"（《素问·玉机真藏论》）

6．"久视伤血，久卧伤气，久坐伤肉，久立伤骨，久行伤筋，是谓五劳所伤。"（《素问·宣明五气》）

7．"久视伤血，久卧伤气，久坐伤肉，久立伤骨，久行伤筋，此五久劳所病也。"（《灵枢·九针论》）

（六）其他

1．"风气与阳明入胃，循脉而上至目内眦，其人肥，则风气不得外泄，则为热中而目黄，人瘦则外泄而寒，则为寒中而泣出。"（《素问·风论》）

2．"风气循风府而上，则为脑风，风入系头，则为目风眼寒。"（《素问·风论》）

3．"劳风法在肺下，其为病也，使人强上冥视，唾出若涕，恶风而振寒，此为劳风之病。"（《素问·评热病论》）

4．"风痹淫烁，病不可以者，足如履冰，时如入汤中，膝胫淫烁，烦心头痛，时呕时悗，眩已汗出，久则目眩，悲以喜恐，短气，不乐，不出三年死也。"（《灵枢·厥病》）

5．"是以冲风泣下而不止，夫风之中目也，阳气内守于精，是火气燔目，故见风则泣下也。"（《素问·解精微论》）

6．"此人薄皮肤，而目坚固以深，长冲直扬，其心刚，刚则多怒，怒则气上逆，胸中蓄积，血气逆留，髋皮充肌，血脉不行，时而为热，热则消肌肤，故为消捧。"（《灵枢·五变》）

7．"水始起也，目窠上微肿，如新卧起之状，其颈脉动，时咳，阴股间寒，足胫肿，腹乃大，其水已成矣。"（《灵枢·水胀》）

8．"至必少气时热，时热从胸背上至头，汗出手热，口干苦渴，小便黄，目下肿，腹中鸣，身重难以行，月事不来，烦而不能食，不能正偃，正偃则咳，病名曰风水。"（《素问·评热病论》）

9．"夫志悲者惋，惋则冲阴，冲阴则志去目，志去则神不守精，精神去目，涕泣出也。"（《素问·解精微论》）

10．"夫水之精为志，火之精为神，水火相感，神志俱悲，是以目之水生也。"（《素问·解精微论》）

11．"乱于头，则为厥逆，头重眩仆。"（《灵枢·五乱》）。

四、与眼病诊断有关的医论

1．"睹其色、察其目，知其散复，一其形，听其动静者，言上工知相五色于目。"（《灵枢·小针解》）

2．"睹其色，察其目，知其散复者，视其目色，以知病之存之也。"（《灵枢·四时气》）

3.　"所以察其目者，五藏使五色循明，循明则声章，声章者则言声与平生异也。"（《灵枢·小针解》）

4.　"因视目之五色，以知五藏而决死生，视其血脉，察其色，以知其寒热痛痹。"（《灵枢·邪客》）

5.　"五官已辨，阙庭必张，乃立明堂。明堂广大，蕃蔽见外，方壁高基，引垂居外，五色乃治，平博广大，寿中百岁。"（《灵枢·五阅五使》）

6.　"五官不辨，阙庭不张，小其明堂，蕃蔽不见，又埤其墙，墙下无基，垂角去外，如是者，虽平常殆，况加疾哉。"（《灵枢·五阅五使》）

7.　"明堂骨高以起，平以直，五藏次于中央，六腑挟其两侧，首面上于阙庭，王宫在于下极，五藏安于胸中，真色以致，病色不见，明堂润泽以清，五官恶得无辨乎。"（《灵枢·五色》）

8.　"庭者，首面也；阙上者，咽喉也；阙中者，肺也；下极者，心也；直下者，肝也；肝左者，胆也；下者，脾也；方上者，胃也；中央者，大肠也；挟大肠者，肾也；当肾者，脐也；面王以上者，小肠也；面王以下者，膀胱子处也；颧者，肩也；颧后者，臂也；臂下者，手也；目内眦上者，膺乳也；挟绳而上者，背也；循牙车以下者，腹也；中央者，膝也；膝以下者，胫也；当胫以下者，足也；巨分者，股里也；巨屈者，膝膑也。此五藏六腑肢节之部也，各有部分。有部分，用阴和阳，用阳和阴，当明部分，万举万当。能别左右，是谓大道，男女异位，故曰阴阳。审察泽天，谓之良工。"（《灵枢·五色》）

9.　"色起两眉薄泽者，病在皮；唇色青黄赤白黑者，病在肌肉；营气濡然者，病在血气；目色青黄赤白黑者，病在筋；耳焦枯受尘垢，病在骨。"（《灵枢·卫气失常》）

10.　"目色赤者，病在心，白在肺，青在肝，黄在脾，黑在肾，黄色不可名者，病在胸中。"（《灵枢·论疾诊尺》）

11.　"瞳子高者，太阳不足，戴眼者，太阳已绝，此决生死之要，不可不察也。"（《素问·三部九候论》）

12.　"诸有水气者，微肿先见于目下也。帝曰：何以言？岐伯曰：水者阴也，目下亦阴也，腹者至阴之所居，故水在腹者，必使目下肿也。"（《素问·评热病论》）

13.　"目裹微肿，如卧蚕起之状，曰水。"（《素问·平人气象论》）

14.　"目黄者曰黄疸。"《素问·平人气象论》

15.　"视人之目窠上微痈，如新卧起状，其颈脉动，时咳，按其手足上，陷而不起者，风水肤胀也。"（《灵枢·论疾诊尺》）

16.　"头者精明之府，头倾视深，精神将夺矣。"（《素问·脉要精微论》）

17.　"故肺病者喘息鼻张，肝病者眦青，脾病者唇黄，心病者舌卷短、颧赤，肾病者颧与颜黑。"（《灵枢·五阅五使》）

18.　"肝风之状，多汗恶风，善悲，色微苍，嗌乾，善怒，时憎女子，诊在目下，其色青。"（《素问·风论》）

19.　"以为伤者，其白眼青，黑眼小，是一逆也。"（《灵枢·玉版》）

20.　"凡相五色之奇脉，面黄目青，面黄目赤，面黄目白，面黄目黑者，皆不死也。面青目赤，面赤目白，面青目黑，面黑目白，面赤目青，皆死也。"（《素问·五藏生成》）

21.　"大骨枯槁，大肉陷下，胸中气满，腹内痛，心中不便，肩项身热，破䐃脱肉，目眶陷，真藏见，目不见人，立死；其见人者，至其所不胜之时则死。"（《素问·玉机真藏论》）

22.　"形气相得者生，参伍不调者病，三部九候皆相失者死，上下左右之脉相应如参舂者病甚，上下左右相失不可数者死，中部之脉虽独调，与众藏相失者死，中部之脉相减者死，目内陷者死。"（《素问·三部九候论》）

23.　"反其目视之，其中有赤脉，上下贯瞳子，见一脉，一岁死；见一脉半，一岁半死；见二脉，二岁死；见二脉半，二岁半死；见三脉，三岁而死；见赤脉不下贯瞳子，可治也。"（《灵枢·寒热》）

24．"诊寒热，赤脉上下至瞳子，见一脉一岁死；见一脉半，一岁半死；见二脉，二岁死；见二脉半，二岁半死；见三脉，三岁死。"（《灵枢·论疾诊尺论》）

25．"诊目痛，赤脉从上下者太阳病，从下上者阳明病，从外走内者少阳病。"（《灵枢·论疾诊尺》）

26．"切脉动静，而视精明，察五色，观五藏有余不足，六腑强弱，形之咸衰，以此参伍，决死生之分。"（《素问·脉要精微论》）

27．"其脉滑大，以代而长者，病从外来，目有所见，志有所恶，此阳气之并也，可变而已。"（《灵枢·五色》）

28．"脉盛，皮热，腹胀，前后不通，闷瞀，此谓五实。"（《素问·玉机真藏论》）

29．"心脉急甚者为瘛疭……大甚为喉吤，微大为心痹引背，善泪出。"（《灵枢·邪气脏腑病形》）

30．"肾脉急甚为骨癫疾……滑甚为癃㿉，微滑为骨痿，坐不能起，起则目无所见。"（《灵枢·邪气脏腑病形》）

31．"人有精气、津液、四支、九窍、五藏，十六部，三百六十五节，乃生百病，百病一生，皆有虚实。"（《素问·调经论》）

五、与眼病治疗有关的医论

（一）针灸治疗眼病

1．"凡刺之道，气调而上，补阴泻阳，音气益彰，耳目聪明。反此者，血气不行。"（《灵枢·终始》）

2．"睹其色，察其目，知其散复，一其形，听其动静，知其邪正，右主推之，左持而御之，气至而去之。"《灵枢·九针十二原》。

3．"热病先身重，骨痛，耳聋好瞑，刺足少阳，病甚为五十九刺。"（《素问·刺热》）

4．"热病先眩冒而热，胸胁满，刺足少阴、少阳。"（《素问·刺热》）

5．"热病嗌干，多饮善惊，卧不能起，取之肤肉，以第六针，五十九，目眦青，索肉于脾，不得索之木，木者肝也。"（《灵枢·热病》）

6．"热病面青脑痛，手足躁，取之筋间，以第四针，于四逆，筋躄目浸，索筋于肝，不得索金，金者肺也。"（《灵枢·热病》）

7．"热病身重骨病，耳聋而好瞑，取之骨，以第四针，五十九，刺骨，骨病不食，啮齿耳青，索之于肾，不得索之土，土者脾也。"（《灵枢·热病》）

8．"热病头痛，颞颥目瘛脉痛，善衄，厥热病也，取之以第三针，视有余不足。"（《灵枢·热病》）

9．"大热遍身，狂而妄见，妄闻妄言，视足阳明及大络取之，虚者补之，血而实者泻之。"（《灵枢·刺节真邪》）

10．"癫疾始生，先不太乐，头重痛，视举目赤，其作极已而烦心，候之于颜，取手太阳、阳明、太阴，血变而止。"（《灵枢·癫狂》）

11．"狂，目妄见，耳妄闻，善呼者，少气之所生也，治之取手太阳、太阴、阳明，足太阴，头、两颊。"（《灵枢·癫狂》）

12．"厥挟脊而痛者至顶，头沉沉然，目𥄂𥄂然，腰脊强，取足太阳腘中血络。"（《灵枢·杂病》）

13．"肾疟者，令人洒洒然，腰脊痛宛转，大便难，目眴眴然，手足寒，刺足太阳、少阴。"（《素问·刺疟》）

14．"阳明令人腰痛，不可以顾，顾知有见，善悲，刺阳明于骭前，三痏，上下和之出血，秋无见血。"（《素问·刺腰痛》）

15．"解脉令人腰痛，痛引肩，目䀮䀮然，时遗溲，刺解脉，在膝筋肉分间郄外廉之横脉出血，血变而止。"（《素问·刺腰痛》）

16．"昌阳之脉，令人腰痛，痛引肩，目䀮䀮然，甚则反折，舌卷不能言，刺内筋为二痏，在内踝

上大筋前，太阴后上踝二寸所。"（《素问·刺腰痛》）

17. "腰痛侠脊而痛至头几几然，目䀮䀮欲僵仆，刺足太阳郄中出血。"（《素问·刺腰痛》）

18. "目痛从内眦始，取之阴乔。"（《灵枢·热病》）

19. "邪客于足阳乔之脉，令人目痛，从内眦始，刺外踝之下半寸所（指仆参穴）各二痏。左刺右，右刺左，如行十里倾而已。"（《素问·缪刺论》）

20. "厥头痛，贞贞头重而痛，泻头上五行，行五，先取手少阴，后取足少阴。"（《灵枢·厥病》）

21. "目眩，头倾，补足外踝下留之。"（《灵枢·口问》）

22. "泣出，补天柱经侠颈，侠颈者，头中分也。"（《灵枢·口问》）

23. "所治者头痛眩仆，腹痛中满，暴胀及有新积。痛可移者，易已也，积不痛难已也。"（《灵枢·卫气》）

24. "治此者，必于日中，刺其听宫，中其眸子，声闻其耳，此其输也。"（《灵枢·刺节真邪》）

25. "暴聋气蒙，耳目不明，取天牖。暴挛痫眩，足不胜身，取天柱。"（《灵枢·寒热病》）

26. "足阳明有挟鼻入于面者，名曰悬颅，属口，对入系目本，视有过者取之，损有余，益不足，反者益其。"（《灵枢·寒热病》）

27. "足太阳有通顶入于脑者，正属目本，名曰眼系，头目苦痛取之，在项中两筋间，入脑乃别。"（《灵枢·寒热病》）

28. "刺面，中溜脉，不幸为盲。"（《素问·刺禁论》）

29. "刺匡（同眶）上陷骨中脉，为漏为盲。"（《素问·刺禁论》）

30. "冬刺春分，病不已，令人欲卧不能眠，眠而有见。"（《素问·诊要经终论》）

31. "冬刺经脉，血气皆晚，令人目不明。"（《素问·四时刺逆从论》）

32. "热病不可刺者有：一曰，汗不出，大颧发赤哕者死；二曰，泄而腹满甚者死；三曰，目不明，热不已者死。"（《灵枢·热病》）

（二）药物治疗眼病

1. "帝曰：有病胸胁支满者，妨于食，病至则先闻腥臊臭，出清液，先唾血，四支清，目眩，时时前后血，病名为何？何以得之？岐伯曰：病名血枯，此得之年少时，有所大脱血，若醉入房中，气竭肝伤，故月事衰少不来也。帝曰：治之奈何？复以何术？岐伯曰：以四乌鲗骨一藘茹二物并合之，丸以雀卵，大如小豆，以五丸为后饭，饮以鲍鱼汁，利肠中及伤肝也。"（《素问·腹中论》）

2. "今厥气客于五藏六腑，则卫气独卫其外，行于阳，不得入于阴。行于阳则阳气盛，阳气盛则阳跷满，不得入于阴，阴虚，故目不瞑……饮以半夏汤剂，阴阳已通，其卧立至……其汤方，以流水千里以外煮八升，扬之万遍，取之清五升，煮之，炊以苇薪薪火，沸置秫米一升，治半夏五合，徐炊，令竭为一升半，去其滓，饮汁一小杯，日三稍益，以知为度。故其病新发者，复杯则出则已矣，久者三饮而已也。"（《灵枢·邪客》）

3. "急者，目不合，热则筋纵，目不开。颊筋有寒则急，引颊移口。有热则筋弛纵，缓不胜收，故僻。治之以马膏，膏其急者，以白酒和桂，以涂其缓者，以桑钩钩之；即以生桑灰，置之坎中，高下以坐等，以膏熨急颊，且饮美酒，噉美炙肉，不饮酒者，自强也，为之三拊而已。"（《灵枢·经筋》）

第二节　《诸病源候论》眼科医论选录

一、目病三十八候

1. 目赤痛候：凡人肝气通于目。言肝气有热，热冲于目，故令赤痛。

2. 目胎赤候：胎赤者，是人初生，洗目不净，令秽汁浸渍于眦，使睑赤烂，至大不瘥，故云胎赤。

3. 目风赤候：目者，肝之窍，风热在内乘乘肝，其气外冲于目，故见风泪出，目睑赤。

4. 目赤烂眦候：此由冒触风日，风热之气伤于目，而睑皆赤烂，见风弥甚：加剧。世亦云风眼。

5. 目数十年赤候：风热伤于目眦，则目眦赤烂，其风热不去，故眦常赤烂。

6. 目风肿候：目为肝之外候，肝虚不足，为冷热之气所干，故气上冲于目，外复遇风所击，冷热相搏而令睑内结肿，或如杏核大，或如酸枣之状。肿而因风所发，故谓之风肿。

7. 目风泪出候：目为肝之外候，若被风邪伤肝，肝气不足，故令目泪出。

8. 目泪出不止候：夫五脏六腑，皆有津液，通于目者为泪。若脏气不足，则不能收制其泪，故目自然泪出。亦不因风而出不止，本无赤痛。

9. 目肤翳候：阴阳之气，皆上于目。若风邪痰气，乘于腑脏，腑脏之气，虚实不调，故气冲于目，久不散，变生肤翳。肤翳者，明眼睛上有物如蝇翅者即是。

10. 目肤翳覆瞳子候：此言肝脏不足，为风热之气所干，故于目睛上生翳，翳久不散，渐渐长侵瞳子。

11. 目息肉淫肤候：息肉淫肤者，此由邪在脏，气冲于目，热气切于血脉，蕴积不散，结而生息肉，在于白睛肤睑之间，即谓之息肉淫肤也。

12. 目暗不明候：夫目者，五脏六腑阴阳精气皆上注于目。若为血气充实，则视瞻分明；血气虚竭，则风邪所侵，令目暗不明。

13. 目青盲候：青盲者，谓眼本无异，瞳子黑白分明，直不见物耳。但五脏六腑之精气，皆上注于目。若脏虚，有风邪痰饮乘之，有热则赤痛，无热但内生障。是腑脏血气不荣于睛，故外状不异，只不见物而已，是之谓青盲。

14. 目青盲有翳候：白黑二睛无有损伤，瞳子分明，但不见物，名为青盲。更加以风热乘之，气不外泄，蕴积于睛间而生翳，似蝇翅者，覆瞳子上，故为青盲翳也。

15. 目茫茫候：夫目是五脏六腑之精华，宗脉之所聚，肝之外候也。腑脏虚损，为风邪痰热所乘，气传于肝，上冲于目，故令视瞻不分明，谓之茫茫也。凡目病，若肝气不足，兼胸膈风痰劳热，则目不能远视，视物则茫茫漠漠也。若心气虚，亦令目茫茫，或恶见火光，视见蜚，蝇黄黑也。诊其左手尺中脉沉为阴，阴实者，目视茫茫，其脉浮大而缓者，此为逆，必死。

16. 雀目候：人有昼而睛明，至暝则不见物，世谓之雀目。言其如鸟雀，暝便无所见也。

17. 目珠管候：目，是五脏六腑之精华，宗脉之所聚，肝之外候也。肝藏血，若腑脏气血调和，则目精彩明净；若风热痰饮渍于脏腑，使肝脏血气蕴积，冲发于眼，津液变生结聚，状如珠管。

18. 目珠子脱出候：目，是脏腑阴阳之精华，宗脉之所聚，上液之道，肝之外候。凡人风热痰饮渍于脏腑，阴阳不和，肝气蕴积生热，热冲于目，使目睛疼痛，热气冲击其珠子，故令脱出。

19. 目不能远视候：夫目不能远视者，由目为肝之外候，腑脏之精华。若劳伤腑脏，肝气不足，兼受风邪，使精华之气衰，故不能远视。

20. 目涩候：目，肝之外候也，腑脏之精华，宗脉之所聚，上液之道。若悲哀内动腑脏，则液道开而泣下，其液竭者，则目涩。又风邪内乘其腑脏，外传于液道，亦令泣下而数欠，泣竭则目涩。若腑脏劳热，热气乘于肝，而冲发于目，则目热而涩也，甚则赤痛。

21. 目眩候：目者，五脏六腑之精华，宗脉之所聚也。筋骨血气之精与脉并为目系，系上属于脑。若腑脏虚，风邪乘虚随目系入于脑，则令脑转而目系急，则眴而眩也。

22. 目视一物为两候：目是五脏六腑之精华，凡人腑脏不足，精虚而邪气乘之则精散，故视一物为两也。

23. 目偏视候：目，是五脏六腑之精华。人腑脏虚而风邪入于目，而瞳子被风所射，睛不正则偏视。此患亦有从小而得之者，亦有长大方病之者，皆由目之精气虚，而受风邪所射故也。

24. 目飞血候：目，肝之外候也。肝藏血，足厥阴也，其脉起足大趾之聚毛，入连于目系。其经脉之血气虚，而为风热所乘，故血脉生于白睛之上，谓之飞血。

25. 目黑候：目黑者，肝虚故也。目是脏腑之精华，肝之外候，而肝藏血。腑脏虚损，血气不足，故肝虚不能荣于目，致精彩不分明，故目黑。

26. 目晕候：五脏六腑之精华，皆上注于目，目为肝之外候。肝藏血，血气不足，则肝虚，致受风邪，风邪搏于精气，故精气聚生于白睛之上，绕于黑睛之际，精彩昏浊，黑白不明审，谓之目晕。

27. 晌目候：晌目者，是风气客于睑眦之间，与血气津液相搏，使目眦痒而泪出，目眦恒湿，故谓之晌目。

28. 目胗矇候：目，是腑脏之精华，肝之外候。夫目上液之道，腑脏有热，气熏于肝，冲发于目眦睑，使液道热涩，滞结成胗矇也。

29. 睢目候：目是腑脏血气之精华，肝之外候，然则五脏六腑之血气，皆上荣于目也。若血气虚，则肤腠开而受风，风客于睑肤之间，所以其皮缓纵，垂覆于目，则不能开，世呼为睢目，亦名侵风。

30. 目眇候：目者，腑脏之精华，宗脉之所聚，肝之外候也。风邪停饮在于脏腑，侵于肝气，上冲于眼，则生翳障、管珠、肉。其经络有偏虚者，翳障则偏覆一瞳子，故偏不见物，谓之眇目。

31. 目蜡候：蜡目者，是蝇蛆目眦成疮，故谓之蜡目。

32. 目肥候：肥目者，白睛上生点注，或如浮萍，或如榆荚，有如胡粉色者，有作青黑色者，似羹上脂，致令目暗，世呼为肥目。五脏六腑之精华，皆上注于目，为肝之外候。宗脉所聚，上液之道。此由腑脏气虚，精液为邪所搏，变化而生也。

33. 目疮候：目，肝之候也。五脏六腑之精华，上荣于目，腑脏有热，气乘于肝，冲发于目，热气结聚，故睛上生疱疮也。

34. 目脓漏候：目，是肝之外候，上液之道。风热客于睑之间，热搏于血液，令内结聚，津液乘之不止，故成脓汁不尽，谓之脓漏。

35. 目封塞候：目，肝之外候也，肝气通于目。风邪毒气客于睑肤之间，结聚成肿，肿而睑合不开，故谓之封塞。然外为风毒结肿，内则蕴积生热，若肿不即消，热势留滞，则变生肤翳、息肉、白障也。

36. 目内有丁候：目，肝之外候也。脏腑热盛，热乘于肝，气冲于目，热气结聚，而目内变生状如丁也。

37. 针眼候：人有眼内眦头，忽结成疱，三五日间便生脓汁，世呼为偷针。此由热气客在眦间，热搏于津液所成。但其热势轻者，故止小小结聚，汁溃热歇乃瘥。

38. 割目后除痛止血候：夫目生淫肤息肉，其根皆从目眦染渐而起。五脏六腑之精华，上注于目。目，宗脉之所聚，肝之外候也。肝藏血。十二经脉，有起内眦兑眦者，风热气乘其脏腑，脏腑生热，热气熏肝，冲发于目，热搏血结，故生淫肤息肉。割之而伤经脉者，则令痛不止，血出不住，即须方药除疗之。

二、各科杂病兼目病十八候

1. 风热候：风热病者，风热之气先从皮毛入于肺也。肺为五脏上盖，候身之皮毛。若肤腠虚，则风热之气先伤皮毛，乃入肺也。其状，使人恶风寒战，目欲脱，涕唾出。候之三日内及五日内，目不精明者是也。七八日，微有青黄脓涕，如弹丸大，从口鼻内出，为善也。若不出，则伤肺，变咳嗽唾脓血也。

2. 风头眩候：风头眩者，由血气虚，风邪入脑，而引目系故也。五脏六腑之精气，皆上注于目，血气与脉并于上系，上属于脑，后出于项中。逢身之虚，则为风邪所伤，入脑则脑转而目系急，目系急故成眩也。诊其脉，洪大而长者风眩。又得阳维浮者，暂起目眩也。风眩久不瘥，则变为癫疾。

3. 白癫候：凡癫病，语声嘶破，目视不明，四肢顽痹，支节火燃，心里懊热，手足俱缓，背脊至急，肉如遭劈，身体手足隐轸起，往往正白在肉里，鼻有肉，目生白珠当瞳子，视无所见，此名白癫。

4. 虚劳目暗候：肝候于目而藏血。血则荣养于目，腑脏劳伤，血气俱虚，五脏气不足，不能荣于目，故令目暗也。

5. 目无所见目疼候：将适失宜，饮食乖度，隔内生痰热，热之气熏肝，肝候目，故目无所见而疼痛。

6. 伤寒狐惑候：夫狐惑二病者，是喉阴之为病也，初得状如伤寒，或因伤寒而变成斯病。其状，默默欲眠，目瞑不得卧，卧起不安，虫食于喉咽为惑，食于阴肛为狐，恶饮食，不欲闻食臭，其人面目，翕赤翕黑翕白，食于上部，其声嗄，食于下部，其咽干，此皆由温毒气所为也。

7. 伤寒毒攻眼候：肝开窍于目，肝气虚，热乘虚上冲于目，故目赤痛，重者生疮翳白膜息肉。

8. 时气毒攻眼候：肝开窍于目，肝气虚，热毒乘虚上冲于目，故赤痛，或生翳赤白膜息肉及疮也。

9. 热病毒攻眼候：肝脏开窍于目，肝气虚，热毒乘虚则上冲于目，重者生疮翳及赤白膜也。

10. 温病毒攻眼候：肝开窍于目，肝气虚，热毒乘虚上冲于目，故赤痛，重者生疮翳也。

11. 肝病候：肝气盛，为血有余，则病目赤，两胁下痛引小腹，善怒，气逆则头眩耳聋不聪，颊肿，是肝气之实也，则宜泻之。肝气不足，则病目不明，两胁拘急筋挛，不得太息，爪甲枯，面青，善悲恐，如人将捕之，是肝气之虚也，则宜补之。

12. 妇人风眩候：风眩，是体虚受风，风入于脑也，诸脏腑之精，皆上注于目，其血气与脉，并上属于脑，循脉引于目系，目系急，故令眩也。其眩不止，风邪甚者，变颠倒为癫疾。

13. 妇人眼赤候：眼眦赤者，风冷客于眦间，与血气相搏，而泪液乘之，挟热者，则令眦赤。

14. 妇人风眩鼻塞候：风眩而鼻塞者，寒气乘脏腑入于脑也。五脏六腑之精气皆上注于目，血与气并属于脑，体虚则风邪入脑，则引目，目系急，故令头眩。而脏腑皆受气于肺，肺主气，外候于鼻，风邪入脑，又搏肺气，故头眩而鼻塞。

15. 小儿目赤痛候：肝气通于目，脏内客热，与胸膈痰饮相搏熏渍于肝，肝热气冲发于目，故令目赤痛也。甚则舌生疮。

16. 小儿眼障翳候：眼是脏腑之精华，胆之外候，而肝气通于眼也。小儿脏腑痰热，熏渍于肝，冲发于眼，初只热痛，热气蕴积，变生障翳。热气轻者，止生白翳结聚，小者如黍粟，大者如麻豆，随其轻重，轻者只生一翳。重者乃至两三翳也，若不生翳，而生白障者，是疾重极，遍覆黑睛，满眼悉白，则失明也，其障亦有轻重，轻者黑睛边微有白膜，来侵黑睛，渐染散漫。若不急治，热势即重，满目并生白障也。

17. 小儿目青盲候：眼无障翳，而不见物，谓之盲。此由小儿脏内有停饮而无热，但有饮水积渍于肝也。目是五脏之精华，肝之外候也。肝气通于目，为停饮所，脏渍，脏气不宣和，精华不明审，故不赤痛，亦无障翳，而不见物，故名青盲也。

18. 小儿缘目生疮候：风邪客于睑眦之间，与血气相搏，挟，热即生疮，浸渍缘目，赤而有汁，时瘥时发，世云：小儿初生之时，洗浴而不净，使秽露津液，浸渍眼脸睑睫眦，后遇风邪，发即目赤烂，生疮难瘥，瘥后还发成疹，世人谓之胎赤。

三、注释

1. 胎赤：是婴儿初生时，洗眼不净，秽浊感染目，发生眼睑赤烂，经久不愈，此病是产时所得，故名胎赤。

2. 乘：五行学说术语之一，乘虚侵袭之意，过度的相克，超过正常制约的程度。

3. 弥甚：加剧。

4. 肤翳：指翳之甚薄者。

5. 息肉淫肤：息，小赘，指胬肉攀睛。三十八候，"目生淫肤息肉，其根皆从目眦染渐而起"可证。

6. 直：作"但"解。

7. 茫茫：视物不明。

8. 宗脉：宗总合或汇合，泛指经脉汇集之处。

9. 蜚：小飞虫，形椭圆，发恶臭，生草中，食稻花，又同"飞"。

10. 暝：指黄昏时候。

11. 珠管：白眼表面突起透明小疱，不红不肿，状如晶亮之珠管，故名，类今之结膜淋巴管扩张。

12. 上液之道：①脏津液上注于目之道。②目泪液通道，目涩候云："液道开而泣下"。

13. 数欠：频频呵欠。

14. 眴：目摇动。

15. 目飞血：白睛上血丝成片布散，发红充血，似属结膜、巩膜之炎症。

16. 聚毛：同"丛毛"。

17. 目晕：一名"晕"，亦名"晕"，沿黑睛白睛交界处出现的环状混浊，老人环有相似之处。

18. 睭目：谓目泪，眦角常湿。意同"润"，多见于泪囊炎，或泪道阻滞。

19. 眵曚：是眼部分泌出的黄色黏液，俗称眼屎，是眼屎堆积凝结而成。

20. 睢目：指上睑下垂，不能举起之症。睢：仰视貌。

21. 目眇：即偏盲。

22. 目蜡：蝇蛆，可以引起结膜炎、角膜炎。

23. 目肥：白睛上附生点状或片状色素斑，此候所述与睑裂斑，结膜疱疹，或毕脱斑相似。

24. 目疮：未知何所，但病因为热气结聚，则为炎性目病，如病位在白睛上，则类似疱疹性结膜炎，病位在黑睛上，则类似黑暗生翳，病位在眼睑上，则为带状痕，睑缘炎之类。

25. 目封塞：即胞肿如桃，凡炎性眼水肿，如睑腺炎、睑蜂窝织炎、急性结膜炎等均可出现。

26. 丁：黑眼上生翳如钉，危亦林谓之"钉根深"，徐春甫谓之"钉外障"，"丁与"钉"同。

27. 暂起：突然坐起。

28. 癞病：即麻风病。

29. 背膂：即背脊骨度，膂：脊椎骨，亦指脊椎骨两侧的肌肉。

30. 乖（guāi）度：违反法度。乖：违反，违背。

31. 喉阴：指喉与后二阴部位。

32. 翕：可作"乍"字解。

33. 嗄：声音嘶哑。

四、按语

《诸病源候论》总结了隋代以前的医学成就，集中论述了各种病源和病候，在病因方面，突破了前人的见解，把当时的病因学提高到一个新的水平，在病理方面，对很多疾病有详细的观察，系统的论述，并以脏腑学说为核心，把各种病名和证候加以整理，分门别类使之条理化，系统化，其分类方法，是首先分科，再分类，即按病因、病理、症状等分类，这些分类方法，各有特点，互为补充，具有很大的历史价值和实用价值。就所论目病而言，以肝窍学说为核心，集中论述三十八候，参杂在其他章节兼论目病的有二十多候，共计六十多候，如不通读全书，难免造成遗漏，故在三十八候的基础上，选择补入伤寒热毒攻眼、时气毒攻眼、热病毒攻眼、温病毒攻眼、虚劳目暗及妇人、小儿目病十八候，使其内容更加丰富，以表古人功德。

第三节　《龙树菩萨眼论》眼科医论选录

一、原文

第一，眼不痛不痒，端然渐渐不明，遂即失眼，眼形不异，唯瞳仁里有隐隐青白色，虽不辨人物，犹见三光者，名曰内障，古方名清盲，非盲。今见其有翳如浆水色者是。瞳仁岂得清盲者，以清净为义耳，其眼患者，不觉失明，要须从一前患，向后即相牵俱损。若预前服药镇压，不尔络损，为睛不独回独闭，脉带相连，故损之耳。三光者，日月火之光者也，亦有黑水自凝结作者，若忽暗二、五、十日翳，或是脑流，若三五日渐渐茫茫者，是黑水凝之作者也。觉睛凝者，即服汤丸，禁忌，慎护，住其疾势，不加重暗。若翳状已成，非汤药所及，徒施千方，亦无一效，唯用金针拨之，如拨云见日。又有不中治者，初患时痛，兼脑中恶，不治。又有虽不痛，拨之不动者，不治，名为死翳。翳作黄赤色者，不治。或翳状破散，或深浅不等，或不中心加浓厚者，不治也。此是龙树菩萨授法，尽须敬信。必当针不见物，拨了宜服汤丸，断其根际，兼明也。为此是热患，不服冷药，镇压恐热还冲，即不明亮也。

第二，若眼初觉患者，头微旋，额角偏痛，连眼眶骨，及鼻额时痛，眼涩，兼有花，睛时痛，是风兼劳热为主。初患皆从一眼前恶，恶后必相牵俱损，其状妇人患多于男子，皆因产节后，将息失度，及细作绣花，用眼力劳损，或有三五年即双暗。有风热盛不于旬月，即俱损之，此是毒热入脑，及肝肾劳，受其热气所致。古方皆为绿盲，初觉即急疗之，即往疾热，宜服羚羊角饮子三五剂，还睛散、通明镇肝丸，及针丘墟、解溪穴。牵引今风气下，忌针眦脉出血，头上并不宜针之也。若瞳仁开张，兼有青色，绝见三先者，拱手无方可救，皆因谬治及晚故也。谬治为灸头上，牵热气上及，迟晚不预，治服药之。

第三，眼部无痛痒，亦不头旋，渐渐昏暗，亦无翳，与不患者同，名曰乌风，古名黑风，近觉暗即治之，宜服汤丸，及诸禁总，若绝三光，亦不可疗，此是明孔不通所致，日久瞳仁渐小，如此形状，不在医限，人年老气衰亦耳。即与前稍别，老暗，看读用力即睛，寻常即可，是肝虚兼风热，治之即差瘥。常暗，无变动，即是乌风眼也。

第四，若眼因劳乏，眼即赤痛泪出，或睛痛，有时发动，乍好乍恶，或时生翳者，名为劳热。从肝膈虚热，兼风所起，宜急疗之，根脚渐牢，即难驱遣，下俚之人，唯冤神鬼，妄作祈福，遇得救者，此大谬矣。一时虽未大害，冬即成重疾，或一眼前发已后再牵，必俱损也。宜依经治之，先服泻肝汤，后服丸；针去头上血热，磨膏，眼中傅敷朱砂煎，忌灸，即差。其状，初发疏，於后渐加重密，兼障膜不解，治者唯施谬方，终却损也。患眼之人，不能自解，谬者或将杵熨，或以钗钩，或灸数疮，或单方水烙，为谬法也。不识此经，后转损也。

第五，若眼忽被撞打著睛出，眼带未断，当时内入眶中，但勿惊触，可四畔用药摩傅之，勿令外风相侵，摩避风膏，生地黄细捣，覆之佳。内有恶血汁，引之自出，眼中亦不傅药，眶骨及睛血出，如稍息即瘥，仍须服去风热饮子，镇养五脏。不尔，恐别热上冲损，若带断睛破，非医眼也。

第六，若眼骄曾无发动痛痒及花生，或一眼前患，亦无翳障，瞳仁平正如不患者，端然渐暗，名曰青盲，其眼初患，时时微头眩，或见花生，花生便将息，亦即得定，若劳倦，患状还来，或加重睛，此是风劳为主，兼肝管中热气冲塞不通，所宜急服羚羊角饮子，及诸丸散镇压之，以膏摩之。将息不预，治必双盲也。若绝三光，便无救疗。

第七，若眼因天行病后，肿痛赤泪出者，急宜服泻肝汤，动兼去热血，服冷补药，决明子饮等。勿傅药。如此是五脏虚热，疏，毒气未能尽泄，不慎口将息，饮食失度所致。患起食多热毒之食，必损其眼也。莼菜虽冷食，必损上也，速宜疗之，不尔，当生障翳，疼痛不可忍，或生斑疮，即不可治。持不宜傅药，亦勿钩割，大忌之，愚夫不寻经方，未辩宜例，而将一方以疗众病，枉损他人之目，非也。

第八，若眼头生赤脉，渐向黑珠上，或眼尾上者，名曰息肉眼。肝肺虚热作之，宜先服汤丸，定其热气，然后钩割去之，即傅散煎，仍须火针熨烙之。不尔，已后还长，熨烙，永不能生也，若年月过深远，侵瞳仁，霞入水轮，即难去之，须微微轻手向黑珠上渐拆起之。

第九，若眼无痛痒，唯见黑花，或如飞蝇悬发者，此为劳眼，水动故也。肾劳谓房，及久视细物也。肝中风，皆患此状，慎房及绣画用睛力，宜服车前汤、空青丸、还睛散，不尔，变青盲。亦因重病后起，劳作之后，亦能作雀目，宜急疗将息，勿欺病自误此者，非好状。

第十，若眼忽然赤痛肿者，此名天行赤眼也。是持疠热气相染作之。患者亦有轻重，性热即重，冷即轻，宜服泻肝汤，针去热血，时与洗眼药，若经久不瘥，即翳障生，先宜服汤丸，将息忌慎，亦不得钩割及傅痛药，暴翳亦然、将息，冷即翳自消，已后少许不尽，可渐服退翳散煎汤丸也。

第十一，若眼从小即两眦头赤烂，或痒，有时发甚者，名曰胎赤，受及胎时，母服丹石，使令如此，脑中热，兼肝中热风所冲，宜服药洗脑，鼻中灌药，后有此方，针刺镰去血，服汤丸煎，点头上摩膏，将息，慎忌热食等即瘥，自不慎，治无益。

第十二，若眼常痒，泪出者，名为风眼。服补肝丸，服去风热饮子，眼中傅龙脑丸子即瘥，若中风即泪出，宜灸悬睛七壮，在当瞳子直入发际寸是。若触热而泪出，不宜灸之也。

第十三，若眼目痛患甚，当黑珠子上生黑子，如蟹眼，或如豆者，为损翳，极难治。不可钩割，不得傅诸毒痛药，石胆铜青之辈，并忌之，加增疾状，唯宜汤并冷补丸，决明镇肝之类是也，肝中热退渐，较亦宜忌热食。

第十四，若眼患疼痛突出者，是五脏诸热，兼毒风相击，唯宜先与冷汤泻之，后服丸，渐自消。如瞳人胀起，水轮胀也，或如病难卒效，渐渐疗之，即可，终不全惺惺，可用气针引之，出恶清汁，当时即消，再来宜再针。

第十五，眼因物撞刺作翳者，难治。翳有相不全尽者也。不得傅药，且宜将息，勿见风，待痛定，始得傅药，如觉有热性，亦即服去风热饮子，恐热上冲加增。

第十六，若因偏风牵引，眼涡斜，上下睑出赤泪，宜傅摩风膏，服去风饮子，并煎点眼药，不在钩割，可针睛明穴及承泣，引之，大眦头为睛明穴，瞳仁直下二分为承泣，随冷热补泻之。

第十七，眼部不曾患，忽然赤痛如锥刀刺，或如火灸，有热著翕翕者，为神祟眼，须祈祷去之，然后依状疗之，临时候疾处理，或生翳，亦不得钩割，只可点善散煎耳，鬼神眼非久。

第十八，若自白睛中胀起，覆乌珠，及上下睑，肿痒或痛者，此是暴风客入肺所致，渐冲上，可用写之，及服丸散，敷塌毒散，锥去血，眼中傅抽风药即差，或是坐卧处，被风冲击作之，特宜将息，忌房等事。

第十九，若眼无别患，唯至黄昏，即不见物者，名为雀盲，无所长暗，久即伤之，名之鸟目。此疾从肝中虚热，兼风劳作之，亦因患后中风，兼又肝气不足至然，亦于后变为青盲，可服补肝丸，还睛散，忌房及热餐，兼无眼睫毛，即难治也。

第二十，若眼因别患失明，初不过痛，日久白膜极厚，遍经三五年，中心不黄赤，疗得效，可用平头锥火烧赤，当翳中烙破，即轻轻下手，然后翳烂，即傅蚀翳药，不得全好耳。

第二十一，若眼目赤泪出者，渐生翳障，乍恶积之，眼皮渐急小，名为倒睫眼，是热风所牵，便令眼毛倒转，斩着致然，其状是风热逼眼，泪频频拭抿之，即今眼毛向后刺睛涩痛，泪出日久致然，净去毛，勿令出，傅药，先须服汤丸去风热。若生翳厚及赤烂，数数针之，傅朱砂煎相宜也。

第二十二，若眼因患肿出脓已后，大眦头常出脓涎水者，名漏睛眼，甚难疗，亦须时时服热风饮子，即无大害，不尔，渐成大疮，日久眼微点黑色耳。

第二十三，若眼别无所疾，唯蹲坐忽起头旋，暗花生者，是心风及肝肾虚弱所致，服镇心丸、补肝丸，去风热即差。

第二十四，若眼因患生翳障疼痛，翳如旋螺，小不可治，纵治微轻耳。为有根，绝不得全效。若时疼痛，是风热未尽，宜服汤药，痛即定，宜去风热，服丸散即定，甚则痛不定，本病突出或陷。

第二十五，若眼生翳，从珠下者易医，名为顺翳，从珠上生者，难治，纵较即缓，名为逆翳。定，甚则日久服食即损，不可急卒，慎之。为连水睛，切须善将息，忌风热五辛。

第二十六，若眼睑皮里生赤肉，状如蝇头大，或如鸡冠，生此是血脉来凝结所致。兼热毒风作之，眼仍见物，重者都覆黑珠遍障，障者不见一物者，亦可开之。其眼宛然，还见物，宜服药，令热定，然后去之，亦然见物，小儿患者，或如麻、米粒，并可割去之，中极多血，须用火熨烙即差，不熨烙，即出血不定，其疾多爱眼下睑中生也。

第二十七，若眼上睑皮里，有核子如米豆粒，渐长，或如梅李大者，此因热生，可针破，捻去物，状如厚脓，或如桃李胶，去之，眼差，须翻眼皮向里，然可针，外针作痕，又恐风入，往往有此疾。不尔，久后流入眼中即难治也。

第二十八，若眼部无异处，忽然瞳暗，不见一物者，细看瞳仁中，便见有翳者，作青白色，是脑脂流下也。遂至厚实，然须开之十全。若薄开者，必见反损，后尔不治，或脑脂下灌者，治法准前，开了准洗，服冷丸散补之。

第二十九，若眼忽单泪出者，涩痛者，亦如眯著者，名粟子疾，后上睑生白子如果粒，极硬，沙之然也。可翻眼皮，起针拨去粟子、恶血，服冷药即差，粟子有五色不定，针治同。

第三十，若黑风，绿风，皆从一眼前发者多，已后必相牵俱患，即觉头旋，眼有花，额角如绳缠，疼痛不可堪忍，月日间，或因食热酒面。发还如旧，则候时时发动，此是恶候。失目定征土上。急服冷药，治风热毒，宜服羚羊角汤，数服，至愈为度，次及丸散，针开诸穴，散出恶风，牵出令宽，不尔，失此眼也。此候总恶，善自将息，细看禁忌慎护之，不可吃生冷、五辛、芸苔、生鸡子、热面、酒、醋、毒鱼、猪肉、油腻、葵、诸香菜及陈腐等物，若涩开，以轻轻掠之。此疾师治二分，自治八分，如纵性自在之人，不能将摄，瞳人若青色，绝三光者，无烦救治耳。

二、按语

龙树，菩萨名，亦作龙猛、龙胜，是第三世纪时印度的一位高僧、名医，善疗眼疾，出世于南天竺，为马鸣菩萨、迦昆摩罗尊者的弟子。大弘佛法，摧伏外道，著作甚富，为三论宗，真言宗之祖，兼通医药，是印度古代医圣《妙闻氏文集》的修订者，妙闻氏是印度针拨白内障手术的创始人，明代医学家薛己亲见到南齐时的版本，现原书早佚，全文具载于朝鲜《医方类聚》中，日本人丹波元坚说："世传龙树菩萨能疗眼疾，故往往假托以神其书。《龙树菩萨眼论》是我国南北朝（420—589）时期的眼科专著，现存最早的医学"辨诸般眼病疾不同随状所疗三十篇"为本书的中心内容，详论内外障眼病三十种的症状和治疗，非常精确，其中白内障针拨术、翼状胬肉烙法、眼睑结石、夜盲等，都是此书首先提出。

第四节　《原机启微》眼科医论选录

一、《原机启微·淫热反克之病》[1]

（一）原文

膏粱之变[2]滋味过也，气血俱盛，受厚也，亢阳上炎[3]阴不济也，邪入经络，内无也因生而化，因化而热[4]。热为火，火性火上，足厥阴会为木，木生火，母妊子，子经淫胜[5]祸发反克。而肝开窍于目，故肝受克而目亦受病也。其病眵多紧涩，赤脉贯睛，脏腑秘结者为重，重者芍药清肝散主之，通气利中丸主之，多紧涩，赤脉贯睛，脏腑不秘结者为轻。轻者，减大黄芒硝，芍药清肝散主之，黄连天花粉丸主之，火盛服退气利中丸。目眦烂者[6]内服上药，外以黄连炉甘石散收其烂处，兼以点眼春雪膏，龙脑黄连膏，鼻碧去芨芍其淫热。此治淫热反克之法也。非膏之变，非气血俱感非亢阳上炎，非邪入经络，用此也，用此寒凉伤胃，生意不上升[7]反为所害，病岂不治而已也。噫！审诸！

（二）注释

1. 淫热反克之病：淫，过量，指亢的心火，反而克制肝木所致的眼病。

2. 膏粱之变：膏粱，肥肉和细粮，特指精美的食品。《素问·生气通天论》："膏粱之变，是生大丁。"这里指过良肥甘美味所引起的眼部病变。

3. 亢阳上炎：指过亢的阳气上冲眼目，临床常见的阳盛阳虚火旺证属此。

4. 因生而化，因化而热：因上述情况所发生的眼病，多变化为热证。

5. 母妊子，子经淫胜：妊，怀孕，代指木与火的相生关系，子强母弱，易发生反克，故称之为"淫胜"。

6. 目眦烂者：实指眼睑皮肤赤烂或湿烂。

7. 生意不上升：生意，代指脾胃的运化功能及为机体提供营养物质的渠道。过用寒凉，损伤脾胃，致使脾胃清阳之气不能上升。所以《审视瑶函》将三句改为"胃气不上升"。

二、《原机启微·风热不制之病》[1]

（一）原文

风动而生于热[2]，譬如烈火焰而必吹，此物感召而不能违间[3]者也。因热而召，是为外来，久热不散，感而自生，是为内发，内外为邪，惟病则一，淫热之祸，条以如前，益以风邪。害岂纤止[4]，风加头痛，风加鼻塞，风加肿胀，风加涕泪，风加脑巅沉重，风加眉骨酸疼，有一于此，活胜风汤主之，风加痒，则以杏仁龙胆草泡散之。病者有此数证，或不服药或误服药，翳必随而生，翳如云雾，翳如丝缕[5]，翳如秤星，翳如秤星者，或一点，或三四点，而至数十点；翳如螺盖者，为病久不去，治不如法。寒极而至也，为服寒凉药过多脾胃受伤，生意不能上升，渐而至也。然心要明经络庶能应手，翳凡自内眦而出，为手太阳足太阳受邪，治在小肠膀胱经，加蔓荆子、苍术，活胜风汤主之，自锐眦客主人而入者[6]，为足少阳手少阳手太阳受邪，治在胆与三焦小肠、加龙胆草，本少加入参，活胜风汤主之，自目系而下者，为足厥阴手少阴受邪，治在肝经心经，加黄连，倍加柴胡，活胜风汤主之，自抵过而上[7]手太阳受邪，治在小肠经，加木通、五味子，活胜风汤主之，热甚者，兼用治淫热之药，鼻碧云散俱治以上之证，大抵如开锅盖法，之随效，然力少而锐，宜不进用之以聚其力，虽然始者易而久者难，渐复而复，渐复而又复可也急于复者则不治，今世医用磨翳蕴含者有之，用手法揭翳者有之。噫，翳犹疮也，奚斯愈乎者用此，非徒无益。增害犹甚者受此欣然受此，欣然而不悟，可叹也哉，故置风热不制之病治法。

（二）注释

1. 风热不制之病：泛指风热上攻，不能制止所引起的眼病。

2. 风动而生于热：指风邪上犯，多由热邪所生。临床所见的热极生风证属此。

3. 此物感召而不能违间：泛指事物的互相影响和不能违背的客观规律。《周易》："天地感而万物化生"。《素问·天元纪大论》："形气相感而化生万物矣"，"上下相召而损益彰矣"。

4. 害岂纤止：纤，细小。止，语助词，表决定或疑问，即为害不小之义。

5. 翳如丝缕：指黑睛生翳，兼见丝状之物，临床所见的丝状角膜炎属此。

6. 锐眦客主人而入者：锐眦即外眦，客主人即上关，指从外眦下方而来。

7. 抵过而上：经络循行术语，指经络到达那里。通过支节旁而上。

三、《原机启微·七情五贼[1] 劳役饥饱之病》

（一）原文

《阴阳应象大论》曰："天有四时，以生长收藏[2]以生寒暑燥湿风。"寒暑燥湿风之发耶。发而皆宜时，则万物俱生，寒暑燥湿风之发耶，发而皆不宜时，则万物俱死，故曰：生于四时，死于四时。

又曰：人有五藏，化为五气，以生喜怒忧悲恐[3]，喜怒忧悲恐之发耶？发而皆中节[4]，则九窍俱生，喜怒忧悲恐发耶？发而皆不中节，则九窍俱死。故曰：发于五藏，死于五藏。

目，窍之一也，光明视见，纳山川之大，及毫芒之细悉云霄之高，尽泉沙之深，至于鉴于穷为有穷，而有穷又不能为穷，反而聚之，则乍张乍敛，乍运乍静，为一泓一点之微者[5]，岂力为强致而能此乎，是皆生生自然之道[6]也。或因七情内伤，五贼外攘[7]，饥饱不节，劳役异常，足阳明胃之脉，足太阴脾之脉，为己二士，生生之原也，七情五贼，总伤二脉，饥饱伤胃，劳役伤脾，已即病，则生生自然之体，不能为生生自然之用，故致其寅，曰七情五劳役饥饱之病。

其病红赤睛珠痛，痛如针刺，应太阳，眼睫无力，常欲垂闭，不敢久视，久视则酸疼。生翳，皆成陷下，所陷者或圆或方，或长或短，或如点，或如缕，或如锥，或如凿证有印此[8]者，柴胡处长生汤主之，黄连羊肝汤主之，痛睛甚者，当归养荣汤主之，助阳活血汤主之，加减地黄汤主之，决明益阴丸主之加当归黄连羊肝丸主之，龙脑黄连膏主之，以上数方，皆群队升发阳气之药，其中有用黄连、黄芩之类者，去五贼也，鼻碧去散，亦可见用。最忌大黄、芒硝、牵牛、石膏子之剂，犯所忌，则病愈厉。

（二）注释

1. 五贼：指寒暑燥湿风五种贼邪。

2. 天有四时，以生长收藏：《素问·阴阳应象大论》"天有四时五行，以生长收藏"。

3. 人有五藏，化为五气，以生喜怒忧悲恐：《素问·阴阳应象大论》"人有五藏化五气，以生喜怒忧悲恐"。张景岳注："五气者，五藏之气也，由五气以生五志。"

4. 中节：合乎常度，无太达与不及。《礼记·中庸》"喜怒哀乐之未发谓之中，发而皆中节谓之和"。

5. 一泓一点之微者：泓，水深貌。指很深的地方，很小的东西都能分辨。

6. 生生自然之道：《易经·系辞》"生生之谓易"。后世言，"生生不已"者本此，生生不已，属自然界的客观规律。

7. 五贼外攘：攘，侵扰，指寒暑燥湿风五种贼邪从外侵扰。

8. 证有印此：印，符合。指证候符合这种情况。

四、《原机启微·血为邪胜凝而不行之病》[1]

（一）原文

血阴物，类地之水泉，性本静。行，其势也。行为阳，是阴中之阳，乃坎中有火之象。阴外阳内，故行之，纯阴，故不行也，不行则凝，凝则经络不通。

经曰：足阳明胃之脉，常多气多血[2]。又曰：足阳明胃之脉，常生气生血。手太阳小肠之脉，斜络于目眦[3]。足太阳膀胱之脉，起于目内眦。二经皆多血少气，血病不行，血多易凝。《灵兰秘典论》曰："脾胃者，仓廪之官，五味出焉。"五味淫则伤胃，胃伤血病，是为五味之邪，从本生也[4]。又曰："小肠者，受盛之官，化物出焉。"遇寒则阻其化[5]。又曰："膀胱者，州都之官，津液藏焉。"遇风则散其藏[6]，一阻一散，血亦病焉，是为风寒之邪，从末生也。

凡是邪胜，血病不行，不行渐滞，滞则易凝，凝则病始外见，以其斜络目眦耶？以其起于目内眦耶？故病环目青[7]晻，如被物伤状，重者白睛亦晻，轻者或成斑点，然不痛不痒，无泪眵眊臊羞涩之证，是曰：血为邪胜，凝而不行之病。

此病初起之时，大抵与伤风证相似，一二日则显此病也，川芎行经散主之，消凝大丸子主之，睛痛者，更以当归养荣汤主之，如此则凝复不滞，滞复能行，不行复行，邪消病除，血复如故，志此，无所不愈也。不志于此，无所愈也。

（二）注释

1. 血为邪胜凝而不行之病：指血中热邪过甚，导致血瘀所引起的眼病。

2. 足阳明胃之脉，常多气多血：《素问·血气形志》"夫人之常数，太阳常多血少气，少阳常少血多气，阳明常多气多血"。又，《灵枢·九针论》"阳明多血多气"。

3. 手太阳小肠之脉，斜络于目眦：《灵枢·经脉》"其支者，引颊上，抵鼻，至目眦，斜络于颧"。

4. 是为五味之邪，从本生也：五味即辛、酸、甘、苦、咸，日常所食的五谷、五果、五畜、五菜各具五味，泛指饮食之邪，脾为后天之本，饮食伤脾胃，故曰从本而生。

5. 遇寒则阻其化：指小肠遇寒，影响化生食物精华的功能。

6. 遇风则散其藏：指膀胱遇风，影响津液藏纳气化的功能。

7. 环目青：青黑色，指双眼胞睑青黑，临床常见的眼睑瘀斑属此。

五、《原机启微·气为怒伤散而不聚之病》[1]

（一）原文

气阳物，类天之云雾，性本动。聚，其体也。聚为阴，是阳中之阴，乃离中有水之象，阳外阴内，故聚也。纯阳，故不聚则散，散则经络不收。

经曰："足阳明胃之脉，常多气多血。"又曰："足阳明胃之脉，常生气生血。"七情内伤，脾胃先病。怒，七情之一也，胃病脾病，气亦病焉。《阴阳应象大论》曰："足厥阴肝主目，在志为怒[2]。"怒甚伤肝，伤脾胃则气不聚，伤肝则神水散[3]何则？神水亦气聚也。

其病无眵泪痛痒羞明紧涩之证，初但昏如雾露中行，渐空中有黑花，又渐物成二体，久则光不收，遂为废疾。盖其神水渐散而又散，终而尽散故也。初渐之次，宜以千金磁朱丸主之，镇坠药也。石解夜光内主之，羡补药[4]也，益阴肾气丸主之，壮水药也。有热者，滋阴地黄丸主之，此病最难治，饵服上药，必要积以岁月，必要无饥饱劳役，必在驱七情五贼，必要德性纯粹，庶几易效，不然必废，废则终不复治，久病光不收者，亦不复治。

一证因为暴怒，神水随散，光不收，都无初渐之次，此一得永不复治之证也，又一证为物所击，神水散[5]，如暴怒之证，亦复不治。俗名为青盲者是也。世病者多不为审，概曰目昏无伤。始不经意，及成，世医亦不识，直曰热致，竟以凉药投，殊不知凉药又伤胃，况不知凉为秋为金，肝为春为木，凉药又伤肝，往往致废而然后已。病者犹不以药非。而委之曰命也，医者犹不自悟其药，而之曰病拙。吁！二者俱此，谁其罪乎。予累见也。故兼陈凉药之误。

（二）注释

1. 气为怒伤散而不聚之病：泛指怒伤肝气导致瞳神散大的眼病。

2. 足厥阴肝主目，在志为怒：《素问·阴阳应象大论》"东方生风，风生木，木生酸，酸生肝，肝生筋，筋生心。肝主目……在志为怒，怒伤肝"。

3. 伤肝则神水散：神水，为瞳神内的基本物质之一，用在这里指代瞳神。怒伤肝，可导致瞳神散大。

4. 羡补药：羡，《广》："馀也。"羡补药，指从多方面滋补的药。

5. 又一证为物所证，神水散：眼球挫伤以后瞳神散大，西医称外伤性瞳孔散大。

六、《原机启微·血气不分混而遂结之病》[1]

（一）原文

轻清圆健者为天，故首象天；重浊方厚者为地，故足象地；飘腾往来者为云，故气象云；过流循环者为水，故血象水。天降地升，云腾水流，各宜其性，故万物生而无穷，阳平阴秘，气行血随，各行其调，故百骸理而有余。反此，则天地不降生，云水不腾流，各不宜其性矣。反此，则阴阳不平秘，气血不行随，各不得其调矣，故曰：人身者，小天地也。

《难经》曰："血为荣，气为卫，荣行脉中，卫行脉外。"[2]此血气分而不混，行而不阻也明矣，故如云腾水流之不相杂也，大抵血气如此，不欲相混，混则为阻，阻则成结，结则无所去还，故隐起于皮肤之中，遂为疣病[3]。然各随经络而见，疣病自上眼睫而起者，乃手少阴心脉，足厥阴肝脉血气混结而成也。初起时但如豆许，血气衰者，遂止不复长，亦有久止而复长者，盛者则渐长，长而不已，如杯如盏，如碗如斗，皆自豆许致也。

凡治在初，须择人神不犯之日[4]，大要令病者食饱不饥，先汲冷井水洗眼如冰[5]；勿使气血得委。然后以左手持铜筋，按眼睫上，右手翻眼皮令转，转则疣肉已突。换以左手大指按之，弗令得动移，复以右手持小眉刀尖，破病处，更以两手大指甲捻之令出则所出者如豆许小黄脂也，恐出而根不能断，宜更以眉刀尖断之，以井水再洗，洗后则无恙，要在手疾为巧，事毕须投以防风散结汤，数服即愈，此病非手法则不能去，何则？为血气初混时，药自可及，病者则不知其为血气混也。比结[6]，则药不能及矣，故必用手法去，去毕，必又以升发之药散之，药手皆至，庶几了事。

（二）注释

1. 血气不分混而遂结之病：指气血相混，阻结所致的囊肿、肿瘤之类的眼病。

2. 血为荣，气为卫，荣行脉中，卫行脉外：《难经·三十二难》"血为荣，气为卫，相随上下，谓之营卫"。又《难经·三十难》："其清者为荣，浊者为卫，荣行脉中，卫行脉外，营周不息，五十而复大会。"

3. 疣病：疣，《玉篇》"结病也"，《释名》"丘也，出皮上聚高如地之有丘也"，现泛指高出皮面的生物。

4. 须择人神不犯之日：人神所在之日，禁忌针灸。《秘传眼科龙木论》录有推人宰所在法及推逐时人神所在。《类经图翼》除录上述两项内容外，还录有十天干人神所在和十二地支人神所在，可参阅。

5. 洗眼如冰：此为低温麻醉之先导。

6. 比结：比，介词，等到，亦可做形容词，每到。即"等到结成疣病或每到结成疣病"。

七、《原机启微·热积必溃之病》[1]

（一）原文

积者，重叠不解之貌，热为阳，阳平为常，阳淫为邪，常邪则行，行则病易见[2]，易见则易治，此则前篇淫热之病也，深邪则不行，不行则伏，因伏而又伏，日渐月聚，势不得为积也，积已久，久积必溃，溃始病见，病见则难治，难治者非不治也，为邪积久，比溃已深，何则，溃犹败也，知败者，庶可以救。

其病隐涩不自在，稍觉瞇，视物微昏，内眦穴开窍如针目，按之则沁沁脓出[3]。有两目俱病者，有一目独病者，目属肝，内眦属膀胱，此盖一经积邪之所致也，故曰热积必溃之病，又曰漏睛眼者是也，竹叶泻经汤主之，大便不鞕[4]者，减大黄为用，蜜剂解毒丸主之，不然，药误病久，终为枯害[5]。

（二）注释

1. 热积必溃之病：指脏腑积热所致的脓漏眼病。

2. 阳平为常，阳淫为邪，常邪则行，行则病易见：指阴阳平衡，则体健无病，阴阳偏盛，则邪气易侵，上述两种情况的不断运动变化，使疾病容易审察。

3. 沁沁脓出：沁，渗出，浸润，即脓液从泪窍渗溢出来。

4. 鞕：同"硬"。《玉篇》："坚也。"

5. 枯害：泛指危及眼目的严重病变。

八、《原机启微·阳衰不能抗阴之病》[1]

（一）原文

或问曰：人有昼视通明，夜视罔见。虽有火光月色，终为不能物者，何也？答曰：此阳衰不能抗阴之病，谚所谓雀目者也。

问曰：何以知之？答曰：黄帝《生气通天论》曰："自古通天者，生之本，本于阴阳。天地之间，六合之内[2]，其气九州九窍，五藏十二节，皆通乎于气。"又曰："阴阳者一日而主外，平旦人气生，日中而阳气隆，日西而阳气已虚，气门乃闭。"[3] 又曰："阳不胜其阴，则五藏气争，九窍不通。"[4] 故知也。

问曰：阳果何物耶？答曰：凡人之气，应之四者，春夏为阳也应之一日者，平旦至昏为阳也，应之五脏六腑者，六腑为阳出，问曰：阳何为而不能抗阴也，答曰：人之有生，以脾胃中州为之主也。《灵兰秘典》曰："脾胃者，仓廪之官。"在五行为土，土生万物，故为阳气之原，其性好生恶杀，遇春夏乃生长，遇秋冬则收藏，或有忧思恐怒，劳役饥饱之类，过而不节，皆能伤动脾胃，脾胃受伤，则阳气下陷。阳气下陷，则于四时一日五脏六腑之中，阳气皆衰。阳气既衰，则于四时一日五脏六腑之中，阴气独盛，阴气既盛，故阳为能抗也。

问曰：何故夜视罔见？答曰：目为肝，肝为足厥阴也。神水为肾，肾为足少阴也，肝为木，肾为水，水生木，盖亦相生而成也，况怒伤肝，恐伤肾，肝肾受伤，亦不能生也。昼为阳，天之阳也；昼为阳，人亦应之也，虽受忧思恐怒劳役饥饱之伤，而阳气下陷，遇天之阳盛阴衰之时，我之阳气虽衰，不得不应之而升也，故犹能昼视通明。夜为阴，天之阴也；夜为阴，人亦应也，既受忧思恐怒劳役饥饱之伤，而阳气下陷，遇天之阴盛阳衰之时，我之阳气既衰，不得不应之而伏也，故夜视罔所见也。

问曰：何以为治？答曰：镇阴升阳之药，决明夜灵散之主，问曰：病见富贵乎？贫贱者乎？答曰：忧思恐怒，劳役饥饱，富贵者甚乎？惟其贫贱者，不能免甚也，问者称善。

（二）注释

1. 阳衰不能抗阴之病：指阳衰阴盛导致的夜盲眼病。

2. 六合之内：指四方上下。

3. 阴阳者一日而主外，平旦人气生，日中而阳气隆，日西而阳气已虚，气门乃闭：原载《素问·生气通天论》。其中"阴阳"应为"阳气"。气门即汗孔。

4. 阳不胜其阴，则五藏气争，九窍不通：原载《素问·生气通天论》。指阳气不能胜阴，使五脏之气不相融洽，以致九窍不通。

九、《原机启微·阴弱不能配阳之病》[1]

（一）原文

五脏无偏胜，虚阳无补法，六腑有调候，弱阴有强理，心肝脾肺肾，各有所滋生，一脏或有余，四脏俱不足，此五脏无偏胜也。或浮或散，是曰阳无根。益之欲令实，翻致不能禁[2]。此虚阳无补法也，膀胱大小肠，三焦胆包络，俾之各有主，平秘永不危[3]。此六腑有调候也。衰弱为能济，遂使阳无御，反而欲之，要以方术盛，此弱阴有强理也。

《解精微论》曰："心者五脏之专精，目者其窍也。"[4] 又为肝之窍，肾主骨，骨之精为神水，故肝木不平，内挟心火，为势妄行，火炎不制。神水受伤，上为内障。此五脏病也。劳役过多，心不行事，相火代之。《五脏生成》曰："诸脉皆属于目。"[5] 相火者，心包络也，主百脉，上荣于目。火盛则百脉沸腾，上为内障，此虚阳病也。膀胱小肠三焦胆，脉俱循于目。其精气亦皆上注，而为目之精，精之窠为眼，四府一衰，则精气尽败，邪火乘之，上为内障，此六腑病也。神水黑眼，皆法于阴，白眼赤脉，皆法于阳。阴齐阳侔[6]，故能为视，阴微不立，阳盛即淫。《阴阳应象大论》曰："壮火食气，壮火散气。"[7] 上为内障，此弱阴病也。

其病初起时，视觉微昏，常见空中有黑花，神水淡绿色，次则视歧，一为二，神水淡白色，可为冲和养胃汤主之，益气聪明汤主之，千金磁朱丸主之，石斛夜光丸主之。有热者，泻热黄连汤主之。久则不睹。神水纯白色，永为废疾也。

然废疾亦有治法，先令病者，以冷水洗眼如冰，气血得流行为度。用左物大指次指按定眼珠，不令转去。次用右手持鸭舌针，去黑睛如米许，针之令入。白睛甚厚，欲入甚难，必要手准力完，重针则破，然后斜回针首，以针刀刮之，障落则明。有落而复起者，起则重刮，刮之有至再三者，皆为洗不泠，气血不凝故也。障落之后，以棉裹黑豆数粒，令如杏核样，使病目垂闭，覆眼皮上，用软帛缠之，睛珠不得动移为度。如是五七日，才许开视，视勿劳也，亦须服上药，庶几无失。此法治者五六，不治者亦四五。五脏之病，虚阳之病；六腑之病，弱阴之病，四者皆为阴弱不能配阳也，噫！学者慎之！

（二）注释

1. 阴弱不能配阳之病：指阴虚阳盛导致的内障眼病。

2. 益之欲令实，翻致不能禁：指虚阳无根，用补益的方法，使之坚实，反而不能禁受，这叫虚不受补。

3. 俾之各有主，平秘永不危：使六腑各有所主，则阴平阳秘，永保健康。

4. 心者五脏之专精，目者其窍也：《素问·解精微论》"夫心者，五藏之专精也，目者窍也"。

5. 诸脉皆属于目：《素问·五藏生成》"诸脉者，皆属于目"。

6. 阳齐阴侔：侔，相等，即阴阳平衡之谓。

7. 壮火食气，壮火散气：《素问·阴阳应象大论》"壮火之气衰，少火之气壮；壮火食气，气食少火；壮火散气，少火生气。"壮火，指过于亢盛的阳气。张志聪注："阳亢则火壮。"过度亢盛的阳气，能侵蚀散元气。

十、《原机启微·心火乘金水衰反制之病》[1]

（一）原文

天有六邪，风寒暑湿燥火也。人有七情，喜怒悲思忧恐惊也。七情内召，六邪外从，从而不休，随召见病，此心火乘金水衰反制之原也。

世病目赤为热，人所共知者也，然不审其赤分数等，各治不同，有白睛纯赤如火，热气灸人者，乃淫热反克之病也，治如淫热反克之病。有白睛赤而肿胀，外睑虚浮者，乃风热不制之病也，治如风热不治之病。有白睛淡赤而细脉深红，纵横错贯者，乃七情五贼劳役饥饱之病也，治台七情五贼劳役饥饱之病。有白睛不肿不胀，忽如血贯者，乃血为邪胜凝而不行之病也，治如血为邪手凝而不行之病。有白睛微变青色，黑睛稍带白色，白黑之间，赤环如带[2]，谓之抱轮红者，此邪火乘金水衰反制之病也，此病或因目病已久，抑郁不舒，或因目病误服寒凉药过多，或因目病时内多房劳，皆能内伤元气，元气一虚，故火能克金。

金乃手太阳肺，白睛属肺水乃足少阴肾，黑睛属肾[3]，水木克火，水衰不能克，反受火制，故视物不明，昏如雾露中。或睛珠高低不平，其色如死，甚不光泽[4]，赤带抱轮而红也，口干舌苦，眵多羞涩，稍有热者，还阴救苦汤主之。黄连头羊肝丸主之。川芎决明散主之。无口干舌苦，眵多羞涩者，助阳活血汤主之，神验锦鸠丸主之，万应蝉花散主之，有热无热。俱服千金磁朱丸，镇坠心火，滋益肾水，荣养元气，自然获愈也。

噫！天之六邪，未必能害人也，惟人以七情召而致之也，七情召，六邪安从[5]？反此者岂止能避而已哉！犹当役之而后已也。

（二）注释

1. 心火乘金水衰反制之病：指心火过亢，乘克肺金，金不能生水，水衰不能制火，导致抱轮红眼病。

2. 赤环如带：指黑睛与白睛之间，呈环形带状红赤，又名抱轮红，西医叫睫状充血。

3. 黑睛属肾：黑睛属肝，瞳神属肾，这里实指黑睛内的瞳神。

4. 其色如死，甚不光泽：指黑睛深层的黄仁色如污泥，纹理不清，常伴有瞳神缩小和瞳神干缺。

5. 七情召，六邪安从：指情志平静安宁，精神内守，六淫之邪，就无从乘虚而入。

十一、《原机启微·内急外弛之病》[1]

（一）原文

阴阳以和为本[2]，过与不及，病皆生焉，急者，紧缩不解也，弛者，宽纵不收也。紧缩属阳，宽纵属阴，不解不收，皆为病也。

手太阴肺，为辛为金也。主一身皮毛，而目之上下睑之外者，亦者属也，手少阴心为丁，手太阳小肠为丙。丙丁为火，故为表里，故分上下，而目之上下睑之内者，亦者属也。足厥阴肝为乙，乙为木，其脉循上睑之内，火其子也，故与心合，心肝小肠三经受邪，则阳火风盛，故上下睑之内，紧缩而不解也，肺金为火克，受克者必衰，衰则阴气外行。故目之上下睑之外者，宽纵而不收也，上下睑既内急外弛，故睫毛皆例而刺星，睛即受刺，则深亦生翳，此翳者，睛受损也，故目所病者皆具，如羞明沙涩，畏风怕日，沁烂[3]，或痛或痒，生眵流泪之证俱见，有用药夹施于上睑之外者，欲弛者急，急者弛，而睫毛无例刺之患者，非其治也。此徒能解于目前，而终复其病也，何则？为不审过与不及也，为不能除其原因也。

治法：当攀出肉睑向外，速以三棱针乱刺出血，以左手大指甲迎其针锋，所以黄芪防风饮子主之，无比蔓荆子汤主之，决明益阴丸主之，菊花决明散主之，鼻碧云散亦宜兼用。如是则紧缩目弛，宽纵渐急，或过不及，皆复为和[4]，药夹之治，忍勿施也，徒为苦耳，智者宜审此！

（二）注释

1. 内急外弛之病：指睑内翻所致的倒睫眼病。

2. 阴阳以和为本：阴阳以调和为根本。《素问·阴阳别论》："阴之所生，和本曰和。"《素问·生气通天论》："凡阴阳之要，阳密乃固，两者不和，若春无秋，若冬无夏，因而和之，是谓圣度。"

3. 沁烂：指浸润，湿烂。

4. 皆复为和：指内急外弛缓解，恢复正常。

十二、《原机启微·奇经客邪之病》[1]

（一）原文

人之有五脏者，犹天地之有五岳也；六腑者，犹天地之有四渎[2]也。奇经者，犹四渎之外，别有江河也。奇经客邪，非十二经之治也，十二经之外，别有治奇经之法也。

《缪刺论》曰："邪客于足阳跷之脉，令人目痛从内眦始。"启玄子王冰注曰："以其脉起于足，上行至头而属目内眦，故病令人目痛从内眦始也。"《针经》曰："阴跷脉入鸠，属目内眦，合于太阳阳跷而上行[3]。"故阳跷受邪者，内眦即赤，生脉如缕，缕根生于淤肉，淤肉生黄赤脂，脂横侵黑睛，渐蚀神水[4]，此阳跷为病之次第也，或兼锐眦而病者，以其合于太阳故也，锐眦者，手太阳小肠之脉也，锐眦之病，必轻于肉眦者，盖枝蔓所传者少，而正受者必多也，俗呼为攀睛，即其病也，还阴救苦汤主之，朴硝黄连炉甘石泡散主之。

病多药不能及[5]者，定治以手法，先用冷水洗，如针内障眼法，以左手按定，勿令行动移，略施小眉刀尖，剔去脂肉，复以冷水洗净，仍将前药饵之，此治奇经客邪之法也。故并置其经络病始[6]。

（二）注释

1. 奇经客邪之病：指阴跷阳跷受邪所致的胬肉攀睛眼病。

2. 四渎：《尔雅》"江淮河济为四渎"。

3. 阴跷脉入鸠，属目内眦，合于太阳阳跷而上行：原载《灵枢·脉度》，"鸠"为欹的借字，指颧部。

4. 渐蚀神水：指侵入瞳神表面，遮蔽视线。

5. 病多药不能及：指多数患者服药难以收到效果，或指侵入瞳神表面者服药难以收效。

6. 经络病始：指经络病变的起源，亦为经络辨证的依据。

十三、《原机启微·为物所伤之病》[1]

（一）原文

志如固者，则八风无以窥其隙[2]，本于密者，则五脏何以受其邪，故生之者天地，召之者人也。虽生弗召，莫能害也，为害不已，召之甚也。

《生气通天论》曰："风者百病之始也。清净则肉腠闭拒，虽有大风苛毒[3]，弗之能害。"《阴阳应象大论》曰："邪风[4]之至，疾如风雨，矿善治者治皮毛。"夫肉腠固，皮毛密，所以为害者，安从其来也。今为物之所伤，则皮毛肉腠之间，为隙必甚，所伤之际，岂无七情内移，而为卫气衰惫[5]之原。二者俱召，风安不从？故伤于目之上下左右者，则目之上下左右俱病，当总作除风益损汤主之。

伤于眉骨者，病自目系而下，以其手少阴有隙也。加黄连，除风益损汤主之，伤于额者，病自抵过而上。伤于耳中者，病自锐眦而入，以其手太阳有隙也，加柴胡，除风益损汤主之，伤于额交巅耳上角及脑者，病自内眦而出，以其足太阳有隙也。加苍术，除风益损汤主之。伤于耳后耳角耳前者，病自客主人斜下，伤于颊者，病自锐眦而入，以其手少阳有隙也。加枳壳，除风益损汤主之。伤于头角耳前后及目锐眦而入，以其足少阳有隙也，加龙胆草，除风益损汤主之。诸有热者，更当加黄芩，兼服加减地黄丸，伤甚者，须从权倍加大黄，泻其败血。

《六节藏象论》[6]曰："肝受血能视。"此盖滋血养血之药也，此治其本也。又有为物暴震，神水遂散[7]，更不复治，故并识之于此。

（二）注释

1. 为物所伤之病：指外伤所致的眼病。

2. 志如固者，则八风无以窥其隙：指意志坚强、坚持锻炼的人，使各种外邪无法侵入。八风，原载《灵枢·九宫八风》，其名为大弱风、谋风、刚风、折风、大刚风、凶风、婴儿风、弱风。

3. 大风苛毒：泛指剧烈的致病因子。大风，指厉害的风邪；苛毒，犹言毒之甚者。

4. 邪风：即虚邪贼风，泛指外感致病因素。

5. 衰惫：惫，疲乏。泛指虚衰疲乏。

6. 《六节藏象论》：应为《素问·五脏生成》。

7. 神水遂散：指瞳神散大。西医称为外务性瞳孔散大。

十四、《原机启微·伤寒愈后之病》[1]

（一）原文

伤寒病愈后，或有目复大病者，以其清阳之气不升，而余邪上走空窍也。其病癃涩赤胀，生翳羞明，头脑骨痛，宜作群队升发之剂饵之，数服斯愈。

《伤寒论》："冬时严寒，万类深藏，君子固密，不伤于寒。触冒之者，乃名伤寒[2]。"其伤于四时之气者，皆能为病。又《生气通天论》曰："四时之气，更伤五脏[3]。"五脏六腑一病则浊阴之气不得下，清阳之气不得上，今伤寒时病虽愈，浊阴清阳之气，犹未来复，浊阴清阳之气未复，故余邪尚炽不休，故其走上而为目之害也。

是以一日而愈者，余邪在太阳；二日而愈者，余邪在阳明；三日而愈者，余邪在少阳；四日而愈者，余邪在太阴；五日而愈者，余邪在少阴；六日而愈者，余邪在厥阴；七日而复，是皆清阳不能出上窍，而复受其所害也。当为助清阳上出，则治，人参补阳汤主之，羌活胜风汤主之，加减地黄丸主之，嗜鼻碧云散亦宜用也。忌大黄、芒硝、苦寒通利之剂，用之，必不治。

（二）注释

1. 伤寒愈后之病：指外感热病余邪未尽所致的眼病。

2. 触冒之者，乃名伤寒：此段引文原载《注解伤寒论·伤寒例证》。

3. 更伤五脏：更替伤害五脏。

十五、《原机启微·强阳抟实阴之病》[1]

（一）原文

强者，盛而有力也；实者，坚而内充也。故有力者，强而欲抟；内充者，实而自收。是以阴阳无两强，亦无两实，惟强与实，以偏则病。内抟于身，上见于虚窍也。

足少阴肾为水，肾之精上为神水，手厥阴心包络为相火，火强抟水，水实而自收。其病神水紧小，渐小而又小，积渐之至，竟如菜子许，又有神水外围，相类虫蚀者，然皆能而不昏，但微觉燥羞涩耳，是皆阳气强盛而抟阴，阴气坚实而有御，虽受所抟，终止于边鄙[2]皮肤也，内无所伤动。

治法：抑阳缓阴则愈[3]，以其强耶！故可抑，以其实耶！惟可缓而弗宜助。助之则反胜，抑阳酒连散主之。大抵强者则不易入。故以酒为之导引，欲其气味投合，入则可展其长，此反治也。还阴救苦汤主之，疗相火药也。亦宜用嗜鼻碧云散，然病世亦间见，医者要当识之。

（二）注释

1. 强阳抟实阴之病：指阴阳俱实，互相搏击，导致瞳神缩小，瞳神干缺眼病。

2. 边鄙：鄙，边界。指病变多在瞳神的周围部分。

3. 抑阳缓阴而愈：指抑制强阳，和缓实阴，使疾病停止。

十六、《原机启微·亡血过多之病》[1]

（一）原文

《六节藏象论》[2]曰："肝受血而能视。"《宣明五气篇》曰："久视伤血。"《气厥论》曰："胆移于脑则辛[3]鼻渊，传为衄[4]，瞑目。"《缪刺论》[5]曰："冬刺经脉，血气皆脱，令人目不明。"由此推之，目之为血所养者明矣。

手少阴心主血，血荣于目；足厥阴肝，开窍于目，肝亦多血，故血亡目病。男子衄血便血，妇人产后崩漏亡之过多者皆能病焉，其为病睛珠痛痛，珠痛不能视，羞明癮涩，眼睫无力眉骨太阳因为酸疼，当作芎归补血汤主之，当归养荣汤主之，除风益损汤主之，滋服用地黄丸主之。诸有热者，加黄芩，妇人产漏者。加阿胶，脾胃不佳，恶心不进食者，加生姜，复其血，使其所养则愈，然要忌咸物。《宣明五气篇》又曰："咸走血，血病无多食咸。"是忌。

（二）注释

1. 亡血过多之病：指失血过多所致的眼病。

2.《六节藏象论》：应为《素问·五脏生成》。

3. 辛：鼻梁，指鼻梁内有辛辣感。

4. 衄：指鼻出血。

5.《缪刺论》：应为《素问·四时刺逆从论》。

十七、《原机启微·斑疹余毒之病》[1]

（一）原文

东垣李明之曰：诸斑疹皆从寒水逆流而作也[2]。子之初生也，在母腹中，母呼亦呼。母吸亦吸，呼吸者，阳也而动作生焉，饥食母血，渴饮母血，饮食者，阴也，而形质生焉。阴具阳足，十月而降，口中恶血，因啼即之，却归男子生精之所。女子结胞之处，命宗所谓玄牝玄关[3]者也。

此血僻伏而不时发或因乳食内伤，或因湿热下溜，营气不从，逆于肉理，所僻伏者，乃为所发。初则膀胱壬水夹脊逆流而克小肠丙火，故颈项以上先见也，次则肾经癸水，又克心火，故胸腹已上次见也。终则二火炽盛，反制寒水，故胸腹已下后见也。至次则五脏六腑皆病也。七日齐，七日盛，七日谢，三七二十一日而愈者，七为火数[4]故也，愈后或有病疽病疮者，是皆余毒尚在不去也。

今其病目者亦然，所害者，与风热不制之病稍同而异，总以羚羊角散主之，便不鞭者。减硝黄，未满二十一日而病作者，消毒化斑汤主之，此药功非独能于目，盖专于斑者之药也。不问初起已者，服之便令消代，稀者则不复出，方随四时加减。

（二）注释

1. 斑疹余毒之病：指热病过程中发生斑块或疹子，余毒未清所致的眼病，斑疹，证名。见宋代许叔微《伤寒九十论·发斑证》，发于肌肤表面，点大成片，斑斑如锦纹，抚之不碍手者称为斑；形如粟米，高出于皮肤之上，抚之碍手者称为疹。

2. 诸斑疹皆从寒水逆流而作也：原载《兰室秘藏·斑疹论》。寒水逆流，指足太阳膀胱经受邪，夹脊而上，克犯小肠及肾心等脏，本篇所论斑疹的病理部分皆摘自李东垣的论述。

3. 玄牝玄关：牝（pìn），雌性的鸟、兽，玄牝，指女子结胞之处。玄关，指男子生精之所。

4. 七为火数：《类经图翼·五行生成数解》："地二生火，天七成之。"故七为火数。

十八、《原机启微·深疳为害之病》[1]

（一）原文

卫气少而寒气乘之也，元气微而饮食伤之也，外乘内伤，酿而成之也。

父母以其纯阳耶，故深冬不为裳，父母以其恶风耶，故盛夏不解衣，父母以其数饥耶？故饲后强食之。父母以其或渴耶。故乳后更饮之，有戆[2]而为父母者，又不审其寒暑饮食也，故寒而不为暖，暑而不能凉，饮而不至渴，食而不及饥，而小儿幽玄衔默[3]，抱疾而不能自言，故外乘内伤，因循积渐，酿而成疳也，渴而易饥，能食而瘦，腹胀下利，作斯斯声[4]，日远不治，遂生目病。

其病生翳，睑闭不能开，眵泪如糊，久而脓流，竟枯两目，何则？为阳气下走也，为阴气反上也。治法，当如《阴阳应象大论》曰："清阳出上窍，浊阴出下窍；清阳发腠理，浊阴走五脏；清阳实四肢，浊阴归六腑。"各还其原，不反其常，是其治也，当作升阳降阴之剂，茯苓泻湿汤主之，升麻龙胆草饮子主之，此药非专于目，并治以上数证，然勿后，后则危也！为父母者其审诸！

（二）注释

1. 深疳为害之病：指最严重疳积导致的眼病。

2. 戆：戆（gàng），《说文》"愚也"。这里指缺乏育儿知识的人。

3. 幽玄衔默：指小儿不能自诉病情，使病情幽深玄妙，不易知晓。

4. 作斯斯声：《说文》"悲声也"。又同"嘶"，指小儿声音嘶哑或低沉。

第五节 《审视瑶函》眼科医论选录

一、《审视瑶函·目为至宝论》[1]

（一）原文

大哉目之为体，乃先天之空窍，肇始之元明，经络之精华，荣卫之膏液。故有金珠玉液[2]之称，幽户神门[3]之号，究其源，实阴阳蕴气之始[4]，二五凝精之际[5]，神哉空窍，列分左右，妙合先天，大玄既备，神物渐凝[6]，清明其聚，普照无穷。

稽诸古论[7]，则曰：肺之精，腾结[8]而为气轮，肝之精腾结面为风轮，心之精腾结而为血轮；脾之精，腾结而为肉轮，肾之精，腾结而为水轮。

气轮者，白睛是也，内应乎肺，肺为华盖[9]，部位至高主气之升降，少有怫郁[10]，诸病生焉。血随气行，气若怫郁，则火盛而血燥，火盛血燥则病变不测[11]，火克金，金在木外，故气轮先赤[12]。

风轮者，白睛内之青睛是也，内应乎肝，肝在时为春，春生万卉，而肝开窍于目，肝木主风，故曰风轮，此轮清脆[13]，内包膏汁[14]，有涵养瞳神之功，其色宜青，故青莹者喷也，目有黄浊者，乃湿热之害。唯小儿之色最正，及长，食乎厚味，则泻其气，而色亦异矣。

血轮者，两目角大小红眦是也，内应乎心，心主血，故曰血轮。夫火在目为神光[15]。火衰则有昏瞑[16]之患，火盛则有焚燥[17]之殃，虽有两心，而无正轮，心君主也[18]通于大眦，故大眦赤者，实火也。命门为小心[19]，小心者相火[20]也，相火行君之令，通于小眦，小眦赤者，虚火也，若心君之主拱默[21]，则相火自然清宁矣。火色宜赤，惟红活为顺也。

肉轮者，脾土是也，脾主肉，故曰肉轮，夫土为五行之主[22]，故四轮皆脾[23]之包含，土性主静，其色宜黄，得血为润，故黄泽为顺也。

华佗云[24]：目形类丸[25]，瞳神居中而独前，如日月之丽[26]东南，而晦[27]西北也，内有大络者五，乃心肝脾肺肾，各主一络。中络者六，膀胱大小肠三焦胆包络，各主一络，外有旁枝细络，莫知其数皆悬贯[28]于脑，下达脏腑，通乎血气往来，以滋于目。故凡病发，则目中有形色丝络，一一显见而可验，方知何脏何腑之受病，外有二窍[29]以通其气，内包诸液，液出则为泪，中有神膏[30]、神水[31]、神光、真血、真气、真精、皆滋目之液也。

神膏者，目内包涵之膏液。膏液如破则黑稠水出是也。此膏由胆中渗润精汗，升发于上，积也成者。方能涵养瞳神，此膏一衰，则瞳神有损。神水者，由三焦而发源，先天真一上之气[32]所化。在目之内虽不可见，若被物触损伤，则见黑膏之外，有似稠痰出者是也。即目上润泽之水，水衰则有火盛燥暴之患，水竭则有目轮大小之疾，耗涩则有昏渺之危，亏者多盈者少是以世无全精之目。神光者，谓目中自然能视的精华也。夫神光原于命门，通于胆，发于心皆火之用事，神之在人也大[33]矣，在足能行，在手能握，在舌能言，夫神源舍乎心，故发于心焉，神如游龙[34]，变化不测，人能静之，抱元守一[35]，岂独目之无病哉！

真血者，即肝中升运于目，轻清之血，乃滋目经络之血也，此血非比肌肉间易行之血，因其脉络深高难得[36]，故谓之真也，真气者即目经络往来生用之气，乃先开真一发生之元阳[37]也，大宜和畅少有郁滞，诸病生焉，真精者，乃先后二天元气所化之精汁，先起于肾，次施于胆，而后及乎瞳神也。凡此数者，一有所损，目病生矣。

概目圆而长，外有坚壳数重，中则清脆，内包黑稠神膏一函，膏外则有白稠神水，水以滋膏，水外则皆血，血以滋水，膏中一点黑莹，乃是肾胆所聚之精华，惟此一点烛照鉴视[38]，空阔无穷[39]者是曰瞳神，此水轮也，其妙有三胆汁、肾气、心神也，五轮之中，四轮不能视物，惟瞳神乃照物者，风轮则有包卫含养之功，故凡风轮有损，瞳神不久留矣，此即唇亡齿寒，辅车相依[40]之意也。

或曰：瞳神水乎、气乎、血乎、膏乎。曰：非血、非气、非水、非膏。乃先天之气所生，后天之气所成阴阳之妙蕴，水火之精华，血养水，水养膏，膏护瞳神，气为运用，神则维持，喻以日月，其理相同而午前则小午后则大，亦随天地阴阳之运用也。

大抵目窍于肝，生于肾，用于心，润于肺，藏于脾。有大有小有圆有长，皆由人禀受之异也。男子右目不如左目之精华。女子左目不如右目之光彩，此各得其阴阳之定理[41]也，然贤佞直[42]，则柔寿夭，皆验目而知之，物之丝发差别可以辨，物之毫忽[43]轻重可以定，遇物即知，远射无遗，岂不为神哉之至宝乎？

故古人曰，天无二曜[44]，一物无所生；人无两目，一物无所见。诚哉是言也，思之甚可惊畏。夫从之精血有限，岂可妄自斫丧真元[45]，一旦疾成始悔。究其因，皆从耽酒恋色，嗜欲无穷，或痰火头风，哭泣太伤，思虑过度，风沙烟障，不知避戒，竭视劳瞻，而不知养息，或五味四气。六欲[46]七情，不节之所致也，由微至著，而人不知省，及疾已成矣，仍仗血气之盛而不医，或泥巫祷而不治，遂成痼疾，悔无由，虽有金谷之富[47]，台鼎之荣[48]，即卢扁[49]复生，亦不能疗。吁嗟！堂堂[50]之躯，同于木之偶耳！

经云：欲无其微[51]，盖言疾之初起，即当疗治也制之之法，岂独药哉，内则清心寡欲，外则惜视缄光[52]，盖心清则火息，欲水生，惜视则目不劳，缄光则膏常润，脏腑之疾不起，眼目之患即不生，何目疾之有哉，孔子曰："目不视邪色[53]。"戒颜子曰："非礼勿视[54]。"皆以正其视，养心神也，而孟夫子亦曰："胸中不正则眸子焉[55]。"又曰："物交物，则引之而已矣[56]。"岂非目由心之所使，心为目之所诱乎，故老子又曰："含眼光，缄真气[57]。"还真子[58]曰："目不著于物[59]，则心无所用，心无所用；则神不驰，神不驰兮心自固。"岂非心不正，由目之妄视乎？

故古之圣贤，保之有方，守之有道。缄舌含光，清心塞听，以养天真，则存德养身，不但目之无病，而寿亦延纪[60]矣。

（二）注释

1. 本篇主要内容摘自《证治准绳·目门·五轮》，主要论述眼的生理病理和预防知识。

2. 金珠玉液：比喻眼睛的结构精细宝贵。

3. 幽户神门：比喻眼睛的功能神奇巧妙。

4. 阴阳蕴气之始：蕴（yùn），积聚，指男女交媾，始而成形。《灵枢·决气》："两神相抟，合而成形。"

5. 二五凝精之际：二为偶数属阴，五为奇数属阳，亦指男子交媾。《灵枢·决气》："常先身生，是谓精。"

6. 大玄既备，神物渐凝：最大的玄妙具备，神奇的物质凝聚。

7. 稽诸古论：查考古人的论述。

8. 腾结：升腾集结。

9. 华盖：肺在体腔脏腑中的位置最高，有覆盖诸脏的作用，故名。《素问·痿论》："肺者，脏之长也为心之华盖。"《灵枢·九针》："肺者，五脏六腑之盖也。"

10. 怫郁：怫（fú），忧愁，忧郁不畅。

11. 则病变不测：原书为"金多克火而亡血，血亡则病变为测"，义理不通，宗《证治准绳·目门·五轮》："则火盛而血燥，火盛而血燥则病变不测。"

12. 故气轮先赤：原书为"金包在水外，水来克金，故气轮先赤"，义理不通。宗《证治准绳·目门·五轮》："火克金，金在木外，故气轮先赤。"

13. 清脆：清亮脆弱。

14. 膏汁：指神水，神膏。

15. 神光：神奇的光华。《素问·本病论》："神既失守，神光不聚。"眼科书中特指眼的视觉功能。

16. 昏瞑：昏渺不明，垂闭难开。

17. 焚燥：红赤如火，灼热燥痛。

18. 心君主也：心在脏腑中居最重要的位置，故以"君主"喻之。《素问·灵兰秘典论》："心者君主之官，神明出焉。"

19. 命门为小心：《素问·刺禁论》："七节之旁，中有小心。"吴鹤皋注："下部之第七节也，其旁乃两肾所系。左为肾，右为命门，命门相心代君行事，故曰小心。"

20. 相火：与君火相对而言，彼此相互配合以温养脏腑，推动人体的功能活动。《素问·天元纪大论》："君火以明，相火以位。"一般认为肝、胆、肾三焦均内寄相火，百相源则在命门。

21. 拱默：拱手默静，此喻归附听令。《后汉书·袁绍传》："拱默以听执事之图。"

22. 土为五行之主：土生万行，故五行以土为主。

23. 脾：原书有脾，据《证治准绳·目门·五轮》改。

24. 华佗云：来源待考，先后收载此段论述的除本书外，尚有《证治准绳》《医贯》《一草亭目科全书》《银海指南》等书，可能以《证治准绳》为早。

25. 目形类丸：丸，泛指小而圆的物体。引申为目呈球形。

26. 丽：明亮华丽。

27. 晦（huì）：昏暗，隐蔽。

28. 悬贯：悬挂连贯。

29. 二窍：指上下目窍。

30. 神膏：指玻璃体。

31. 神水：指房水。

32. 真一上之气：指先天之精气。《脾胃论》卷下："真气又名元气，乃先身生之精气也。"

33. 神之在人也大：神在人体生命活动的功用最大。《灵枢·天年》："失神者死，得神者生。"

34. 神如游龙：比喻姿态柔美。曹植《洛神赋》："翩若惊鸿，婉若游龙。"

35. 抱元守一：指收藏元气和真精。《老子》："少则得，多则惑，是以圣人抱一为天下式。""一"指真精。

36. 此血非比肌肉间易行之血，因其脉络深高难得：原文为"此血非比肌肉间混浊易行之血，因其轻清上升于高而难得"，义理和文理欠通，据《证治准绳》改。

37. 元阳：即肾阳，与肾之元阴相对而言。是生命之本元。

38. 烛照鉴视：清楚分辨，明白视察。指视觉功能。

39. 空阔无穷：指视界宽广。

40. 唇亡齿寒，辅车相依：比喻利害关系十分密切，《左传·僖公五年》："虢，虞之表之，虢亡，虞必从之……谚所谓'辅车相依，唇亡齿寒'者，其虞虢之谓也。"辅：颊车；车，牙床，比喻互相储存。

41. 阴阳之定理：指男女左右两目的一般规律，男左女右，互为阴阳，故男方左，右不如左，女主右，左不如右。

42. 佞直：佞（nìng），花言巧语。直，直言不讳，引申为奸诈与刚直。

43. 毫忽：古计量单位，一厘为十毫，一毫为十丝，一丝为十忽。

44. 二曜：古人以日月与火水土金木五大行星为七曜。二曜指日月。

45. 斫丧真元：斫（zhuó），摧残损害。刘基《艳歌行》："斫丧在须臾，成长何艰哉。"特指沉溺酒色，损害身体。

46. 六欲：泛指各种情欲。《吕氏春秋·贵生》："所谓全生者，六欲皆得其宜也。"又佛家以色欲，形貌欲，威仪姿态欲，言语音声欲，细滑欲，人想欲为六欲。

47. 金谷之富：金谷，园名，为晋代石崇所建，石崇为晋代的头号富翁。比喻最富。

48. 台鼎之荣：古代称三公宰相为台鼎，言其职位显贵，犹星有三台，鼎足而立。《后汉书·陈球传》："公出自宗室，位登台鼎。"

49. 卢扁：卢医、扁鹊，皆古之名医。

50. 堂堂：仪表庄严大方。

51. 欲无其微：先制其微，要想不得大病，首先要防治小病。

52. 惜视缄光：缄，封闭。少用目力，闭目养神。

53. 目不视邪色：其意为眼不要看邪恶之色。

54. 非礼勿视：不合理的不看。《论语·颜渊》："非礼勿视，非礼勿听，非礼勿言，非礼勿动。"

55. 胸中不正则眸子焉：心胸不下，则眼珠暗无神。《孟子·离娄》："心中正则眸子焉，心中不正则眸子焉。"

56. 物交物，则引之而已矣：耳目与外界事物接触，则容易受蒙蔽和引诱。《孟子·告子》："耳目之官不思，而蔽于物，物交物则引之而已矣。"

57. 含眼光，缄真气：其意为含养眼光，封藏真气。

58. 还真子：来源待考，可能为道家人物。

59. 目不著于物："著""通""着"，眼睛不注视物体。

60. 延纪：延长寿命，古代以 12 年为 1 纪。

二、《审视瑶函·内外二障论》

（一）原文

医门一十三科[1]，惟眼科最难，而常人无不易之也。岂惟常人易之，即专是科者，亦易之也。

由于烛理不明[2]，究心不到，或不知儒书，或暗于医学，甚至有一字不谙[3]者，或得一方及得一法，试之稍验，辄自夸耀，以为眼科无出其右[4]。便出治人，而世之愚夫，蒙其害者屡屡，亦各不自知也。若尔人者，是诚以管窥天，所见者不广也。

然自古迄今，轩岐之后，明医世出。如伤寒则有张长沙，杂症则有李东垣，治火则有刘河间，补阴则有朱丹溪。四家之外，名手甚多。然于杂病，则靡不著论立方[5]，以传后世，以开来学。故后之学者，有所依归[6]。是以察脉验症，即论视病，按方用药。苟用之当，靡不通神，乘时奋发[7]，驰名遐迩[8]。皆赖古人所定之方耳。

惟眼科岂独今人见易，吾意张李朱刘亦略于是，皆未见其精详垂论焉。使后世无所本也。但云血少也，神劳也，肾虚也，风热也[9]。苟执是四者而治，其不陷于一偏者亦鲜矣。且夫内障之症，不红不紫，非痛非痒，惟觉昏朦。有如薄纱笼者，有如雾露中者，有如见黑花者，有如见规飞者，有如见蛛悬者，有眉棱骨痛者，有头旋眼黑者，皆为内障。障者遮也，如物遮隔，故云障也。内外障者，一百零八症之总名也。其外障者，乃睛外为云翳所遮，故云外障。然外障可治者，有下手处也[10]，内障难治者，外不见症，无下手处也。

且内障之人，二目光明[11]，同于无病者，最难分别。惟目珠不动，微可辨耳。先贤俱言脑脂下垂[12]，遮隔瞳神故尔失明，惟有金针可以拨之，坠其翳膜于下，能使顷刻复明。予因深思，眼乃五脏六腑之精华，上注于目而为明，如屋之有天窗也。皆从肝胆发源，内有脉道孔窍，上通于目，而为光明。如地中泉脉流通，一有淤塞，则水不通矣。

夫目属肝，肝主怒，怒则火动痰生，痰火阻隔肝胆脉道，则通光之窍遂蔽，是以二目昏朦，如烟如雾。目一昏花，愈生郁闷，故云久病生郁，久郁生病。今之治者，不达此理，俱执一偏之论，惟言肝肾之虚，止以补肝补肾之剂投之。其肝胆道之邪气，一得其补，愈盛愈蔽，至目日昏。药之无效，良由通光脉道之淤塞耳。余故譬之井泉，脉道塞而水不流，同一理也。如执定以为肝肾之虚，余思再无甚于劳瘵者[13]，人虽将危，亦能辨察秋毫。由此推之，因知肝肾无邪，则目决不病。专是科者必究其肝肾果无邪而虚耶，则以补剂投之。倘正气虚而邪气有余，必先驱其邪气，而后补其正气，斯无助邪害正之弊。则内障虽云难治，亦可以少尽病情[14]矣。

至于外障，必据五轮而验症，方知五脏之虚实。而五脏之中，惟肾水神光，深居于中，最灵最贵，辨析万物，明察秋毫。但一肾水而配五脏之火[15]，是火太有余，水甚不足，肾水再虚，诸火益炽，因而为云，为翳，为攀睛，为淤肉，然此症虽重，尚可下手施治，非如内障之无可下手也。然今之业是科者，煎剂多用寒凉以伐火，暂图取效；点药皆用砒硇[16]以取骤，只顾目前，予观两者皆非适中之治，亦非仁术之所宜也。故治火虽云苦寒能折，如专用寒凉，不得其当，则胃气受伤，失其温养之道，是以目久病而不愈也。至于药之峻剂，夫岂知眼乃至清至虚之府[17]以酷烈之药攻之，翳虽即去，日后有无穷之遗害焉，良可慨也[18]！

予业岐黄，朝夕承先大人之庭训[19]，附以管见，遂忘固陋，订制煎剂点药，虽非适中之治，然亦不越于规矩准绳之外也。所用煎剂惟以宽中开郁，顺气消痰，滋阴降火，补肾疏风为主；点药专以去翳明目为先。然点药惟用气而不用质[20]，去翳虽不神速，决无后患。其制药之玄妙，诚非世俗所得知也。但药得于家传，兼以苦心思索有年，幸得其妙。至于目疾危急，万不得已间用砒硇，亦必用药监制其毒。分两之中，十用其一，毫不敢多也。此予治人之目，必抱兢业之心[21]至病目者，愈当小心禁戒，即如劳神酒色忿怒诸事，并宜揖弃。否则目愈之后，不能久视，久视则目珠隐隐作痛[22]，日后决伤于目。是以劳神诸事，俱宜忌也。盖心藏乎神，运光于目[23]。凡读书作字，与夫妇女描刺[24]，匠作雕銮[25]，凡此皆以目不转睛而视，又必留心内营[26]。心主火，内营不息，则心火动，心火一动，则眼珠隐隐作痛，诸疾之所由起也。

且人未有不亏肾者，夫肾属水，水能克火。若肾无亏，则水能上升，可以制火，水上升，火下降，是为水火既济[27]。故虽神劳，元气充足，亦无大害。惟肾水亏弱之人，难以调治，若再加以劳神，水不上升，此目之所以终见损也。今吾辈治目，务宜先审其邪正之虚实，首当驱其有余之邪气，而后补其不足之正气，治斯当而病斯愈矣，此治目之次第。至于临症圆机，神而明之[28]，又在乎人。专是业者，宜究心焉。

（二）注释

1. 医门十三科：元明两代官方卫生机构分设大方脉、小方脉、妇人、疮疹、针灸、眼口齿、伤寒、接骨、金镞、按摩、祝由杂医、禁科十三科。

2. 烛理不明：烛，照耀，引申为研究。对睽理缺乏研究。

3. 一字不谙：谙（ān），熟悉。一字不识。

4. 无出其右：古代以右为尊，引申为上，没有比他再高明的。

5. 靡不著论立方：靡，无。无不著书立说。

6. 有所依归：有书本可以遵循。

7. 乘时奋发：争分夺秒，奋发图强。

8. 驰名遐迩：远近闻名。

9. 但云血少也，神劳也，肾虚也，风热也：见《丹溪心法·治目睛翳痛》："大概目病，属风热与血少、神劳、肾虚。"

10. 有下手处也：外有病证可辨。

11. 二目光明：指外观端好。

12. 脑脂下垂：见《秘传眼科龙木论》。在论述圆翳、滑翳、浮翳等内障时说此是脑脂流下，肝风上冲。"皆因脑脂流下，肝气冲上。"

13. 劳瘵（zhài）：病名，即痨病。《济生方》："夫劳瘵一证为人之大患。凡患此病传变不一，积年染注，甚至灭门。"

14. 少尽病情：减轻症状，缩短病程。

15. 一肾水而配五脏之火：指一肾水配济五脏之元阳。《素问·解精微论》："夫一水不胜五火，故目眦言。"王冰注："五火谓五脏之厥阳。"

16. 砒硇：即砒霜、硇砂，均为剧毒腐蚀药。

17. 至清至虚之府：极为精细、极为脆弱的器官。

18. 良可慨也：深为此而愤慨。

19. 朝夕承先大人之庭训：长期得到父亲的教诲。

20. 点药惟用气而不用质：气，指药物的寒热温凉；质，指砒硇等有毒之品。

21. 兢业之心：兢，原本误为"競"，故改。形容戒惧。《尚书》："兢兢业业，一日二日万几。"

22. 目珠隐隐作痛：视力疲劳的表现。

23. 心藏乎神，运光于目：心藏主神明，运光华于眼目。《素问·宣明五气》："心藏神。"又《灵枢·大惑论》："目者心之使也，心者神之舍也。"

24. 妇女描刺：指女工描绘刺绣。

25. 匠作雕銮：銮（luán），帝王的车架。这里指能工巧匠精细雕刻。

26. 留心内营：营，营谋。指反向思考，谋求秀丽精良。

27. 水火既济：指心火与肾水、肾阴与肾阳互相协调，维持生理的动态平衡。

28. 临症圆机，神而明之：指临症时灵活运用，随机应变，神圣工巧，明察病情。

（三）按语

本篇主要内容摘自《证治准绳·目门》。眼病病种繁多，一般可概括为内外二障，内障包括瞳神以及瞳神内的眼病，外障泛指眼外表各类疾患。这些眼病由于所患部位、所出现症状以及发病原因不同，治疗用药也完全不同。本疾病的发生，总由于正邪相争，所以，治疗宜先审其邪正的虚实，首当驱其有余之邪气，而后补其不足之正气，以及病时与病后调养与摄生，这些都是经验之谈，应当予以重视。

三、《审视瑶函·开导之后宜补论》[1]

（一）原文

夫目之血，为养目之源[2]，充和[3]则有发生长养之功，而目不病，少有亏滞，目病生矣，犹水为生物之泽，雨露中和[4]，则滋生之得宜，而草木秀，亢旱淫潦[5]则草木坏矣，皆一气之失中使然也。

是故天之六气不和[6]，则阴阳偏盛，旱乘之，水之盈亏不一，物之秀槁不齐[7]，雨失进[8]，而为物之害也。譬之山崩水涌，滂沛妄行[9]，不循河道而流，不得已而疏塞决堤，以泄其泛滥，使无淹溢害物[10]之患。人之六气不和[11]，水火乖违，淫亢乘之[12]，血之衰旺不一，气之升降不齐，荣卫失调，而为人害也。

盖由其阴虚火盛，炎炽错乱[13]，不遵经络而来，郁滞不能通畅，不得已而开滞导郁[14]以泄其淤，使无胀溃损目之害，其理与战法同，而开导之要穴有六，谓迎香、内眦、上星、耳际[15]、左右太阳穴也。内眦，乃破贼正队之前锋也，其功虽迟，渐可收而平顺；两太阳击其左右翼也，其功次之；上星，绝其粮道也；迎香，攻贼之巢穴也，成功虽速，乘险而征[16]也；耳际，乃击其游骑耳，道远功卑，智者所不取。此六穴者，皆拯危之良术，挫敌之要机，与其闭门捉贼，不若开门待去之一法也。

夫盗人岂所欲遇乎？倘不幸而遇之，若盗而势弱，我强而势盛，贼成擒矣，设或群盗猖獗[17]，又不若开门逐之为愈也，资财虽损，竭力经营，犹可补其损也，若一闭门，必有激变焚杀[18]之势。目人岂所欲患乎？倘不幸而患之，病浅而邪不胜者，攻其内而邪自退，目自明矣。若六阳炽盛[19]，不若开导以通之，则膏液虽损，随以药补之，犹无损也。不然，火邪郁滞之极，目必有溃烂枯凸之害。

虽然，但开导之一法，其中有利害二者存焉，有大功于目而人不知，有隐祸于目而人亦不知，若论其摧锋挫锐，拯祸戡乱[20] 则其功之大者了。至于液伤膏，弱光华而损滋生，又其祸之隐者也。医人若能识病之轻重，察病之虚实，宜开导而开导之，既导之后，随即补之。使病目者，气血无伤害之弊，庶也称通权达变[21] 之良医矣。

（二）注释

1. 本篇主要内容摘自《证治准绳·目门·开导说》，主要论述放血疗法在眼科临床的运用及术后调补。

2. 养目之源：滋养眼目的源泉。

3. 充和：充足流畅。

4. 雨露中和：雨露适量调和。

5. 亢旱淫潦：久旱不雨，久雨不晴。

6. 天之六气不和：原本为"天之正气不和"，义理不通。据《证治准绳·目门·开导说》改。

7. 秀槁不齐：秀丽与枯槁不大一样。

8. 雨失进：天晴，气候不正常。

9. 滂沛妄行：滂（pāng），涌流。沛（pèi），湍急。水势泛滥。

10. 淇溢害物：淇，同淹。洪水泛滥，淹没生物。

11. 人之六气不和：指人体内气、血、津、液、精、脉六种基本物质，因其均发生于后天水谷精气，故称六气。《灵枢·决气》："六气者，各有所主也，其贵贱善恶，可为常主，然五谷与胃为大海也。"

12. 水火乖违，淫亢乘之：指阴阳偏盛，阴盛则淫，阳盛则亢。

13. 炎炽错乱：火邪炽盛，使气血运行错杂紊乱。

14. 开滞导郁：穴位放血，开导滞郁。

15. 迎香、内脾、上星、耳际：迎香指内迎香；内脾指胞睑内膜，即睑结膜；上星，一名神堂，鼻直上入发际一寸陷中；耳际，包括耳垂、耳尖、耳后静脉 3 处。

16. 乘险而征：征，自伐，引申为治疗，冒有风险的治疗。

17. 群盗猖獗：盗贼成群，横行无忌。

18. 激变焚杀：狗急跳墙，放火杀人。

19. 六阳炽盛：手足三阳，火势猛烈。

20. 摧锋挫锐，拯祸戡乱：摧敌前锋，挫敌锐气，拯救祸危，平定叛乱，引申为有力地祛除病邪。戡：平定叛乱，原本误作"戡"，故改。

21. 通权达变：打破常规，灵活办事。

四、《审视瑶函·眼不医必瞎辨论》[1]

（一）原文

世俗俚言[2]，有眼不医不瞎之说，而愚人往往信之，蒙其害者亦多矣，夫神农尝百草，虑生民之病夭[3]，华佗立眼科，忧后世之盲瞽[4]，有是病必有是药，药而犹难于即愈，未有不药而愈者也。

夫人疾病，皆由不能爱养真元，及至斫丧真元之后，邪气乘虚而入。一旦疾发，而又不能调治，反惑[5] 于愚人之言，岂爱身之人哉！譬如火发而不能急救，委之于数[6] 者，夫不救有不尽焚者乎？救之少迟，仅免其半，倘不救未有全不焚者，患目者，治之少迟，即医治虽无全功，亦可以免枯凸之害，岂有不医不瞎之理乎？发此言者，皆系愚人之疾，陷于沉疴之地[7]，其立心也不仁，听此言者亦谓愚而不智甚矣。

盖眼不医不瞎者，乃眼不医必瞎也。"不""必"二字音语相近之误。且目为窍至高，火性上炎，最易从窍而出。脉道幽深[8]，经络微细，少犯禁戒，则必患之，且今人能知保护者少，损耗者多，是目之感病最易，而治之则难。

故深言警惕[9]之曰：眼不医必瞎。"必"之一字意最重，实欲使人防微杜渐[10]之意也，谓人目病若不早医，病必日深，而眼必瞎也。此理之最易明，智者不待辨而自知也。其曰不医不瞎者，愚人之妄言[11]也。安可听诸[12]。

（二）注释

1. 本篇主要论述眼病不治的危害和早治的必要，同时阐明眼病易患难治的哲理。

2. 世俗俚言：流传在社会上的俗语。

3. 神农尝百草，虑生民之病夭：炎帝神农尝百草，创医药，担心平民百姓患病夭亡。《淮南子·修务训》："神农尝百草之滋味，水泉之甘苦，令民知防避就，当此之时，一日而遇七十毒。"

4. 华佗立眼科，忧后世之盲瞽：祖师华佗创立眼科，担心后世之人眼睛失明。

5. 惑：迷惑，盲目听从。

6. 委之于数：委，交付。数，命运。听从命运支配。

7. 皆系愚人之疾，陷于沉疴之地：愚，愚弄。沉疴，重病。愚弄人家，使疾病陷入沉重的难治的境地。

8. 脉道幽深：指眼部脉络微妙，隐秘深沉。

9. 深言警惕：郑重声明，严肃告诫。

10. 防微杜渐：比喻在眼病开始的时候就加以治疗，不让它发展。苏轼《论周擅议配享自劾札子》："防微杜渐，盖有深意。"

11. 妄言：胡说八道。

12. 安可听诸：诸，用于句末为"之乎"的合音。怎么可以听从呢？

五、《审视瑶函·弃邪归正论》[1]

（一）原文

治病犹治乱破敌，综理无错[2]，攻守得宜，少失机权[3]，变症先矣。夫有诸中然后形诸外，病既发者，必有形色部位之可验，始知何脏何腑，某经某络，所患虚实轻重，然后对症医治，则综理清而攻守当矣，夫何变症之有？

今人治目，不知形症部位，辄[4]乱投药，每受其害，间有侥而愈，则往往引以为例，蒙害者甚多，亦不能尽具。略举数节，以为后戒，且如人之患目者，皆曰服菊花洗心散[5]、龙胆四物汤[6]、三黄汤[7]、明目流气饮[8]、羊肝丸[9]、补阴丸之类。不见效，则反归怨于药，殊不知病不对药，非药之过耳！有以黄连汤[10]、薄荷汤[11]、泥浆、井水、鸡子清、水晶、金银等物，取其凉气，以之熨洗，爽快一时，反致血凝，变症日增，亦不知悟，及疾成始悔。有我饮烧酒，食辛辣，烘火向日[12]，谬云以热攻热。若尔人者，譬蜉蝣之泛火[13]，乃火将息之时，被其一激而散，偶尔侥，遂以为常，比比以示人。吁！倘遇炎炽之病[14]，是赍敌以粮[15]，授贼以刃也。此理之甚明，而人何不悟，可谓愚矣。

有以舌舔[16]目而珠破，不知其害者，不知舌乃心之苗，为心火之用，且又腥燥[17]，无不皆尝，以之舔轻清脆嫩之目，焉得不伤破哉！或曰：古人舔目而复明，非舔之功乎？岂古之舔目，不过一二人而已。此实偶然巧合所致，岂可以此为例。

又有信巫祝，而明灯向日摘草抡丝[18]，谓之劫眼，决无此理。《外台秘要》亦无此法，屡有痕掭爪伤[19]俱由此致。盖努力强挣劳瞻，以耗弱之精华，而敌赫赫[20]之阳光，它得无损？间有客热天行，银星微炎自退之症，偶然愈者，则以为巫之灵，愈信鬼神而弃医彼此援为例，而愚者遂以为信，因成痼疾，而悔之迟矣。

　　吁！士大夫尚蒙其蔽，又况愚人乎？或有因将草汁点洗，误中其毒者，有将毒草[21]贴于曲池、合谷、太阳等穴，而致目珠损凸者，有刮指甲金玉骨等屑，点目而擦破其珠者。如此妄治，皆愚人自取其祸，若医者为之，则不才之甚也。

　　又有庸医图利，证尚不明，滥治人疾，或不当点而强点，不当熨割而强熨割，当开导而失于开导，至于用药，当补者而反泻，当泻者而反补，寒者寒而热其热，损不足而益有余[22]，凡此皆医害之也，故有信巫而不信医者，决不可强之医。此下愚之甚者，虽强之医，而终无全功，反为所鄙。

　　大抵目病，由肝肾之本虚，而后示病始发于目，未有本实而标病者，然人有气血表里，虚实远近。男妇老幼缓急之异病，药有寒热温凉，君臣佐使[23]，补泻逆从反正之异治。要验症而辨其脏腑经络察远近而审其寒热虚实。认症得当，病真理明，然后投之以药，则内外攻伐补泻，各得其宜，庶医无害人之过，人无损目之霉[24]，病者必加之以清心寡欲，耐久医治，又何目？病之不除哉！

　　（二）注释

　　1. 本篇主要论述眼病治疗上的一些时弊和纠正的方法。

　　2. 综理无错：综合分析，判断正确。《文心雕龙》："非博学不能综其理。"

　　3. 机权：机会和权谋。《新论》："临迎危制变曰权。"

　　4. 辄（zhé）：常常，总是。

　　5. 菊花洗心散：生地黄、薄荷、荆芥、防风、羌活、山栀、黄连、黄芩、柴胡、石膏、甘草、川芎、菊花、龙胆草、淡竹叶。主治心火旺，大眦角赤痛。

　　6. 龙胆四物汤：见《医垒元戎》方。生地黄、当归、白芍、川芎、羌活、防风、龙胆草，防己。主治目赤暴发云翳，疼痛不可忍。

　　7. 三黄汤：见《银海精微》方。黄连、黄芩、大黄、牛蒡子。主治脾胃积热，致生胬肉攀睛，胞内生疮，风弦赤烂。

　　8. 明目流气饮：见《和剂局方》。大黄、牛子、川芎、菊花、白蒺藜、细辛、防风、玄参、山栀、黄芩、甘草、蔓荆子、荆芥、木贼、草决明、苍术。主治风热上攻眼目，视物不明，常见黑花，当风多泪，瘾涩难开。

　　9. 羊肝丸：见《普济本事方》。菟丝子、车前子、麦冬、草决明、茯苓、五味子、枸杞子、茺蔚子、葶苈子、蕤仁、地肤子、泽泻、防风、黄芩、杏仁、细辛、桂心、青葙子、熟地黄、白羚羊肝、主治青盲内障。

　　10. 黄连汤：见《普济方》。黄连、秦皮、苦竹叶，薄荷叶适量，水煎洗，主治目赤痛。

　　11. 薄荷汤：见《明目经验方》方：薄荷，以生姜汁浸1宿，晒干为末，每用1钱，沸汤泡洗。主治眼弦赤烂或目赤痛。

　　12. 烘火向日：目近火热，眼视日光。

　　13. 蜉蝣：昆虫，成虫生存期极短。

　　14. 炎炽之病：暴发火眼或内火炽盛的眼病。

　　15. 赍敌以粮：赍（jī），以物送人。给敌人送粮草。

　　16. 舌舐：原书误为"饷"，故改。

　　17. 腥（xīng）燥：羊膻气。泛指腥臭、温燥、煎炒食物。

　　18. 摘草抡丝：抡（lūn），挑选。民间验方：摘选狗尾草等植物茎摩擦眼睑内的淤积或颗粒。

　　19. 痕捩爪伤：捩（liè），持、按，原本为"水伤"，义理不通，多为形误，故改。泛指各种不同的伤痕。

　　20. 赫赫：显著盛大貌。

　　21. 毒草：民间验方，用野棉花叶、地下明珠等有毒植物，贴敷穴位发疱。

　　22. 寒者寒而热其热，损不足而益有余：指治疗上的错误，即寒证用寒药，热证用热药，虚证用攻法，实证用补法。

23. 君臣佐使：组方选药的基本原则。《素问·至真要大论》："主病之谓君，佐君子谓臣，应臣之谓使。"目前把君臣佐使改为主药、辅药、佐药、引药，这样更切近实用。

24. 霉霉（méi）：泛指疾病。

第六节　《银海指南》眼科医论选录

一、《银海指南·心经主病》

（一）原文

心为君主，总统脏腑，故忧思劳怒，皆运心神，心应南方火色，目之大眦属心，心受火刑，则眦内突而痛。若不痛而痒属虚，或因操劳过度，或因水亏不能制火所致。

小眦属心胞，又属少阳经，多气少血。故小眦胬肉属血虚火燥之故也，若心经火邪盛而刑肺，为大眦胬肉攀睛属实火，不痛而痒属虚火。小眦胬肉攀睛乃虚火刑金，为亏证，胬肉双斗，属水亏血少，火邪刑肺，甚则蚀及神水[1]，乃心火克肾水也。大眦流血肿痛为实火。心统诸经之血，火盛则血热妄行。故流血，不肿痛而痒为虚火，乃心肾不交，君火炎甚也。

左目为阴，右目为阳[2]。阴属血，阳属气。男多患左，女多患右[3]。虽有是分，不可执一，惟在圆机通变也。

（二）注释

1. 甚则蚀及神水：严重者侵蚀瞳神表面。神水代指瞳神。

2. 左目为阴，右目为阳：以左右分阴阳，按传统理论应以左目为阳，右目为阴，如《证治准绳·目门》："左目属阳，阳道顺行"，"右目属阴，阴道逆行"。故以后者为妥。

3. 男多患左，女多患右：指男的左目易患眼病，女的右目易患眼病。男女左右两眼是否有别？有待研究。又《素问·玉版论要》"女子右为逆，左为从；男子左为逆，右为从"。可参。

二、《银海指南·肝经主病》

（一）原文

肝属风木，木能生火惟血涵养，否则火盛血伤，目病生焉。其脏主疏泄，凡人愤闷不平，或受六淫之邪；则气不宣流，遂生星翳障雾[1]。如点如凿，或圆或方，形色不一，莫可枚举。

凡自上而下属太阳经，名垂帘[2]，红色而痛属肝热，肿痛风邪，不痛为血虚内热。白色而肿痛属气虚夹风。痛而不肿为寒邪，不肿不痛乃气虚下也，自下而上，属足阳明胃经，名推云[3]，又名黄膜上冲，在黑珠内者，名内推云，属肝肾不足，木夹相火上升，在黑珠外者，名外推云，肿痛涕泪，为风克肝胃，障色带为湿热，比皆气血失充，虚中挟邪症也。

红白相间，名玛瑙障[4]。属热郁肝经，气血相混也。纯白而厚，名水晶障[5]，属寒乘肝阴也，白星圆聚，名聚星障。属肝肾郁结，精血受伤也，一线垂下，名线障[6]。横住瞳神名横关[7]。初起红痛属风寒，邪郁肝阴，不能发越。不红痛属肝肾阴虚，相火上炎也，一线盘旋于风轮之上，名旋螺障[8]，一为阴寒上乘，一为邪郁于肝阴也。黑珠内瞳神外，初起如雾。渐渐厚大，名内障。左关脉细涩，属肝气不舒，左尺脉洪数，属肾气不纳也，色白而长，形如半月，名半月障[9]。属肝经郁怒所致，色白而厚，名白障，稍薄名白翳，归薄名白翳，最薄名白雾，白点名星。红肿痒痛属风，红肿不痒痛属郁邪，舌白涕泪属寒，眼眵干硬，羞明恶热属火，干燥昏蒙属燥，此皆实证，若不肿而红，属血虚肝热生风；不红肿而痛，属忧思郁怒肝气不舒，不红不痛，属阴虚炎炽，皆虚证也。

目珠疼痛，肝阳上浮也，白障满布，赤脉贯睛，属肝经郁热，若无白障，但见赤脉贯睛者，心火刑肺肝也。黑珠上颗突出，名蟹珠[10]。发于瞳神巅顶，属肝肾二经；发于瞳神下面，属阳明，发于大眦傍者属太阳，发于小眦傍者属少阳。凡胬肉臃肿涕泪，脉弦细为风，舌白脉迟为寒，舌红脉数为火，脉细弱或数而无力属阴虚。此症由邪袭肝阴，气血不能流行，或精血不足，过服寒凉升散而发。黑珠低痕，名陷障[11]。障凝如冰名冰障[12]，属邪乘肝阳，气血受伤。红肿脉浮弦为风。不红肿脉迟细为寒，乃实中平虚症也。肿痛胬肉。黑珠泛白，名内泛[13]。乃精血大亏，风寒邪郁也。此皆举其大略，须脉象舌色兼参，庶几无误。

（二）注释

1. 星翳障雾：均为黑睛病变和肝经主病，以黑睛上出现各种形态的混浊性病变而创立十多个不同的病名。本书以白点名星，色白面厚名障，稍薄者名翳，最薄者名雾。

2. 垂帘：眼科病名。《审视瑶函》云："此证生于风轮，从上边而下，不论厚薄，但在外色白者才是。"

3. 推云：本书自定眼科病名，他书未载录。自下而上，在黑珠内者名内推云，在黑珠外者名外推云。在黑珠内色黄者又名黄膜上冲。

4. 玛瑙障：眼科病名。此证生于风轮，红白相间，形似玛瑙而得名，《审视瑶函》等书名玛瑙障内伤。并说："此证薄而圆缺不等，其色昏白而带焦黄，或带微红，但如玛瑙之状者是。"

5. 水晶障：眼科病名。此证生于瞳神之内纯白而厚。《秘传眼科龙木论》等书名玉翳浮满。并说："眼内有翳与玉色相似，遮满瞳人。"

6. 线障：本书自定眼科病名，以一线垂下者是，其他文献未见。

7. 横关：本书自定眼科病名，以横住瞳神者是。《秘传眼科龙木论》称为横翳内障，《审视瑶函》称为剑脊翳，并说："剑脊名横翳。"

8. 旋螺障：眼科病名。《一草亭目科全书》称为旋螺翳，以一线盘旋于风轮之上者是。如兼见风轮部分尖起外突者，《秘传眼科龙木论》称旋螺尖起外障。

9. 半月障：眼科病名，以色白而长，形如半月者是。《秘传眼科龙木论》载有"偃月翳内障"一证，与此相似，可参。

10. 蟹珠：眼科病名，以黑珠上一颗突出者是。《审视瑶函》等书称为蟹睛症。《秘传眼科龙木论》称蟹睛疼痛外障。本书按发生的部位分经论治，其他文献未载。

11. 陷障：眼科病名。以轩珠低陷者是。《一草亭目科全书》载有乌珠下陷症，与此相似，若外伤所致者称膏伤珠陷，载《证治准绳》。

12. 冰障：眼科病名。以障凝如冰者是。《一草亭目科全书》载有冰轮翳。《审视瑶函》载有冰翳内障，色亮如冰，在内者属此。

13. 内泛：本书自定眼科病名，以黑珠泛白者是。其他文献未载，概念不清，难以成立。

三、《银海指南·脾经主病》

（一）原文

脾为诸阴之首[1]，统摄一身之血，在气为中气，在脏为心子。目之上睥属脾，下睥属胃。上睥内生红粒，名鱼子石榴；生红块名鸡冠蚬肉，皆属风热邪滞太阳，气血凝结所致。

睥生痰核，在皮里膜外，如樱如梅，由于气滞燥结，防有成疣之患，睛明穴有疮，名眼痛[2]，日久成管，名漏睛，属太阴郁热不宣。睥翻粘睑，属阳明胃火。上睥生肉粒名偷针，下睥生肉粒名眼障[3]，肿痛属风郁化火，不肿痛而时发止，属劳伤心脾，肝木克土，是虚症也。

目睥宽纵，拳手倒睫红痛，属脾肺缺虚夹风；不红痛，属中气下陷，下睥紧急拳手倒入，属肝风克胃，下睥下生菌[4]，属阳明湿火。两睥生癣，湿烂为风。焦枯为火，干涩属燥，脓窠属湿。然有风中兼燥，火中兼风，湿中兼热诸症，宜细辨之。

（二）注释

1. 脾为诸阴之首：脾为太阴，故称诸阴之首。

2. 眼痛：对名睛明穴生疮，临床常见的急性泪囊炎属此。

3. 眼瘴：本书自定眼科病名。瘴（zhàng），疮疽、《左传》："荀偃瘴疽，生疡于头。"眼睑疮疽属此。

4. 下胞下生菌：简称眼菌，眼睑恶性肿瘤属此。

四、《银海指南·肺经主病》

（一）原文

肺为华盖，百脉之宗[1]，白睛红丝满布乃肺热也，白珠胬肉紫胀，甚则眼眶青黯[2]，乃血为邪乘，凝而不行也。玉粒侵睛，肺气凝滞所致，白睛起膜，状若鱼泡，寒郁太阴也，白翳侵睛，属金来克木，目珠臃肿红痛，辨是何邪，分别施治，目珠突出，鼻塞咳嗽，乃风寒乘肺，肺气逆也，珠大脱眶，肺肾气冲[3]，乃金水两亏症也。

能仰视不能俯视，气有余而血不足也；能俯视不能仰视，阴有余而阳不足也。鸡盲者阴气未升则昏，至人定后，仍能见物。雀盲者，通夜不见，乃肝血少肺阴亏也，鹘眼凝睛者，阴阳不和，火克金也，总之其位至高，统一身之气。其见症多在于气轮。随症审察，自奏效。

（二）注释

1. 肺为华盖，百脉之宗：华盖，帝王车上所张的遮盖物。李东垣说："肺叶白莹，谓之华盖，以复诸脏，虚如蜂窠，下无透窍，吸之则满，呼之则虚。"《素问·经脉别论》"肺朝百脉"，所以称"百脉之宗"。

2. 眼眶青黯：黯（àn），深黑，指眼眶皮肤深黑或皮下青黑。

3. 珠大脱眶，肺肾之冲：指目珠胀大突出眶外，为肺肾气虚所致。冲：空虚。《老子·道德经》："大盈若冲。"

五、《银海指南·肾经主病》

（一）原文

肾为作强之官，技巧出焉。应北方癸水，涵木制火，荣养血脉。瞳神内起星，邪郁肾阴也。五星乱，视物，水为火反克，虚实皆有也。

瞳神细小，火搏水阴也，瞳神散大，气不裹精也。瞳神发白，水源干涸所致。黑珠满红，名胭脂内障[1]属相火上浮，水不能制，若瞳神亦红，名血灌瞳神，不治，瞳神泛白动跃[2]，已成内障亦不治，瞳神黄色如金[3]，火亢水竭亦不治。有见火星飞扬者心肾不交也，有见莹星满目者肝肾不和也，有见白星绕乱者肺肾气虚也，有见黑花茫茫者肾阳不藏也。

视白为黄，视红为紫，视正为横，视定为动，睁目光晕，此阴极阳飞[4]症也。瞳神不大不小，其色不白不红，三光俱灭[5]，真情盲也，法在不治，以上诸条，皆精血，失充之症，诚以水为天一所生务宜滋养，水足精充，目疾自痊愈矣。

（二）注释

1. 胭脂内障：本书自定眼科病名，以前房积血包似胭脂者是，若瞳神满红称血灌瞳神。

2. 瞳神泛白动跃：指晶状体混浊脱位，虹膜振颤，晶状体脱位不混浊或无晶状体出现瞳神跃者名珠中气动。载《证治准绳》。

3. 瞳神黄色如金：瞳神内有黄白色反光，视力全部丧失，临床常见的眼内炎或视网膜母细胞瘤属此，又称如金内障。载《证治准绳》。

4. 阴极阳飞：指阴阳偏胜，有阳胜阴者，也有阴胜阳者。临床上以阳盛阴虚者多见。

5. 三光俱灭：历来有两说，一说指日光、月光、星光；一说指日光，月光、灯光（或火光），以后者为妥。临床所见天光感者属此。

六、《银海指南·六腑主病》

（一）原文

三焦分上中下，目疾是上焦病，无有论及中下者，然细按之，则三焦各有见症，不可混治，头痛，鼻塞，耳聆[1]而疮，目红肿痛，唇疮，口糜，此皆上焦病也，治宜清火发散，疏肝养目，肚腹膨胀，胸膈不舒，两目干涩或缘烂，此乃中焦病也，治宜消积行气，脚气臃肿，步履艰难，水道不通，湿热上浮，以致目患，此乃下焦病也，治宜利湿清热舒筋。腑病以通为补[2]，故但叙实症，其有虚症，另有各门，学者细心参之可也。

小肠为火腑，与心经配合表里，凡心经之火，上延于目者，兼责诸小肠。故古人治心火，心用导赤，以心为君火，无直折之理[3]。但当通理小肠，则心火自降，此治脏先治腑之法也。

胆属少阳，经曰：十二经皆取决于胆[4]。为半表半里，两边头痛，法用小柴胡及逍遥散，乃和解之剂。目中神光，惟赖胆中清纯之气所养，倘胆精不足，胆汁不充，两目必昏，古方以诸胆为治[5]，所以清其邪热，乃同气相求之理也，然味太苦寒，防其碍胃，总宜以条达为主，余详肝经。

胃为水谷之海，转输旋运，生化不穷。故治病先计胃气，胃气一弱，饮食不纳，何以能胜药力乎？然胃病有虚有实，有热有寒，实宜硝黄之属，虚宜术草之属，寒宜香砂之类，热宜苓斛之类，配合脾以，为后天生养之基，故东垣专治胜脾胃立论，非虚说也。其见症说载脾经，但须知阳土不耐温燥[6]，方不误治。

大肠传导糟粕，通稠为顺，溏泄则有阴务之患，秘结则有阳亢之虞，昔人治便频无度。多以补脾为主，亦扶土生金之义也，有火则闭塞不通，须用攻下之品，釜底抽薪，诚妙法也，稍涉虚者，如景岳济川煎，亦可采用，凡目病在肺经者，治其大肠，以其表里相应，所谓上病治下也。

膀胱为巨阳[7]，其经脉最长，统束一身，凡外感症，皆太阳受之，防发汗治其经，五苓利水治其腑，更有湿热下注，二便不调，专治膀胱，其病自愈，与肾为表里，肾无泻法[8]，泻膀胱即所以泻肾，沟渎即清，水泉不竭，肾精自然充足，目珠上属太阳，见症甚多，如头风损目，垂帘成障皆是，故凡治目，不可不细究膀胱也。

（二）注释

1. 耳聆：耳出恶水，临症常见的化脓性中耳炎属此。

2. 腑病以通为补：指六腑的病变，实证多见，以通泻为主，邪去正安，故曰以通为补。

3. 无直折之理：苦寒直折是治疗实火证的基本大法，但治心火，多数医家不主张用苦寒直折，而主张清利小肠，引导心火自降。

4. 十二经皆取决于胆：《素问·六节脏象论》："十二经皆取决于胆也。"

5. 古方以诸胆为治：《本草纲目》："肝开窍于目，胆汁减则目暗，目者肝之外候，胆之精华也，故清胆皆能治目病。"

6. 阳土不耐温燥：脾胃均属土，以阴阳分之，则脾为阴土恶湿，胃为阳土恶燥，所以养胃阴，增津液，寒攻下，是治疗胃经疾病的大法。

7. 膀胱为巨阳：膀胱经属太阳，所以又称巨阳，还有经脉最长、统束一身之意。

8. 肾无泻法：肾藏精，许多医家不主张泻肾，若遇实证，通利膀胱，其病自愈。

七、《银海指南·六气总论》

（一）原文

《素问·天元纪大论》曰："天有五行以御五位，以生寒暑燥湿风火。"[1]是为六气。当其位则正，过则淫，人有犯其邪者，皆能为目患。风则流泪赤肿，寒则血凝紫胀，暑则红赤昏花，湿则沿烂成癣，燥则紧涩眵结，火则红肿臃痛。风宜散而寒宜温，暑宜清而湿宜燥宜润而火宜凉，辨之既明，治亦易也。

然其中有相夹而来者，盖风为百病之长，如夹寒、夹暑、夹湿、夹燥、夹火之类，有相从而化[2]

者，如风邪化火、寒邪化火、湿邪化火、燥邪化火之类，风邪发于前，火邪继于后，故凡人之病目者，皆比为风火也，然风火之症，最宜详解，苟一见火症，无论有风无风，多从散治，鲜不为害。风本阳邪，必有外感，方是真风，因风生热，风去火自息，此宜散之风，多从散治，鲜不为害。若无外感，只因内火上炎热极生风，热去风自息，此不宜散之风也，又有相杂而至[3]者，以四时言之，冬月致病只三字，风、寒、火是也；春兼四字，风、寒、燥、火是也，夏兼五字，风、寒、暑、湿、火是也，秋只四字，风、寒、燥、火是也，然其中有伏藏，有变化[4]，亦不得执一而治。

奈何医者治目初起，红肿眵泪，不问何邪，概行表散，散之不效，随用和解，解之不去，随用清凉，凉之不效，继以补益，幸则引为已功，不幸则委之天命，恬不为怪，良可叹也！余著此论，一一剖悉，使纷纭错杂之症，不致混淆，更以脏腑经络形色脉象参之，无遁情矣。[5]

（二）注释

1. 天有五行以御五位，以生寒暑燥湿风火：《素问·天元纪大论》为"天有五行御五位，以生寒暑燥湿风"。

2. 相从而化：从，跟从。即相继发生变化。

3. 相杂而至：指同时感受。

4. 有伏藏，有变化：前者指感受以后藏而不发，后者指感受以后变生他证。

5. 遁情：遁的异体字，逃遁。引申为延误病情。

八、《银海指南·七情总论》

（一）原文

喜、怒、忧、思、悲、恐、惊，是为七情，然七情不越五志[1]。心在志为喜；肝在志为怒；脾在志为思；肺在志为忧；肾在志为恐；悲属心包，附于心；惊属胆，附于肝。此心怵惕以思虑则伤神，脾忧愁不解则伤意，肝悲哀恸中则伤魂，肺喜乐无极则伤魄，肾盛怒不止则伤志，恐惧而不解则伤精，此五志之伤于七情也。怒则气上，喜则气缓，悲则气消，恐则气下，惊则气乱，思则气结[2]，此七情本经之形证也。怒伤肝，悲胜怒，喜伤心，恐胜喜，思伤脾，怒胜思，忧伤肺，喜胜忧，恐伤肾，思胜恐[3]，此七情相胜之次第也。

喜与悲忧相反，怒与惊恐相反。思则无有所及，乃土位建极于中州也。喜与怒相因，悲忧与惊恐相因，思则各有所因，乃土德寄旺于四时也。东垣云："治目不理脾胃，非其治也。"其亦有鉴于此欤？

但目之为病，由于六淫者易治，由于七情者难治，盖喜大虚则肾气乘矣，忧则心气乘矣，怒则肝气乘矣，悲则肺气乘矣，恐则脾气乘矣，一经自具一气，一经又各兼五气，五五二十五气，变化难穷[4]，苟不得其要，终难获效。然七情中，悲伤心包，惊伤胆者间或有之，喜伤心，忧伤肺者绝少也，惟思伤脾，恐伤肾，怒伤肝，怒伤肝者最多，诚能存养此心，使志意和平，精神澹定[5]，悲怒不起，惊忧不扰，则天君泰然，百体从令[6]，自然勿药有喜，何必灵于草根树皮哉！

（二）注释

1. 七情不越五志：五志，指喜、怒、思、忧、恐。悲附于忧，惊附于恐，所以说，七情不越五志。本书把悲附于喜，把惊附于怒，欠妥。

2. 怒则气上，喜则气缓，悲则气消，恐则气下，惊则气乱，思则气结：载《素问·举痛论》。

3. 怒伤肝，悲胜怒，喜伤心，恐胜喜，思伤脾，怒胜思，忧伤肺，喜胜忧，恐伤肾，思胜恐：载《素问·阴阳应象大论》。

4. 盖喜大虚则肾气乘矣，怒则肝气乘矣，悲则肺气乘矣，恐则脾气乘矣，忧则心气乘矣，一经自具一气，一经又各兼五气，五五二十五气，变化难穷：载《素问·玉机真藏论》。与原文有出入。其意为：喜极伤心，心虚则肾气相乘，或因大怒时肝气乘脾；或因悲伤，则肺气乘肝，或因惊恐，则肾气内虚，脾气乘肾，或因大忧，则肺气内虚，心气乘肺。每一经除自具体气外，又各兼有五气，就有五五二十五气，故变化无穷。

5. 精神澹定：澹（dàn），安静。指精神安宁平静。

6. 天君泰然，百体从令：天君，指《素问·灵兰秘典论》："心者，君主之官""主明则下安"。心主泰安，则整个肢体服从令。

九、《银海指南·杂病总论》

（一）原文

病之发也，有因外感内伤，前已详论之矣，至于杂症，不过气、血、痰、食、郁五者而已。然五者之中惟气血为甚。

盖人有阴阳为气血。阳主气，故气全则神旺；阴主血，故血盛则形强，然而身形之中，有营气，有卫气，凡有受气于谷，谷入于胃，以传于肺，五脏六腑皆得受气，清者为营，浊者为卫，营行脉中，卫行脉外[1]，其所以统摄一身，环流不息者，全赖元气为之主持。元气者，先天之气，命门之主也。卫气者，后天之气，生命之源也。元气为卫气之母，母能益子，子赖谷气之津以养生，故元气衰，则营卫之气皆有不充矣。

夫血生于心，统于脾，藏于肝，布于肺，泄于肾，灌溉一身，为七窍之灵，四肢之用，润颜色，充营卫，津液得以通行，二便得以调畅，然血为气化[2]，亦能助气，故一气一血，相为表里也。

痰饮一症，内经只有积饮之说，本无痰症之名，盖痰涩之化，本由中气衰弱，水谷入胃，不能尽化，留而为痰，使脾强胃健，则随食物化，皆成津液，焉能成痰。故肥人多痰者，因中气不能健运所致。经云：形盛气虚，此之谓也，若实痰者，或因风、因热、因湿、因寒，郁结于脏腑经络之间，血气不能通达。凝而为痰，祛其外感，而痰自消也。内经之不言痰者，正以痰必因病而生，非病之因痰而致也。

经云："人以水谷为本，人绝水谷则死，脉无胃气亦死。"[3] 又曰："谷盛气盛，谷虚气虚。"[4] 此其常也，反此者病。盖五味入口藏受于胃，游溢精气，散布于五脏，酸入肝，苦入心，甘入脾，辛入肺，咸入肾，此五脏各归后喜也。凡人偶食生冷油浊之物，积滞于肠胃之间，此邪气之实也若食入即胀，或胸胁作痛者，乃中气不旺之故也，盖脾胃为仓廪之官，职司化食，脾胃强壮者，即滞亦易化，如其不能化者，皆由脾胃之虚也。

郁病者，滞而不通之义也经言五郁[5]者，乃五行之化，气运有乘，则五郁之病生焉。滑氏曰：本性本条达，火性本发扬，土性本冲和，金性本整肃，水性本流通。五者一有所郁，斯失其性矣。至于情志之郁，不过忧、思、怒三者而已。盖忧则气聚，思则气结，怒则气逆也，初病宜顺宜开，若郁久则伤及中宫，神志自消，心脾日耗，非补不可也。

余谓痰、食、郁三者，总由气血不调之故。若气血和平，则神魂安静，肤腠固密，外来之邪，无隙可乘，内生之郁，无由而起，即使寒温之测，世事无常或外犯客邪，或内为郁病，只宜法其外感，调其郁气则安矣，宁有大病之足虑哉？

（二）注释

1. 凡有受气于谷，谷入于胃，以传于肺，五脏六腑皆得受气，清者为营，浊者为卫，营行脉中，卫行脉外：载《灵枢·营卫生会》，与原文有出入。

2. 血为气化：指血为营气所化。《灵枢·邪客》："营气者，泌其津液，注之于脉，化以为血。"又《灵枢·决气》："中焦受气取汁，变化而赤，是谓血。"

3. 人以水谷为本，人绝水谷则死，脉无胃气亦死：载《素问·平人气象论》。

4. 谷盛气盛，谷虚气虚：载《素问·刺志论》。

5. 经言五郁：载《素问·六元正纪大论》："木郁达之，火郁发之，土郁夺之，金郁泄之，水郁折之。"

十、《银海指南·气病论》

（一）原文

经云："气脱者目不明。"[1] 气者，清阳之气也。清阳不升，则浊阴不降。而目安能烛照无遗乎？

人在天地间，莫非气化[2]之流行，脏腑经络，气得其正，何用不臧[3]？气失其正，何注弗害？故曰：百病生于气也。又近见应震王氏曰："行医不识气，治病从何据，堪笑道中人，未到知音处。"旨哉斯言！[4]是实治身治病第一大纲。盖气之为用，无所不至，一有不调，无所不病，为虚为实为寒为热，变态莫可名状，气有不调之处，即病根所在之处也明者撮而调之，犹如解结，一举于而即脱然矣。

故本乎天者，天之气也；本乎地者，地之气也。人身之气亦应之。阳气有余，为目壅肿；阴气有余，为隐涩羞明，中气不足，为眼皮宽纵，凝而不行，为睥生瘰核，实者破之，虚者补之，滞者行之，郁者达之，寒者温之，热者凉之，不和者调之疏之，凡五行五志五脏六腑，皆赖气以为之用，常则安，变则病，是以圣人谓诸病皆因于气，而况目病乎？故医者当参观互证，酌宜而治之，庶于斯道无愧矣。

（二）注释

1. 气脱者，目不明："载于《灵枢·决气》"
2. 气化：泛指阴阳之气化生万物，又专用于概括某些器官的特殊功能。
3. 何用不臧：《诗经》："百甲君子，不知德行，不技不求，向用不臧？"又《周易》："不臧则凶。"臧，美好，善。即向往不善之意。
4. 旨哉斯言：旨，美好。倒装句，即这句话讲得多好啊！

十一、《银海指南·兼症总论》

（一）原文

医虽有专科，而病则无专病也，有专科则其术业，无专病则其症杂，吾故论目病，而及于兼症焉。

夫病之重者，莫如伤寒。仲景论太阳篇中头热目赤阳阴篇中目中不了，睛不和；少阳篇中少阳中风，两耳无所闻，目赤，是伤寒兼目疾也。若夫中风、头风、虚劳、臌胀、噎膈、咳嗽、黄疸、遗浊、疝瘕、泻痢以及外科疮疡，女科胎产、经带，儿科豆疹、疳积皆有兼目疾者，不得不一一著明，仿《伤寒析义》这例，以垂诸简编，庶有成法可遵，而不至于顾此失彼也。至于头风之害目，疳积之害目，患者极多，为本科之本病故论之详切焉。

夫医有十三科，伤寒为第一，余科次之，眼科又次之，今以眼科而括诸科之全者因虑业是科者，守一家之说，而不能广搜医籍，倘遇兼症，则曰此某科也，望望然去之[1]，宁为贻识者之笑乎？然谷概为疗治，使患目之人，并入于光明之域，必须博专诸家临症乃能措手也，古人立法，互有不同，有偏于寒者，有偏于热者，有偏于攻者，有偏于补者，熟究深思，化其偏而得其全，则法皆尽善矣。

故专者心之谓也，又专力之谓也，专其心，专其力，斯得专其艺矣，且能专者，未有不能兼者也，因专而后能兼，因兼后愈专，成德之士[2]岂一端一节所能尽其长哉！

（二）注释

1. 望望然去之：《孟子·公孙下》："思与乡人立，其冠不正，望望然去之。"用在这里，指看了以后不作任何处理，让病人离去。
2. 成德之士：指有成就有威望的学者。

十二、《银海指南·详参脉证》

（一）原文

余历来治目，无不详参脉证，以定治法。如陆某、朱某同一胬肉壅肿，黑珠内泛[1]，一则脉沉迟，知其阴虚不足，复感寒邪，故余用六物汤加炮姜，以养阴温胃；一则脉浮迟而细，知其气血两亏，而兼风，故余用四物逍遥加苏木红花，以祛风理血。张某、文某同一珠大脱眶也，一则两尺浮洪无根，右寸濡弱无力，此肺金不能生水，肾火浮越所致，故余用金匮肾气丸以降其浮阳；一则两尺细数，右寸浮洪，此肾水枯涸，肺气上冲所致，故系用人参固本煎加牛膝，以清其亢热，此证同脉异，而治亦异也。又如钱某瞳神散大，李某两目眦肉突出发痒，判然两症，然二人尺脉均细数，寸脉均洪大，皆由于心肾不交，故余同以滋阴六味丸[2]去萸肉加女贞子以治之，此证异脉同，故治亦同也。至如孔某视白为黄，视红为紫，视正为横，乃阴极阳飞[3]之症，脉宜浮洪，今反细涩，所谓过极者，反兼胜己之化也，余以七味[4]二地滋补之，此凭症而不凭脉也。大抵阴阳虚实，最宜详审。张介宾曰：凡值疑似难明处，必须用四诊之法，详问其由，兼辨其声色，但于本末先后，中正之以理，斯得其真，若不察此，而但谓一诊可凭，信手乱治，亦岂知脉症，最多真假，见有不确，安能无误。且常诊者知之犹易，初证者决之甚难，此四诊之所以不可忽也。

（二）注释

1. 内泛：病证名，出《银海指南》，症见黑睛泛白，故名。

2. 滋阴六味丸：即六味地黄丸，因六味地黄丸以滋阴著称，故名。

3. 阴极阳飞：指阴虚过甚，虚阳浮越。

4. 七味：可能为七味都气丸。

十三、《银海指南·因证立方》

欲为医者，能先明制方之法，无难奏效。余治汪妇两目赤肿，左关脉沉数而微涩，此郁火伤肝症，宜用逍遥散，然时值暑令，恐柴胡复升动其火，因去之，加青蒿而病除。又治谢某火旺水亏，宜用六味丸，但目有星障，不宜酸敛，因去萸肉加女贞而病除。又治谢某两目眵眵，红丝下坠，此由操劳过度，思虑伤脾，以致脾火刑金，宜用归脾汤，但脾中尚有郁火，恐木香太燥，且能破气，因去之，加麦冬以润肺而病除。又治吴某，厥阴头痛，气血素亏，脾肾两经复感受寒邪，致左目凝翳赤障，下起伤痕，宜用温补之剂，但仅祛脾脏之寒，则水不得温，仅祛肾脏之寒，则土不得暖。余以理中汤、理阴煎合治之而病除。凡兹各法，未可概述，但能随证应变，自免刻舟求剑[1]之弊。

天下之病无穷，古人之方，不能尽其变态，则因证立方，当抒独见。曾有于某，其目为石灰所伤，黑珠已损，视物不明，两眶肿痛。又有廖妇，左目为火烙伤，黑珠已坏，疼痛难忍。此两症如《飞鸿集》、《龙木论》、《银海精微》、《原机启微》、《审视瑶函》等书及各大家集中，均所未载。余思石本属阳，又因火化灰，其性更烈，目为所伤，则血凝水涸，遂处一方，以韭菜地上蚯蚓泥煎汤令服，其肿痛立消，继以凉血之剂，目遂还光，盖蚓本土德而星应轸[2]，水味性咸寒，最能清热，其泥尤甘寒泻热解毒，必用韭某地上者，韭入血分而行气，气血行则肿消，热毒清则痛止也。至火性燥烈，烙目尤酷，遂用陈菜子油，令其灌洗，其肿痛亦立消。盖菜子辛温无毒，陈则辛温之气稍泄，目方苦燥，得此润之，痛可少减，且味带辛温，则能散其凝滞，而肿亦消矣。学者能细认病源，熟谙本草，何患症之难治哉！

（二）注释

1. 刻舟求剑：比喻拘泥成法而不讲实际。典出《吕氏春秋》：楚人有涉江者，其剑自舟中坠于水，刻其舟曰：是吾剑之所从坠，舟止，从其所刻求之。

2. 蚓本土德而星应轸：蚓，即蚯蚓。《孟子·文公下》："夫蚓，上食埃土，下饮黄泉。"土德，金木水火土五德之一。轸，二十八宿之一，南方朱鸟七宿的末宿。蚯蚓生活在土里，在天与轸宿相应。

十四、《银海指南·分师进取》

余本各法以治目疾，应手辄效。尝治沈某。目红肿，泪如脓，口干唇燥，小便赤涩，此一水不能胜五火也，第降其火则水不即生，第滋其水则火不遽息，乃以六味作汤下青宁丸[1]，火清而水亦壮。又苗某，右目为苗叶刺伤，白障满泛，疼痛不止，当以活血为本，治气为标，乃朝用四物汤加苏木、红花、乳香、没药、姜虫以行其血，夕用沉香越鞠丸，以通其气。又于某痘后两脾生癣，此因虚郁热停滞脾胃，当以扶脾为本，清热为标，乃朝用六君子去甘草加升麻、望月砂、杏仁以健脾润肺，夕用清目散以泻火。又李某两目赤翳，夜则时痛时止，此阳不和也，余用补肝散合四物汤以和其阴，然浮火上升，不可不降，再用熟地黄、附子，捣烂涂涌泉穴，以降其浮游之火。又刘某两目昏眊，胸膈郁闷，无事生怒，此肾水不能生肝木也，余用左归饮下越鞠丸，则壮水之中兼解其郁，凡此阴阳互济，气血并调，虚实兼治诸法，不能遍举。略述数条，以待学者隅反[2]，或曰：何不合一汤以治之。余曰：不然，用药之法同于用兵，如两支兵合路而来，则合师以剿，自可奏功。若东一枝兵，西一枝兵分路来犯，若合师以剿，东驰西走，力不能专，何如分师进取，各奏成功。然而奇正相生，各存乎人，总期变通尽利。故兵法曰：多算胜者，少算不胜也。

（二）注释

1. 青宁丸：由单大黄制成，为泻眼目之火的中成药。

2. 隅反：意为类推。物有四隅，故举一隅则可知三隅。

第七节　《证治准绳》眼科医论选录

一、《证治准绳·目门·赤丝乱脉》[1]

（一）原文

谓气轮有丝脉赤乱，久久常如是者。然害各不同，或因目痛，火虽退，不守禁戒，致血滞于络而赤者，或因冒风沙烟瘴，亲火向热，郁气劳心，恣酒嗜燥，竭视劳瞻，而致有所郁滞而赤者，有痛不痛，有泪无泪，有羞明不羞明，为病不等。盖病生在气轮，白珠上有丝脉纵横，或稀密粗细不等，但常常如是久而不愈者，是也。非若天行客风等证之暴壅，赤脉贯睛之难恶[2]者比。若只赤乱，或昏昧涩紧不爽，或有微微泪湿者轻，因而犯戒者变重。若脉多赤乱，兼以枯涩而紧痛，泪湿而烂肿者重。验之当以大脉为主，从何部分而来，或穿连某位，即别其所患在何经络，或常或变，自病合病等证。分其生剋承制，然后因其证而投其经以治之。治外者细脉易退，大脉乱紫者退迟，虽点细而脉大者，必须耐久，去尽方已，庶无再来之患，不然他日犯禁，其病复发。若有别证，火亦循此而至。凡丝脉沿到风轮上者，病尤重而能变，若因其滞而日积月累，一旦触发，脉紫胀及睥肿者，用开导之。凡见丝脉虬紫，内服外点，点时细缩，不点即胀，久久亦然。及因而激动滞病变者，珠虽不紫，睥虽不肿，亦有积滞在内深处，乃积滞尚轻而在络中幽深之所，故未胀出耳。揭开上睥深处看之，其内必有不平之色在焉。因其滞而量其轻重，略略导之不可过，过则有伤真血，水亏骨涩，目中昏弱之患。

（二）注释

1. 赤丝乱脉：又称赤丝虬脉，多居结膜的慢性炎症。

2. 难恶：难治、严重。

二、《证治准绳·目门·凝脂翳》

（一）原文

此证为病最急，起非一端，盲替者十有七八，在风轮上有点，初起如星，色白，中有凹，如针刺伤，后渐长大，变为黄色，凹亦渐大为窟[1]者。有初起如星，色白无凹，后渐大而变色黄，如变出凹者。有初起便带鹅黄色，或有凹或无凹，后渐渐变大者。或初起便成一片，如障大而厚，色白而嫩，或有凹或无凹而变者。或有障，又于障内变出一块如黄脂者。或先有痕凹，后变出凝脂一片者。所变不一，祸则一端。大法不问星障，但见起时，肥浮脆嫩，形大而色黄，善变而速长者，即此证也。初起时微小，次后渐大，甚则为窟为漏，为蟹睛，内溃精骨，外为凹凸，或气极有声爆出稠水而破者，此皆郁遏之极，蒸铄肝胆二络，清气受伤，是以漫及神膏，溃坏虽迟，不过旬日，损及瞳神。若四围见有瘀滞者，因血阻道路，清汁不得升运之故。若四围不见瘀赤之甚者，其内络深处，必有阻滞之故。凡见此证，当作急晓夜医治，若迟待长大，蔽满乌珠，虽救得珠完，亦带病矣。去后珠上必有白障，如鱼鳞外圆翳[2]等状，终身不能脱。若结在当中，则视昏眇。凡目病有此证起，但是头疼珠痛，二便燥涩，即是急之极甚。若二便通畅，祸亦稍缓，有一于斯，犹为可畏也。

（二）注释

1. 窟（kū）：土室、洞穴，指大而深的凹陷。

2. 鱼鳞外圆翳：鱼鳞，病证名，出自《证治准绳》，色虽内而不光亮，状带欹斜，故名。外圆翳，即圆翳外障，病证名，出自《证治准绳》，其状圆，其色白，大小不等，厚薄不同，上两证均为角膜遗疡留下的角膜瘢痕。

三、《证治准绳·目门·绿风内障》

（一）原文

瞳神气色浊而不清，其色如黄云之笼翠岫[1]，如蓝靛之合藤黄[2]，乃青风变重之证，久则变为黄风，虽曰头风所致，亦由痰湿所攻，火郁忧思忿怒之过。若伤寒疟疫热蒸，先散瞳神，而后绿后黄，前后并无头痛者，乃痰湿攻伤真气，神膏耗涸，是以色变也。盖久郁则热胜，热胜则肝木之风邪起，故瞳愈散愈黄。大凡病到绿风，危极矣，十有九不能治也。一云，此病初患则头旋，两额角相牵，瞳神连鼻鬲皆痛，或时红白花起，或先左而后右，或先右而后左，或两眼同发，或吐逆，乃肺之病，肝受热则先左，肺受热则先右，肝肺同病则齐发，先服羚羊角散，后服还睛散。

（二）注释

1. 翠岫：岫（xiù），山峰。翠岫指翠绿的山峰。

2. 藤黄：中药名，又名玉黄、月黄，其色红黄，产印度及泰国，为峻下剂，画家多用之。

四、《证治准绳·目门·云雾移睛》

（一）原文

谓人自见目外有如蝇蛇旗旆蛱蝶绦环[1]等状之物，色或青黑粉白微黄者，在眼外空中飞扬撩乱，仰视则上，俯视则下也。乃元府有伤，络间精液耗涩郁滞清纯之气，而为内障之证。其原皆属胆肾，黑者胆肾自病，白者因痰火伤肺金之清纯不足，黄者脾胃清纯之气，有伤其络。盖瞳神乃先天元阳之所主，禀聚五脏之精华，因其内虚而见其状，虚弱不足人及经产去血太多而悲哭太过深思积忿者，每有此病。小儿疳证、热证、疟疾、伤寒日久，及目痛久闭，蒸伤精液清纯之气，亦有此患。幼而无知，至长始晓，气络已定，治亦不愈。今人但见此证，则曰鬼神现象，反泥于禳祷[2]而不求内治，他日病愈盛而状愈多，害成而不可救矣。

（二）注释

1. 蝇蛇旗旆蛱蝶绦环：旆（pèi），古代旗末悬的饰物。蛱蝶，即蝴蝶，指眼前出现各种形态的黑影。

2. 禳祷：求神灵保护。

五、《证治准绳·目门·视瞻昏眇》

（一）原文

谓目内外别无证候，但自视昏眇，矇昧不清也。有神劳，有血少，有元气弱，有元精亏而昏眇者，致害不一。若人年五十以外而昏者，虽治不复光明。盖时犹月之过望[1]，天真日衰，自然日渐光谢，不知一元还反之道，虽有妙药，不能挽回，故曰：不复愈矣。此专言平人视昏，非因目病昏眇之比，各有其因，又当分别。凡目病外障而昏者，由障遮之故；欲成内障而昏者，细视瞳内亦有气色。若有障治愈后昏眇者，因障遮久，滞涩其气，故光隐目毛，当培其本而光自发；有目病渐发渐生，痛损经络，血液涩少，故光华亏耗而昏。有因目病治失其中，寒热过伤，及开导针烙炮灸失当，伤其血气，耗其光华而昏者。已上皆宜培养根本，乘其初时而治之，久则气脉既定，虽治不愈。若目在痛时而昏者，此因气塞火壅，络不和畅而光涩，譬之烟不得透，火反不明，如目暴痛，愈后尚昏者，血未充足，气未和畅也，宜谨慎保养以免后患。若目病愈久而昏眇不醒者，必因六欲七情，五味四气，瞻视哭泣等。故有伤目中气血精液脉络也。宜早调治，久则虽治亦不愈矣。若人年未五十，目又无痛赤内障之病，及斲丧精元之过，而视昏眇无精彩者，其人不寿。凡人年在富强而多丧真损元，竭视苦思，劳形纵味，久患头风，素多哭泣，妇女经产损血者，目内外别无证候，只是昏略，月复月而年复年，非青盲则内障来矣。

（二）注释

1. 月之过望：阴历每月十五以后。望，月之十五。

六、《证治准绳·目门·物损真睛》

（一）原文

谓被物触打径在风轮之急者，物大则状大，物小则状小，有黄白二色，黄者害速，白者稍迟。若尖细之物触伤，浅小者可治可消，若粗厉之物，伤大而深及缺损神膏者，虽愈亦有瘢痕。若触及破膏者，必有膏汁。或青黑色或白色如痰者流出，为害尤急，纵然急治，瞳神虽在，亦难免拉侧之患。绽甚而瞳神已去者，不治。物有尖小而伤深骨破者，亦有细细黑颗，如蟹睛出，愈后有瘢，且如草木刺、金石屑、苗叶失、针尖，触在风轮，浅而结颗黄者，状如粟疮，急而有变白者，状如银星，为害稍缓。每见耘苗人、竹木匠，往往误触竹丝木屑苗叶在风轮而病者，若飞扬之物重大，而打破风轮者，必致青黄牒出[1]，轻而膏破[2]者，膏汁流出，黑颗为蟹睛，又轻而伤浅者，黑膏未出，有白膏流出，状如稠痰，凝在风轮，欲流不流，嫩白如凝脂者，此是伤破神珠，外边上层气分之精骨也。不可误认为外障。若视昏者，瞳神有大小拉侧之患，久而失治，目必枯凸。大凡此病不论大小黄白，但有泪流赤胀等证者，急而有变，珠疼头痛者尤急，素有痰火风湿斫丧之人，病已内相，未至于发，今因外伤而激动其邪，乘此为害。痛甚便涩者，最凶。又如木竹芒刺，误触断在风轮骨内者，必晓夜胀痛难当，急宜取出物。若粗大入深者，于此损处，必有骨出为蟹睛。治亦有瘢，取迟膏水滞结障生者。物去而治障障自退，障若大而厚者，虽退亦有迹。失取而攻损瞳神者不治，若刺伤断在气轮皮内，取迟者必有瘀血灌胀。取去物而先导之，后治余证。大抵此证物史细者，伤亦小，易退而全好，粗大者伤亦大，难退而有迹。小者能大，大者损目，风轮最急，气轮次之。其小物所触，浅细者，年少精强及善于护养性情纯缓之人亦有不治而愈者，必其内外别无他证也。

（二）注释

1. 青黄牒出：病证名，出《证治准绳》。为眼外伤症，风轮破碎，眼内膏汁流出。牒，通"迭"。

2. 膏破：指真睛膏损或膏伤珠陷两证，出《证治准绳》。均为眼外伤的重症，前者风轮损伤，成痕成凹，长短大小不一，成凹小如针刺伤，成凹大如簪脚刺伤。后者风轮破损，目珠低陷。

（三）按语

上述六则医话，记载相当详细，其病状和发展过程非常逼真，对预后和调护亦很有见识。在此之前，尚未找到相似的文献，完全出于自创。

第八节　《眼科阐微》医论选录

一、《眼科阐微·小儿眼症》

（一）原文

按小儿目病，与大人不同。大人目病，多因忧患、恼怒、七情、色欲所致，内伤于脏腑，外发于眼目。至于小儿目病，不过胎毒、血热之故。症既不同，治法亦异。

盖小儿秉受天真不足，气血嫩弱，间有云翳障膜，极难治疗。若发散过则精气散；寒凉多则脾胃伤。误针则光明立失；点重则易于伤瞳。须认症真切。内服之药，要极和平；外点之药，勿涉猛烈。优游渐进，调理得宜，日久自然消磨。不然，心粗手滑，鲜有不伤目者。每见婴儿目病，自坏者十之一二，治伤者十之八九。余故表而出之，为世之为人父母与业斯道者留心焉。

小儿目赤，心经实热也。宜服导赤散（生地黄、生甘草、木通、黄芩、赤芍、羌活）。

小儿目淡红，心经虚热也。宜用生犀散（生犀角末、赤芍、柴胡、地骨皮、干葛、甘草）。

小儿赤眼，多泪睛疼，心躁，并热翳、急惊、发搐等症，此肝热也。宜服泻青丸（当归、川芎、防风、胆草、大黄、羌活、栀仁）。

小儿目黄，脾经热也。宜服泻黄散（藿香叶、炒栀仁、石膏、甘草、防风）。

小儿目无精彩，肾虚也。用地黄丸，不能吃丸药，服地黄汤。

小儿斗睛症，因误失筑打，兼倒扑，致惊风，遂使两目斗睛。宜用牛黄丸（牛黄、白附子、肉桂、全蝎、川芎、石膏、白芷、藿香、辰砂、麝香）。

小儿疳毒患眼，闭目不开，羞明怕日及内障，宜用生熟地黄丸（生地黄、熟地黄、麦冬、当归、枳壳、炙甘草、防风、苦杏仁、赤芍）。

小儿热毒患眼，宜服小防风汤（熟大黄、山栀、防风、赤芍、当归、羌活、炙甘草）。

小儿风毒患眼，宜服小流气饮（蝉蜕、炙草、羌活、天麻、当归、赤芍、防风、大黄、薄荷、苦杏仁）。

小儿积毒患眼，宜用小菊花膏（黄连、黄芩、大黄、菊花、羌活、苍术、防风、荆芥穗）。

小儿泻后目闭，用健脾、养胃、补血、滋肾等药。

小儿诸毒入目，宜用密蒙花散（蒙花、青葙子、决明子、车前子）。

小儿积热上攻，血灌瞳神，宜服车前子散（密蒙花、羌活、车前子、粉草、白蒺藜、黄芩、草决明、菊花、胆草）。

小儿头枕骨疼，闭目不开，宜服通顶散（川芎、薄荷、茵陈、甘草、朴硝）。

小儿卒然惊悸，眼目翻腾，宜用钩藤饮子（钩藤、麻黄、甘草、天麻、川芎、防风、人参、全蝎、僵蚕）。

小儿头眩，觉地屋俱转，闭目不开，宜用人参汤（人参、麦冬、当归、白术、防风、白芍、独活、黄芪、官桂）。

小儿痰涎壅塞，牙关紧急，目直视，宜用碧霞丹（石绿、附子尖、乌头尖、蝎梢）。

小儿目睛眴动，此血不足，风火内生也。宜用四物汤益其血，加柴胡，山栀清其肝。阴血内荣，则虚风自熄，目不札动矣。

小儿两目连札，肝经有风也。风入于目，上下左右如风吹，故目连札也。宜用四物肥儿汤（黄连、芜荑、神曲、麦芽）。

小儿眼目瘾涩，稍觉毛躁，视物微昏，内眦开窍如针，目痛，按之脓浸出。有两目俱病者，有一目独病者。宜服竹叶泻经汤（柴胡、栀仁、川羌活、升麻、甘草、川黄连、泽泻、白茯苓、赤芍、草决明、车前、黄芩、大黄、青竹叶）。

小儿初生下，眼不开者，由产母过食辛热等物，致成斯疾。当以熊胆少许，蒸水洗眼，一日七次。如三日不开，用生地黄散。凡小儿不洗净，则秽浸渍于目眦中，使眼赤烂，至长不瘥。

小儿五六岁，目闭不开者，足太阳经为目上纲，足阳明经为目下纲，热则筋纵，目不开。宜服助阳活血汤（炙甘草、黄芪、当归、防风、蔓荆子、白芷、柴胡、升麻）。大人眼睫无力，常欲睡闭，无疼痛而瘾涩难开。此服寒凉太多，而真气不能通九窍也。宜服此方。

小儿目上下睑瘾起内疣，用手法除后，服防风散结汤（防风、羌活、归尾、白芍、红花、苏木、苍术、白茯苓、前胡、黄芩、细甘草、防己）。此病初起，或在上眼皮内，或在下眼皮内。初如豆，如白果大，速服此药即消。日久坚硬如石，非刀割去不消。若因循不治，长如桃、如杯，如盏，高大疼痛，则伤命。大人亦有此症者，屡治过，俱以此方收功，神效。

（二）按语

小儿有许多生理病理特点，如某些先天性、家族性、遗传性疾病，往往未成而夭，独见于儿科。其次在免疫代谢与营养等方面，小儿与成人有很大的差异，对某些疾病具有易患性与特殊性。归纳起来，可分为先天性神经系统畸形、先天性发育异常、家族性遗传性疾病、代谢营养障碍性疾病。在这些疾病中都可出现眼部症状，所以小儿眼症并不少见。本文共列小儿眼症20多种，详述治法，内容极为丰富，为临床治疗小儿眼病提供了宝贵经验。

二、《眼科阐微·妇人眼症》

（一）原文

按妇人胎前、产后眼症，与常人不同，须要审症的而用药当，庶几无伤胎之患。夫胎前产后，多因气血失调，以致燥火上攻，阴阳涩滞，或风邪乘虚，邪火浸淫，七情抑郁，六气引邪。不必拘泥其翳膜红疼，胎前惟有安胎清火，产后惟用养营散郁。二症须分有余不足，在气分宜调之、散之，在血分宜补之、行之，自然愈也。最避硝、黄等峻药破血及泄小肠之药。用疏利药不妨。以妇人怀孕，其病多有余也。

孕妇心脾壅热，目赤，咽膈渴苦，烦闷多惊，宜用简易知母饮（赤茯苓、黄芩、麦冬、知母、桑白皮、黄芪、细甘草各等分）。孕妇蕴热，两目忽然失明，宜用天门冬饮子（羌活、白茯苓、人参、天冬、知母、茺蔚子、防风、五味子）。孕妇外感风寒，浑身壮热，眼花头昏，宜用芎苏散（紫苏、川芎、麦冬、白术、陈皮、干姜、白芍、甘草）。孕妇头眩目昏，视物不见，盖因胎气有伤，热毒上攻所致，宜服消风散（石膏、防风、菊花、羌活、川芎、荆芥、白芷、当归、羚羊角、甘草、大豆黄卷）。孕妇临月，两目忽然不见，灯火不明，头疼目昏，肝脏壅热，宜服天冬饮子（天门冬、知母、茺蔚子、防风、辽五味、茯苓、熟地黄、羌活、荆芥、川芎、白芍、当归）。胎前产后，眼内血翳、流泪、烂弦、羞明、云翳等症，宜用生地黄散（生地黄、茺蔚、川芎、桑白皮、当归、菊花、赤芍、薄荷、黄芩、黑参、白芷、木贼、防风、桔梗、知母、甘草）。

产后目病者，血少肝虚也。盖产则百脉皆动，气血俱伤，虚而不足，风邪易入。肝虚则发生气弱，血少则胆失润养。精汁少则目中精膏、气液皆失化源，所以目症者多。产后眼昏头晕，烦渴口干，气少脚软，宜服熟地黄汤（熟地黄、糯米、人参、麦冬、炙甘草、天花粉）。产后，自午后至夜，昏花不明，宜服四物补血汤（熟地黄、香附米、川芎、白芍、归身、甘草、夏枯草）。产后崩漏，亡血过多，致睛珠疼痛，经水不调等症，宜服四制香附丸（香附、黄柏、熟地黄、泽兰叶、川芎、白芍、当归、益母草）。

妇人行经，去血过多，眼疼，黑眼花翳白陷，此血衰肝虚也。宜服补血当归汤（当归、菊花、川芎、白术、细辛、茺蔚子、白芍、羌活、薄荷、大黄、甘草、车前、防风、白蒺藜）。

妇人室女，经逆上行，血灌瞳人，此血热也。或患久，血死在目珠，而生胬肉。以通经为主，宜服通经散（当归、生地黄、栀子、薄荷、赤芍、黄芩、大黄、红花、黄连、川芎、羌活、甘草、苏木、木贼）。

妇人眼酉红，血热逆于上也。宜服破血红花散（川芎、红花、当归、赤芍、山栀、黄连、苏木、枳壳、没药、连翘、黄芩、大黄、白芷、薄荷、犀角）。

上因他病而成眼病数条，有红肿云翳类外障者，却用不的治外障药，有昏暗不明如内障者，却用不的治内障药。只看病从何而起，因微知著，随病施治。如疮毒入目，生红丝、云翳，宜解疮毒也；打伤血凝，生红丝、云翳，宜行滞血也；伤寒后生红丝、云翳，宜扶正气也；妇女逆经，血涌于目，生红丝、云翳、宜破血通经也。若见形象，概曰热也，竟以寒凉之药投之，则伤目矣。如头疼而且昏暗不明，宜除风散热也；痰盛而且昏暗不明，宜清痰利窍也；虚弱而且目昏暗不明，宜滋肾养血也；胎前产后而且昏暗不明，宜养血补肝也。若观外貌，概曰虚也，竟以补益之药投之，则伤目矣。病症多端，难以缕指，特举似有余而非有余、似不足而非不足之症，使人知所变通，而无执固之失也。

（二）按语

　　马云从，字化龙，山东淄青（现益都淄川一带）人，自幼习儒，中年得王覆万先生授《眼科秘书》，潜心研究，用治眼病多奇验，名驰东海，不断总结。撰《眼科阐微》，书成于康熙年间，立论精详，所列治疗方药，多切合实用，对眼科临床有参考价值。本论由原书"妇人胎前产后眼症"与"妇人行经眼症"两论合并改编而成。妇科疾病，以经带、孕产、崩漏为特征，多与分泌功能紊乱有关，常伴有全身症状和眼部表现。归纳起来，可分为月经不调性眼病、妊娠性眼病、产后眼病三大类，每一类又包括若干种，这些都可出现眼部症状，在历代眼科专著中，多见论及，但不及本书详尽。所载录的治法，亦切合实用，共选 12 方，都为当今临床常用方药，故录以存阅。

第四章　古代眼科医古文选录

第一节　古代眼科病症歌赋选录

一、《审视瑶函·识病辨证详明金玉赋》[1]

（一）原文

论目之病，各有其症。识症之法，不可不详，故曰：症候不明，愚人迷路；经络不明，盲子夜行，可不慎乎！

凡观人目，而无光华神色者，定是昏蒙，男子必酒色劳役气怒，女子郁结风多[2]，气血虚损，则目疾昏花，因之而起。故宜先察部分形色[3]，次辨虚实阴阳，更别浮沉[4]，当知滑涩[5]，看形色之难易，详根脚之浅深。经云：阳胜阴者暴，阴胜阳者盲[6]，虚则多泪而痒，实则多肿而痛，此乃大意然也。

夫血化为真水[7]，在脏腑而为津液，升于目而为膏汁，得之则真水足而光明，眼目无疾，失之则火邪盛而朦，翳障即生，是以肝胆亏弱目始病，脏腑火盛蛛方痛[8]，赤而且痛火邪实，赤昏不痛火邪虚。故肿痛涩而目红紫，邪气之实，不肿不痛而目微红，血气之虚，大眦赤者心之实，小眦赤者心之虚，眵多热结肺之实[9]，眵多不结肺之虚，黑花茫茫肾气虚，冷泪纷纷肾精弱[10]，赤膜侵睛火郁肝，白膜侵睛金凌木[11]。迎风术痒肝之虚，迎风刺痛肝邪实。阳虚头风夜间暗，阴虚脑热早晨昏[12]。日间痛者是阳邪，夜间者是阴毒[13]，肺盛兮白膜肿起，肝盛兮风轮泛高[14]，赤丝缭乱火为殃，斑翳结成五气滞[15]，气实则痛而燥闷，气虚则痛而恶寒，风痰早热，恐有瞳神散大丧明之患；耗神损肾，必主瞳神细小昏盲之殃。

眸子低陷伤乎血，胞胪突出损乎精[16]。左传右兮阳邪盛，右传左兮阴邪兴[17]。湿热盛而目睛黄色，风热盛而眼沿赤烂，近视乃火少，远视因水虚[18]，脾肺液损倒睫拳毛，肝盛邪热，突起睛高，故睛突出眶者，火极气盛，筋牵胞动者，血虚风多。阳盛阴虚，赤星满目，神劳精损，黑雾遮睛，水少血虚多痛涩，头眩眼转属阴虚，目昏流泪，色欲伤乎肾气，目出虚血[19]，邪火郁在肝经，大病后昏，气血未足，小儿初害，营卫之虚[20]。

久视伤睛成近觑[21]，因虚胞湿变残风[22]。六欲过多成内障，七情太伤定昏盲，暴躁者外多紫脉，虚淫者内多黑花，隐隐珠疼，只有精虚火动，绷绷皮急，皆因筋急气壅[23]，迎风泪出，分清分浊，天行赤热，有实有虚，目赤痛而寒热似，小便涩乃热结膀胱[24]，脑胀痛而涩痛如针，大便闭乃火居脏腑。

三焦火盛，口渴疮生，六腑火炎，舌干唇燥，目红似火，丝脉忌紫如虬[25]，泪热如汤，浊水怕稠如眵。脑胀痛，此是极凶之症，连眶肿，莫言轻缓之灾[26]，脑筋如若偏脑，当虑乎翻之患，疼似击若鹘眼，须忧乎眸突之凶[27]鼻塞生疮，热郁于脑，当和肝而泻肺，耳鸣头晕，火盛于水，宜滋肾以清心。

嗜酒之人，湿热熏蒸精气弱，多赤黄而淤肉，贪淫之辈，血少精虚气血亏，每黑暗以昏朦，孕中目痛非有余，乃血气之亏耗[28]；产后目疾为不足，因营卫之衰虚，水少元虚或痰火，则天行赤热[29]；燥急风热并劳苦，则暴风客热，淤血滞而贯睛，速宜开导，血紫赤而侵瞳，轻亦丧明。

睑硬睛疼，肝风热而肝血少，胞胀如杯，木克土而肝火盛[30]，黄膜上冲，云生膜内[31]，盖因火淤邪实，赤膜下垂，火郁络中，故此血滞睛疼，凝脂翳生，肥浮嫩而易长，名为火郁肝胆，花翳白陷，火烁络而中低，号为金来克木[32]。

鸡冠蚬肉，火土燥淤，鱼子石榴，血少凝带[33]。胞虚如球，血不足而虚火壅，皮急紧小膏血耗而筋膜缩，实热生疮，心火炽而有淤滞，迎风赤烂，肝火赤而脾泪湿，迎风冷热泪流，肝肾虚而精血弱，无时冷热泪下，肝胆衰而肾气虚。

大小眦漏血水，泻其南而补其北[34]，阴阳漏分黄黑，黑则温之黄则凉[35]，神水将枯，火逼蒸而神膏竭，神光外现孤阳飞而精气亏[36]，视定为动，木虚火盛来攻击，皮翻粘睑，气聚血壅风湿滞，色似胭脂，血热妄侵白睛赤，白俱青，肝邪蒸逼气轮蓝，火郁风轮，则旋胪泛起，血淤火炽，则旋胪尖生[37]。

精亏血少虚损，则起坐生花，竭视酒色思虑，则昏朦干涩，暴盲似祟，痰火思虑，并头风，赤痛如邪，肝胆亏损营卫弱，枣花障起，痰火包酒怒劳瞻，莹星满目，辛燥火痰劳酒色，眼若虫行因酒欲，悲思惊恐怒所伤，云雾移睛见旗斾，蝇蛇异形虚所致[38]。

淫欲多而邪气侵，则膜入乎水轮，肝心热而痛流泪，则睛出乎外[39]，或血少而或哭泣，津液枯而目涩涌，或酒欲而或食毒，脾肾伤而眼赤黄。风热邪侵，眉棱骨重而痛，风热邪盛，眼胞睛眶硬肿，风木克乎脾络，故迎风即作赤烂，血虚不润乎肌，故无风常作烂赤。血少神劳精气衰，则瞻视昏渺，火邪有余在心经，则痛如针刺。

五脏毒而赤膜遮睛，脾积毒而胬肉侵睛，水晶障翳淤滞，凉剂片脑所因，鱼鳞形异歪斜，气结膏凝难愈[40]，逆顺生翳，内有淤滞，白星乱飞，血习精虚，火胀大头，须分风热湿热，风热胀痛而湿热热泪，羞明怕热，要辨血虚火燥，血虚羞明而火燥怕热，羞明不痛是脾虚，怕热涩痛知脾实，目昏乃血少，肾亏多昏暗[41]，积年目赤号风热，两目赤肿名风毒，粟疮湿热椒风热，椒疮红硬粟黄软。

肝经有邪，故玉翳浮睛，肾脏风热，亦羞明生花，聚开之障，时圆缺而时隐见，症因于痰火湿热，聚星之障，或围聚或连络，疾发多见于痰火，青眼膏损，皆因火炽，淤血贯睛，总由凝滞，故房欲烦躁辛热多，则火神膏缺损久视劳瞻郁风烟，则淤滞赤丝脉乱。

胎风兮小儿赤烂，胎毒兮小儿斑疮，血气滞兮星上，火邪实兮障遮[42]，痘症多损目，浊气来损清和之气[43]，疳病亦伤睛，生源而失化养之源[44]。小儿青盲肝血虚，小儿白膜肺实热，小儿雀目肝不足，小儿目疮胎污秽。

青盲内障肝风热，二目赤肿热冲脑，每年必发是天行[45]。时常害眼心火盛，痰火并燥热。伤睛之本，头风兼烘；损目之宗，为怒伤睛；怒伤真气，因哭损目，哭损神膏，酸辣食多损目，火烟冒久伤瞳。劳瞻竭视，能致病而损光华，过虚多思，因乱真而伤神志。目中障色不正，急宜早治，睛内神水将枯，速图早医。

原夫目之害者起于微，睛之损才由于渐，欲无其患，先制其微。大抵红障凹凸，怕如血积肉堆，白障难除，喜似水清脂嫩。瞳神若损有药难医，眸子若伤，无方可救，外障珠不损，何必多忧，内障瞳虽在，其实可畏。勿以障薄而为喜，勿以翳厚而为忧，与其薄而沉损，不若厚而浮嫩者，红者畏紫筋爬住，白者怕光滑如瓷[46]，故沉涩光滑者，医必难愈，轻浮脆嫩者，治必易除。颜色不正，详经络之合病并病，形状稀奇，别轮廓之或克或生，漏有正形，风无定体，血实亦痛，血虚亦痛，须当细辨，病来亦痒，病去亦痒，决要参详。识经络之通塞，辨形势之进退，当补当泻，或止或行，内王外霸[47]，既了然于胸中；攻守常切，其无误于指下，知病症之虚实阴阳，熟药性之温凉寒热，症的治当，百发百中，吾辈能以药代刀针，则技之清妙，更入乎神。

以上关节[48]备陈，奥妙尽载，当熟读而深详，宜潜思而博览，则症之微曲，皆为子识，目之安危，尽系于君矣，名曰散金碎玉[49]，不亦宜乎。

（二）注释

1. 赋：是一种有韵的散文文体，本篇主要论述识病辨证上的要领。

2. 郁结风多：肝气郁结，化热生风。

3. 先察部分形色：先审察五轮的部位，详辨翳障的形态和颜色。

4. 更别浮沉：更要辨别部位与颜色的深浅。

5. 当知滑涩：应当知道浮滑与沉涩，前者易治，后者难医。

6. 阳胜阴者暴，阴胜阳者盲：来源待考。暴，急暴，阳盛多火故暴发，阴盛阳衰则目盲。

7. 真水：即肾阴，又称真阴、元阴，与肾阳相对，依附为用，是滋养眼目的物质基础。

8. 脏腑火盛蛛方痛：脏腑邪炽盛，目珠就会红痛。

9. 眵多热结肺之实：眵（chī），眼屎。多与热泪粘连，为肺有实火。

10. 黑花茫茫肾气虚，冷泪纷纷肾精弱：茫茫，模糊不清。纷纷，众多眼见黑花。视物不清，冷泪时下，均多由肾虚所致。

11. 赤膜侵睛火郁肝，白膜侵睛金凌木：赤膜侵睛与白膜侵睛均为病名，前者为黑睛目病，多由火邪郁积肝经，后者多由白睛传入，为肺金凌克肝木。

12. 阳虚头风夜间暗，阴虚脑热早晨昏：目昏是正虚所致，阳虚痰湿上泛易发头风，至夜阴盛阳益衰故夜间暗，阴虚虚火上炎故脑热，至早阳盛阴益衰故早晨昏。

13. 日间痛者是阳邪，夜间者是阴毒：目痛是邪实所致，日间痛属阳，阳邪盛者故日间痛；夜间属阴，阴邪盛者故夜间痛。阴毒即阴邪。

14. 肺盛兮白膜肿起，肝盛兮风轮泛高：兮，语气助词，多用于诗赋中，相当于"啊""呀"，气轮白膜肿起为肺经邪气盛，黑睛高突为肝经邪气盛。

15. 赤丝缭乱火为殃，斑翳结成五气滞：缭乱，纵横交错。斑翳，黑睛上起的翳障病变。五气，五脏内在变化反映在翳障上的五种气色，青红白黑黄分别为肝心肺肾脾。前者为火邪所致，后者可测知五脏的病变。

16. 眸子低陷伤乎血，胞庐突出损乎精：眸，指瞳人，引申为眼珠。眼珠低陷或突起均为精血损伤。《证治准绳·目门·膏伤珠陷》："盖内所亏，目失其养，源枯络伤，血液耗涩，精膏损涸之故。"

17. 左传右兮阳邪盛，右传左兮阴邪兴：古人以左为阳，右为阴，阳邪盛故左传右，阴邪盛故右传左。

18. 近视乃火少，远视因水虚：古人认为近视是心阳衰少，阳不足而阴过盛，以致阳被阴侵，光华不能发越于远，远视是肾水亏耗，阴不足而阳过盛，以致阴被阳灼，光华不能收敛于近。

19. 目出虚血：此句义理欠通。《中医眼科学》改为"目出血水"可参。

20. 小儿初害，营卫之虚：初害，为害之病初起，多由外乘内伤，营卫气虚。

21. 久视伤睛成近觑：觑，视看。持久阅读，损害眼目，形成近视。

22. 因虚胞湿变残风：残风，指睑弦赤烂。多由脾虚夹湿热所致。

23. 绷绷皮急，皆因筋急气壅：绷绷皮急，指胞睑外皮肤绷得很紧，即皮急紧小证。《证治准绳·目门·脾急紧小》："若不曾治而渐目缩小者，乃膏血精液涩耗，筋脉紧急之故。"

24. 目赤痛而寒热似，小便涩乃热结膀胱：目赤痛指赤痛如邪证，热结膀胱指热结膀胱证。《证治准绳·目门·赤痛如邪》："每目痛则头亦痛，寒热交作如状。"《证治准绳·目门·热结膀胱》："目病则小便利，而头痛寒热者方是。"

25. 目红似火，丝脉忌紫如虬：虬，传说中一种无角喜盘曲的龙。目红如火，最忌赤脉血曲如虬。

26. 脑胀痛，此是极凶之症，连眶肿，莫言轻缓之灾：颅脑胀痛，肿连目眶，都是凶险的病证，可能为颅内占位性病及目珠目眶的严重感染。

27. 疼似击若鹘眼，须忧乎眸突之凶：鹘眼，鹘的眼，此鸟眼突尾巴短，羽毛赤黑，用于此处指鹘眼凝睛证，眼珠疼痛似击伤，且突若鹘眼凝定，担心得眼珠突出的凶证。

28. 孕中目痛非有余，乃血气之亏耗：原本在"兼胎证"中说"妇人有孕号兼胎，都是三阳否塞来，只是有余无不足，要分气血两家灾"，彼此前后矛盾，验之临床，以后者为妥。

29. 水少元虚或痰火，则天行赤热：天行赤热又名天行赤眼，多由外感时行邪毒所致，与水少元虚（元阴虚）、痰火无直接因果关系，此论原载《证治准绳·目门·天行赤眼》："而人或素有目疾及痰火热病，水少元虚者则尔我传染不一。"

30. 胞胀如杯，木克土而肝火盛：胞胀如石杯，即肿胀如杯证，部分由黑睛病变诱发，故曰木克土，肝火盛。

31. 黄膜上冲，云生膜内：此论不确切，《目经大成》将"黄膜上冲"改为"黄液上冲"，后一句可改为"脓积膜内"为妥。

32. 花翳白陷，火烁络而中低，号为金来克木：花翳白陷，病名，生于黑睛，四周围起，中间低陷。烁，烧灼。火邪攻灼脉络受伤，膏液内耗而致中间低陷，因由四周起包白中低，故曰金来克木。

33. 鸡冠蚬肉，火土燥淤，鱼子石榴，血少凝带：鸡冠蚬肉，鱼子石榴，均为病名，属胞睑疾患，多由脾胃蕴积火毒，气血淤滞而成。

34. 大小眦漏血水，泻其南而补其北：漏，渗漏，大小眦渗漏血水，多由火盛水虚，故宜泻火补水。《难经·七十五难》："泻南方火，补北方水。"

35. 阴阳漏分黄黑，黑则温之黄则凉：阴阳漏，指阴漏阳漏两证，出自《证治准绳》，前者夜间胀痛流水，其色青黑，治宜温；后者日间流水，其色黄赤，治宜清。

36. 神光外现孤阳飞而精气亏：神光外现，病名，病人自觉眼外有闪光出现。孤阳飞，即水不制火，孤阳无了，阳失所附，浮越于上，由精血亏耗所致。

37. 火郁风轮，则旋胪泛起，血淤火炽，则旋胪尖生：旋胪起与旋尖生，均指黑睛外突，前者泛突而后者尖突，病因病理相同。

38. 云雾移睛见旌旆，蝇蛇异形虚所致：云雾移睛，内障病名，原书为"云翳移睛"故改。旌旆：泛指旌旗，眼前见旌旗蝇蛇异形，多由肝肾亏虚所致。

39. 肝心热而痛流泪，则睛出乎外：肝心两经实热，可发生疼痛流泪，黑睛外突于白睛之外等病症。

40. 水晶障翳淤滞，凉剂片脑所因，鱼鳞形异歪斜，气结膏凝难愈：水晶障与鱼鳞障均为外障病名，前者色白如水晶，高厚满珠，后者白涩而不光亮，状带歪斜，多因患凝脂翳，内服寒凉太过，外点冰太多，气结膏凝所致。

41. 火胀大头……肾亏多昏暗：原本为"火胀大头，须分风热湿热，风胀痛而湿热泪，怕热羞明要辨血虚火燥，血少羞明火怕热，又当知脾实亦怕热，羞明涩痛，脾虚乃血少或明或暗"，其中词乱不成韵，今据乾隆年版本补充校正。

42. 血气滞兮星上，火邪实兮障遮：星上，指星翳发生。障遮，指翳障遮蔽。

43. 痘症多损目，浊气来损清和之气：浊气，恶浊邪气。清和之气，清纯太和之气。

44. 生源而失化养之源：生源，指五脏生化之源。《素问·六元正纪大论》："折其郁气，资其化源。"化养之源，指中焦化养功能。中焦消化腐熟水谷，吸收精华。化生营血，疳病多由饮食不节，损伤脾胃所致。

45. 每年必发是天行：指天行赤眼每年都有流行，非指每个人每年必发。

46. 白者怕光滑如瓷：原本误为"磁"，故改，白翳光滑如瓷者，老实难消。

47. 内王外霸：内王，指内服药对调治整体与局部的有效作用。外霸，指手术与外治对消除翳障的劫伐作用。

48. 关节：指辨证识病要领。

49. 散金碎玉：指本篇篇名。

附 肖国士对《审视瑶函·识病辨证详明金玉赋》的修正

《识病辨证详明金玉赋》，为明末眼科名医傅仁宇所撰，载于《审视瑶函》第一卷，主要论述眼科识病辨证的许多要领，是从事中医眼科临床必须熟读记诵的名篇。肖国士教授在讲解这篇医赋时，发现明显的错误有8处，现试改于下。

1. 原文："眸子低陷伤乎血，胞胪突出损乎精。""火郁风轮，则旋胪泛起，血瘀火炽，则旋胪尖生。"

肖国士教授认为这3个"胪"字，均为"胞"字之误。胪，作为名词，是指皮或腹前。如《说文》："皮也。"《广胪》："腹前曰胪。"而胪作为名词，是指瞳仁，《广胪》："目瞳子也。"引申为眼珠。《扬雄赋》："扬清胪，隐皓齿。"胞胪突出，施胪泛起，旋胪尖生三个病症的共同特点是眼珠外突，只是程度和表现形式有所不同而已。凡眼珠与胞睑一起外突者为胞胪突出，只眼珠广泛外突者为旋胪泛起，眼珠局部尖突者为旋胪尖生。

2. 原文："目昏流泪，色欲伤乎肾气；目出虚血，邪火郁在肝经"。

"目出虚血"这一句，义理文理均欠通。《中医眼科学》（第2版教材）曾把此目改为"目击血水"。这样改动义理虽通，但文理仍不顺，只有改为"目虚出血"则与前句的"目昏流泪"成为名符其实的对偶句了。

3. 原文："孕中目痛非有余，乃血气之亏耗。"本书在《兼胎症》中说："妇人有孕号兼胎，都是三阳否塞来，只是有余无不足，要分气血两家灾。"两对比，前后矛盾，验之临床，实证多见。所以此句应改为"孕中目痛本有余。"则前后一贯。且与后句"产后目疾为不足，因营卫之衰虚"相对应了。

4. 原文："水少元虚或痰火，则天行赤热。"此句所论病理与临床不符。错误在于不加分析地抄用了《证治准绳·目门》的观点。该书在论述"天行赤眼"时说："而人或素有目疾及痰火热病，水少元虚者则尔我传染不一。"临床天行赤热，多为外感时行邪毒所致。所以应改为"触感时毒或邪火，则天行赤热。"这样改，不但符合临床，而且与后句"暴急风热并劳苦，则暴风邪热"的义理词章也相对应。

5. 原文："黄膜上冲，云生膜内。"此论不确切。《目经大成》曾将"黄膜上冲"改为"黄液上冲"，为历代医家所称颂。而"云生膜内"也应改为"脓积膜内"，这样就组成了"黄液上冲，脓积膜内"的主谓词组，且与后句"赤膜下垂，火郁络中"的对应也很美。

6. 原文："眼若虫行因酒欲，悲思惊恐怒所伤；云翳移睛见旆旆，蝇蛇异形虚所致。"此处前后均有错误。如前者的病因比较复杂，寒热虚实、轻重进退均要详察。本书曾在"痒如虫行症"中说"痒如虫行，病属肝心。无病而痒，其病愈深；常时小痒，又当辨明。轻重进退，家审其因"。以此验证，颇合临床。所以应改为"痒若虫行分虚实，风寒湿热均可侵"。在古代眼科文献中，找不到"云翳移睛"这个词汇；只有"云雾移睛"这个病名。此病病在瞳神深部，可与旆旆蝇蛇异形同时出现。内障多虚，故曰："虚所致。"如此改动则义理文理均通了。

7. 原文："青盲内障肝风热，二目赤肿热冲脑。"就青盲内障从病理而言，虚证多见，实证少见。虚证多由血精弱，实证多由玄府闭。由肝经风热所致者，除早期有可能外，时至后期，恐怕十难觅一。且本书在论述"青盲症"时说："最怕老人神气弱，又兼疲病血精亏。"所以只有把第一句改为"两眼青盲血精弱"才与后句"二目赤肿热冲脑"的文理义理相适应。

8. 原文："火胀大头，须分风热湿热，风胀痛而湿热泪；怕风羞明，要辨血虚火燥，血少羞明火怕热。又当知脾实亦怕热，羞明眼痛，脾虚乃血少，或明或暗。"上段词乱不成赋，难免有错。今参考乾隆等多个版本，把此段改为："火胀大头，须分风热湿热，风热胀痛而湿热热泪；怕热羞明，要辨血虚火燥，血虚羞明而火燥怕热。羞明不痛是脾虚，怕热涩痛知脾实。目昏乃血少，肾亏多昏暗。"这样就前后连贯，大体上对称了。

按语：本文以诗歌体裁综述各类眼病的辨证纲要，采取八纲与脏腑辨证相结合的方法，根据新出现的症状，探讨脏腑主病及预后，例如：肝胆亏弱目始病，脏火盛珠方痛，肿痛而目红紫，邪气之实；不肿不痛而目微红，血气之虚，日间痛者是阳邪，夜间痛者是阴毒，近视乃火少，远视因水虚，凝脂翳生，肥浮嫩而易长，名为火郁肝胆，花翳白陷，火烁目络为金来克木，血实亦痛，血虚亦痛，须当细辨，病来亦痒，病去亦痒，决要参详，红障凹凸怕如血积成堆，白障难除，喜似水清脂嫩。瞳神若损，有药难治，眸子若伤，无方可救，等等。临症中，宜先察明眼部证候的部位形色，根脚浅深，然后按照传统医理，若结合上述内容，即可辨知其脏病源，包括虚实阴阳，五行生克，经络通塞，病势进退，以及治疗难易，后果吉凶，等等。能熟读深思，领会贯通，就可辨证准确，施治得当，取得满意疗效。

二、《古今医统大全》七十二症症名歌

（一）原文

园冰滑涩散浮沉，白翳黄心横翳断。枣花黑偃兼风变，惊振雷头雀目生。

绿鸟青黑黄风障，胎患伤寒热后昏[1]。肝经积热混睛膜，胬肉攀睛两眼粘。

黑翳如珠花翳陷，冰霞深翳入冰轮。钉翳根深浮玉翳[2]，偶然逆顺忽然成。

鸡冠蝇肉睑生粟，胞肉胶凝与漏睛。蟹睛突起迎风泪，倒睫拳毛碧翳[3]分，

鹘眼凝睛神崇痛，旋螺突起辘轳形。打伤撞损风牵睑，血灌瞳人眯目尘。

天行赤眼暴赤翳[4]，胎赤风眩客热侵，睑硬睛疼痛如刺，瞳人干缺痒难任。

黄膜上冲赤膜下，睑中生赘与通睛，疳眼斑疮青膜障。青盲起坐更生星，

血翳包睛女子逆，早晨午后[5]各有因，痛极憎寒[6]与伤损，七十二候此分明。

（二）注释

1.伤寒热后昏：指伤寒热病后黑昏，为新立病名，据原书所载："此因热病愈后，脏气未愈，余热未尽，或多食毒味，致令眼前黑瞳，仁开大，视物不明。"与急性视神经炎相似。

2.浮玉翳：指玉浮睛，又称玉浮满，据原书所载：此因热郁不退，使生白膜，如玉凝睛，或肿，久则满眼失明。与某些角膜溃疡相似。

3.碧翳：为新立病名，据原书所载："此因风热久亢而生碧翳，浅青色于黑睛上，久则失明。"与绿脓杆菌性角膜溃疡相似。

4.天行赤眼暴赤翳：指天行赤眼暴赤翳。《世医得效方》称赤眼后生翳。与流行性角结膜炎极相似。

5.早晨午后：指早晨痛与午后昏两证，为新立病名，根据原书所载头风主目，早晨气血皆从上行，故虚阳得风火而益盛放疼也。此（者）为阴虚不足，滞而不行，血至午后则敛，而气不充其血故也。临床确有这种病象。

6.痛极憎寒：为新立病名，根据原书所载，目痛憎寒乃为阳虚而生外寒，宜固卫气，兼治目痛。

（三）按语

徐春甫（1520—1596），字汝元，号思鹤。安激祁山人，资质聪明，以儒通医，对医书无所不窥，以济人为急务，任太医院官，求诊者甚众，著《古今医统大全》，书成于1556年，为古代医学丛书之首，书中除撰有本歌词外，对五轮八廓病证及眼科七十二症，一一加以论述。在明以前综合医书中，论眼病内容之丰，仅次于《证治准绳》，不愧为名实相符的《古今医统大全》。本歌将眼科七十二症高度概括，编为歌诀，以供初学者记诵，用词严谨押韵，堪称歌诀

《医宗金鉴·眼科心法要诀》载有《内障总名歌》和《外障总名歌》，与本歌相比颇为逊色，故录此而弃彼。熟诵此歌则眼科病证不会遗忘。

三、《审视瑶函》一百一十病症歌

（一）原文

1.天行赤热症：天行赤热，时气流行，三焦浮燥，泪涩睛疼，或椒疮沙擦，或怕热羞明，或一目而传两目，或七日而自清宁；往往尔我相感。因虚被火熏蒸，虽曰浅病，亦弗为轻；倘犯禁戒，变症蜂生，要分虚实，须辨六经。

2.暴风客热症：暴风客热忽然猖，睥胀头疼泪似汤；寒热往来多鼻塞，目中沙涩痛难当。

3.火胀大头症：风火炎炎炽六阳，面浮脑肿泪如汤；羞明赤涩头疼痛，晓夜无宁不可当。

4.怕日羞明症：怕日羞明症，实虚两境施；目疼并赤肿，络滞气行迟。火炽兼脾燥，心肝脾辨之；但分邪实治，病亦不难驱。不痛不赤肿，单为血家虚。

5.睑硬睛疼症：睑热睛疼似擦沙，血瘀脾热隐肝家；睛疼头痛睑坚硬，泪涩昏朦症变他。

6.赤痛如邪症：赤痛如邪症，多招寒热魔，不认风寒疟，炎凉勿用过，下虚兼上实，里急外疏多，皆因客热扰，宜治要中和。

7.痛如针刺症：痛如针刺属心经，火燥珠疼炽盛行；戒酒忌辛休躁怒，免教症变渐相生。流火轻微惟一点，蓦然有处似针疼；防微杜渐宣君火，泄破炎熵荣自盈。

8.大小雷头风症：雷头风痰，来之最急，症类伤寒。头如斧劈，目若锥钻，身犹火炙；大便不通，小便赤涩，痛不可禁，祸亦难测。

9.左右偏头风症：左右偏头风，发则各不同，左发则左坏，右发则右坏；人多不为虑，致使失光明。

10.阴邪风症：阴邪额角痛，多向热时来；元虚成内障，火实外生灾。

11.瘀血灌睛症：无端瘀血灌睛丹，丧目亡明是祸端，变症风生休小视，急将开导用针砭。

12.血灌瞳神症：血灌瞳神病最奇，世之患者亦去稀，神膏胆汁俱伤损，急急医时亦是迟。

13.色似胭脂症：白珠火滞血难通，色似胭脂染抹红；清肺制金频散血，莫教久滞在轮中。

14.赤丝虬脉症：赤丝虬脉，起自白睛；纵横赤脉，逸在风轮，虬来粗细，各有重轻。燥热湿热，涩急羞明，或痒或痛，或泪如倾，或不疼痒，只是昏朦。勿视天行赤热，勿视赤脉贯睛，久而不治，变症蜂生；量其虚实，治以安宁。

15.白涩症：不肿不赤，爽快不得，沙涩昏朦，名曰白涩；气分伏隐，脾肺湿热。

16.白珠俱青症：邪攻精液神膏走，色变青蓝无白珠，急访明医求妙手，免教走尽悔之迟。

17.痒如虫行症：痒如虫行，病属肝心，无病而痒，病始来侵，有疾而痒，其病愈深，常时小痒，又当辨明。轻重进退，宜审其因。

18.肿胀如杯症：肿胀如杯目最疼，泪多怕热与羞明，若侵头脑连眶痛，木火为殃祸不轻。勿使睛中灌瘀血，管变诸症似风生。

19.状若鱼胞症：白睛胬肉起，鱼胞状浮膘；缘因肺火搏，致为目祸苗。清凉宜早治，依旧后平消。

20.鹘眼凝睛症：眸子起灾，转动不得，壅滞不通，三焦闭格，名鹘眼凝睛，防变出之疾。

21.旋胪泛起症：气轮自平，水轮尚明，惟风轮而涌起，或赤脉以纵横，肝气独盛，血液欠清，莫使风轮俱突，致累损及瞳神。

22.珠突出眶症：珠突出眶，疼痛难当，既离两睑，枉觅仙方，虚乃气血之不足，实则暴火之为殃；若然半出，犹可复康，脉络既动，终是无光。

23.黄膜上冲症：黄膜上冲病最真，风云膏内起黄云；白际黑云深处裹，直从坎位灌瞳神。只因大便结，最恶是头痛，经络多壅滞，火燥涩炎蒸；错认涌波翳，空令目不明。

24.赤膜下垂症：赤膜下垂脑蕴热，珠若痛时有滞血；要求变症不生时，上睥瘀血须开决。

25.凝脂翳症：若问凝脂翳，世人皆不识，此是祸之端，变症不可测。血滞神膏伤，气壅经络涩，热向脑中催，脓攻如风急。有撅或无撅，嫩而带黄色，长大不多时，盲瞀定可必，缓则膏俱伤，非枯应是凸。若不急早医，当作终身疾。

26.花翳自陷症：凝脂四边起。膏伤目坏矣！风轮变白膏，低陷如半秕，总是见瞳神，也知难料理。

27.蟹睛症：膏出风轮破欲流，蟹睛形状吐珠眸，及时医治毋迟缓，瞳子倾危不可收；莫等青黄俱凸出，清光今世好难求。

28.冰瑕翳症：冰瑕翳，似水清，瞳神在内见分明；年月虽多当是此，世人尽道一圆星。内有妙，人不晓，尔看好，他看渺，光滑清薄又无多，阳看大兮阴看小。金水滞气最难医，点药整年犹未好，若在风轮不掩瞳，视有光明且休恼。

29.阴阳翳症：一片如圆翳，相连又一圈；一虚兼一实，两贯互相连，名号阴阳翳，心坚久始痊。

30.玛瑙内伤症：一障薄而不厚，偏斜略带焦黄。此翳最难除尽，名为玛瑙内伤。膏损精伤之症，定知有耗神光。若要除根净绝，必须术胜青囊。

31.聚星障症：此症异他翳，团圆不放开，分明星数点，怕热眼多灾。四围有瘀滞，变出聚星来。

32.垂帘障症：垂帘明逆障，其障从上生，蹉跎年月久，混障始漫睛。有犯遭瘀滞，方才变赤睛，数般相似症，辨别要分明。

33.逆顺障症：有障名逆顺，泪出且睛疼；上下围将至，中间未掩睛。若不乘时治，遮满失光明。

34.混睛障症：混障却分红白，有余不足之灾；红速白迟皆退，久而点服方开。红畏紫筋爬定，白嫌光滑如苔，带此两般症候，必然难退易来。

35.胬肉攀睛症：胬肉之病，肺实肝虚，其胬如肉，或赤如朱。经络瘀滞，气血难舒，嗜燥恣欲，暴者多之。先生上匡，后障神珠，必须峻伐，久治方除。

36.鸡冠蚬肉症：蚬肉与鸡冠，形容总一般，多生于睥眦，后及气轮间。祸由火土燥，瘀滞血行难。久则漫珠结，无光渐渐添。

37.鱼子石榴症：鱼子石榴之症，世人罕见斯灾，鱼子一宗而起，石榴四角而来。俱是脾肺积毒，必须割方开。

38. 实热生疮症：实热生疮症，疮生各有经。泪如汤样注，涩急且羞明，睥或弦多溃，胞中椒粟成，疮生於眦上，心火炽盈盈。睑外脾家燥，唇边亦土形，肺脑形於鼻，周身旺六经。耳热尤肾燥，满面六阳蒸，三焦炎项上，下部六阴乘。失治应须变，援睛目欠明。

39. 椒疮症：血滞脾家火，胞上起热疮，泪多并赤肿，沙擦最难当。或疼兼又痒，盛不便开张，可恶愚顽者，全凭出血良。目睛惟仗血，血损目无光，轻时须善逐。重开过则伤。胞间红瘰瘰，风热是椒疮。

40. 粟疮症：脾经多湿热，气滞血行迟；粟疮胞内起，粒粒似金珠，似脓脓不出，沙擦痛无时。睥急开张涩，须防病变之；病来如软急，散亦不多时。

41. 睥生痰核症：凡是睥生痰核，痰火结滞所成。皮外觉肿如豆，睥内坚实有形，或有不治自愈，或有壅结为瘿，甚则流脓出血。治之各不同名。此火土之燥，毋向外求情。若能知劫治，顷刻便清平。

42. 木疳症：木疳十有九风轮，碧绿青蓝似豆形；如是昏沉应不痛，若然泪涩目多疼。莫教变证侵眸子，不散瞳神便破睛。

43. 火疳症：火疳生始红豆形，热毒应知患不轻。两眦目家犹可缓，气轮犯克急难停；重则破烂成血漏，轻时亦有十分疼。清凉调治无疑惑，免致终身目不明。

44. 土疳症：土疳之病，俗号偷针，脾家燥热，瘀滞难行。微则自然消散，甚则出血流脓。若风热乘虚而入，则脑胀痛而眸子俱红；有为漏之患，有吊败之凶。

45. 金疳症：金疳起如玉粒，睥生必碍睛疼，沙擦涩紧翳障生；若在气轮目病。珠痛泪流不爽，阳分最苦气升，时交阴降略清宁，目小涩而坚硬。

46. 水疳症：水疳眼忽一珠生，若在胞中或在睛，或是痛如针样刺，连眶带脑赤烘疼，或然不疼形多大，不散睛瞳便漏睛。

47. 大眦漏症：大眦漏兮真火毒，时流血水胀而疼；初起未损终须损，肾要盈兮心要清。

48. 小眦漏症：相火经行小眦伤，不时流血胀难当；休教血少神膏损，致使终身不见光。

49. 阴漏症：阴漏黄昏青黑水，或然腥臭不堪闻；幽阴隐处升阳火，治用清温莫祷神。

50. 阳漏症：阳漏阳升黄赤流，水腥目胀痛堪忧；也知金火为灾害，温补清冰弗外求。

51. 倒睫拳毛症：倒睫拳毛症，皆缘酒色沉，风霜皆不避，弦紧外皮松，致令毛倒入，扫翳渐侵瞳。即成难用药，夹敷少安宁，调理如少缺，必定失光明。

52. 皮急紧小症：皮急紧小，膏血损了，筋脉不舒，视瞻亦渺。

53. 睥翻粘睑症：睥翻粘睑，血瘀脾经；睥翻皮缩，风热所承。有自病而转，有攀翻而成，若不调治，变症来生。

54. 胞轮振跳症：胞轮振跳，岂是纯风？气不和顺，血亦欠隆。牵拽振惊心不觉，要知平病觅良工。

55. 睥虚如球症：两睥浮泛，其状如球，微有湿热，重则泪流，非干赤肿，清热是求。

56. 兼胎症：妇人有孕号兼胎，都是三阳痞塞来，只是有余无不足，要分血气两家灾。

57. 为产症：为产血不足，肝虚多损目，莫劳瞻，莫悲哭。流泪昏沉内不睦，窍虚引入风邪来，烂湿赤垢久成笃；或食燥腻五辛多；或有湿痰与劳碌；几般能致外生灾，早治免教多反覆。

58. 浊害清和症：浊害清和，重轻非一。有病于前，有病于末，有久闭而不开，有肿痛而赤烂，有积热而内症昏朦，或乘虚而冲风泪湿，有阴邪结星而为翳，阳邪烁膏而成疾。当因症而详源，毋偏泥而拗执。

59. 疳伤：疳症皆因饮食失节，饥饱失调，以致腹大面黄，重则伤命，轻则害目。患此勿治其目，意治其疳，目病自愈，切忌油面炙煿等物。

60. 疳眼症：疳眼伤脾湿热熏，木盛土衰风毒生；渴泻肚大青筋露，目割涩痒且羞明；时时揉鼻常寻发，湿热生虫莫看轻。急宜先服消疳散，瞬息延缓成突睛，芦荟丸子依序治，肝平脾健保瞳神。

61. 辘轳转关症：辘轳转关症，人所罕闻，瞳睛勿正，那肯中存？上垂下际，或倾或频，气所使动，人所不能。筋脉振惕，紧急难伸，急宜调治，免致伤深。

62. 双目睛通症：双目睛通，庸医罕识，此幼时所伤，非壮年所得。欲看东而反顾其西，彼有出而反顾其入，为脑筋带转。幼因风热所逼，患即医之，庶无终失，至长求医，徒劳心力。

63. 瞻视昏渺症：瞻视昏渺有多端，血少神劳与损元；若是人年过五十，要明须是觅仙丹；曾经病目后，昏渺各寻缘。

64. 睛黄神渺症：风轮好似黄金色，视亦昏朦清不得；熏蒸湿热入睛瞳，清明每遭浊气逼，壮年不肯听医言，用至衰羸嗟有疾。

65. 干涩昏花症：干干涩涩不爽快，渺渺蒸蒸不自在；杂因水少精液衰，莫待枯干光损坏。

66. 坐起生花症：坐起生花不必疑，君心仔细自寻思；外因竭视劳瞻故，内为荒淫酒色迷。元气弱，络力微，眼花头晕强支持，若能保养真元水，胜似千金访妙医。

67. 云雾移睛症：云雾移睛，元虚者殃。自视目外，有物舒张。或如蝇蛇飞伏，或如旗旆飘扬；有如粉蝶，有带青黄。昏属肾胆，内障难当；真气耗损，气汁有伤。自宜谨慎，思患须防。

68. 萤星满门症：两目萤星乱散，六阳贼火上炎；要救神光不坠，清心滋肾当先。

69. 神光自现症：神光人自见，起初如闪电，阴精涌纯阳，阳光欲飞变，惟见一片茫，何用空哀怨。

70. 黑夜睛明症：黑暗之间，倏忽见物，莫道精华，祸患将出。此阳光欲坠之机，而水火背违之疾。若不关心，定应有失。

71. 视正反斜症：视正如何却是斜？阴阳偏胜眼生花。元精衰败元阳损，不久盲临莫怨嗟。

72. 视定反动症：视定反动水不足，火邪上转故如斯。莫然动极神光坠，始信当年不听医。

73. 视物颠倒症：颠倒光华病最奇，头风痰气火为之；阴阳反复光华损，屋宇如崩地若移。莫言眩运无他患，直待盲时悔失医。

74. 视一为二症：视一为二阴阳渺，肾肝不足精华少；神光将欲落瞳神，急急求医休去祷。不逢妙手理真元，内障昏昏何日了？若然赤痛独轻微，火退自然容易好。常时视二尤难医，休道精光还得早。

75. 视赤如白症：视物易色，病原非一，要当依色辨分明，方识重轻与缓急。

76. 瞳神散大症：瞳神散大为何如？只为火热熏蒸胆，悠悠郁久精汁亏，致使神光皆失散，阴精肾气两衰虚，相火邪行无管制。好如鸡鸭卵中黄，精气不足热所伤，热胜阴虚元灵损，至死冥冥不见光。

77. 瞳神缩小症：瞳神细小，精气俱伤；元阳耗散，欲坠神光，莫使没尽，医术无方。

78. 能远怯近症：怯近症兮视远明，眼前之物反无睛。阴精太涩阳邪见，痰火之人极欠宁。治之之法，补肾清心。

79. 能近怯远症：怯远症，肝经不足肾经病，光华咫尺视模糊，莫待精衰盲已定。

80. 神水将枯症：神水将枯祸不迟，更兼难识少人知；气壅络涩多干燥，莫待膏伤损及珠。

81. 聚开障症：障生或聚开，湿热因瘀脑，浑如云遮月，间视星芒小。痛痒总无常，开聚时常连，平时昏涩多，医治须图早。

82. 枣花障症：枣花四围起，温热脑中停。古称如锯齿，不必拘其形。生来多不觉，慢慢入风轮。燥暴并贪酒，劳瞻竭视睛；损伤年日久，干涩每昏疼。圈圆围已极，始悔不光明。

83. 圆翳障症：此翳薄而且圆，阴阳大小一般，当珠方是此症。精虚气滞之通，若要除根去尽，必须得遇神仙。

84. 水晶障翳症：眼内障如水晶色，厚而光滑且清白，瞳子隐隐内中藏，视物蒙如云雾隔。君子若要尽除根，纵有良医也无策。

85. 剑脊翳症：剑脊名横翳，其症有厚薄；精膏有所伤，此症初应恶。妙手皆坚心，也应一半落。

86. 鱼鳞障症：鱼鳞障症色昏白，状类鱼鳞不长高；虽有青囊神妙手，也知不得尽除消。

87. 暴盲症：暴盲似崇最蹊跷，蓦地无光总不知；莫道鬼神来作祟，阴阳关格与神离。

88. 青盲症：青盲两样并难医，争忍愚人尽不知；最怕老年神气弱，又嫌疲症血精亏。本是失神并胆湿，内膜外障别无些。虽然服药扶根本，不若清修作主持；若是神圆精气足，自然无恙旧光回。

89. 高风障症：高风俗号是鸡盲，为类鸡睛夜不明，因损元阳真气弱，亦能致祸勿言轻。能知变理，不治自宁；不知戒忌，何止双盲。阴阳否塞为中满，不久魂飞入北溟。

90. 青风障症：青风内障肝胆病，精液亏兮气不正。哭泣忧郁风气痰，几般难便阳光静。莫教绿色上瞳神，散失光华休怨命。

91. 绿风障症：绿风内障其色绿，重是青风轻是黄；视物昏冥浓雾密，头旋风痰火气伤。瞳神甚大害尤速，少失调治散渐黄，目病若到如此际，看看渐失本来光。

92. 乌风障症：乌风内障浊如烟，气散膏伤胆肾间；真一即飘精已耗，青囊妙药也徒然。

93. 偃月障症：偃月侵睛迟最恶，风轮上际微微薄。慢慢下瞳来，似此人难觉。脑有混热延，肝络遭刻剥，莫待如月圆，昏昏难摸捉。

94. 如银障症：如银内障分轻重，轻则中间一点栏；重则瞳神皆白亮，瞳中怫郁气相干。治伤真气并思虑，细小劳精强视瞻；滞涩清纯生障气，精华冥黑过三年。也须爱养休伤变，一拨光开胜遇仙。

95. 瞳神欹侧症：欹侧瞳神，其故当审；外若不伤，内必有损。损外不妨，损内尤慌。莫使损尽，终是无光。

96. 瞳神反背症：瞳神反背患者少，识者须当要心巧，不逢妙拨转将来，定是昏冥直到老。

97. 迎风冷泪症：迎风冷泪，水木俱虚，血液不足，寒药勿施。失治则重，宜早补之。

98. 迎风热泪症：迎风热泪出，肝虚夹火来，水中起隐伏，久则成内灾。

99. 无时冷润症：无时冷泪，水木俱伤，此幽阴之深患，其为病也非常。然斯疾每出不意，非青盲则内障为殃。

100. 无时热泪症：无时热泪，其祸幽微，此损耗中之伏隐，乃不足中之有余。服寒凉则伤汁损血，服热药则血壅难舒，当以意中消息之，非补益所能消除。

101. 眦帷赤烂症：眦帷赤烂，人皆有之；火土燥湿，病有重轻，重则眦帷裂而血出，轻则弦赤烂而难舒。以清润而为治。何患病之不除。

102. 迎风赤烂症：迎风赤烂邪在肝，因虚被克木相传；久不愈兮成赤烂，赤烂风弦治又难。

103. 因风症：风兮风兮祸何多！未伤人身先损目。有因睥反烂弦红，有致偏㖞并振搐，有成内障多胬肉，内外轻重皆不同。比之常症犹难逐，驱风活血养阴精，胜似求仙去问卜。

104. 因毒症：人为疮疡肿毒，六阳壅塞勿宁。血瘀气滞不和平，皆是有余火甚；水少不能制伏，故教炎炽飞腾。只缘肝胆未纯清，邪浊扰侵致病。

105. 因他症：因他之症为别病，内外轻重总不定。内因伤情，外缘纵性。不斫不丧顺天和，能守能常颇清净。五味四气慎其宜，不独目明亦长命。戒慎恐惧，如响如应。

106. 物损真睛症：物损真睛症，伤之在目轮；白黄两般病，黄急白迟行。若然伤得重，损坏及瞳神，纵然医得速，终必欠光明。

107. 迷目飞扬症：迷目多因出路行，风吹砂土入人睛，频擦频拭风轮窍，气滞神珠膏血凝。昏昏目不爽，渐渐病生成。

108. 飞丝入目：偶被游丝入目，皆缘没意提防，模糊眸子泪出汤，涩急壅瘀肿胀。那更羞明怕热，头疼珠痛难当，金蚕老鹳定珠伤，恶毒无如这样。

109. 时复症：若言时复症，岁岁至期来，莫言无后患，终久变成灾。

（二）按语

本歌诀由四言、五言、七言或赋体编成，以论述109症的病因、病机、证候特点为主，所列的治疗方剂均未涉及。记诵这些歌诀对于了解眼科的常见病证以及辨证识病颇为有益。这是一本优秀的传统教材，如能熟读背诵，常可终生受益。

四、《医宗金鉴·眼科心法要诀》八十四病症歌

（一）原文

1. 内因为病歌：内障皆因伤七情，喜怒忧思悲恐惊，藏府内损精不注，初为内障久成风。

2. 外因为病歌：外障皆因六气生，暑寒燥湿火与风，内热召邪乘隙入，随经循系上头中。

3. 不内外因为病歌：病由不内外因者，饮食起居击刺成，邪无定体内外障，细察其因无遁情¹。

4. 睑硬睛疼歌：睑硬睛疼胞肿硬，瘀血翳膜目睛疼，膈中积热肝风盛，外涂燅肿²剧瘀红，凉膈硝黄车前黑，黄芩知母栀仁芜。

5. 胞肉胶凝歌：胞肉胶凝胞肉肿，初小渐大摩隐瞳，胃脾风热上攻目，通脾泻胃热风清。

6. 脾生痰核歌：脾生痰核痰火结，核形如豆坚不疼，失治成瘘流脓血，防风散结芷芩风，黑桔前胡陈赤芍，浙贝苍术花粉同。

7. 风赤疮痍歌：风赤疮痍眦睑生，黑睛端好睑烂红，脾经风热宜急治，久生翳膜遮瞳睛。加减四物汤生地，苦参牛蒡薄荷风，当归赤芍天花粉，连翘荆芥穗川芎。

8. 睑生风粟椒疮歌：椒疮风粟睑胞生，多泪难睁摩涩疼，脾经风热粟黄软，脾经湿热椒硬红。剧洗后用清脾饮，知母翘军生地风，黄芩元粉黄连结，陈皮荆芥黑参灵。

9. 倒睫拳毛歌：倒睫拳毛内刺睛，皮松弦紧痒兼疼，碜涩难开胞睑烂，肝风脾热两相壅，细辛汤用知芜黑，军细防风桔梗羚。

10. 风牵睑出歌：风牵睑出睑皮翻，胞睑俱红眵泪涟。胃经积热肝风盛，剧洗去瘀病可痊。后服黄芪汤蔚骨，防芩苓草大黄煎。

11. 两睑粘睛歌：两睑粘睛眵痒疼，脾胃风湿热甚成，菊花通圣硝黄桔，芍草荆归膏薄芎，麻芩栀滑翘防术，外加晃细菊蔓荆。

12. 鸡冠蚬肉歌：鸡冠蚬肉内眦生，胃心积热共肝风，或青或赤如鸡蚬，轻侵风轮重掩瞳。钩割后服抽风桔，硝黄车黑细芩风，芜蔚丸芩石决黑，军苓山药地黄芜。

13. 天行赤眼歌：天行赤眼四时生，传染热泪肿赤疼，受邪浅深随人化。驱风散热饮防风，牛蒡将军芜赤芍，连翘栀薄草归芎。

14. 暴风客热歌：暴风客热胞肿疼，泪多痒赤胀白睛。原于肺热召风郁，菊花通圣可收功。

15. 白眼痛歌：白眼痛病不红肿，红丝赤脉沙涩疼，肺脾湿热兼伏火，须辨赤脉三阳经。桑皮汤泽元茶桔，菊草旋荟桑麦冬。

16. 冲风泪出歌：风泪初起冬月甚，久则冬夏泪蒙蒙。肝虚冷泪不疼赤，实则热泪肿红疼。虚用补肝归白芍，蒺芎熟地木贼风；实用茶调荆薄草，贼防羌决菊膏芎。

17. 漏睛脓出歌：漏睛脓出睑眦间，或流脓汁或清涎，目无翳障不疼痛，风热攻冲心火炎。竹叶泻经汤柴泻，升麻竹叶草车前，黄芩草决川羌活，苓芍将军栀子连。

18. 两眦赤脉歌：眦赤病属心经火，大眦多实小眦虚，实者洗心散归芍，麻黄连芥大黄栀，虚者入仙芩芥芍，菊芎归草芷通宜。

19. 胬肉攀睛歌：胬肉攀睛大眦起，初侵风轮久掩瞳，或痒或疼渐积厚，赤烂多年肺热壅。初起紫金骨点效，久宜钩割熨烙攻，内服除风汤蔚桔，细辛连味大黄风。

20. 暴赤生翳歌：暴赤生翳心肝病，风热上痊痛难当，赤肿热泪羞明痒，最宜剧洗出血良。初起先用芦根饮，黑连硝黄芩与防，去翳镇肝藁石决，辛薯参苓车味羌。

21. 逆顺生翳歌：逆顺生翳上下生，顺则下垂逆上冲，钩割后用知母饮，知味军苓车桔芜。

22. 因他病后生翳歌：因患病后生云翳，赤烂日久翳遮瞳，心无黄赤犹能见，羊肝丸蒺菊川芎，决地楮槐连五味，荆归甘草蕤仁风。

23. 花翳白陷歌：花翳白陷在乌睛，四围渐起漫瞳神，状如冬花鱼鳞翳，肺肝风热脑中冲，知母饮

子防风桔，知母硝黄芩细茺。

24. 黄膜（液）上冲歌：黄膜一片气轮起，上冲风轮覆盖瞳，赤涩泪眵疼痛极，此因脾胃热风攻。通脾泻胃黄芩黑，防军知母栀膏宽，立应[3]白芷羊踯躅，鹅不食草靡归雄。

25. 蟹睛疼痛歌：蟹睛胬出蟹睛形，乌珠极痛涩羞明，肝胆积热肾虚热，虚软不疼实硬疼。实者泻肝车地骨，硝黄知母黑柴茺，虚宜镇肾味知地，山药菀辛石决灵。

26. 黑翳如珠歌：黑翳如珠黑睛上，形如珠子黑而圆，泪出羞涩疼痛甚。大人肝肾虚风愆，通明补肾丸可服；小儿患此名眼疳，羚羊角饮硝黄细，知母羚防一并煎。

27. 玉翳浮满歌：玉翳浮满时或疼，风热冲脑盖瞳睛，洗刀通圣羌独细，蒺元贼决蜕蔓青。

28. 钉翳根深歌：钉翳根深睛内生，硬似钉头极痛疼，赤涩羞明时泪出，肝心毒热上冲瞳，除热饮子知母桔，硝黄茺蔚黑芩风。

29. 膜入水轮歌：膜入水轮睛疮后，疮愈坐翳[4]侵水轮。肺肝虚热大肠燥，日久失治伤瞳神。退热饮军茺蔚黑，辛防五味桔黄芩。

30. 赤膜下垂歌：赤膜下垂复睛瞳，赤膜从气下垂风，此属肝肺热冲眼，泪流痛痒如朱红，羚羊知母黄芩黑，桔梗柴胡栀子茺。

31. 混睛歌：混睛初起白睛混，渐生赤脉遮瞳睛，或混白膜漫珠上，白忌苔光赤散红，先痒后疼隐涩泪，肝藏毒风剧洗通，后服地黄生熟地，蒺藜当归甘草通，黄连木贼乌犀角，羌活元参军谷精。

32. 冰瑕翳歌：冰瑕翳深色微青，横贯乌睛珠痒疼，泪眵赤脉缘肝热，石燕丹宜外点灵，内服茺蔚硝黄细，元芍知母壳防风。

33. 旋螺尖起歌：旋螺尖起如螺壳，乌睛色变极痛疼，壳形尖起色青黑，肝经积热血瘀凝。轻宜泻脑防辛梗，辛芍天冬五味茺；重者泻肝硝黄桔，柴芩知母细车行。

34. 突起睛高歌：突起睛高珠肿疼，风热毒火上冲睛，针后退热桔梗饮，硝黄茺芍黑芩风，还睛五味参荟细，山药车前防远茺。

35. 痛如针刺歌：痛如针刺心火炽，睛珠如同针刺疼，头痛目眩眼系急，针后八正草栀灯，桑车扁蓄滑生地，竹叶生军瞿麦通。

36. 神祟疼痛歌：神祟疼痛忽然发，胞热睛疼缘肺肝，洗肝散用硝黄桔，栀子黄芩知母添，黑参热甚加归地，外点还宜石燕丹。

37. 雷头风歌：头响如雷又似风，雷头风热毒冲瞳，脑汁下注瞳色变，瞳人大小目昏蒙。泻肝芩梗硝黄黑，羌活车归知母龙[5]，虚者磁石丸姜附，味黑丹皮磁石同。

38. 鹘眼凝睛歌：鹘眼凝睛睛突定，目珠胀硬痛难当，积热上冲脑热注，外用摩风针血良，内服泻肝汤桔蔚，柴防茶黑共硝黄。

39. 风牵喎僻歌：风牵喎僻睑痒赤，阳明风热刺睛明，内服排风蝎味蛇，天麻辛芍桔防风。

40. 眼痒歌：眼痒皆因肝胆风，痒生眦睑黑白睛，外用广大重明洗，内服荆防羌乌芎。

41. 肝虚积热歌：肝虚积热频发歇，起初红肿痛羞明，年深生翳渐昏暗，青葙丸用菟丝茺，生地青葙防五味，黑柴泽泻细车茶。

42. 伤寒热病后患目歌：伤寒余热过食辛，散瞳黑花涩泪频，红肿痛用生犀饮，羚防芩桔知芩参。

43. 瞳神散大歌：瞳神散大风轮窄，邪热蒸之风气攻，或因思怒痰寒疟，地黄丸内芍归芎，防己丹柴知二地，丹参独柏味寒茺。

44. 瞳神缩小歌：瞳神缩小如针簪，劳伤精血损肾肝，视不甚昏微隐湿，清肾抑阳黄连柏，草决芩归生地芍，独活知母枸杞寒。

45. 瞳神干缺歌：瞳人干缺瞳形缺，左右上下不成圆，色白脑脂流下患，色黑肝胆热虚愆。色白泻肝芩地骨，麦知芍蔚黑参添；色黑镇肝山药味，参苓石决细车前。

46. 血灌瞳神歌：血灌瞳神目睛痛，犹如血灌色相同，胆汁肝血因热耗，血为火迫灌睛瞳。急用止痛没药散，硝黄血竭引茶清，痛止大黄当归散，贼芩栀子菊苏红。

47. 内障初患久变五风歌：内障初患如好眼，生花视物雾烟中，隐隐似翳瞳失彩，久变黄绿黑乌青，黄风雀目久金色，绿风时见花白红，头旋额鼻目牵痛，黑风见黑绿风同，乌风亦与绿不异，但痛不旋乃乌风，头旋不痛青风证。瞳黄黄风发脾经，浅绿如白肺经发，黑色黑风肾经名，乌带浑红心经病，青是青风属肝经。外因头风痛引目，脑脂热注忽失明；内因精伤不上注，左右相传渐渐盲。或兼外因皆赤痛，内因不足补其精。

48. 五风初患有余歌：五风初患有余证，除风汤内主羚羊，黑苓蝎尾车前子，黄芩白芍共硝黄。

49. 五风初患不足歌：五风初患不足证，通明补肾决明参，生地桔车菀芍细，引经窜散少加军。

50. 绿风有余歌：已成绿风有余证，羚羊角饮黑参防，茯苓知母黄芩细，桔梗羚羊车大黄。

51. 绿风不足歌：已成绿风不足证，还睛丸草术参苓，羌防菊地蓯蓉薯，牛膝葙蒙菀贼芎。

52. 青风有余歌：已成青风有余证，羚羊汤内用羚羊，元参地骨车前子，川芎羌活细辛良。

53. 青风不足歌：已成青风不足证，还睛散内用苓参，防风地骨车前子，羌活川芎共细辛。

54. 圆翳歌：圆翳青白一点圆，宛如油点水中间，肝风冲脑脂下注，明视翳小暗看宽，虚热羚羊饮车细，参苓防知一同煎，实用防风芩桔梗，硝黄菀黑细知前。

55. 冰翳歌：冰翳瞳色亮如冰，阴看阳看无二形，睛中隐隐白透外，肺风肝热合邪攻，对证虽当针督脉，出血若多反伤睛。还睛参味防知细，茶桔车前元地宽。

56. 滑翳歌：滑翳水银珠子样，微含黄色遮瞳神，肝风冲脑脂下注，不痒不疼渐渐昏。须用补肝苓桔蔚，芩防芎母黑归参，有余决明车味细，军苓知蔚黑防芩。

57. 涩翳歌：涩翳微赤凝脂色，瞳人端正渐失明，时时隐涩疼无泪，或聚或开无定形。还睛散内车防桔，元味知苓茶叶菀，亦用七宝丸珠珀，决脑菀参熊胆同。

58. 浮翳歌：浮翳色白瞳内映，明看细小暗看宽，不痒不疼无血色，脑风冲入脑脂愆。决明石决人参茯，车细防军菀桔添，坠翳石决知辛味，生地参防及兔肝。

59. 沉翳歌：沉翳白隐黑睛内，肝劳脑热下攻瞳，向日细看方见翳，日轻夜重黑睛疼。羚羊角饮车前子，羚角军防苓黑菀，皂荚丸用蛇蝉术，龙胆元精归菊芎，参苓木贼连翘芍，猪爪猬皮甲谷精。

60. 横翳歌：横翳横格在瞳心，形如剑脊白如银，内虚风热攻冲脑，胃热肝邪致目昏。还睛决明车前地，苓防辛味黑人参，七宝车前连炙草，丹砂石决犀羚均。

61. 散翳歌：散翳形散如鳞点，乍青乍白映瞳中，胞内粟生兼烂痛，金针一拨目光通。还睛散用人参味，桔梗车前苓细风，后用补肝归木贼，防风熟地芍川芎。

62. 偃月翳歌：偃月瞳含偃月形，一湾白气向下生，脑风积热下注眼，肝肾俱亏致损明。通明散内防苓人，人参白茯细辛菀，坠翳丸用石决麝，青鲤青羊牛胆熊。

63. 枣花翳歌：风轮傍边白睛内，白如锯齿冬花同。怒伤肝胆邪冲眼，还睛散用车知菀。人参防黑黄芩茯，坠翳丸服可收功。

64. 白翳黄心歌：白翳黄心内障症，四围白色内中黄。大小眦中微带赤，翳隐黑珠障内光。肺肝风热冲于目，涩痛羞明泪似汤。坠翳决明菀蔚子，人参甘菊共车防。

65. 黑水凝翳歌：黑水凝翳瞳微大，内含青白障瞳人，生花眦痛频频泪，胆热为邪损目神。芦荟丸中细辛草，牛胆羚羊柏子参，通明防蔚参苓黑，桔梗车前柏子仁。

66. 惊震内障歌：惊震内障缘击振，脑脂恶血下伤睛，睛变渐昏成内障，左右相传俱损明。镇肝石决菀山药，车柏辛防参茯苓，还睛散用人参桔，防细车前菀蔚芎。

67. 胎患内障歌：胎患小儿未出胎，热冲儿脑目生突。护睛木香苓细射[6]，川大黄与黑参偕。

68. 雀目内障歌：雀目内障多痒涩，暮暗朝明与雀同，黄昏视下难见上，肝风邪火障双瞳。洗肝散用车前子，柴胡苓细黑参菀，泻肝汤里硝黄芍，桔梗黄芩与防风。

69. 高风内障歌：高风内障号鸡盲，天晚不明天晓光，夜能上视难见下，损亏肝血肾精伤。补肝羚细羌苓楮，参黑车斛枯草防，还睛石决人参细，菀蔚知苓芎木香。

70. 干涩昏花歌：干涩昏花肝肾病，酒色劳瞻思虑伤，四物五子车前子，覆盆枸杞菟丝当，熟地川芎芍地肤，五胆膏宜外点良。

71. 能远怯近歌：视近昏蒙视远明，阳光有余损阴精，须用地芝丸枳壳，菊花生地共天冬。

72. 能近怯远歌：近视清明远视昏，阳光不足被阴侵，定志丸用菖蒲远，朱砂人参白茯神。

73. 小儿青盲歌：小儿青盲胎受风，瞳子端然视物蒙，明目羊肝桂柏味，细菊羌连白术同。

74. 胎风赤烂歌：胎风赤烂缘胎热，目赤眵粘眦烂红，小防风汤晃栀草，归尾将军赤芍风。

75. 斑疮入眼歌：小儿斑疮入眼中，赤肿难开涩泪疼，久生云翳如银色，肝经余热上冲睛，红花散用草归地，赤芍军翘紫草红。

76. 辘轳转关歌：辘轳转关肝风盛，旋转睛珠辘轳同，轻则瞳斜重反背，初起钩藤饮蝎芎，参防二麻僵蚕草，后服天冬饮赤芩，羌活天冬五味子，人参知母蔚防风。

77. 小儿疳眼歌：小儿疳眼肝脾病，肿疼涩泪翳遮瞳，咬甲揉鼻合面卧，肥儿神麦黄连同。

78. 小儿通睛歌：小儿通睛因惊振，看东反西视斜偏，牛黄珠麝竺金黛，地龙苏附拍油要。

79. 女子逆经歌：女子逆经血灌瞳，满眼如朱胬肉生，总因血热经阻逆，通经苏木大黄红，芩连羌薄栀香附，生地归芍贼草芎。

80. 行经目痛歌：女子行经目涩疼，眩晕头疼云翳生，去血过多肝脏损，当归补血薄羌芜，柴胡蒺藜菊防草，生地当归白芍芎。

81. 妊娠目病歌：妊娠目病有余证，须辨气分血分医，气分旋螺瞳散大，天冬饮用茯苓知，羌活防风参五味，血分瘀血并凝脂，保胎芩齐归芍草，连翘芎地缩陈皮。

82. 产后病目歌：产后患目血不足，病有三因治可通，思哭劳瞻多内障，嗜辛厚味外障成。外因头风风烂湿，四物补肝香附芎，夏枯熟地归芍草，随人加减可收功。

83. 被物撞破歌：被物撞破珠胀痛，肿闭胞青劇洗良，外涂生地地黄散，芎地羚军芍壳香。

84. 撞刺生翳歌：撞刺生翳遗刺痕，日久血瘀障翳生，赤脉涩疼经效散，柴军归芍草犀同。

（二）注释

1. 遁情：不会遗漏病情。遁，逃避，引申为遗漏。

2. 㹠肿：指掀肿膏。出《秘传眼科龙木论》。由代赭石、黄蜡、细磁末、麻油、腻粉、黄柏组成。制成膏，涂患处。

3. 立应：指立应散。出《医宗金鉴·眼科心法要诀》。由白芷、羊踯躅花、鹅不食草、麝香、当归、雄黄组成。研末，鼻用。

4. 疮愈坐翳：指角膜溃疡痊愈后遗留的瘢痕。坐，停留。

5. 龙：指龙胆草。

6. 射：指射干。

（三）按语

原书排列，先内障，后外障，最后补遗，显得混杂，此次收录时做了调整。总论部分和内障部分删去了某些内容雷同或实际意义不大的内容，所录之歌，其歌辞一律保持原貌。

五、《眼科证治纂要》眼科病症望江南辞六十首

（一）作者简介

黄岩，字耐庵，嘉应州人，清代医家，编著《秘传眼科纂要》，全书以诗词为主体，内容精要，颇具特色。这是《秘传眼科纂要》的精华部分，将眼科临床常见的 60 多个病证，俱用望江南之词调，将病名病因、证候方药融为一体，内夹注释，或加按语。有些病证，前所未见，且自创验方较多，堪称眼科佳作。

（二）原文

1. 眼皮红肿：眼胞红，火闹脾胃宫，清胃石膏芩枳壳，茯苓甘草前胡同，归尾黄连春。黑枝子，芥取祛风，气陈皮除湿郁，连翘散结凉心烘，专解眼皮红。平胃丸，还有补天功，栀子石青归尾草，陈

皮花粉芩连从，赤茯连翘终。

2. 眼皮腐烂：眼皮腐，除湿不须疑，滑石连翘白茯草，陈皮枳壳利中逵[1]，行气入心脾。荆防也，泄火木通奇，利水车前君必记，眼稍穴[2]上灸为宜，此病得来医。

3. 风弦赤烂：烂弦风，脾胃湿热冲，赤烂沿弦红镇日[3]，万金膏[4]洗择绿铜，法制要精工。除湿汤，翘滑车前同，枳壳芩连通粉甘，陈皮白茯荆防风，除湿此方雄。

4. 倒睫拳毛：热积胞，痒通不时兴，两手频频自擦面也，睫毛倒入把睛侵，致使翳膜生。先出血，次拔倒毛针，压热散能除湿热，阿胶九子足调停，次第要分明。翳与火，轻重辨宜精，火重翳轻先泻火，火轻翳重翳先平，变化在医人。压热散，茺蔚硝黄辛，苍术黄芩知母炒，山枝枯梗费心吟，能把湿热平。

5. 睑生风粟：疮如粟，生于眼胞中，脾胃上中留湿热，致生风粟一丛丛，痒擦损花容。针出血，内用清脾攻，甘草桑皮芩泽骨，苍枳细辛雄，轻重一般同。

6. 睑停瘀血：眼胞睑，瘀血镇常停，脾胃受风兼受湿，上冲胞睑血长凝，针去便清宁。退赤散，归芍大黄芩，栀子桑皮连白芷，等分煎服五钱凭，瘀血草拖神[5]。当归散，生地芍芎芩，栀子木通甘草菊，蒺藜木贼大黄临，一剂便教平。

7. 风牵出睑：风牵睑，脾胃受风邪，致使眼皮翻向上，不能开合勿嗟哪，烙法却非差。黄芪汤，参术大黄加，远志防风知母骨，驱风除湿用荷荷[6]，难向浅庸夸。

8. 睑粘睛珠：睛粘睑，湿烂不堪言，脾胃湿生风又袭，清风先爱泄脾汤，砭血又须先。泄脾汤，黄柏大黄煎，苍术芒硝知母骨，桑皮桔梗并生甘，一样煎来咽。清风散，知柏泽车前，木贼归防参甘菊，桑皮栀子薄荷鲜，方是古人传。

9. 硬睑凝睛：胞睑硬，疼痛却全无，压住双睛难转运，肝家壅热尔知乎？匀气散堪扶。匀气散，芪没菊花都，羌活归芎苍地柏，麻黄白芷大黄呼，快把薄荷沽。

10. 鸡冠蚬肉：蚬肉状，胞内肉生红，遮蔽黄仁如蚬肉，鸡冠色似状尤同，热滞壅脾中。针恶血，银器烙烧红，加味三黄宜内服，日间二八有奇功，夜点九仙翁[7]。

11. 天行赤眼：赤眼症，传染到家家，厉气天行人怎闪，奇方传尔解咨嗟，静听语无哗。鸡子白，上片一些些，坐末黄连同打合，频频点眼赛流霞[8]，真个妙无加。内服也，加味六黄佳，连柏芩黄生地赤，栀仁白芷姜黄些，慎勿妄奢遮[9]。

12. 暴风发热：赤肿痛，陡顿病来侵，此是肝经风热盛，一时心火上奔腾，寄语好惺惺[10]。酒调散，红肿尽堪凭，肿消次用清凉饮，丹点清凉日几经，二八且消停。清凉饮，木贼薄蒙芩，知母当归甘桔菊，车前羌活凑成林[11]，煎水等分斟。

13. 暴疾风热：论暴疾，肿病忽纷如，肺受毒风宜疾散，酒调散用不徐徐，一服定轩渠[12]。久不散，攻入眼中居，致使白仁浮且肿，火烧天廓闹牛车[13]，泻肺饮裁祛。

14. 肝风积热：肝积热，赤涩泪难开，退积泻肝茺蔚柏，硝大黄梗知母木，归尾黑参该。消风散，芎芍荆防哉，知甘草羚芩羌桔，大黄须用人参陪，泡上一银罍[14]。

15. 眵泪争明：肺经热，眵泪出如粘，淡波红先天廓满，硝黄甘桔骨皮兼，桑白爱纤纤[15]。次宜服，省味金花丸，知柏芩翘芎薄梗，晚蚕砂解和添，便是小神仙。

16. 白仁黄赤：黄赤色，渐见白仁中，此是酒人多饮水，湿伤脾胃到中宫，肝火把肺攻。解毒散，胆草菊花同，栀子黄川桑白皮，泽车利水却精工，和血当归从。

17. 大眦赤脉侵睛：侵睛脉，大眦赤筋浓，渐到乌轮红似火，瞳仁焰起涩朦胧，炎上注心宫。心热甚，丸用三黄攻，次用归赤芍，荆视麻草菊连丛，细细渗渊衷[16]。

18. 小眦赤脉侵睛：侵睛脉，小眦眦边来，此是心经虚火症，补心汤子亦奇哉，加减费心裁。九仙饮，芎芍菊花开，荆芥川乌归白芷，黄芩甘草任安排，此法令人猜。补心汤，知母当归来，桔梗参翘有远志，黄芪甘草地黄怀，甘润麦冬佳。

19. 胬肉攀睛：攀睛症，眼眦出红筋，攀到乌轮成白翳，泻心汤子说人人，端的让侬神[17]。泻心汤，赤芍合防别，积壳膏翘归尾草，川连生地车前并，加法注详明。胬肉症，火热肺家屯[18]，觅得秘传清肺饮，神奇曾振千百村，寄语勿轻论。清肺饮，蜜芪桑皮浑，地麦归前翘知荆，陈防壳薄甘草云，加减细心扪。

20. 逆风洒泪：迎风泪，风触则如流，汤有温肝防风贼，夏枯荆芥四物传[19]，虚泪此方售。泪因热，木贼散真优，苍术羌活防桑叶，蒺藜芎草夏枯求，怕甚泪难收。

21. 漏睛眼：漏睛眼，大眦日流脓，涎水粘睛运不痛，小肠邪湿逆行攻，泻湿作汤从。泻湿汤，苍白茯苓防，滑石陈皮竹叶同，车前泽泻与木通，甘草水煎浓。燥湿丸，二术炒连共，半夏陈皮云白茯，生甘滑石檀奇功，枳壳炒添充。

22. 白膜侵睛：白膜障，眼内白膜生，渐至乌轮肝受魅，急宜泻去肺炎蒸，免使遂成盲。泻肺汤，知柏共黄芩，桑白骨皮和桔梗，蒙花散子继煎斟，火降病斯平。蒙花散，木贼蒺藜承，地骨桑皮蝉石决，连翘葙子菊花入，为末泡茶斟。

23. 垂帘翳：垂帘翳，翳自上胞垂，心火肝风冲于脑，下流热毒变云衣，侵蔽黑睛迷。镇心汤，栀子大黄归，甘草翘连生地薄，不须更觉别方医，只此可煎驱。次所服，加味修肝宜，赤芍芎归薄芩草，苍麻翘菊大黄随，羌贼爱栀藜。

24. 血翳包睛：心经热，肝脏却虚劳，大眦脉包珠作翳，久成血翳付华佗，也觉费牛力[20]。宜急治，翘菊芥薄荷，赤芍芩连凉血分，车前利水兴偏高，泻去心嘈嘈[21]。问后服，芩菊大黄豪，芎芍归翘生地薄，蒺藜羌活细分曹[22]，加酒解牢骚。

25. 赤膜上冲：翳下上，渐渐蔽瞳仁，自是胃家风热盛，汤宜清胃请书绅[23]，地骨配连芩。京赤芍，生地当归身，探得薄荷并桑白，甚须加入石膏镇，妙论最津津[24]。

26. 红霞映日：眼赤涩，肿痒又羞明，火盛三焦风上壅，红霞翳致蔽黄仁，散用宁肝平。宁肝散，地芍拌黄芩，栀子羌防甘草切，大黄攒出蒺藜城，好好得归身。涤霞散，赤芍薄荷芩，藁本防风翘梗草，蒙花白菊生栀仁，怕是蒺藜荆。

27. 星月聚散：肝经病，积久热风多，痛则聚而退则散，翳同星月问如何？散用洗肝磨。洗肝散，防地问薄荷，视子芎归羌活草，等分水煎勿蹉跎[25]，免使长风波。明砂丸，芜蔚菊坷那[26]，归地谷精羌活入，黑参丸用蜜波罗，茶下嘱哥哥。

28. 玉翳遮睛：眼初发，赤肿苦难开，云障渐生失条理，血凝不散结成灾，玉翳白皑皑[27]。肝肺热，冲入眼胞来，初起最宜酒调散，翳成坠翳莫徘徊，红退却堪哀。坠翳散，二决细辛来，蝉退车前芩赤芍，大黄白蒺黑参载，青葙防蒙该。

29. 花翳白陷：风入脑，睛痛眼难开，碎米花生似萝萄，中间白陷最堪哀，急服泻肝该。泻肝散，探得车前来，枯梗硝黄知母炒，黑参芩活蜀归赅，水煮进金杯。决明散，二决细辛开，芜蔚荆防羌活梗，蒺藜知母叫归来，茶进不须猜。

30. 患痛生翳：陡肿痛，发热又憎寒，热结肝脾宜早治，酒调散子可煎餐，加减却多端。如热盛，重用大黄寒，风盛麻黄莫轻放，翳加草决安。

31. 水虾翳：水虾翳，两两复三三，形似水虾肝肾恙，祛风清热早宜谙，先用菊花探。菊花汤，芜蔚芎栀子，川连知母细辛地，等分煎服睡教甜，改用修肝拈。修肝散，芜蔚黑参兼，知母蒙花甘枯菊，蒺藜栀子骨皮添，赤芍杞甘宜。

32. 蝇头蟹眼：蝇头障，蟹眼亦同名，翳如蝇头生水廓，肾肝虚劳毒冲睛，长日泪盈盈。问治法，补肾丸有准，熟地青葙研为末，炼作九子向朝餐，久久自然安。

33. 瞳仁散大：瞳仁也，散大最堪忧，有火稍宜清肾火，火虚补肾又何求，酸加五味收。清肾汤，枸杞茯山茱，知柏大活[28]五味子，地黄归尾芍麦优，丸把大活抽。考古法，专顾脾胃先，多用冲和养胃饮，补中益气理非偏，继服夜光丸。养胃饮，参术茯芪全，芍归甘草五味子，羌防升葛柴胡联，口渴入芩连。后服也，石斛夜光丸，天麦人参茯二地，杏仁牛膝杞淮山，草决芎犀研。蒺藜子，炒去刺尖尖，枳壳羚羊五味子，菊茯防草青葙研，菟丝并川连。

34. 瞳仁缩小：难以哉，紧小瞳仁灾，散大瞳仁尚易敛，瞳仁细小难展开，须识病源来。散大症，肾水却虚衰，细小则由肾火盛，肾中真水又亏哉，补火真不该。真不该，只有抑阳谐，知柏归连寒水石，茯苓独活地黄裁，煎服亦妙哉。益阴丸，也要早安排，知柏当归寒水石，地黄草决枸杞材，独活少添差。

35. 血灌瞳仁：肝经虚，恶血灌瞳仁，活血当归芪没药，苍麻羌菊地芎因，汤泡薄荷吞。黄芪丸，乌药蒺藜臣，配与防风茴炒热，血中伏火丹皮平，仁[29] 看血归经。

36. 蝇翅黑花：肾衰矣，蝇翅黑花飞，古用黑参汤菊地，青葙苓芍共蒺藜，煎水要知机。补肾丸，泽泻苁蓉持，参茯菖蒲红枸杞，菟丝山药八般宜，吞用盐汤随。

37. 视物不真：斫丧过，肾水不生肝，水涸火炎双目暗，少年花似雾中看，驻景是金丹。四子也，枸杞菟丝围，楮实苁蓉北五味，十钱参乳蜀椒攒，熟地妙难刊[30]。

38. 黑白混视：视物也，黑白不能分，初起急宜清二气，气清益肾丸早吞，免使叹芝焚[31]。清气汤，紫枸夏枯芬，荆莲当赤熟地黄，枳壳甘草群知母，麦冬后加云。

39. 雀盲：雀盲也，阴致阳气衰，昼视通明夜不见，助阳汤里贵参芪，必借升麻提。蔓荆子，归身生地蒲，草决川芎甘草炎，全钗石斛广陈皮，妙法这般医。后服也，大朴丸术参，黄芪枸杞葛蒲施，川芎生地甘草炙，熬膏石斛送当归，渗湿茯苓为。归肝饮，草决蔓荆贴[32]，合得猪肝三四两，空心服得二三剂，定有见功时。

40. 能远视不能近视：能远视，近视反朦胧，清热养荣汤可服，当归熟地枯草同，草决麦门冬。枸杞子，钱半酌为君，石斛前胡荆白芍，四分甘草水煎浓，多服自成功。

41. 能近视不能远视：能近视，远视却迷离，单用养荣汤人参，地麦酌同草决治，甘草五分宜。枸和鹿，钱半补东离[33]，石斛茯神各八分，葛蒲只用六分剂，配搭最为奇。益肾九，草决麦当归，鹿角人参菟丝子，都须称准十钱遗，二两地黄随。四两枸，甘菊五钱施，山药茯神钱各八，为丸益肾赛金芝[34]，变化看人施。

42. 热极胀睛：内热极，睛胀痛难当，急用复明荆芥菊，草芎归青地贼羌，防决足相当。凉隔散，栀子配硝黄，甘草芩连翘薄合，君臣佐使用皆良，那惧火炎冈[35]。

43. 痒极难忍：睛痒极，痒到苦难挨，风乘肝虚袭肝脏，上冲风廓痒成灾，必用祛风排。祛风汤，防芷芎归偕，茺蔚升麻细辛菊，首乌草乌麻黄哉，藁本蒺藜开。细辛汤，桑皮川乌皆，羌活干姜共白菊，等分煎水洗熏来，端会解人灾。

44. 痛极憎寒：眼痛极，又兼憎寒也，乃是气衰血盛因，只宜补气君休讶，血药稍稍寡。参附汤，熟地为臣罢，羌活茯苓炙粉甘，白芍酒炒斯无价，缓缓煎汤下。盛气散，参术茯苓者，没药蒺藜菊蔓荆，芎黄北味防风化，甘草等分亚[36]。

45. 不红而痛：眼无病，头目日生疼，邪气乘虚攻入脑，不治将就变青风，到此力无庸。匀气散，乳没细辛从，归芷泽兰羌活杜，天仙黑丑朴甘同，生地茴香春[37]。川芎散，白菊石膏芎，旁子蒺藜细辛合，白债蚕制共研融，米饮下为攻。

46. 阳旺而痛：午前痛，阳旺又当阳，痛久也能生白翳，急宜抑火问何方，散子川芎良。川芎散，抑火石膏良，白附川乌甘草菊，骨皮羌活细参详，为末薄荷汤。

47. 阴胜而痛：午后痛，至亥始能停，此是阴寒须补火，回阳汤后柳红[38] 增，端的有奇能。回阳汤，北味共云苓，附子人参细辛草，芎当妙合车前吟，芍药最婷婷。夜光丸，参草传松声，藁苍羌防荆薄完，全蝎首乌芎归身，蒲黄北细辛。黑珠痛，至夜则如钻，又是厥阴阴寒证，只宜温散不宜寒，草用夏枯宽。夏枯草，香附一般般，甘草四钱研成末，茶调服下即时安，加味匠心难。

48. 偏正头风：头风症，五症要推评，顶受风寒满头痛，蒺藜柴本芷归当，熏灸也称良。偏左痛，好服养荣汤，菊地芎芍归枸杞，夏枯知母壳草将，加减血虚尝。偏右痛，调气记无忘，柴胡藁本蒺藜甘，芍石膏附夏枯襄，痰厥另载方。

49. 鹘眼凝睛：鹘睛眼，气血滞而凝，二个乌轮转不得，热伤肝血肝风生，古用抽汤宁。抽风汤，石决又人参，五味车前知母茯，抽风只有细辛能，此法恐难凭。

50. 男妇白眼：细审也，两目好端端，泪出羞明尤怕日，气虚血少补肝安，不用点金丹。夏枯草，归芍麦冬偏，香附川芎生地枸，妙将草决和生甘，止泪蔓荆仙。补阴也，熟地苁蓉煎，麦冬菊花归草决，川芎枸杞芍药妍，鹿角作胶丸。

51. 眼瘤：眼瘤症，核结眼胞皮，花粉荆防连枳壳，生甘白芷贝母陈，丸子且迟迟[39]。化痰丸，半夏川连施，花粉陈皮川贝茯，和将甘草七钱筛，炼蜜丸饲之[40]。又一种，天廓全不红，只有风轮突大甚，肝经血少火熊熊，清火最为工。清火汤，赤芍连翘供，枸杞荆柴夏枯草，当归生地车前同，法用熬膏充。兼把那，降火丸儿春，翘贝陈皮花粉白，黄连枳壳炙甘从，神曲糊丸供。

52. 打刺伤：物击伤，红肿痛难当，急取番椒叶捣烂，加糖一贴即清凉，再看制奇方。血凝紫，活血有荆防，苏木红花归尾芷，桃仁枳壳粉甘良，乳没痛加尝。伤瞳子，色变不须忙，补肾山茱知柏茯，归柴冬芍杞斛匡，北味二地黄。

53. 伤血过多：伤血多，两目觉微昏，补血芎归鹿角杞，陈皮熟地草麦冬，煎共夏枯吞。养荣汤，芍地菊归存，草决茯芩红杞子，熬膏鹿角妙难论，赞化最温墩[41]。

54. 妇人眼虚涩痛：妇人眼，虚涩痛难开，若遇经行更涩痛，肝家血损不须猜，四物早安排。若日久，结就白花灾[42]，加上车防芜菊蒺，羌活术薄荷辛偕，窃笑大黄乖。

55. 室女逆经：逆经症，眼内忽通红，室女过期经不至，上行注目贯睛中，散用顺经通。顺经散，地芍与归芎，苏木红花甘草薄，芩连车菊蒲黄通，三两大黄君。

56. 小儿疳伤：疳伤目，目闭不能开，急治尚能留二目，挨延必有丧明哀，赠尔秘方来。清疳丸，槟曲芜荑佳，棱术青陈芦荟抄，二连史君木香谐，香附麦芽皆。翳不退，散子绿衣怀，扁蓄三钱薄荷一，猪肝蘸服谐不偕，再把妙方裁。蒙花散，加入谷精来，蝉退等分研继服，蘸费猪肝只半枚，包管不为灾。

57. 小儿通睛：通睛眼，此是小儿灾，开大瞳仁埋不得，打伤头脑坠尘埃，惊散肝魄乖。牛黄丸，白附石膏煨，芎桂球砂白芷麝，藿香全蝎蜜丸来，汤下四三枚。通顶散，吹鼻亦良哉，瓜蒂藜芦共为末，石楠藤子细安排，鹅管试吹来。

58. 痘毒害眼：发痘后，余毒上攻睛，头痛身热目红肿，消毒保目速披寻，莫使毒攻深。保目汤，翘蒡桔柴荆，芩薄视防虫退草，升麻赤芍并灯心，煎用二三斟。退翳也，欲速反难成，我爱崑山草决明[43]，青皮甘草鼠粘梗，望月海螵明。酒赤芍，煮熟大黄微，煅用石青炒赤豆，赤秦皮合郁金鸣，好去连翘心。

59. 小儿斑疹后病目：斑疹后，余毒上攻睛，解毒化癍犀角坐，陈皮防芍酒黄芩，泻火炒栀仁。白芷也，专入胃阳明，羌活大黄宜少许，调和诸药粉甘凭，此病此方珍。

60. 小儿闭目：小儿也，目闭最多端，痘后须将余毒理，疳伤须阅疳门方，切勿说荒唐。脾气陷，饮食所由伤，升麻有汤我不信，补中益气侭担当，何用别寻方。

（三）注释

1. 遝：道路。

2. 眼稍穴：即鱼尾穴。

3. 镇日：即整日。镇通整。

4. 万金膏：洗眼方。载《秘传眼科纂要》，由荆芥、防风、川黄连、文蛤、铜绿、苦参、薄荷组成。

5. 草拖神：指用狗尾草摩擦睑内，使之出血，属洗法的一种。

6. 用衙衙：衙，官署，引申为高妙。衙衙叠用，加强语气。

7. 九仙翁：指九仙丹。

8. 赛流霞：称赞之词。霞，彩云。

9. 奢遮：好，出色。

10. 惺惺：指聪明的人。

11. 凑成林：合在一起。

12. 轩渠：悦乐貌。

13. 牛车：用牛拉的车，形容缓慢，又佛家比喻大乘为车。

14. 银罍：古代酒器，形似壶，刻有云雷纹，大者受酒一斛。

15. 纤：柔美貌。

16. 衷：指心内。

17. 侬神：个个叫好。

18. 屯：聚集。

19. 俦：伴侣，匹配。

20. 牛力：九牛之力。

21. 嘈嘈：喧闹。

22. 曹：副词，作"同"，齐解。

23. 书绅：把要牢记的话写在绅上，《论语·卫灵公》："子张书绅。"

24. 津津：形容有滋味。

25. 蹉跎：延误时日。

26. 坷那：通"婀"，柔美貌。

27. 白皑皑：洁白。

28. 大活：即独活。

29. 伫：等待，久立。

30. 难刊：不能删改，刊，删改。

31. 叹芝焚："芝焚蕙叹"的简写，喻同类相感。

32. 贻：赠送，给予。

33. 东离：指先天相火。

34. 金芝：仙草名，《汉书·宣帝纪》："金芝九茎产于函德殿铜池中。"

35. 冏：明亮。引申为旺盛。

36. 亚：配伍。通"娅"。

37. 舂：杵碎。

38. 柳红：指柳红夜光丸。

39. 迟迟：收效慢，缓以图功。

40. 饷之：吞服。

41. 赞化最温墩：赞化，帮助化育，《礼记·中庸》："能尽物之性，则可以赞天地之化育。"温墩：即温暖。

42. 白花灾：指黑睛上出现白色碎珠状病灶。

43. 崑山草决明：指爱用黄昆山先生的验方。其方由草决明、青皮、甘草、牛蒡子、桔梗、望月砂、海螵蛸组成。

（四）按语

原书排列次第较乱，内外混杂，此次收录时做了调整，个别病名不确的亦有所改动，歌辞一律保持原貌。

第二节　古代眼科方论选录

一、《原机启微》方论七则

（一）原文

1.《原机启微·君臣佐使逆从反正说》：君为主，臣为热辅，佐为助，使为用，置方之原也[1]。逆则攻，从则攻，从则顺，反则异，正则宜，治病之法也。必热必寒，必散必收者，君之主也。不宜不明，不授不行者，臣之辅也。能授能令，能合能分者，佐之助也。或击或发，或劫或开者，使之用也。破寒必热，逐热必寒，去燥必濡，除湿必泄者，逆则攻也。治惊须平，硬治损须温，治留须收，治坚须溃者，从则顺也。热病用寒药，而导寒攻热者必热。阳明病发热，大便硬者，大承气汤，酒制大黄热服之类也。寒病用热药，而导热去寒者必寒。少阴病下利，服附子、干姜不止者，白通汤加人尿、猪胆之类也。塞病用通药，而导通除塞者必寒、胸满烦惊，小便不利者，柴胡加龙骨牡蛎汤之类也。通病用塞药，而导塞止通者必通。太阳中风下利，心下痞硬者，十枣汤之类也。

反则异也，治远以大，治近以小，治主以缓，治客以急，正则宜也。《至真要大论》曰："辛甘发散为阳，酸苦涌泄为阴，咸味涌泄为阴，淡味渗泄为阳。六者或收或散，或缓或急，或燥或湿，或软或坚，所以利而行之，调其气，使其平"[2]。故味之薄者，为阴中之阳，味薄则通，酸苦咸平是也。气之厚者，为阳中之阳，气厚则热，辛甘温热是也。气之薄者，为阳中之阴，气薄则发泄。辛甘淡平寒凉是也。味之厚者，为阴中之阴，味厚则泄，酸苦寒咸是也。

《易》曰："同声相应，同气相求。水流湿，火就燥。云从龙，风从虎。圣人作而万物睹，本乎天者亲上，本乎地者亲下，则各从其类也。"[3]

2. 芍药清肝散方解：治眵多毛燥，紧涩羞明，赤脉贯睛，脏腑秘结者，盖苦寒之药也。苦寒和胃，故先以白术之甘温、甘平，主胃气为君，次以川芎、防风、荆芥、桔梗、羌活之辛温，升散清利为臣，又以芍药、前胡、柴胡之微苦，薄荷，黄芩。山栀之微苦寒，且导且攻为佐；终以知母、滑石、石膏之苦寒，芒硝、大黄之大苦寒，祛逐淫热为使。大便不硬者，减大黄、芒硝，此逆则攻之治法[4]也。

3. 羌活胜风汤方解：治眵多用毛燥，紫涩羞明，赤脉贯睛，头痛鼻塞，肿胀涕泪，脑巅沉重，眉骨酸疼，外翳如云雾、丝缕、秤星、螺盖。夫窍不利者，皆脾胃不足之证。故先以白术、枳壳调治胃气为君；羌活、川芎、白芷、独活、防风、前胡诸治风药，皆主升发为臣；桔梗除寒热，薄荷、荆芥清利上焦，甘草和百药为佐；柴胡解热，行少阳厥阴经，黄芩疗上热，主目中赤肿为使。又治伤寒愈后之病。热服者，热性炎上，令在上散，不令流下也。生翳者，随翳所见经络加药。翳凡自内眦而出者，加蔓荆子治太阳经，加苍术去小肠膀胱之湿，内眦者，手太阳足太阳之属也。自锐眦而入客主人斜下者，皆用龙胆草，为胆草味苦，与胆味合，少加人参，益三焦之气，加藁本，乃太阳经风药，锐眦客主人者，足少阳、手少阳、手太阳之属也。凡自目系而下者，倍加柴胡行肝气，加黄连泻心火。目系者，足厥阴手少阴之属也。自抵过而上[5]者，加木通导小肠中热，五味子酸以收敛，抵过者，手太阳之属也。

4. 还阴救善苦方解：治目久病，白睛微变青色，黑睛稍带白色，黑白之间，赤环如带，谓之抱轮红，视物不明，昏如雾露中，睛白高低不平，其色如死，甚不光泽，口干舌苦，眵多羞涩，上焦应有热邪。以升麻、苍术、甘草，诸主元所为君，为损者温之也；以防风、柴胡、羌活、细辛、藁本，诸升阳化滞为臣，为结者散之也；以川芎、桔梗、红花、当归尾，诸补行血脉为佐，为留者行之也。以黄连、黄芩、黄柏、知母、连翘、生地黄、龙胆草，诸去除热邪为使，为客者除之也。奇经客邪之病，强阳抟实阴之病，服此亦具验[6]。

5. 抑阳酒连散方解：治神水紧小，渐如菜子许，及神水外用，相类虫蚀者，然皆能睹物不昏，微有眊矂羞涩之证。以生地黄补肾水真阴为君；独活、黄柏、知母，俱益肾水为臣；蔓荆子、羌活、防风、白芷，群队升阳之药为佐者，谓既抑之，令其分而更不相犯也；生甘草、黄芩、栀子、寒水石、防己、黄连，不走之药为使者，惟欲抑之，不欲祛除也。请用酒制者，为引导也。

6. 除风益损汤方解

治目为物伤者。以熟地黄补肾水为君，黑睛为肾之子，此虚则补其母也；以当归补血，为目为血所养，今伤则血病，白芍药补血又补气，为血病气亦病也为臣；川芎治血虚头痛，藁本通血去头风为佐；前胡、防风，通疗风邪，俾不凝留为使，兼治亡血过多之病。伤于眉骨者，病自目系而下，以其手少阴有隙也，加黄连疗之。伤于项[7]者，病自抵过而上；伤于耳者，病自锐眦而入，以其手太阳有隙也，加柴胡疗之。伤于额交巅耳上角及脑者，病自内眦而出，以其足太阳有隙也，加苍术疗之。伤于耳后，耳角，耳前者，病自客主人斜下；伤于颊者，病自锐眦而入，以其足少阳有隙也，加龙胆草疗之。伤于额角及巅者，病自目系而下，以其足厥阴有隙也，加五味子疗之。凡伤甚者，从权倍加大黄，泻其败血，眵多泪多羞涩赤肿者，加黄芩疗之。

7. 千金磁朱丸方解：治神水宽大渐收，皆如雾露中行，渐睹空中有黑花，渐睹物成二体，久则光不收。及内障，神水淡绿色，淡白色者。以磁石辛咸寒镇坠肾经为君，令神水不外移也；辰砂微甘寒镇坠心经为臣，肝其母，此子能令实也，肝实则目明；神曲辛温甘，化脾胃中宿食为佐，生用者，发其生气，熟用者，敛其暴气也。服药后，俯视不见，仰视渐睹星月者，此其效也。亦治心火乘金，水衰反制之病，久病累发者，服之则永不更作。

（二）注释

1. 君臣佐使逆从反正说，论述选药组方的一般规律。

2. "辛甘发散为阳……调其气，使其平"，原载《素问·至真要大论》。但后三句为"以所利而行之，调其气，使其平也"。

3. "同声相应……则各从其类也"，原载《易·乾》，《而经浅述》注释："鹤鸣子和，雄鸣雌应，同声相应也，取火于日，取水于月，同气相求也。下湿可润，水先趋之，干燥易焚，火光燃之。龙，阳物，薰蒸之气为云；虎，阴物，肃本之气为风。化此，等以尖相感当也。"以上注释可参考。

4. 逆则攻之治法，指热证用寒凉药，逆其证象而治。

5. 抵过而上，经络循行术语，指经络循行到达那边，通过支节旁而上。抵，到达。

6. 具验：具有效验或俱有效验。具，同俱。

7. 项，指颈的后部。

二、《审视瑶函》方论七则

（一）原文

1.《点服之药各有不同问答论》[1]：本篇内容主要摘自《证治准绳·目门·点服药说》。

问曰：点服之治[2]，俱各不同，有点而不服药者，有服药而不点者，有点服并行者，何谓乎？

曰：病有内外，治各不同。内疾已成[3]，外症若无[4]，不必点之，点之无益，惟以服药内治为主，若外有红丝赤脉，如系初发，不过微邪，邪退之后，又为余邪。点固可消，服药夹攻犹愈[5]。倘内病始发。而不服药内治，只泥外点者，不惟徒点无益，恐反激发其邪，必生变证之害，若内病即成，外症又见。必须内外并治。故宜点服俱行。

但人之性，愚拗[6]不同。有执已之偏性，喜于服药而恶点[7]者，有喜于点而恶服[8]者，是皆见之偏也，殊不知内病即发。非服药不除。古云：止其流者，莫若塞其源，伐其枝者，莫治其根[9]。扬扬止沸，不如灶底抽薪[10]，此皆治本之谓也，若内有病，不服药而愈者，吾未之信也，至于外若有翳[11]，不点不去，古云：物秽当洗，镜暗须磨[12]，脂膏之釜[13]，不经涤洗，焉能洁净？此皆治标之谓也。若外障既成，不点而退者，吾亦未之信也。

凡内障不服药而点者，反激其火，耗散气血，徒损无益，反生变症，又有内病成而外症无形，虽亦服药，而又加之以点，此恐点之反生他变，至于外症有翳，单服药而不点，如病初起，浮嫩不定之翳，服药亦或可退，若翳已结成者，服药虽不发不长，但恐不点，翳必难除，必须内外兼治，两尽其妙，庶病可愈矣。故曰：伐标兼治本，伐本兼治标。治内失外是为愚，治外失内是为痴[14]，内外兼治是为良医。

2. 十珍汤方解：治虚损血枯，上攻日痛。滋阴降火，养血清肝。夫阴虚者，未有不动火，苦寒宜泻之药，惟病端初起，元气未虚，势方蕴隆，脉鼓而数者，暂取标。稍久涉虚，便不可服。王大仆曰："治热未已，而中寒更起。"且足太阴伤，而绝肺全孕育之原矣。斯以地黄为君，知母为佐，壮天一之水，以制丙丁，不与之直争也。当归、白芍药以沃厥阴，肝肾同治之法也。水衰则火旺，是以丹、地二皮为克制，火盛则舍衰，是以天麦二冬为屏障。人参补金位之母，甘草生用，所以奉命承使，奔走赞成者也。

3. 小牛黄丸方解：治一切眼漏，及诸恶毒疮等漏，皆可治之，大有神效。此丸以牛黄、朱砂、雄黄解其毒；以珍珠、琥珀、滴乳生其肌；以乳香、没药解毒生肌、兼之止痛；以麝香、沉香、丁香通窍，更引诸药入毒所。血凝气滞，始传成毒，故以当归尾消其血之凝，白芷稍散其气之滞，又以人参扶其正气，所谓正人进而邪人退矣。如此为治，厥疾宁有弗廖者哉！

4. 胎兔丸方解：治小儿痘后余毒，攻致一目或两目，黑珠凸出，翳膜瞒睛，红赤肿痛，眵泪交作，服此获效。兔《礼记》谓之明视，言其目不瞬而了然也。且得金气之全，性寒而解胎中热毒，能泻肝热。益肝开窍于目，热甚则皆蒙生昏蒙生翳，热极则珠胀突出。今痘后生翳，睛珠凸出者，皆胎毒盛极之所致也。方用胎兔为君者，取二兽[15]之精血所成，可以解胎毒也。草木之性，难以取效，故借血气之属耳。臣以蔓荆微寒，取其能凉诸经之血，且能搜治肝风，及太阳头疼，日痛目赤泪出，利九窍而明目，性又轻浮，上行而散，更佐之以菊花者，取其得金水之精英，补益金水二脏也。夫补水可以制火，益金可以平木，木平则风自息，火降则热自除，其药虽简，用意最深，是方于婴儿也，安有不愈者乎？

5. 龟鹿二仙膏方解：此膏最治虚损，梦泄遗精，瘦削少气，目视不明兼症，久服大补精髓，益气养神。精、气、神，人身之三宝也。《经》曰："精生气，气生神。"是以精损极，则无以生气，以致瘦削少气；气少则无以生神，以致日昏不明。鹿得天地之阳气最全，善通督脉，足于精者，故能多淫而寿。龟得天地之阴气最厚，善通任脉，足于气者，故能伏息而寿。其角与板，又二物聚精气神之最胜者，取而为膏以补之，所谓补以类也。且二物气血之属，非草木药之可比，且又得造化之玄微，异类有情，以血气而补血气之法也。人参为阳，补气中之怯，枸杞为阴，清神中之火。是膏也，补阴补阳，无偏治之失；入气入血，有和平之美。由是精日生而气日旺，气日旺而神日昌，庶几享龟鹿之年矣，故曰二仙。

6. 防风通圣散方解：治一切风热，大便秘结，小便赤涩，睛目赤痛。按防风、麻黄，解表药也，风热之在皮肤者，得之出汗而泄。荆芥、薄荷，清上药也，风热之在巅顶者，得之由鼻而泄。大黄、芒硝，通利药也，风热之在肠胃者，得之由后泄。滑石、栀子，水道药也，风热之在决渎者，得之由溺而泄；风淫于膈，肺胃受邪，石膏、桔梗，清肺胃也。而连翘、黄芩，又所以祛诸经之游火。风之为患，肝木主之。川芎、当归，和肝血也，而甘草、白术，又所以和胃气而健脾。刘守真氏长于治火，此方之旨，详具悉哉。如目两睑溃烂，或生风粟，白睛红赤，黑睛生翳障，加菊花、黄连、羌活、白蒺藜，名曰菊花通圣散，人弱、大便不结燥者，减去硝、黄。

7. 半夏茯苓天麻汤方解：治痰厥头痛，头旋眼黑，烦闷恶心，气短促，语言心神颠倒，目不敢开，如在风云中。或头痛如裂，身重如山，四肢厥冷。此头痛为足太阴痰厥头痛，非半夏不能疗；眼黑头旋，风虚内作，非天麻不能除；天麻苗谓之定风草，乃治内风之神药。内风者，虚风是也。黄芪甘温，泻火补元气，实表虚，止自汗；人参甘温，调中补气泻火，二术甘温，除湿补中益气；泽泻，茯苓，利小便导温；橘皮苦温，益气调中而升阳；炒曲消食，荡胃中之滞气；麦芽宽中而动胃气；干姜辛热，以涤中寒，黄柏苦寒，用酒洗以疗之。冬日少火在泉，而发燥也。

（二）注释

1. 本篇重点论述内服与外点两类治法的运用规律和适应范围。

2. 点服之治：指外点和内服两类治法。

3. 内疾已成：内障眼病已经形成。

4. 外症若无：眼外病变如果没有。

5. 犹愈：犹，同尤，更容易痊愈。

6. 愚拗：愚笨固执。

7. 恶点：恶，不喜欢点药。

8. 恶服：不喜欢服药。

9. 止其流者，莫若塞其源，伐其枝者，莫治其根：阻止水流，不如塞断源头，伐去枝叶，不如铲除树根。《证治准绳·目门·点服药说》为"浚其流不若塞其源，伐其枝不若斫其根"，且前面无"古云"二字。可供参考。

10. 扬扬止沸，不如灶底抽薪：用扬汤的方法使水不沸腾，不如从灶阐下抽掉柴火。《三国演义》第四回："扬汤止沸，不如去薪，溃虽痛，胜于养毒。"

11. 翳：病名，这里泛指黑睛混浊，遮蔽视线的外障眼病。

12. 物秽当洗，镜暗须磨：秽，污浊了应当洗涤才能干净。铜镜昏暗了，应当磨亮才能鉴照。《证治准绳·目门·点服药论》："物垢须濯，镜垢须磨。"前面无"古云"二字，可供参考。

13. 脂膏之：脂膏，泛指油脂。沾有油污的锅子。

14. 治内失外是为愚，治外失内是为痴：只内服不外点是笨，只外点不内服是傻。

15. 二畜：指母兔与胎兔。

三、《医方考·目病方论》

（一）原文

眼，五官之一。匪明则无以作哲[1]，故眼重焉。医眼有专科，亦以其重耳，今考名方十五首，夫人酌其直而用之，则复明之一助也。眼痛赤肿者，消风养血汤主之。盖病者，邪气类也。消赤者，风热伤血也。肿者，风热注之也。是方也，荆芥、菊花、蔓荆、白芷、麻黄、防风、川芎，可以消风，亦可以去热，风热去，则赤肿去矣。桃仁、红花、当归、芍药、草、石决明，可以消瘀，可以养血，亦可以和肝，瘀消则不痛，养血和肝则复明。乃甘草者，和诸药而调目气也。

肾虚目暗不明者，益阴肾气丸主之。盖精生气，气生神，故肾精一虚，则阳光独治[2]。阳光独治，则壮火食气[3]，无以生神，令人目暗不明。王冰曰：壮水之主，以制阳光[4]。故用生、熟地黄，山萸、五味、归梢、泽泻、丹皮味厚之属，以滋阴养肾。滋阴则火自降，养肾则精自生。乃山药者，所以益脾而培万物之母；伏神者，所以养神而生明照之精；柴胡者，所以升阴而致神明之气亏精明之窠也。孙思邈云："中年之后有目疾者，宜补而不宜泻[5]。"可谓开斯世之蒙矣。东垣此方其近之。

疗本滋肾丸，此亦治肾虚目暗之方也。盖眼者，肝之窍。肝，木脏也，得水则荣，失水则枯，故用黄柏、知母之味厚者，以滋肾水，所谓虚则补其母也。是方也，虽曰补肾，亦泻之之类也，脾强目暗者宜主之，脾胃坏者，非所宜也。

血弱不能养心，心火旺盛，肝木自实，瞳子散大，视物不清者，于熟地黄丸主之。盖肝者，心之母，心火旺盛，故令肝木自实。肝主风，心主火，瞳子散大，风火动摇之象也。瞳子者，主照物，今而散大，宜其视物不清矣。越人云：实则泻其子，虚则补其母[6]。火是肝之子，故用芩、连、骨皮、生地以泻火。水是肝之母，故用熟地、门冬、五味以滋水。《内经》曰：阳气者，精则养神[7]，故又以人参、甘草益其阳气。而枳壳者，所以破其滞泥，柴胡者，所以升其清阳也，清升而目自明矣。经曰：目得血而能视[8]，故又以当归佐之。

青白目翳者，补阳汤主之。盖阳不胜其阴，则生目翳。所谓阴盛阳虚，则九窍不通，乃阴埃障日[9]之象也。是方也，人参、黄芪、白术、茯苓、甘草、陈皮，甘温益气之品也，因所以补阳。柴胡、羌活、独活、防风，辛温散翳之品也，亦所以补阳。知母、当归、生熟地黄、芍药、泽泻，虽曰养阴，亦所以济夫羌、防、柴、独，使不散其真阴耳，是亦所以补阳也。用肉桂者，取其辛热，热者火之象，可以散阴翳；辛者金之味，可以平肝木，盖眼者，肝木之窍，故用之。

百点膏者，谏欲使药力相继耳。按蕤仁能散结气，当归能活滞血，防风能散风邪，黄连能攻久热，甘草能和气血，乃蜜则润之而已。

凡患风热，眼眶红烂者，光明洗眼方良。盖铜性清肃，可以胜热明目；黄连苦燥，可以泻热坚肤；艾叶辛温，可使驱风胜湿；杏仁辛润，可使利气泽皮。

诸目疾翳障青盲者，本事羊肝丸主之。盖眼者肝之窍，肝木自实而眼病，邪害空窍也。越人云：实则泻其子。故用黄连以泻心，能泻其心，则子食气于母，而肝弗实矣，目岂不莹然而明乎？然必剂以羊肝者，取其为血气之属，同类相从，用之补肝，非若草木之性，偏一而失冲和也。

一切内障类，羊肝丸主之。盖夜明砂能攻目中翳障，木贼能散目中热，乃羊肝者同类相从，能引四物入肝而利其窍也。目昏多泪，真人明目丸主之。盖肾主目之瞳子，肾水虚竭，故令目昏。肝之液为泪，肝有风热，故令泪出。是方也，生地所以凉肝，熟地所以补肾，乃川椒者，味辛而热，可以疗肝肾之痹气。痹气者，湿热着而不散之气也，又于空心之时，以盐饮吞之，宜其直达肝肾之区矣。病在标而治其本，可谓神于病情者，此其所以为真人之方欤！翳膜遮睛，龟龙点睛方良。盖猪胆汁者，甲木之精也，可以莹润窍；冰脑者，辛温之品，可以旋开目翳；猪胆膜皮者，化烂之品也，可以消去翳膜。

两睑赤湿流泪，疼痛不能视物，夜不可近灯，二百味花草膏主之。夫内热则睑赤，肝热则出泣，微热则痒，热甚则痛，或痛或痒，皆火之故也。气热则神浊昏冒。故令昼不能视物；阳胜者喜恶火，故令不可以近灯光。此经所谓无明则日月不明，邪害空窍也。羯羊胆苦物也，足以胜热，蜜，润物足以济火，然曰入口，不曰入眼，则固服食之剂耳，用之者，使频频噙之，药力相继为良。

目疾者，戒沐头，宜濯足。昆谓此二句者，先医之格言也。太极之道，动而生阳，静而生阴[10]。沐头则上动矣，必生阳而损目，况夫湿气难干，乘风而梳拂不已，则风湿袭于首而并于目，甚者至于丧明，此沐头之宜戒也。然何以宜濯足矣？足太阳之经，根于足之小指端，上贯于睛明，足少阳之经，根于足大指歧骨间，上贯于瞳子髎，足阳明之经，根于足中指内间，上贯于承泣。《易》曰："水流湿，火就燥。若能以温水濯其两足，则头目间之热邪，亦能引之而下，况夫湿濯之系，腠理疏泄，又足以泻经中之邪，是亦去病之一助也。故曰，宜濯足。"

（二）注释

1. 非明则无以作哲：哲，指才智高超。《尚书》："知人则哲。"没有明亮的眼睛，就无法获得高超的才智。

2. 阳光独活：指阳火大过或阳气过度亢盛。《素问·逆调论》："两阳相得，而阴气虚少，水木不能灭盛火，而阳独活。"

3. 壮火食气：指过度亢盛的阳气，会损害亢气。《素问·阴阳应象大论》："壮火之气衰，少火之气壮，壮火食气，气食少火，壮火散气，少火生气。"

4. 壮水之主，以制阳光：指滋阴潜阳，补水制火。原载《黄帝内经素问注》（王冰）："言益火之源，以消阴翳，壮水之主，以制阳光，故曰求其属。"

5. 中年之后，有目疾者，宜补而不宜泻：原载《备急千金要方》："五十已前可服泻肝汤，五十已后不可泻肝。目中有首长，可傅石胆散等药，无病不可辄傅，但补肝而已。"

6. 实则泻其子，虚则补其母：原载《难经·六十九难》："虚则补其母，实者泻其子，当先站之，然后泻之。"

7. 阳气者，精则养神：原载《素问·生气通天论》："阳气者，精则养神，柔则养筋。"指阳气的功能，生化精微可以养神。

8. 目得血而能视：原载《素问·五藏生成》："肝得血而能视。"

9. 阴埃障日：埃，灰尘，粗者称尘，细者称埃。指阴翳飞尘蔽障日光。

10. 太根之道，动而生阳，静而生阴：《素问·阴阳别论》："静者为阴，动者为阳。"《类经图翼》：

"故天地只此动静，动静便是阴阳，阴阳便是太根，此外更无余事。"

四、《目经大成》方论五则

（一）原文

1.《目经大成》·增易景岳方剂八阵简论》[1]：补方之制，补其虚也。凡气虚者，宜补其地黄、枸杞等是也。阳虚多寒，补而兼暖，附桂、干姜之属。阴虚多热，补而兼清，天麦门冬、芍药、生地之属。有气因精而虚，当补精化气，而辛燥之品非所宜。精因气而虚，当补气以生精，而清凉之类万毋用。又有阳失阴离，水衰火泛，须相互调变。[2]故善补阳者，必于阳中求阴，阳得阴助则生化无穷。善补阴者，必于阴中求阳，阴得阳助而泉源不竭。总而言之，以精气分阴阳，则阴阳不可离；以寒热分阴阳，则阴阳不容紊。知缓知急，知趋知避，则不惟用补，而八方之制皆可得而贯通矣。

和方之制，和其不和者也。盖病兼虚者，补而和，兼滞者行而和，兼寒者温和，兼热者凉和。和之为义大矣，大难详说，略指其当和与否。如阴虚于下，腰酸目暗，和以滋益，忌四苓、通草、石斛诸汤而渗。阴虚于上，目赤干咳，和以清润，忌半夏、苍术、细辛等物而燥。阳虚于上，睑浮膈饱，和以补，枳壳、厚朴、木香、槟榔禁用。阳虚于下，精夺视感，和以固，黄柏、知母、栀仁、泽泻勿投。大便常泄意，水谷混融，以牛膝、车前子、本通、牵牛载利载滑[3]，谬矣，当和以微热。表邪虽解，谓汗过阳衰，以五味子、酸枣仁、黄芪、白术且敛且收，早矣，当和以缓散。气结实而迷闷，和以胶以膏，及甘腻食馔，恐滞而作痛，经闭久而发热，和以二冬、二地，或黄芩、黄连，愈凝而不行。诸动者不宜再动，如胞紫睛红及崩衄，血动也。睑弦烂及痰嗽，湿动也。胀满喘急，气动也。遗精盗汗，神动也。血动恶辛香，湿动恶寒苦，气动恶滞腻，神动恶散滑。凡性味之不醇，皆所当慎，其刚暴者尽在不言而喻也。诸静者不宜再静，如沉退濡小，脉静也。神皆气怯，阳静也。肌体清冷，表静也。口腹畏寒，里静也。脉静喜补益，阳静喜升生，表静喜温暖，里静喜辛热。凡品质之阴柔，皆所不欲，其苦寒者又在不问可知也。是故阳主动，以动济动，火上添油，不焦烂乎。阴主静，以静益静，雪上加霜，不战栗乎。火在上，升而益炽。水在下，降而遂亡矣。已上所论，未必尽皆中节，然大旨悉寓于斯，不能当局主和，[4]何医之云。

寒方之制，为除热也，据古方书，咸谓黄连清心，黄芩清肺，石斛、芍药清脾，龙胆草清肝，黄柏清肾。今之学者皆从此，是亦胶柱[5]法也。夫寒物均能泻热，岂有泻此而不泻彼者。但当分其轻清重浊，性力微甚，与阴阳上下之热，相宜则善矣。如轻清者宜于上，枯芩，石斛、连翘、花粉之属是也。重浊者宜于下，栀子、黄柏、龙胆草、滑石之属是也。性力之厚者能清大热，石膏、黄连、芦荟、苦参、山豆根之属。性力之缓者能清微热，元参、贝母，桔梗、地骨皮之属。大黄、硝石辈，去实郁之热。木通、泽泻等，去癃闭之热，兼攻而用。二冬、二地、梨浆、藕汁，去阴燥之热。黄芪、白术、人参、炙草，去阳虚之热，兼补而用。方书之分经投药，意正在此，然未及发明其旨耳。外如东垣升阳散火，此以表邪生热者设，不得与于斯论。

热方之制，为除寒也。寒之为病，有外来，有自生。如风邪犯于肌表，生冷伤于脾胃，阴寒中于脏腑，谓之外来，由来者渐，形见者微。都无所感，莫测其因，谓之自生。高明之士，能以二阳为根本，常忧其衰败，无妄侵伐，则自来之寒与外来之寒皆在术中。是固有热方之备，以散兼热者，散寒邪也，以行兼热者，行寒滞也。以补兼热者，补虚寒也。按症选方，间有不相投者，或未知宜忌耳。如干姜能温中、能散表，呕泄无法者宜之，多法者忌。肉桂能行血，善达四肢，血滞多痛者宜之，失血者忌。吴茱萸暖下元，腹痛气滞者极妙，然莫妙于南沉。肉豆蔻温脾肾，殢泄滑利者最奇，终不奇于硫磺。胡椒温胃和中，其类近于荜茇。丁香止呕行气，其暖近乎砂仁。故纸性降善闭，能纳气定喘，止滞浊泄泻，气短而怯者忌用。附子性走不守，能救急回阳，无处不到，非甘与润剂相济，太猛。再则气虚症用香窜，见血症用辛味，皆不利之概也。虽然以热治寒，阴阳相制，不嫌纯一。若真寒者，略涉清凉便觉相妨，且宜急早图，维以望挽回，必待势不得已，尽热投之，恐阴气直中，元阳潜脱，死灰不可复燃矣。比医每以假热为真火，并前论俱不讲究，没字之碑利如匕首[6]，不知杀人多少。

攻方之制，攻其实也。凡攻气者攻其聚，攻血者攻其瘀，攻积者攻其坚，攻痰者攻其急。火邪正盛，攻之未及，可以再进。攻之果当，不必杂补，盖杂补便相牵制。再进则火势及衰。若病在阳攻阴，在阴攻阳，在表攻里，在腑攻脏，在脏攻腑，虚则实攻，真作假攻，此自撤藩屏[7]，引贼入寇，谓之妄攻。妄攻者必先脱元，元脱不悟，死无日矣。是故攻之一字，仁人所深忌，正恐其成之难，而败之易耳。至如虚中有实，实中有虚，此又当酌其权宜[8]。

散方之制，散表邪也。如麻黄、羌活，峻散者也；菊花、紫苏，平散者也；细辛、桂枝、生姜，温散者也；防风、荆芥、薄荷，凉散者也。苍术、独活能走经，去湿而散。橘红、前胡能清气化痰而散。凡邪浅着忌峻，热多者忌温，气弱寒怯者忌凉。寒邪在上，加附子、川芎，而内热炎升者忌。如此之类，进退无常，要在运用者转变入彀耳[9]若夫以平兼清，自成凉散，以平兼暖，亦可温经。宜温者散之以热，宜凉者散之以寒，当于各阵求之，不可刻舟于此。

因方[10]之制，固其泄民。如久咳为喘，气泄于上者，宜固肺。久遗成淋，精脱于下者，宜固肾。小水不禁固其膀胱，大便不禁固其肠胃。汗泄不止于皮毛固之，血泄不住于营卫固之，泪流须固乙癸，眵流须固土金。因寒而泄者以热固，因热而池者以寒固。多虚者可固，实者不可固，久固可固，暴者不可固。当固不固，溪流有时而涸[11]，不当固而固，曲突终始然薪[12]也。故录固方，以固不固。

因方之制，因其相因为病，而可病因药而治也。如盯疣之毒可拔也，独不可放之疮痍。

蛇之患可解也，一定可愈其蜂尾。汤火糜烂肌肤，瘢可没也，刀枪仍效。本石损伤肌骨，断可续也，跌打无分。阳明之升麻，未有不走太阳、少阳，少阳之柴胡，未有不入太阳、阳明，观仲景麻黄汤可得其意。夫麻黄性极峻利，太阳经阴邪在表，寒毒既深，非此不达，设与之治，阳明、少阳亦寒无不散。第恐性力太过，反伤元气，又不若升麻、柴胡，故复有二方之制。非谓某经必须某药，万不可移易者也。由此推之，凡病之相因者皆可相因而药，此阵之不必有也。而日方以立法，法以制宜，无因那得有悟，此阵之不可无民。以不无之方，备必宜有之阵，而治因其所因之病，是病为因，药宜为因也。因固可自为政殿于八阵[13]，允服舆情[14]。

2. 六味丸方解：肾虚为热，火沸为痰，此方主之。肾中非独水也，命门之火并焉。肾不虚则水足以制大，虚则火无所制而热症生矣。气虚痰泛，宜肾气丸补而逐之久。病阴火上升，津液生痰不生血，宜壮水以制相火，痰热自除。地黄滋阴补血，本肮之主药也，然遭气则运用于上，遇血则流走于经，不能挟其一线入肾，装以五者佐之。怀山，脾药也，水土一气，且能坚少腹之土，真水之源也；山茱萸，肝药也，水木同位，借其酸混以敛泛渗；牡丹皮，本泻心火，为水火对居，泻南即所以益北；再有茯苓之淡渗以泻阳，泽泻之咸泄以降阴，疏瀹决排，使水无不就下，厥工乃峻。此即前八味丸也。钱仲阳以治小儿稚阳纯气，确是阴虚致病，乃去桂附而成此方，应手神验。明薛新甫因悟，凡病阴虚火动，用丹补阴法不效者，以此代之立应。汪䚟庵谓六经备治，而功专肝肾，寒燥不偏，而兼补气血。苟能常服，其功未易殚述。自此说行，枵腹之土泰为养生圣果，男女老幼，竞服不疑。讵知丹、泽二物，降肾衰不能滋木制火，致上炎为热，热久生风、生痰、目赤痛，小便短涩外，他症罕并用。曷可无故常服。李士材曰用此方有四失，地黄非怀庆则力薄，蒸晒非九次则不熟，或疑地黄之滞而减之，则君主弱，成恶泽泻之泻而减之，则使力微。自踏回失，顾归各于蔚之无功，母乃是手。余谓非如前症而用此方案，亦有回失，木不得敷荣，无故而丹皮克伐，水不得光足，无故而渗泻泄利，火并不炎上，地黄制之，土何曾遥湿，茯苓渗之。有此回失，顾药之神奇，母乃痴乎，况此方薛氏加减甚繁，可见凡症凡药，皆有活法，未可以六味概百病也。如述一二于下：

一变为滋肾生肝钦，本方合逍遥泽去白芍加五味。用五味不用白芍者，既滋宜助，既无焉制也。一变为滋阴肾气丸，本方去山茱加柴胡五味、归尾。去山茱不强木，用五味补金制木也，归尾瘀滞，柴胡疏木气也。一变为人参补气汤，本方去泽泻合异功，补血生脉。盖为发热作，理无再竭，故去泽泻。理无再竭，便急生，生脉之所由来。既当生脉，并功补血可因而转入也。一变为加味地黄丸，本方去柴芍、五味。缘耳内痒痛，或眼花痰喘，热渴便涩，总由肝肾阴虚火郁而致。阴虚五味以补之，火郁柴胡以达之，芍药以平之。一变为九味地黄丸，本方加柴胡、当归、使君子、川芎，尽是厥阴风木之药。以诸疬头有虫，柴风木所化，仍是肝肾同治之法。一变为益阴肾气丸，本方加五味、当归、生地。其列症有渐热、脯热、胸膈闷，此肝胆燥火散伏胃中，虽合都气，不加归、地，何以消胃中之火而生胃阴乎？再则有加五味者，有加麦门冬者，有加杜仲、牛膝者，有加归、地，有加柴、芍，有加益智仁，有加柴胡，游龙戏海，变化无穷，于必死守六味为古今不易之良剂也哉。嗟夫！丹皮泽泻，水火两泄，过服乱服，目昏阴痿。若再从反化，精泄必实。泄精至再，脉息反加大数，不思火郁发之，一味火郁折之；不是温能降热，一味苦以坚肾，加黄柏、知母进而命香，五年眼见三人。再越十霜二十载，不知其凡几矣。言不尽意，临书怅然。

3. 花果合欢丸方解：一切内外目疾，似虚非矣，此方主之。气、质、味、药之主才也。清、甘、遇、泽、药之四德也。总三才四德以治不三不四之症，此方其嘛几焉。何为？夫气之清毒莫如花，气以行之，清可去浊，五花足以平不正之邪。味之甘毒，莫如花之实。味以滋之，甘能补虚，九子足以复既耗之精。质之泽毒，莫如实中之仁，发以培之，泽能胸燥，七仁足以退无根之火。乃会樱膏、龙眼、枣肉为丸作汤，非泥膈缓行，凡药火有光容，是花是果，同气连枝，稳可与五、七、九子之会。虚虚实实之人，无不赏识，而花神有灵，当亦果识于人。故曰花果合欢。

4. 全真散方解：精血散七，形容憔悴，远视昏花，口不甘味，此方主之。上症皆虚损也。经曰："损其肺者益其阳。"黄芪、枸杞，当归是也。"损其肾者滋其肝"。地黄、花苓、龟板是也。损其肝，软其养气，须枣皮、五味。损其心，养其神者，须人参、枣仁。其山药、精可充糗粮，口不甘味，相与补脾损尔。外有痰欲如白术，茯苓。有治火加麦冬、天冬。血不归光的肉桂、鹿茸。虚报如附子、干姜。日之服，经旬无问，则五脏皆治，各其全真。

5. 还睛夜光丸方解：阴精素弱，阳邪欲越，此方主之。阴精脏腑皆具，不全在肾。阳邪风火即是，岂责其腑。今既方素弱，则窍灌溉不周，风火茸情，相因而起，发为日疾。治当被动邪养正，阴阳允迪，夫祛邪养正，利以缓不利以急，利以柔不利以刚。乃用人参、山药、五味、菟丝、枸杞、蕤仁、枣仁、花蓉、当归、地黄理烦乱而安神，防风、毒花、茯神、麦冬、石斛、牛膝、黄连、蒺藜、羚犀角，疏风湿以清热，此正治也，与前方（既济丸）出入互用，久而增气，睛自还矣。睛还虽夜云胡不光。

（二）注释

1. 本篇篇名，原为"增而录岳补、和、攻、散、寒、热、固、因八阵小引"，其内容主要论述组方要领。

2. 调变：通活药物调治，使之变为正常。

3. 载利载滑：载，通"再"，或作"又"字解。即再利再滑或又利又滑之意。

4. 不能当局主和：不根据病情用和法。当局，当时形势，引申为病情。

5. 胶柱：是成语"胶柱鼓瑟"的缩写。比喻拘泥而不知通变。

6. 没字之碑：没有刻字的石碑，比喻有仪表而无文章的人，引申为不谈医书的医生，乱用药之人。

7. 藩屏：篱笆，引申为屏障，有保卫之意。

8. 酌其权宜：本句后面，有"不在攻上则古"一句，文理不通，故删了。

9. 转变入彀耳：加减化裁，使之恰到好处。

10. 固方：收敛固涩之方剂。

11. 涸：水干竭。

12. 曲突终始然薪：为成语"曲突徙薪"的活用。传说齐人，见邻人灶直突而有积薪。告以改直突为曲突，远徙其薪。否则，失火。邻人不从，后竟失火，比喻防患于未然。突，烟囱。然，同"燃"。

13. 殿于八阵：指把固因两阵列在末尾。殿行军的尾部。

14. 元服舆情：诚信符合民众的意愿。舆情，民众的意愿。唐代李中诗："格认思名士，舆情汤直臣。"

第三节 古代眼科药论选录

一、《审视瑶函》药论二则

（一）原文

1.《审视瑶函·用药寒热论》[1]：用药如用兵，补泻寒热之间，安危生死之所系也[2]，可不慎与？虽云目病非热不发，非寒不止，此言夫火之大概耳。内有阴虚、冷泪、昏眇、脱阳[3] 等症，岂可独言是火，而用寒凉也。

今之庸医，但见目病，不识症之虚实寒热，辨别气血，惟用寒凉治之。殊不知寒药伤胃损血[4]，是标未退而本先伤。至胃坏而恶心，血败而拘挛，尚不知省，再投再服，遂令元气大伤，而变症日增。必虚寒之症已的[5]，始可投以温和之药[6]，否则有抱薪救火之患。设是火症，投以热药，其害犹速，不可不慎。

大抵燥赤者清凉之，炎秘[7] 者寒凉之，阳虚者温补之[8]，脱阳者温热之。然热药乃回阳之法，寒药乃救火之方，皆非可以常用者。外障者养血去障，内障者滋胆开郁，故治火虽用芩、连、知、柏之类，制之必以酒炒，庶免寒润泄泻之患。而寒热补泻之间，又宜谅人禀受之浓薄，年力之盛衰，受病之轻重，年月之远近，毋使太过不及，当于意中消息[9]。如珠之走盘，如权之走秤[10]，不可拘执，是为良医。

2.《审视瑶函·用药生熟各宜论》[11]：药之生熟，补泻在焉，剂之补泻，利害存焉。盖生者性悍[12] 而味重，其攻也急，其性也刚，主乎泻；熟者性淳[13] 而味轻，其攻也缓，其性也柔，主乎补。补泻一差，毫厘千里[14]，则药之利人害人判然明矣。

如补药之用制熟者，欲得其醇厚[15]，所以成其资助之功；泻药制熟者，欲去其悍烈，所以成其攻伐之力。用生用熟，各有其宜，实取其补泻得中，毋损于正气耳。岂也悦观美听[16] 而已哉！

何今之庸医，专以生药饵人，夫药宜熟而用生，生则性烈，脏腑清纯中和之气，服之宁无损伤。故药生则性泻，性泻则耗损正气，宜熟岂可用生。又有以生药为嫌，专尚炮制称奇[17]，夫药宜生而用熟，殊不知补汤宜用熟，泻药不嫌生[18]。

夫药之用生，犹夫乱世之贼寇，非强兵猛将，何以成摧坚破敌之功；药之用熟，犹夫治世之黎庶[19]，非礼乐教化[20] 何以成雍熙揖让之风[21]？故天下乱则演武[22]，天下治则修文[23]。医者效此用药，则治病皆得其宜，庶不致误[24]，人之疾也。噫！审诸[25]。

（二）注释

1. 本篇主要论述寒热两类药物在眼科临床上的运用。

2. 安危生死之所系也？与患者的安危生死紧密相联。

3. 脱阳：阳气严重耗损，有虚脱趋向的病变。《难经·二十难》："脱阳者见鬼。"

4. 伤胃损血：见《医学准绳·六要·目病不宜用凉药》："苦寒伤胃，四物泥膈；中气受亏，饮食少而运化迟，气血不生，精华俱耗。"

5. 已的：已经准确无误。

6. 温和之药：温补调和的药。

7. 炎秘：大便秘结。

8. 阳虚者温补之：原本误为"阴虚者温补之"，义理不通，故改。

9. 意中消息：用心思考。

10. 如珠之走盘，如权之走秤：权，称锤，比喻具体分析，灵活运用。

11. 本篇主要论述药物生用与熟用的功效及其适用范围。

12. 性悍：悍，猛烈。指药性猛烈。

13. 性淳：淳，敦厚。指药性敦厚。

14. 毫厘千里：为成语"差之毫厘，谬以千里"的简写。开头错了一点点，结果造成很大错误。

15. 淳厚：原本误为"醇厚"，故改。

16. 悦观美听：美丽悦耳好听。

17. 专尚炮制称奇：只崇尚药物的炮制，以取巧猎奇。

18. 补汤宜用熟，泻药不嫌生：滋补药宜制熟用，攻泻的药不妨用生的。

19. 治世之黎庶：太平世界的黎明百姓。

20. 礼乐教化：讲文明礼貌，抓文化教育。

21. 雍熙揖让之风：雍，和谐；熙，昌盛。揖让，礼貌待人。指良好的社会风气。

22. 演武：抓练兵习武。

23. 修文：抓文化教育。

24. 误：原本为乃误的异体字。

25. 审诸：审，细察。详细审察啊！

二、《眼科纂要·眼科药要》药论九则

（一）原文

目虽曰肝窍，而五脏六腑之精华实聚焉。居至高之位，人之日月也。故治之者制方用药，精异诸症，今略为类别，有志斯道者，宜细玩熟玩焉。

1. 心经病：惟夫黄连，味苦而性寒兮，泻心火之炎炎，酒炒则厚肠胃，而去肠胃湿热兮，亦除火郁肝胆之为患。栀子味苦而凉兮，佐黄连而泻心火，解三焦之热郁兮，火刑金而亦保[1]，利小便而治火眼兮，胃肾凉而自可。至若黄芩之品，苦寒入心，泻中焦脾胃之实火，除脾胃湿热之相侵，枯芩酒炒则上行而泻肺，条芩中实则除大肠肝胆之热淫，治目赤作痛，红肿白睛。连翘微寒而味苦，入心包络气分之英，为十二经疮家圣药，散诸经气结而血凝，清无根之火邪，上壅头目，消百般之热结，肿痛留停。牛蒡利咽膈，理痰嗽，消斑疹，解肿毒，消热散结，虚泻忌服。若夫菊花之甘苦兮，能益肺而及肾。制心火而平肝木兮，养目血而无眚[2]，除翳膜而退肿泪兮，使金水之常静。又薄荷之清凉兮，消肺风散肺热，肺受风寒而咳嗽兮，目因风肿而莫缺。惟麦冬之甘寒兮，功清心而兼润肿，除肺热而解烦渴兮，治虚劳而热可退。羌柴之苦寒兮，气味薄而性升扬，行少阳与厥阴兮，功专和解之方，引清气而上升兮，散肝胆之邪干[3]，平十二经之血凝气聚兮，治头眩目赤之并良，惟阴虚火动之必禁兮，并禁用于戴阳格阳[4]。尔其犀角苦酸，性味咸寒，清胃火热，凉心泻肝，化血解毒，除翳去障。羚羊角咸苦，微寒属水，去障翳而祛风，能清肝而明目，泄手少阴之邪热兮，散甲乙[5]气血之逆郁也。

2. 肝经药：若夫白芍苦，微酸寒，泻肝火，补肝伤[6]，腹痛止，脾肺安。惟赤芍之主治兮，与白芍其略同也，尤泻肝火而散恶血兮，为血热目赤之必用也，赤芍散而泻之为功兮，白芍主敛，夫阴气之汎汎也，白兼益脾土而缓中兮，赤专行乎滞壅也。夫岂若龙胆草之苦寒兮，性沉阴而下行，益肝胆而泻肝火[7]兮，功兼入夫膀胱，下除下焦之湿热兮，又上行而治夫翳障，胬肉攀睛之刺痛兮，目红热泪之必荡。尔其疏上焦之肝气兮，必用柴胡；平下焦之肝气兮，则青皮甚善；夫性苦温而味辛兮，疏肝破滞之必须；肝郁积而多怒兮，惟青皮之可驱。于是秦皮苦寒，色青性涩补肝平木，故治目疾，痘后翳膜用之勿失，青葙寒微，肝借以平[8]，能祛风热，治翳青盲。马蹄草决，甘苦咸平，泻肝风热，治眼翳盲，专治目疾，故曰决明。惟蔓荆子，辛散微寒，轻浮升散，入肝胃膀胱，搜风止泪，祛邪在肝，细辛肾药。辛益肝胆，太阳风邪，肝风泪眼，故宜用之，多则不敢。繄[9]，夫大黄，大苦大寒，入心脾胃，兼入肝大肠，一切实热，功力能荡，两胞肿痛，呼叫难当，血热燥结，用之绝良，浮而不沉，走而不守，若邪在上，法宜酒煮。引致至高，功无出右，楮实甘寒，补肝补肾，明目充肌，宜酒蒸浸，夏枯微寒，辛而兼苦，气禀纯阳，肝资其补，解热散结，功亦可数，睛珠夜痛加甘草、香附，一服奏功，无出其右，川芎辛温，气升味盛，为少阳引经之药，入厥阴气分之品，助清阳而开诸郁，润肝燥而散淤青，除肝风目泪之涕[10]热兮，止少阳头目之痛謽[11]。

3. 脾胃经药：石膏甘辛，体降味淡，阳明主药，热渴可啜。阳明目热，胀病惨惨[12] 清热降火，用之放胆，朴硝咸寒，大下实热，目赤障翳，因热必设。玄明粉，力稍缓，血热目肿，服之亦消。石斛甘淡，入脾而除虚热。石蟹咸平，入肾而涩元气，益阴强精，暖水平胃。地肤洗眼，治雀盲涩痛，味苦性凉，除胸中热壅，洗皮肤之风痒，利膀胱之涩痛，若云久服聪耳明目，亦湿热去而头无壅之故也。厚朴之力，苦降辛温调脾平胃，功在宽中。甘草甘平，无用不可，灸则温中，生则泻火，通行十二经络，能解百毒国老[13]。

4. 肺经药：黄芪甘温，生用固表，灸则补中，气虚莫少，泻阴火而解肌热，生血肉而理非谬人参甘苦，大补元气，泻火滋阳，健脾生肺，明目开心，添神定悸，消烦止渴，其功无比，萎蕤之号，一曰玉烛[14]，眦烂目痛，风淫湿毒，益气润肺，其功曰独，五味性温，五味俱备，酸咸为多，专敛肺气，滋水生津，用宜慎矣，瞳子散大，脉数有火复用收敛，断乎不可，无冬苦寒，入肺气分，益肾水母[15]，之上源，清肺金火邪之用。款冬纯阳，泻热润肺，洗肝明目，治嗽为最，桔梗色白，辛苦而平，入肺气分兼入心胃经，为药舟楫[16]，戴之上腾，开提气而此品称神，清升浊除，头目自宁，枳实力猛，而治胸膈，枳壳力缓，而宽肠胃，破气行痰，历消胀痞，主治略同，虚人则讳，若夫槟榔，辛温散邪，苦温破气，消胀定胀，其捷无比。茯苓味淡，渗湿利窍，白入肺而补心脾之益多，赤入心则利湿热之功厚，贝母微寒，散肺郁泻心，清燥痰而解肺郁兮，降心火而宁消痰，故能畅肺而解几寒兮，散肝胆膀胱之邪干，清肺去热而明目兮，治伤风咳嗽之连连。若夫葶苈泻阳分气闭，大黄泻阴分血闭，肺中水气急[17]者，非此不能制矣，消肿而定喘嗽兮，肿痛明目之皆倚，桑白甘寒而泻肺火兮，亦止嗽而清痰，桑叶甘寒而入阳明兮，消痰止渴之皆可也，惟麻黄之辛温兮，为肺家之主药也，专发汗而解肌兮，去风邪之相薄出，入太阳而走心与胃兮，故诸经散剂之必托也。目因风热而肿痛兮，用之宜而可却也，彼百部之甘苦兮，而其性则微温，为咳嗽之所宜兮，曰泻火则未闻。

5. 肾经药：惟夫滋肾水，补真阴，填骨髓，生血精，聪耳目，则熟地黄是清热养血之上珍[18] 也，泻丙火，凉肾心，平血逆，清燥金，则生地黄是消淤通经之仙[19] 也，少阴厥阴，退阳滋阴法止尿血，惊悸怔忡，则干地黄是凉血调经之楚萍[20] 也。甘温兮和血，苦温兮散寒，养营血兮长肌肉，泽皮肤兮润肠胃，瘀滞兮能通，血衰兮能昌，排脓兮和血，惟当归之最良，其头生血而上行，身养血中守，其尾破血而下流，全活血而不走，川产者善攻，秦产者善补，又一身之异宜，道地之或有者也。至若元参咸寒，色黑入肾，能壮水而制无根之火邪，故治目涩喉痛之立靖[21]。枸杞子兮甘平，补肝肾兮助阳生津，去风明目兮壮骨强筋，骨蒸之有汗。惟牛膝之苦平兮，性滑窍而下行，酒制而酸温兮，强筋益肾亦所能生，散恶血而破症结兮，治喉齿腹痛与五淋。若菟丝之甘辛和平兮，得正阳之气也，补三阴而强阴益精兮，温而不燥，不助相火之为厉也，能祛风而明目兮，精寒淋漓之类必也。于是有覆盆子，美如珠，益能脏，补肝虚，缩小便，乌须。疾藜子，苦补肾，辛泄肺，散肝风，益精气，坠生胎，破血淤[22]。又不若苁蓉之咸温兮，入肾血而补命门，润五脏而益髓强筋兮，生精血而不言[23]。翳磁石之中和兮，妙能益夫肾精；质重主镇养乎真阴兮，使神水为外移也，配朱砂以镇养生发之灵，此道家黄婆合婴儿[24] 之妙理兮，方久注夫真人[25]。丹皮之微寒兮，入手足少阴厥阴，功专泄夫血中之伏火兮，和血凉血而通经，为吐衄之必用兮，又退无汗之骨蒸，至若黄柏辛苦，泄肾阴火，除湿清热，诸逮皆可，目赤耳鸣，火降则好，斯肾经之良苗[26]，惟善用者之不左[27] 也。

6. 祛风药：风之中人不一药之施治难同，本治太阳之脑痛，活理太阳之游风，兼入肝经气分，散目赤兮有功，入肾兮用独活，理伏风兮不可缺，细辛辛，而益肝脾兮，能治拳毛之倒睫，葛根甘平，生津止渴，能升胃气之阳，为解肌退热之药；升麻为脾胃引经之品，兼入阳明太阳之窟[28]，能表散平风邪，并升发夫火郁。止痛连夫齿颊，解时气兮毒，至若眉棱骨痛，目痒泪出，散风除湿，白芷之功；又若苏叶兮辛温散寒，定喘兮利肺之功，益脾兮开胃，故宜饪夫鱼鳍[29]。薄荷之辛凉兮，能散能清，搜肝抑肺兮利头目之不清。前胡虽阴而降下兮，功化痰而散风热之淫。若夫退去风热，除目翳，发痘疮，定惊悸，天麻入肝，能燥而液，诸风眩掉，头眩眼黑，顽惊用之斯得。

繁白附子之辛热兮，引药而上行，治头面之游风兮，故定喎斜之病惊；蔓荆子之搜风凉血兮，入太阳膀胱与胃肝之经，能治夫目赤齿痛，头痛耳鸣。至若上行除湿，下安太阳，升阳于与胃中，散风寒于阳明，燥胃强脾，则苍术之所能也。于是椒目行水而发法汗，补相火而导肾逆；独肺胃热者之禁尝。又岂若白菊花之能制火而平肝木，使肺金之长安处于清凉也哉。

7. 凉血散血药[30]：予观夫胡连苦寒，能消果积[31]，平三消与五痔[32]，解五心，平烦热，郁金辛苦，气寒纯阴，其性轻扬，上行入心，凉心散郁治妇逆经，行滞气而不损夫气之正，破淤血，而亦能生乎血之新。与夫丹皮、地骨皮、黄连、犀羚，斯皆凉血之披寻[33]者也，惟元胡之苦辛兮，为活血利气之上珍，入手足太阳厥阴兮，治内外诸痛之因夫血结而气凝，惟红花之治血兮，少则养血而多则行，通以闭而凉痘热兮，又治喉血闷之若神。至若桃仁苦泄，血滞而行瘀血，甘缓肝气而生新血，破连尖而生用，活去皮而炒热。苏木则入三阴，行血去淤，产后血痛，胀满欲死。寄奴破血，金疮之要散血行血，茺蔚子其妙乎尔，其紫草之感寒崦性滑兮，故能利九窍而通二便也，功凉血而活兮，故能治夫痘疮血热而毒盛也，和血专数，夫血竭兮故能汉金疮，功止痛而生肌兮，多使反能生夫脓浆[34]岂若香附之辛苦兮，治诸气滞而言良，味辛而能散兮，味苦而能降利三焦而解六郁兮，止诸痛而愈疮疡，通行十二经脉兮，善治胎产与怒胀。于是加皮辛苦，风湿能甚，坚骨益精，顺气化痰，逐肌肤之瘀血，疗筋骨之拘挛，至若赤芍归须青皮、夏枯、元参、薄荷、升麻、杜仲、牛膝，斯皆散血之品，愿学者之勿模糊也。

8. 退肿、止泪、止痛药[35]：肿有寒热，半则因风宜散，治各不同硝黄芍枳，连桑破车前利水，玄明粉泄脾。菊花郁金，元参秦皮材实甘寒热肿则宜，荆介甘湿，香附甘辛，麻黄辛温，苍术葛升，用之风肿，其效称神，蕤仁微寒，益水治目，目赤肿痛，眦烂泪出有功。

冷泪长流是曰肝虚夏枯枸杞补之为宜，若因风热泪下如汤，白附、秦皮、蔓荆子、青葙、菊花、龙胆、苍术，利阴湿散，收脱肛与泻痢，开声音而止嗽敛肺之皆可也，堪洗眼而消目肿兮，祛风止泪之皆妥也，至若青盐食盐，皮硝酸咸[36]止痒止泪，功有同然，又不若枯矾之兼收风泪而治烂弦也。

凡诸肿痛兮，都缘气滞与血凝，欲行气而活血兮，惟乳没之有能也，血痛配当归兮，凡痛必合防荆，虚痛加于神剂兮，热痛必与凉药俱登，若单用之以止痛兮，虽乳没其何能也。

9. 退翳膜药：五脏精华聚于目兮，热则生翳，平肝之药皆退翳兮，因乌睛属肝也，翳有新久寒热，木贼蒺藜与谷精兮，性虽辛温，初翳久翳均宜[37]，久翳平陷人参能起兮，初翳用之大忌，其余草决、牛蒡、犀解、羚羊、芒硝、石决、青葙、蒙花、胆草。新翳其充，翳自上下兮，脾胃之伤，石膏石决镇坠为工也。翳自两眦遮睛兮，来自少阳，荆芥前胡兮草决青葙，蝉蛇二蜕兮，取其善脱之长也。至若望日砂、赤秦皮、绿豆壳、凤凰衣、海螵蛸、草决并青皮、痘后新翳最相宜。年深目不红，温散翳膜法不同，蒺藜、谷精子、蝉蜕、木贼用有功。若夜明砂兮温甘，治鸡盲兮青盲，加石决明兮猪肝，号夜灵兮有方也。又若冰片之大辛热兮，能拔火邪而外出也。点目赤而去肤翳[38]兮，亦火郁发之之义也，误以为寒而常用兮，斯犯乎不点不瞎之也。

（二）注释

1. 火刑金而亦保：指心火刑克肺金，火泻则金宁，可保眼目免受损害。

2. 养目血而无眚：眚，眼目生翳。《素问·五运行大论》："其眚为陨。"亦可作灾祸解。《周易》："其邑人三百户，无眚。"养目血使之不生翳或无目病的灾祸。

3. 散肝胆之邪干：干，犯也，疏散肝胆，避免邪气的侵犯。

4. 戴阳格阳：戴阳，病证名，出《伤寒论·辨厥阴病脉证并治》，指下真寒而上假热的危重病证，因下元虚衰，真阳浮越反致。格阳，指体内阴寒过盛，阳气被拒于外，出现内真寒而外假热的证候。

5. 甲乙：代指胆肝。

6. 补肝伤：肝以泻为补，火退则肝血不伤而自足，故曰补肝。

7. 益肝胆而泻火：原书注，肝以泻为益，非正补肝也。

8. 肝借以平：凭借青葙的寒性以平肝木。

9. 翳翳：句首语气词，相当于"惟"。

10. 涕：《说文》作鼻液，《礼·檀弓》："待于庙，垂涕洟。"

11. 痛警：疼痛不安。

12. 惨惨：形容心中忧郁。

13. 国老：甘草别名。

14. 玉竹：萎蕤别名，原书为玉烛，故改。

15. 益肾水母：原书注："金生水，肺为肾母。"

16. 舟楫：引申为运载。

17. 急：充盈、胀满。

18. 上珍：指上等品。

19. 仙：意为消淤通经的上品。

20. 楚萍：萍蓬草的果实。

21. 立靖：立即安宁。

22. 坠生胎，破血淤：原书注："疾藜泄肺散肝，是其所长，补肾益精，必非其性，惟沙苑蒺藜小于麻子者，无刺绿色似肾，炒，用以补肾，则大似有理。"一般认为，本品无坠胎破淤功能。

23. 不言，肯定之词，即不待言便知。

24. 黄婆合婴儿：可能为道家炼丹的术语。

25. 方久注夫真人：原书注："孙真人，千金方，磁朱丸。"

26. 良苗：引申为良药。

27. 不左：古代以左为尊为顺，以右为卑为逆。不左，引申为不错。

28. 窟：土室或洞穴，引申为经络深处。

29. 饪夫鱼鳙：意为用鲜紫苏煮鱼可消除鱼的腥气。

30. 凉血散血药：原为两篇，因篇幅太短，现合并为一篇。

31. 果积：此指消化不良的小儿疳积。

32. 五痔：原书指："牝痔，特痔，血痔，肠痔，脉痔，皆血热为病。"

33. 凉血之披寻：意指为凉血的常用之品。

34. 脓浆：指脓性分泌物。

35. 退肿、止泪、止痛药：原为三篇，因篇幅太短，现合为一篇。

36. 皮硝酸咸：本品无酸味，应为咸寒或辛、苦咸。

37. 五脏精华聚……初翳久翳均宜：因原文词错乱，读不成诵，故有所改动。

39. 肤翳：眼睛上生翳如蝇翅。《太平圣惠方》："肤翳者，眼睛上有物如蝇翅者是也。"

三、《异授眼科》药论歌赋两则

（一）原文

1. 五经补泻歌：心火甘梢生地翘，独引黄连犀角超。肺火桑皮麦冬栀，芷引元参杏石膏。脾火只连生地芩，麻引黄甘用要勤。肝火尾荆赤柏明，柴引薄荷补姜陈。肾火熟地知泽柏，独活引经增大黄。胃火栀子膏干葛，补胃白术与生姜，补心远志茯苓盐。提肺升麻白芷桔，补肺车天五味参，补肝姜枸芍芎熟，补肾斛柏知芍煎。杜枸牛丝戟破蓉，宽肠芒硝壳大黄。宽小木通及羌活，泻膀胱芎羌活柏，泻三焦兮柴胡芩。止吐藿香及生姜，止泪芥芩香附菊。更有决榔附子辛，陈皮朴硝麻黄并。去翳蒙菊款菊明，龙胆蜕贼及谷精。退膜榔贼及谷精，白蒺为君用要勤，去风蒺藜白僵虫，防风蝉蜕亦相仿。退热芩栀黄柏连，连翘大黄正相兼。破瘀芒硝丹大黄，槐红桃实最相当。内障两明蔓归尾，朴硝葙子及大黄，外障菊花牛蒡蜕，石菖元细蒺藜芎。蔓羌草决防黄柏，黄连葙子生地羚。犀角款冬白芷柏，赤芍车前覆盆楮。木贼谷精及菟丝，龙胆诸医须要知。

2. 药性光明赋：云参苦参能散血，大黄通利凉肝热，退热柴胡及前胡，归尾白芷能破血。藿香顺气并木通，防风荆芥能除风。去障羚羊牛蒡子，明目蒙花有奇功。苍术陈皮和脾胃，头痛藁本及川芎。

明目菊花谷精草，清神住泪真为宝。退翳蝉蜕石决明，凉肝紫苏龙胆草。止泪木贼桑白皮，治肺五味及黄芪。退热黄连并黄柏，破血射干莪子随。搜风独活连细辛，蔓荆厚朴可相亲。干弦止泪五倍子，香附紫苏亦堪尔。目晕除风旋覆花，补虚菟丝牛膝加。栀子凉心当大用，补虚退热岂为差。远志通心真罕得，黄芩凉心真顷刻。行血须知生地黄，退热连翘居其旁。破血赤芍地骨皮，赤茯苓堪补虚劳。羌活谷精除风热，退障诃子山枫叶[1]。磨障车前石决明，凉心当知小冬青。惟有枳壳宽肠疾，甘草解毒可传名，朱砂硼砂开障翳，熊胆善能扫风尘[2]。木香麝香通孔窍，黄丹解毒如神妙。去障硇砂反掌神[3]，牙硝琥珀岂等伦。白丁香能除冷障，止痛血竭如可亲。虚实热风及诸症，空青片脑要买真。甘石安神能定目，从头一一说与君。

（二）注释

1. 山枫叶：《本草纲目》及《中药大辞典》均未载，疑为山矾叶，本品酸涩微甘，无毒。《本草纲目》载：山矾叶三十片，老姜三片，浸水蒸热洗眼，治烂弦风眼。

2. 扫风尘：指熊胆辟尘之功。《齐东野语》：熊胆善辟尘，试之之法，以净水一杯，尘浮其上，投熊胆果许，则凝尘豁然而开。

3. 反掌神：指硇砂去障的作用强，易于反掌，有神奇功效。

第五章　眼科独特学说与黑睛病理研究

第一节　五轮学说

五轮学说是眼与脏腑相应的标本学说，它将眼从外向内分为肉轮、血轮、气轮、风轮、水轮 5 个特定的部位，用来说明眼与机体内在的生理病理联系，它是脏腑学说在眼科领域的引申和发展，是指导眼科临床的重要理论和方法。

一、五轮学说的起源

五轮学说源于《灵枢·大惑论》："五脏六腑之精气，皆上注于目而为之精。精之窠为眼，骨之精为瞳子，筋之精为黑眼，血之精为络，其窠气之精为白眼，肌肉之精为约束，裹撷筋骨气血之精，而与脉并为系，上属于脑，后出于项中。"此后，《医学纲目》《审视瑶函》《银海指南》《眼科临证录》《中医眼科学》等书，均作了相同或相似的论述，但也存在着一些问题需加以说明。

从五轮学说的命名来说，五轮的"轮"取眼球圆而运转或圆转层护之意。《审视瑶函》明确指出："五轮者，皆五脏之精华所发，名之曰轮，其象如车轮圆转，运动之意也。"《银海指南》说："目有五轮，裹于五行，原于五脏，轮取圆转层护，犹之周庐环卫，以奠皇居也。"再从五轮与《内经》的五体（气、血、筋、骨、肉）学说来看，彼此之间只有气、血、肉三者相同，而五轮中的"风"和"水"分别属于六气与五行，这有两种可能，首先要从学说本身的发展找原因。中医学的任何一种学说都有个从无到有、从不完善到完善的发展过程，而且它的发展与社会生产的发展、哲学思想的发展、临床实践的发展紧密联系在一起。五轮学说以"风、水"代替"筋、骨"，这是学说本身不断发展、不断改进的结果。黑睛属肝，肝主筋，筋之精为黑眼，从生理上看，黑睛确是名符其实的筋轮，黑睛的主要组织是角膜，占角膜全厚 90％的角膜基质层，是由多达 100～200 层纤维薄板平行排列胶黏而成。但从病理上看，该区域的病变历来具有发展快、变证多、反应强烈的特点，与"风者善行而数变"的特征相似。同时肝在六气中主风，所以改称风轮。进一步强调了黑睛在病理上的重要性。瞳神属肾，肾主骨，"骨之精为瞳子"，这与整个中医理论体系是一脉相承的，但如把瞳神命名为骨轮，却与瞳神内在的组织形态不符。《银海指南》说："若夫灵明默远，鉴万物，察秋毫，则有瞳神在焉。"华元化曰："目形类丸，瞳神居中而向前，犹日月之丽东南，而晦西北也。目有神膏、神水、神光、真血、真气、真精，皆滋目之源液也。"瞳神内的"三神""三真"，确是"烛照鉴视"的物质基础。而"三神"中的神膏、神水，"三真"中的真血、真精，都属阴液的范围，瞳神内多水，水为金所生，所以又有"金井"之称。同时肾在五行主水，所以改称水轮。五轮学说也有可能与印度医学有关，因《龙树菩萨论》中载有五轮的论述，即"人有双眸，如天之有两曜，乃一身之至宝，聚五脏之精华，其五轮者应五行。"印度医学的理论核心是地火风水四原质学说。在古医书中，伪托圣贤所著的不少，相传龙树为印度古代哲学家和著名佛教领袖，在佛教盛行的唐代，伪托的可能性也是存在的，同时古代医学在创立和改进五轮时，是否吸收了印度医学中的某些术语，如以风、水取代筋、骨二字，也难以完全排除。

二、五轮学说的形成

据陈明举考证：五轮学说最早见于南宋以前，晚唐时期的《刘皓眼论准的歌》把眼划分为 5 个部位，并将各部与五脏联系起来。其歌词是："眼中赤翳血轮心，黑睛属肾水轮深，白睛属肺气轮应，肝应风轮位亦沉；总管肉轮脾脏应，两睑脾应病亦浸。"刘皓的生平事迹无可查考。《刘皓眼论准的歌》曾载入郑樵所著《通志》二十略等文略中，该书的问世，不仅奠定了中医眼科七十二证学说，而且促使中医眼科真正走向了独立发展的道路。丹波元胤考证：现存《秘传眼科龙木论·龙木总论》中的"审的歌"，即是《刘皓眼论准的歌》，"龙木总论"实际上是以"审的歌"为主体参合其他资料而成的。北宋初期问世的《太平圣惠方》，首先引用刘皓所创的五轮学说，且在配位上做了一些改进，如肾瞳仁改配水轮，该书首次借助于五脏、五行、五方、五色、五味、卜干等来说明五轮与肌体内在生理病理关系。如在《眼论》中说："眼有五轮，风轮、血轮、气轮、水轮、肉轮，五轮应于五脏，随令之主也。肝者，在脏为肝，其色青，其味酸，属东方甲乙木也，王于青，肝气通过目，左目属甲为阳，右目属乙为阴，肝生风，眼者风轮也。虽有其名，形状难晓，与水轮相辅也。"由此可见，《太平圣惠方》对五轮学说的内容作了多方面的补充，但在配位上除水轮定于瞳仁外，其他都混而不清，甚至把原本对的改错了。如原来把气轮定位于白睛，而这里却把肉轮定位在白睛，把气轮定位于隐而不见的肉轮之下，这种定位上的分歧直到明代才基本得到统一。

成书于北宋后期的《龙木总论》与南宋刘昉编著的《幼幼新书》仍宗《刘皓眼论准的歌》，成书于南宋的《葆光道人龙木集》却宗《太平圣惠方》，而且照抄原文，未做任何改易。至南宋后期的杨士瀛对五轮学说在定位上的改进，具有划时代的意义。他在《仁斋直指方》一书中说："眼者五脏六腑之精华，如日月丽天，著明而不可拚者也。其首尾赤属心，其满眼白睛属肺，其乌睛圆大属肝，其上下肉轮属脾，而中间黑瞳一点如漆者，肾实主之，是属五脏，各有证应，然论其所主，则瞳子之关系重焉。"自此，五轮的配属已定，流传至今未变。首先宗《仁斋直指方》的是元代危亦林编著的《世医得效方》，本书在"眼科总论"中按《仁斋直指方》的定位列出五轮之图，并在病因证治上做了补充。如该书说："风轮病，因喜怒不常，作劳用心，昼凝视远物，夜勤读细书，眼力既劳，风轮内损，其候眦头尤涩，睛内偏疼，视物不明，胞眩紧急，宜祛风药。《世医得效方》对五轮在病因和证治上的补充很有意义，使五轮这一理论逐步与临床实践相结合，但它又是在《仁斋直指方》等书的基础上归纳增减而成的，其学术上的继承性是显而易见的。在元代，医家对五轮尚未统一认识，如《银海精微》并列的两种五轮学说，一是《仁斋直指方》的五轮配属，一是在"五轮图"内仍沿用《刘皓眼论准的歌》中的"五轮歌"。由于《秘传眼科龙木论》是《龙木总论》与《葆光道人龙木集》两书的合订本，收录的五轮学说自然是《刘皓眼论准的歌》与《太平圣惠方》的两种。

三、五轮学说的发展

明代以后，采用五轮学说的越来越多，有的宗《仁斋直指方》的五轮配属法；有的在《仁斋直指方》的基础上作了些改进和补充，如把肉轮的上下眼睑和血轮的内外两眦分开，分别属于脾胃和心与小肠（心与心胞）；有的把《仁斋直指方》与《太平圣惠方》的五轮内容合而为一；也有少数医家仍宗《太平圣惠方》或另做配属的。宗《太平圣惠方》的有明初朱橚的《普济方》，而《眼科百问》却将血轮配经络，《医学心悟》将肉轮配眼眶、血轮配红丝、气轮配白色、风轮配黑色、水轮配瞳人。在整个明清及以后的发展过程中，以《仁斋直指方》为基础而加以补充的逐渐上升为主流，并为广大医家所公认。

明代徐春甫编著的《古今医统》，对五轮病症又在《世医得效方》的基础上做了一些修改和补充。如该书说："血轮病因心经火热惊恐所生，宜泻心凉肝，所病大小眦赤烂，多光浮翳，血灌瞳人，大眦先赤，小眦后赤，左眼先病传右眼，皆属心。"本书所论证的五轮病证，最大的特点是在论治上主张各轮所配的本脏与邻脏兼治，从而为临床治疗提供了更多的理论依据。

明代李梴编著的《医学入门》又在《古今医统》的基础上，将每轮分列 2～4 个证型论治，并提出各个证型的具体治法。如在论述肉轮时说："肉之精曰肉轮，又上胞睑，内锐眦，系足太阳经脉。风证，轻者胞弦紧急，重者上下睑似朱涂而生疮，久则生翳，乃风热也。或眼皮有如胶凝，肿似桃李，时出热泪，乃风毒也。宜点花草膏（即二百花草膏）"。使五轮学说与眼科临床的辨证论治紧密地联系起来了。

明代王肯堂的《证治准绳》，以《仁斋直指方》和《太平圣惠方》为基础，吸取明以前其他医家论述五轮学说的某些内容，从理论上作了全面系统的整理，写成"五轮"专论。如："气轮者，目之白睛是也。内应乎肺，西方庚辛甲酉之金，肺主气，故曰气轮，肺为华盖，部位至高，主气之升降，小有怫郁，诸病生焉。血随气行，气若怫郁，则火胜而血滞，火胜而血滞则病变不测。火克金，金在木外，故气轮先赤，金克木而后及于风轮也。金色宜白，故白泽者顺也。"将五脏、五行、五方、五色、天干、地支、生理、病理等结合起来论述，从而成为最有权威的学术观点，凡尊重五轮学说者多推崇此书。

明末清初傅仁宇的《审视瑶函》，最推崇五轮学说。他在《证治准绳》所论五轮的基础上，撰写了"五轮所属论"与"五轮不可忽论"两篇专论，对五轮与五脏相应的标本学说在理论上又作了系统的总结。如在"五轮不可忽论"中说："夫目之有轮，各应乎脏，脏有所病，必现于轮，势必然也。肝有病则发于风轮，肺有病则发于气轮，心有病则发于血轮，肾有病则发于水轮，脾有病则发于肉轮，此五轮之易知者。木青金白水黑火赤土黄，此五色之自知者，轮也色也。已灼然而现证，医犹不知为目病之验，又况亢则乘，胜则侮，并病合病，自病传病，生克制化，变通之妙，岂能知之乎？"此书对轮与脏标本关系所作的论述，以后诸书无出其右。

在清代以前运用五轮学说的众多眼科专著中，《异授眼科》一书别具一格，书中介绍了按五轮治疗捷法经验：根据五轮的配脏配位，结合时令和证候，分别主以泻肝汤、泻心汤、泻肺汤、泻肾汤、泻脾汤；根据五轮学说，创立五泻之方，对治疗临床多见的眼科火证很有临床意义，确为初学眼科的人提供了一条入门的捷径。又《眼科阐微》载有："辨五轮病源用药论"和"辨五轮生克论"，阐述了用五轮学说指导具体用药的规律。该书说："夫两眼角幻：丝穿人白珠如线者，乃心火克肺金也，当用柴胡、黄连、菊花以泻心火，肺余自得其平。白珠幻：赤贯人黑睛，乃肺金克肝木也，当用桑白皮、枳壳、黄芩以泻肺火，肝木自得其平。黑珠凸出胀痛，两胞红肿难开，乃肝木克脾土也，当用赤芍、胆草、牛地、麦冬以泻肝火，脾土自得其平。两胞肿，黑珠下陷难开，是脾土克肾水也，当用栀子、石膏以泻脾土，肾水自得其平。"

四、五轮学说的现代研究

在清代以前的医学文献中，论及五轮学说者可按是否尊重的态度分为尊重派、反对派、中间派三类，前面所引录的医家和医著以及尚未引录而赞成五轮学说的医家和医著，都属于尊重派，提出公开反对的只有张景岳、陈修园，及编著《眼科锦囊》的等极少数医家。如张景岳说："眼目一证，虽然有五轮八廓，及七十二证之辨，余尝细察之，似皆非切当之论，徒姿惑乱，不足凭也。以愚论之，则凡病目者，非火有余则阴不足耳。但辨以虚实二字，可尽之矣。"属于中间派的有李东垣、朱丹溪、成无己以及倪维德《原机启微》等，倪维德根据病因将眼病分为18类论述，并附以施治经验，为我国眼科在病因学上创立了系统的理论依据，其理论核心是病因学。

五轮学说在现代出版的眼科专著中受到多数学者的尊重，如上海陆南山在《眼科临证录·五轮学说简介》中说："中医眼科辨证的理论依据以五轮学说为主。""该学说也可称之为眼部的脏象学说。"四川陈达夫在《眼科六经法要》中说："目病，须分五轮，审八廓，辨六经。五轮者何，划分眼部之代名词也。""诊断眼科病，仍须用四诊，与内科相同，但望诊尤为重要，历代眼科医家，于望诊中补充了许多理论和方法，其中五轮八廓是最重要的环节。"山东张皆春在《张皆春眼科证治》中说："轮为眼位，内联五脏，禀于五行，脏为轮之根源，轮为脏之外候，察轮之征，乃知脏腑之病，故外察五轮，明析脏腑，尊其纲纪，诊断有规可循，治疗有据可考，可见五轮学说在眼科临床中之重要。"

河北庞赞襄《中医眼科临床实践》一书，从中西医结合的角度评介了五轮学说，如："风轮：指黑睛（包括角膜和虹膜），角膜呈环面而透明，有透光和屈光作用，虹膜呈棕黄色或棕黑色，古称为黄仁（又名睛帘），由于虹膜的展缩作用，使进入眼内的光线适当，视物得以清晰。黑睛在脏属肝，肝主风所以叫风轮，它有透光、集光和调节光线的作用，肝与胆相表里，故风轮疾病多与肝胆病变有关。如角膜炎症，用泻肝之剂，多能奏效。"南京陆绵绵《中西医结合治疗眼病》一书也有专节评介五轮辨证。该书说："五轮是视觉器官一些部位的名称。古人于临床实践中逐步发现了视器除了与五脏六腑有密切的联系外，它的某些部位往往与某些脏腑之间，有着更为具体的联系。五轮的病变，部分反映了其所属的脏腑的病变。"同时采用中西医结合的形式从生理、病理及轮外证候三个方面作了详细评介。在西医眼科专著中，上海第一医学院眼耳鼻喉医院眼科教研组编著的《眼科学》也详细评介了五轮学说。该书说："中医轮脏相关的学说，用以指导诊治眼科疾病，确有一定的临床实用价值。特别强调了眼的局部病变和全身整体的关系。在临床上有重要的指导意义。""五轮辨证就是从五轮出现的证候来推断五脏的病变所在，从而得出正确的治疗措施。"

　　在现代高等中医教育中，五轮学说被列为眼科的一项重要内容加以讲授。同时用西医生理解剖名词，充填于五轮之中，使其具有新的含义和内容。以水轮为例，从主观症状到客观体征，从肉眼所见到眼底检查所见，都进行了归纳和整理，所列的辨证要点包括三个方面：一是瞳仁形色改变，凡瞳仁变形或瞳仁稍大，头昏目胀，兼有虹视，来势缓慢，反复发作，或瞳神缩小，干缺不圆，时轻时重，微红隐痛均为肾阴不足，虚火上炎之证。瞳仁色白，视力暂减，多为肾精虚弱，目失濡养所致。二是视觉改变，凡眼前黑花茫茫，云雾如荡，旌旗异彩者，病初起多属肝胆湿热，日久者多属脾肾两虚；目光暗淡，视物渐昏而眼无外候，是肝精血耗损或肝肾不足；外观端好而暴盲者多属气逆血闭或气血俱伤；青盲者，多肝肾不足或气血两虚，夜盲者，多肾阴不足或肝肾阴虚；能近怯远，多属气虚，反之则多属血虚。三是眼底改变，血管痉挛、充血及血流壅滞等均属气血郁滞范畴。每因肝气郁结，气血失和，或血瘀阻滞，或肝经郁热，实火上燔，或肝阳上亢，或阴虚火旺，或心脾两虚，失眠惊悸等诱发。视盘、视网膜水肿，多属气血郁滞，血热壅盛，气机不利，或脾失健运，或肾气不足，气化失职，水湿停滞而致的水气上凌，或湿热熏蒸，化火上炎所致。玻璃体尘状或团状混浊及视网膜、脉络膜上黄白色团状渗出物，多属肺气不宣，或脾运不畅，或肾水上泛等引起的痰湿蕴聚，或肝气郁结，气滞血瘀所致。网膜下渗出物弥漫性者，多属脾肾阳虚，升降失司，浊气上泛，若渗出物边界清楚，表面闪光者，多属正气亏损，瘀滞久郁不化，正虚邪留。早期，血斑颜色鲜红，呈火焰状，位于浅表者，证情较轻，多属火热实邪，迫血妄行。但也有阴虚火旺所致，若血斑颜色暗红，呈片状、团状，位于深层者，证情较重，多属瘀热在里。反复出血，新旧血斑混杂或玻璃体积血者，多属肺脾不足，统摄失职；或肝阳上亢，阴虚火旺，虚火上炎；或过用寒凉，寒凝血滞；或气血两伤；血不内循等所致。日久血斑颜色暗旧，或反复出血，已成机化者，为气机失利，血凝不行，气滞血瘀，郁而成结。凡出血性眼病所致的增殖性改变，多属气血凝滞，久郁成结。凡炎性渗出所致的增殖性改变，多属痰湿蕴聚，日久不解。凡气滞血瘀，痰浊停聚，或肝风内动，风痰上壅；或肝胆火炽，肝火上炎，火灼脉络，以致血不循经；或愤怒暴悖，肝气上逆，气血郁闭等，均可导致络脉瘀阻（血管栓塞）。眼底病变，日久不愈，耗气伤血，或肝肾不足，阴阳两虚，目失濡养，精明失用，均可导致内眼组织的退行性变。通过眼底检查，可以看清水轮内在的组织形态和病理变化，再配合视力或其他特殊检查，这些直观所见和客观指标，克服了过去把水轮病变专责之于肾的局限性，填补了过去认识水轮病变的某些空白。

　　五轮学说的现代研究报道较多，姚芳蔚认为五轮学说既然是在五行学说的指导下，同时又根据五脏与眼的关系发展起来的，就不能离开五行与脏象等观点，临床运用也必须与阴阳、五行、脏象等中医基本理论紧密结合。这不仅说明了眼与内脏的联系，说明了眼的生理病理现象，而且也为辨证论治提供了参考和依据。肖国士曾对五轮学说的命名和渊源做过一些研究。从五轮学说源出《内经》，不排除中印医结合，杨士瀛定位传经至今，王肯堂博取众长等，均直接或间接地探讨了争论中的某些问题。姚芳蔚说得好："本学说产生于一千年前的古代社会里，缺点问题很多，这就需要我们通过实践，加以整理、充实、提高。"概括起来，其缺点主要表现在三个方面：①过分强调单一的轮脏关系，忽视了眼与脏腑间的整体关系；②完全强调内在因素而忽视了外界因素；③对水轮论述不详、概念不对，目系又未提及。侯清岩按五轮辨证，对上睑下垂用补中益气法，胬肉攀睛用清热祛风法，流泪用补益肝肾法，流行性结膜炎用疏风泄肺清热法，结膜溢血用清热散血法，角膜炎用泻肺清火疏风退翳法，角膜溃疡用泻肝清热法，文迪综合征用滋补肝肾、固摄肾气法，中心性视网膜脉络膜炎用滋阴补肾、疏肝利水法，皆取得较好疗效。应用五轮学说，结合现代临床，对常见的病种和治法，进行临床研究和疗效观察，是很必要的。虞存五用万能电表代替经络测定仪测试眼病的轮属、脏腑经络的失衡状态，共测 258 例，阳性率为 98%。眼病愈后、经络恢复平衡者占 89%，与 581 例正常人相比，有显著性差异。从而得出五轮与脏腑经络存在内在联系的结论。张敬先认为五轮学说应该突破自身的局限，接纳新概念，特提出眼轮—脏腑辨证弹性框架，横列以五轮为纲，统属各解剖层次，并作弹性延伸，以接纳房角、睫状体等；纵列以五脏为纲，分列其证候，并向下弹性延伸，以接纳经络、气血等，按实践调查结果充填框架空白，统计分析，进而使眼与脏腑的内在联系规范化、客观化。

此外，马一民对五轮学说的定位，从现代解剖生理做了对比和探讨，他对照郭秉宽、齐强以及1973 年上海中医学院编的《五官科学》、1975 年广东省中医院编的《中医眼科》、1977 年北京中医学院编的《五官科讲义》五种解剖定位法加以归纳，择善而从，取长补短，提出了自己的定位意见。详见五轮学说近代定位表（表 3 - 1）：

表 3 - 1   **五轮学说近代定位表**

五轮 个人或单位	肉 轮	血 轮	气 轮	风 轮	水 轮
郭秉宽	上下睑表面 睑结膜	内外眦、睑缘及 所属皮肤、结膜	球结膜、巩膜 表面	角膜、虹膜表面 角膜、虹膜	瞳孔、晶体表面
上海中医学院	上下眼睑	内外眦之血络	球结膜、巩膜	角膜、前房、 虹膜等	瞳 孔
广东省中医院	眼睑（全层）	两眦皮肤、结膜、 泪器	球结膜、巩膜	角膜、虹膜	瞳孔及后部眼内 组织
北京中医学院	上下眼睑、眼肌	球结膜、小血络	球结膜、巩膜	角膜	色素膜及后部眼内 组织等
马一民	眼 睑	两眦部的球 结膜血管	球结膜、巩膜 眼球、筋膜	角膜、虹膜、 睫状体	瞳孔、房水葡萄膜 等后部眼内组织
齐强	眼睑（全层） 眼外肌	内外眦、泪 小点等	球结膜、前巩膜	角膜、虹膜、 睫状体	瞳孔、房水及后部 眼内组织等

上述实验研究和设想，对深入认识和不断完善五轮学说很有启迪，只有进一步深入研究，才能取得突破性的进展。

第二节　八廓学说

八廓学说是眼科的传统理论之一，按后天八卦——四正四隅将眼分为传送、津液、会阴、清静、养化、胞阳、水谷、关泉八个方位，来说明眼与机体内在的某些生理病理关系，很可能是经络学说的某些规律在眼科领域里的应用。这是一个尚未统一的认识，值得进一步探讨。

一、八廓学说的起源

八廓学说源于何书尚无确切的结论，《银海指南》说："裹撷筋骨气血之精而与脉并为系，是即八廓之先路也。"很明显，他把八廓学说之源，认定为《灵枢·大惑论》与五轮学说的孪生姐妹。由于"裹撷筋骨气血之精"是综合五体中的筋骨气血之精与脉构成目系而言，似乎与八廓学说挂不上钩，且其理难以讲通，故无人附和其说。《龙树菩萨眼论》首次提出八廓八卦相应说，所谓"人有双眸，如天之有两曜，乃一身之至宝，聚五脏之精华，其五轮者应五行，八廓者象八卦"。《银海精微》亦说："目为五脏之精华，其五轮者应五行，八廓者象八卦。"又说："目为五脏之精华，一身之精华，一身之要系，故五脏分五轮，八卦名八廓。"记载八卦的最早医籍是《灵枢·九宫八风》，所以八廓学说之源当追溯到《内经》。

《灵枢·九宫八风》从人与自然密切相应的观念出发，根据天体的运行规律，提出九宫图说，并把九宫中除中央外的其他八个方位配属乾、坎、艮、震、巽、离、坤、兑八卦，分别与小肠、肾、大肠、肝、胃、心、脾、肺等脏腑联系起来，略列来自八个方位的风邪所主病的特征，以说明四时气候的变迁，从而推测八方气候变化对人体的不同影响，为预防疾病提供了理论依据。八卦的名称实际上就成为八个方位的象征，其位置的排列则按五行属性：坎卦属水，位居北方，时应冬至，其风伤人，内合于肾；离卦属火，位居南方，时应夏至，其风伤人，内合于心；震卦属木，位居东方，时应春分，其风伤人，内合于肝；巽卦亦属木，位居东南方，时应立夏，其风伤人，内合于胃；兑卦属金，位居西方，时应秋风，其风伤人，内合于肺；乾卦亦属金，位居西北方，时应立秋，其风伤人，内合于小肠；坤卦属土，位居西南方，时应立春，其风伤人，内合于脾；艮卦亦属土，位居东北方，时应立春，其风伤人，内合于大肠。从而把八卦同五行、八方（四正四隅）、八风，八个节气，八个脏腑紧密联系起来。八廓学说的定位及其脏腑的配属即源于此，尽管在脏腑配属上彼此间存在较大差异。但形式却是相同的。

八廓的"廓"从文字上考，其义主要有三：一是空阔之意。《说文》："廓，空也。二是扩大之意。《尔雅·释诂》："廓，大也。"三是名词。《管子·度地》："内为之城，城外为之廓。"经初步查阅，《内经》中用"郭"（廓）字的地方有七处。《素问·汤液醪醴论》有"津液充郭"；《灵枢·胀论》有："夫胸腹者，脏腑之郭也。""夫胀者，皆在脏腑之外，排脏腑而廓胸胁，胀皮肤，故命曰胀。"《灵枢·五癃津液别》有："肠胃充郭，故胃缓，胃缓则气逆，故唾出。"《素问·天元纪大论》有："大虚寥廓，肇基化元，万物资始，五运终天。"《素问·五常政大论》有："太虚寥廓，五运回薄。"《灵枢·岁露论》有："至其月寥郭空，则海水东盛。"《素问·八正神明论》有："月郭满则气血实，肌肉坚；月郭空则肌肉减，经络虚，卫气去，形独居……月郭空而治，是谓乱经。"在古代，郭与廓两字可以通用。"廓"既可作为眼外部的方位标志，又可作为眼内部的联络图网。所以《银海指南》说："廓取恢廓之意。廓其输将精液之道路，犹之径途九轨以通往来也。"《证治准绳》亦说："廓为城廓，然各有行路往来，而匡廓卫御之意也。"

八卦在数学中属于八阶矩阵，相传为伏羲所创制。《易经》中有许多记载和说明。它属于哲学的范畴，是朴素的唯物论，无论在古代还是在现代都为人民做出了不可磨灭的贡献。如我国天文学家刘子华曾发现太阳系的各星体与八卦的卦位存在着对应关系，他根据这种关系，利用天文参数进行计算，终于首次揭示了木王星的秘密，计算出这颗行星平均轨道的运行速度、密度、离太阳的平均距离等，这是现代运用太极八卦图做出的震动世界的伟大贡献。200多年前，正当德国数学家莱布尼兹为创造乘法计算机而苦思冥想时，忽然收到法国传教士从北京寄来的《伏羲六十四卦次序图》和《六十四卦方位图》，他从这两张图中发现了八个自然数所组成的完整的2进位层数形。正是在太极八卦图的启示下他才触动灵机，成功地研制出世界第一台乘法计算机，从而为电子计算机这门现代学科作出了历史性的贡献。把八卦运用于眼科领域，创立了对眼的生理病理起定位定性的八廓学说，是我国古代医家进行科学推理的集中表现。

二、八廓学说的形成

"八廓"一词，最早见于南宋陈言《三因极一病证方论》。该书说："故方论有五轮八廓，内外障等，各各不同，尤当分其所因及脏腑阴阳，不可混滥。"南宋严用和《济生方》亦说："方论载有五轮八廓，内障外障，青盲雀盲，倒睫拳毛，胬肉攀睛，风沿烂眼，能近视不能远视，能远视不能近视等证，兹不及备叙。"上两书虽提到八廓之名，但未论述具体内容。约成书于南宋的葆光道人《眼科龙木集》首次记载了八廓学说的内容。其歌词是："关泉廓：小肠之腑属关泉，受病先从心经传，两眦多生热泪痒，但调经脉自然痊。养化廓：三焦钉病肝中藏，冒暑冲风必犯光，凉膈邪犹留中宫，连投热药病难当。抱阳廓：内抱真阳是命门，眼前花乱色难分，不能补肾调肝胆，赤脉交加热有根。传道廓：传道为土本经根，肺家壅滞热风侵，太阳若顺应须愈，痛湿之时翳犯睛。水谷廓：食气伤脾在胃中，更加积热两相冲，胞沿渐肿侵睛赤，不解中宫热不通。津液廓：膀胱为水肾为元，冷热相刑本截居，青赤翳来轮廓内，非凭妙手不能除。清净廓：视物依稀似雾中，似雾隐乎障睛瞳，更加冷泪频频下，此是肝家虚冷攻。会阴廓：肾中之病有因由，酒色气多有带忧，莫道睛疼无大咎，那堪障翳裹睛休。"以上歌词中所论述的八廓着眼点还是脏腑，并对每一廓的病因和病证做了初步的描述。由于书中没有定位图和定位词，无法确定当时定位的情况。因也无八卦之名，故定位很可能是以脏腑为标志并与五轮重叠在一起的。元代危亦林《世医得效方》对八廓学说做了多方面的改进，首次绘有八廓图，并将八廓配在眼的相应部位上，同时对每廓的病因病证做了补充，从而使定位辨病趋于明确和具体。其次是首次在每廓上配上天、水、山、雷、风、火、地、泽八卦的副名，使八廓与八卦紧密连在一起。该书说："天廓（传送）病，因云中射雁，月下看书，多食腥膻，侵冒寒暑，致天廓有病内动，视物生烟，睛疼难开，不能辨认。地廓（水谷）病，因湿渍头上，冷灌睛睁，致气有病，眼弦紧急，瘀血生疮。火廓（胞阳）病，因心神恐怖，赤脉侵眦，血灌瞳仁，热泪如倾，其证睑头红肿，睛内偏疼，热泪难开。水廓（会阴）病，因大劳，努力争斗，击棒开弓，骤骑强力，致令生病，常多暗昏，睛弦泪多。风廓（养化—肝）病，因枕边窗穴有风，不能遮闭，坐卧当之，脑中邪风，攻于风廓，以致黑睛多痒，两睑常烂，或昏多泪。雷廓（关泉—小肠）病，因失枕睡卧，酒后行房，血脉溢满，精宣闭滞，风虚内聚上攻，故令眦头赤肿，睑内生疮，倒睫拳毛，遮睛胬肉。山廓（清净—胆）病，因撞刺磕损，致令肉生两睑，翳闭双睛，若不早治，永沉昏暗，瘀血侵睛。泽廓（津液—膀胱）病，因春不宣解，冬聚阳毒，多吃脂肥，过餐热物，致令脑脂凝聚，血泪攻潮，有如雾笼，复见飞蜂缭绕，黑花常满，难于瞻视。"在八廓与脏腑的配属上仍采用与五轮重叠法，由于对每一廓的病因病证做了大量的补充，从而丰富了八廓学说的内容。

元代托名孙思邈编著的《银海精微》，对八廓学说采取两说并存的立场，把有名无位和五轮重叠配位法均收录书中，同时又加入八卦正名，从而更加密切了八廓与八卦的关系。该书说："至若八廓，无位有名，大肠之腑为天廓，脾胃之腑名地廓，命门之腑为火廓，肾之腑为水廓，肝之腑为风廓，小肠之腑为雷廓，胆之腑为山廓，膀胱之腑为泽廓，斯为眼目之根本。"在"八廓之图"下，又把八廓的三种名称融为一体，其与脏腑、八卦的配属是："天廓配属大肠，传送，肺、金、乾卦；火廓配属心、胞阳、命门，离卦；地廓配属脾胃，水谷，坤卦；水廓配属肾，会阴，坎卦；山廓配属胆，清净，艮卦；风廓配属肝，养化，巽卦；雷廓配属心、小肠，关泉，震卦；泽廓配属膀胱，津液，兑卦。在论述八廓病证上，除养化廓外，其余与《葆光道人龙木集》的八廓歌基本相同。

三、八廓学说的发展

明清时代的医家论述八廓学说的较多，不同观点、不同流派的争鸣，推动了八廓学说的发展，使八廓与八卦的关系融为一体。在这些不同学派中，仍宗有名无位说的有《张氏医通》《类证治裁》《眼科百问》等，宗《世医得效方》与五轮重叠配位法的有《医学入门》《目经大成》《医宗金鉴》《眼科纂要》等。首先倡导八方配位法的是《证治准绳》，而《审视瑶函》《眼科入门》《银海指南》等书又作了相应的补充和发挥。其次也出现了公开的反对派和提出质疑的怀疑派，或既不反对也不采用的中间派。明代徐春甫《古今医统》对八廓学说采取"存而辨之"的观点，书中载有八廓病证，其内容为："开泉廓属小肠经病，主瘀肉侵睛；水谷廓属脾经病，主头额常痛，眵泪，多黑花；会阴廓属肾经病，主昏暗，泪生睛痛；抱阳廓属命门病，主睑肉赤肿，睛痛多瘀血；清净廓属胆经病，主两眦痒痛泪出；传送廓属大肠病，主昏多泪；津液廓属（胆经）膀胱病，主血丝侵睛，胬肉生睑；养化廓属肝经，主赤筋，拳毛倒睫。"同时提出八廓学说为后世龙木禅师所创。明代李梴《医学入门》有"八廓寄位"一节，其内容为："乾为天廓，位两白睛中间，属肺与大肠。坎为水廓，位瞳子，属肾。艮为山廓，位神光，属胆。震为雷廓，位白睛上截向小眦，属小肠。巽为风廓，位乌珠瞳人，外属肝。离为火廓，位大小眦，属心与命门。坤为地廓，位上下睑，属脾胃。兑为泽廓，位白睛下截向大眦，属膀胱。"本书所载的八廓定位，虽未绘图，但用词确切，与《世医得效方》《银海精微》相同，同时提出："八廓不必深泥"的观点。

明代王肯堂《证治准绳》对八廓学说首次提出八方定位法，并从经络学说的角度结合八卦、八方、脏腑作了系统的论述。本书首先把八廓作为眼目外部定位划区的标志，并对八廓的意义、每一廓的命名作了解释。如说："八廓应乎八卦，脉络以达气血往来，以滋于目，廓为城廓，然各有行路往来，而匡廓卫御之意也。"乾居西北，络通，肺与大肠相为阴阳，上运清纯，下输糟粕，为传送之官，故曰传送廓。坎正北方，络通膀胱之腑，脏属于肾，肾与膀胱相为阴阳，主水之化源以输津液，故曰津液廓。艮位东北，络通上焦之腑，脏配命门，命门与上焦相为阴阳，会合诸阴，分输百脉，故曰会阴廓。震正东方，络通胆之腑，脏属于肝，肝胆相为阴阳，皆主清净，不受浊秽，故曰清净廓。巽位东南，络通中焦之腑，脏属于肝，肝与中焦相为阴阳，肝络通血以滋养，中焦分气以化生，故曰养化廓。离正南方，络通小肠之腑，脏属于心，心与小肠相为脏腑，为阳受盛之胞，故曰胞阳廓。坤位西南，络通胃之腑，脏属于脾，脾胃相为脏腑，主纳水谷以养生，故曰水谷廓。兑正西方，络通下焦之腑，脏配肾络，肾与下焦相为脏腑，主阴精化生之源，故曰关泉廓。"认为八廓与八卦相应，是通过纵横交错的脉络与机体联系，而使眼目得到血气的滋养。并把三焦分为上、中、下三部，分别配命门、肝、肾络而为会阴、胞阳、关泉之廓。对肝肾所配两廓，该书仍用经络学说解释说："脏腑相配，内经已有，定法，而三焦分配肝肾者，此日之精法也。盖目专窍于肝而主于肾，故有三络之分别焉。"对两眼八廓的统一，该书运用阴阳顺逆的理论，使之左右两眼内外方位相同，所谓："左目属阳，阳道顺行，故廓之经络法象亦以顺行；右目属阴，阴道逆行，故廓之经络法象亦以逆行。察乎二目两眦之分，则昭然可见阴阳顺逆之道矣。"这种八方标记的特点是：离与坎相对，震与兑相对，左眼按时钟顺行，右眼按时钟逆行，使左右两眼内外的卦名不变。这与1909年制定的柱轴方向标记法——国际通用方式相同，即验光架上标示出0～180的不同经线，正中为90，0起于每眼的鼻侧，180终于每眼的颞侧。

明末清初傅仁宇《审视瑶函》，除把《证治准绳·八廓》改写为"八廓所属论"外，还写了"勿以八廓为无用论"的专论加以强调。该书说："夫八廓之经络乃验病之要领，业斯道者岂可忽哉！盖验廓之病与轮不同，轮以通部形色为证，而廓惟以轮上血脉丝络为凭，或粗细连断或乱直赤紫，起于何部，侵犯何部，以辨何脏何腑之受病，浅深轻重，血气虚实，衰旺邪正之不同，察其自病传病，经络之生克顺逆而调治耳？"同时对有名无位说作了批驳，如说："人有谓此八廓如三焦之有名无实，以为无用者，此谬之甚者也。愚观《内经》、黄帝、少俞论士勇怯，言勇士刚急，三焦肉横，怯士柔缓，三焦肉纵，夫肉则有状，此《难经》之颇误也。今八廓有位有形，故如三焦之比，八廓丝络，比之三焦更为有据，三焦虽然有据。三焦在内而不见，尚有鬲上鬲下之分。八廓则明见于外，病发则有丝络之可验，安得谓之无用哉！"

四、八廓学说的现代研究

在现代眼科专著中评介八廓学说的有《眼科全书》第一册、《中医眼科学》、《张皆春眼科证治》、《中医眼科六经法要》等。《眼科全书》第一册为毕华德等著名眼科教授所编著，书中说："据郭秉宽研究，可能是表面组织以气风肉血水五轮标志，内部深层组织以八廓为符号，认为五轮八廓学说乃内外统一学说的具体表现。陈任研究认为八廓是指八种生理机能与八种眼部相适应的学说，配合八卦在宋代始出现，八廓于眼部寄位见之于李梴之《医学入门》，这样八廓始成为完整的学说。"中医高等院校第二版教材即《中医眼科学》把八廓学说列为附篇内容，旨在留待进一步探讨研究。在《八廓概要》中收载的八廓定位和八廓图，本承《医宗金鉴·眼科心法要诀》，即八廓分属于六腑命门与包络，是八廓与五轮重叠法的翻版。《张皆春眼科证治》一书写有"廓概要"一节，认为："廓是按八卦定位的，以轮上血络的变化，来说明脏腑经络的病变，此血络上系于脑，下贯脏腑，输布精气，滋养于目，所以观察轮，亡血脉丝络的粗细、连断、乱直及起止部位，便可测知病变的深浅、轻重、虚实、盛衰，自病传病，生克顺逆。"很显然，本书的八廓定位和论述，是本承《证治准绳》与《审视瑶函》两书，书中所绘的八廓图及识图法，均遵《审视瑶函》。《中医眼科六经法要》认为八廓是病理概念，是说某种眼病发生的表现，并非每个患者都有廓病，更不是一般正常的人也分为八廓。"该书还为临床分辨具体病证提供了宝贵的经验。

八廓学说历来存在着肯定与否定的观点。否定八廓学说的理由主要有三：一是认为历代著作在八廓的分属及外候部位上不统一；二是认为历代著述关于八廓的病因和主病上互相矛盾；三是认为历代著述对八廓学说既缺乏系统理论，又缺乏临床实例。肖国士曾撰写《八廓学说探讨》和《八廓学说的源头与应用》两文，直接或间接谈到上述问题，认为八廓的分属并不杂乱。如《审视瑶函》与《银海指南》均是遵《证治准绳》的八卦八方定位说，观点一致；《世医得效方》《医学入门》《银海精微》所遵的是与五轮重叠配位法，彼此之间都是一脉相承的。从八廓分位分属的异同来看，仍是同多异少，如分位，乾、巽、离、坤四廓历代各家所列完全相同。其他如震廓以关泉为主，艮廓以会阴为主，坎廓以津液为主。至于分属，主要有两派，《银海精微》《世医得效方》《东医宝鉴》《普济方》《张氏医通》等书基本相同，而最有影响的《证治准绳》《审视瑶函》《银海指南》三书的分属原则则完全一致。因此在整理古代文献时，对某一种有争论学说，既要看到彼此的相同点，又要看到彼此的不同点，只有这样才能得出正确的结论。

关于八廓学说的临床运用，对八廓学说的分位与分属，以《证治准绳》《审视瑶函》《银海指南》所论较为合理。按八卦八方分位的优点至少有三：一是可以作为详细记录眼外部各个方位的标志和术语。二是可以作为眼周穴位命名的标志和依据。眼部一共有 20 多个穴位，密密麻麻地排列在眼眶周围，而且命名混乱，如以四正四隅来定位命名，既简单实用，又符合中医的传统理论。辽宁中医学院彭静山，曾创立眼针疗法，用以治疗中风、偏瘫、疼痛、扭伤等，均收到明显疗效。其分位与分属，亦源于《证治准绳》，只不过把八卦之名以数字代之。如 1 区位乾，属肺与大肠；2 区位坎，属肾与膀胱；3 区位艮，属上焦；4 区位震，属肝胆；5 区位巽，属中焦；6 区位离，属心与小肠；7 区位坤，属脾胃；8 区位兑，属下焦。其进行顺序左眼为顺时针，右眼为逆时针，用钟表的时钟计算，每区为 90 分钟，为眼科运用八廓学说提供了佐证。三是可以从各个廓位出现的血脉丝络作为分析病理性质和邪热来源的依据。如火疳证，病灶出现在右眼的震位，属肝胆病变，首选龙胆四物汤加减治疗，以后病灶转移至离位，属心与小肠，改用导赤泻心汤加味治疗，病灶迅速消退。又如角膜上缘结膜炎的患者，用导赤泻心汤加减，或合四物汤，或合清热地黄汤治疗，病灶也可很快消失。内眦病变，实证多从心治，如眦漏证用泻心解毒的竹叶泻经汤；虚证多从肾治，如目昏流泪证用补肝肾的菊睛丸，或合椒地丸。内眦居兑位，配肾络下焦，所以从肝肾论治不是没有道理的。内眦又是多条经络的起止点和交会处，因此也是历来廓名与配属最复杂的客观原因之一。

关于八廓学说的现代研究，姚芳蔚曾撰有专论，并发现许多疾病在球结膜微循环上有病灶反应点，直接或间接地为八廓学说提供了科学依据。如 Noboru Kunitoma、周跃曾等先后提出了关于在裂隙灯显微镜下正常球结膜微循环的变化范围。同时，宋振英、周跃曾等又报道球结膜微循环病理所见。Elliot 与骆秉铨等先后采用记分法对球结膜微循环改变提出了分级与分期标准。医学家们通过临床认为冠心病、糖尿病、高血压动脉硬化、低血压及尿毒症等都可以将球结膜微循环的改变作为诊断的参考。骆秉铨等观察冠心病患者球结膜微血管病发生率为 50%，对照组为 15%；重度泥流为 55%，对照组为 5.5%。Davis 观察 100 例缺血性心脏病，发现球结膜血管硬化约占 70%，对照组为 29%。Danilov 对 107 例糖尿病患者作了球结膜微循环的观察，发现眼底正常的病例中有 68% 结膜微循环发生了改变而有视网膜病变者，结膜微循环全部出现紊乱。刘崇晏观察了高血压、糖尿病与视网膜中央静脉阻塞等病，发现球结膜微循环障碍在高血压组为 20%。Vodovosov 等应用荧光血管造影研究了结膜和视网膜的微血管，发现结膜微血管的改变早于视网膜血管的改变。有人应用测微计检查了高血压球结膜微血管的管径，发现小动脉的管径明显地小于健康人，在低血压则静脉的管径大于健康人。同时动脉硬化时，结膜的静脉弯曲，小动脉变直、变细，毛细血管数减少，血管内红细胞常出现聚集现象。周跃曾指出尿毒症病例球结膜血管的改变，表现为弯曲、细直、粗细不匀，血管瘤，囊样扩张、血流中断或停滞和局部缺血等，球结膜血管细直的出现率高于视网膜血管。

同时，Huneranuyk 对初期视神经萎缩，高度近视，视网膜中央动、静脉阻塞与虹睫炎等眼内、眼底病 70 例进行观察，发现球结膜微循环也有改变，表现为结膜水肿、小出血点、血铁质沉着、类脂质沉着、小静脉扩张、小静脉小动脉瘤、小动静脉比率变小、毛细血管管径不均和血流紊乱等。

微循环是指毛细血管前后动静脉的循环状况。正常毛细血管直径不过 3.5 微米，比正常红细胞还小，所以红细胞通过毛细血管必须变形。由于衰老或其他多种原因，红细胞变形性下降，不易通过毛细血管，则形成微循环障碍，而微循环障碍必致组织缺氧而发生种种病理变化。此外，微循环障碍与血液成分及流速的改变也有关。由于这些因素可进一步造成微循环障碍，形成恶性循环，导致疾病的进一步发展。因此，研究微循环对进一步了解发病机理与病理变化，探讨治疗用药与预后等都有积极的意义。由于球结膜以白色的巩膜为底板，同时在裂隙灯显微镜下观察可明显地了解微血管的动态与静态的改变，所以常作为检查微循环的窗口。

球结膜血管有睫状前动脉与结膜后动脉，二者有吻合支，球结膜微循环障碍每在该处出现，鉴于睫状动脉来自眼动脉，为大脑中动脉的分支，因此结膜微循环障碍不仅仅反映了外周微循环的状况，同时也反映了颅内血管的循环状况，也有可能反映了其他疾病的病理变化。

程世明用裂隙灯显微镜检查，观察八廓特定方位上的球结膜微循环情况，取得了可喜的进展。主要分二组进行，一组为全身性疾病 39 例，中医辨证与八廓辨证相符者占 74.3％；另一组为 73 例，相符者占 64.4％。认为八廓学说有位有形，血脉病变，明见于外，八廓辨证能较客观地反映机体对疾病的应激指标及眼与脉络、经络之间的临床应用，并进行对比观察。观察 300 例，其结果表明：后天窄三焦配位图、后天宽三焦配位图和眼针宽三焦配位图的诊断符合率均为 82％。先天窄三焦配位图诊断符合率为 77％，先天宽三焦配位图诊断符合率为 5％，且全身性疾病的符合率高于眼病，男性左眼符合率高于右眼，女性右眼高于左眼，在一定程度上显示出男女左右眼之间的区别。这五种配位图以先天八卦和后天八卦及三焦的宽窄为划分依据，认为在八廓配位中应扩大三焦应用的范围，将其视为一个独立完整的理论体系，则更有临床使用价值。

全息胚学说的广泛运用，进一步揭示了八廓学说，认为生物体是由不同发育阶段的不同的全息胚组成，在多细胞体内，细胞是发育程度最低的全息胚，全息胚在生物体内广泛分布，且各个部位的全息胚分别在整体或其他全息胚内有各自的对应部位，一个部位的全息胚内有各自的对应部位，一个部位的全息胚在该全息胚的其他部位与整体或其他全息胚内的相对应的部位，有相似的生物性特性，各部位在全息胚的分布规律与各对应部位在整体或其他全息胚有相同的分布规律，可见生物个体的新整体观与中医的整体观不谋而合。八廓学说就是眼睛这个全息胚与整体及各脏腑对应部位的学说，能用于识病辨证，探求病机与指导治疗，同时也可判断病情与预后，且有可能作为某些疾病早期诊断的参考。

实践是检验真理的标准，对八廓学说历代均有不同的观点，其焦点在于有无应用价值，以上研究提示它具有科学性与实践性，因而有必要进一步研究。

第三节　内外障学说

内外障学说以病变部位和证候特点为依据，将眼分为内外两大类。它是阴阳学说在眼科领域里的运用，对眼科临床具有重要的指导意义，受到历代医家的高度重视。

一、内外障学说的起源

从文字上考证，内外二字是区别事物定位划界的客观标志和常用术语，"内"，《说文》："人也。"《增韵》："中也。""外"，《说文》："远也。"《韵会》："内之对，表也。"在《内经》，内外二字广泛运用于生理病理，成为阴阳学说的重要内容。首先在生理上用内外来说明人体表里之间以及人体与外界环境之间的复杂关系。如《素问·阴阳离合论》说："外者为阳，内者为阴。"《素问·阴阳应象大论》说："四时阴阳，尽有经纪，外内之应，皆有表里。""阴在内，阳之守也；阳在外，阴之使也。"《素问·金匮真言论》进一步把内外与阴阳的关系具体化，谓："夫言人之阴阳，则外为阳，内为阴。言人身之阴阳，则背为阳，腹为阴。言人身之脏腑中阴阳，则脏者为阴，腑者为阳。"从病理上看，亦用内外来阐明各种病因和发病机制，如《素问·阴阳别论》说："阴争于内，阳扰于外，魄汗未藏，四逆而起。"《素问·生气通天论》说："失之则内闭九窍，外壅肌肉，卫气解散。"《素问·调经论》还把内外与阴阳、虚实、寒热等病机融为一体，谓："阳虚则外寒，阴虚则内热，阳盛则外热，阴盛则内寒。"《素问·风论》还具体论述了风邪导致眼病的内外病机，谓："风气与阳明入胃，循脉而上至目内眦，其人肥则风气不得外泄，则为热中而目黄；人瘦则外泄而寒，则为寒中而泣出。"就眼目本身的内外与阴阳的关系而言，《灵枢·大惑论》明确指出："黑眼瞳子法于阴也，白睛赤脉法于阳也，阴阳合传而睛明也。"目有内外，必有阴阳，黑眼瞳子居内属阴，白睛赤脉居外属阳。内外障学说把胞睑、两眦、白睛的病变归属于外障，把瞳神的病变归属于内障就源于此。黑睛介于内外之间，且又有浅深外内之分，《内经》之所以把它归属于阴，乃阳中之阴也。黑睛浅层外部的病变，位虽在瞳神之外，但在白睛两眦之内，故属阳中之阴，现把它归属于外障范围，与《内经》所论是一致的，而黑睛深层内部的病变，如黄仁、神水病变，则属于内障的范围。

内外障学说的"障"字，具有阻隔遮蔽之义。"隔也""界也"，这是《说文》与《广韵》对"障"字的诠释。《吕氏春秋·贵直》说："欲闻枉而恶直言，是障其源而欲其水也。"《法华经》说："欺为信障，怠为进障，嗔为念障，恨为定障，怨为慧障。"更加阐明了此义。在内外障学说里，主要取其遮蔽之义。《审视瑶函》说得好："障者遮也，如物遮隔，故云障也。内外障者，一百零八证之总名也。"

二、内外障学说的形成

"内外障"一词，最早见于南宋陈言《三因极一病证方论》，并与五轮八廓相提并论，成为三足鼎立的眼科传统专用理论。以后严用和《济生方》亦做了相似的论述。最早论述具体内容的是《刘皓眼论准的歌》，据陈明举考证，眼科内外障72症学说，是隋唐眼科文献的综合和发展。《刘皓眼论准的歌》把内外障72症编成歌诀，从而使中医眼科真正走向独立发展的道路。遗憾的是《刘皓眼论准的歌》今无原书可查，只能从《秘传眼科龙木论·龙木总论》中所收藏的"审的歌"窥其梗概。因为"审的歌"很可能与《刘皓眼论准的歌》具有传承关系。而《秘传眼科龙木论·龙木总论》所列以内外障为纲，下分72症的具体内容，是以"审的歌"为主体，然后分析各症的病因、病机和证候，列举各证的具体治法和方药，以解释和发挥歌诀的义理。"审的歌发挥"明确指出："每逢同道，皆言眼疾有七十二般，及问其数，名迹难言一半。今则谨按诸家眼论，夙夜搜求，敢推眼疾之名，果有七十二种。据其疾状，患者颇多，论录为歌，以贻后代……眼看疾状，认识既不差错，治疗又有所凭。"从此可以看出，"审的歌"的作者，对综合补充前人经验，编撰72症歌诀是经过长期临床实践，不断加以总结才创造出来的，内外障72症的确定，确实是祖国医学继承与发扬结合的产物，流传至今，影响极其深远。

内外障72症，是"龙木总论"的主体，所载内障23症，其名为圆翳、冰翳、滑翳、涩翳、散翳、浮翳、沉翳、横翳、绿风、乌风、黑风、青风、黄风、胎患、惊振、偃月翳、枣花翳、白翳黄心、黑水凝翳、高风雀目、肝虚雀目、五风变内障、雷头风内障。从所列证候分析，属白内障的有14症，属青光眼的有6症，属眼底病的有3症；其中白内障论述最详，包括成熟的与不成熟的、硬性的与软性的、绕核性的与周边性的、颜色白的与颜色黑的、前房浅的与前房深的、可针拨的与不可针拨的等，且老年性、并发性，外伤性、先天性俱备。所列外障49症，其名为混睛，胬肉侵睛，两睑粘睛，鹘眼凝睛，鸡冠蚬肉，睑生风栗，漏睛脓出，冲风泪出，风牵睑出，风牵㖞偏，风赤疮疡，胎风赤烂，暴风客热，胞肉胶凝，辘轳转关，眯目飞尘，倒睫拳毛，突起睛高，旋螺尖起，睑硬睛痛，神祟疼痛，蟹睛疼痛，肝虚积热，膜入水轮，钉翳根深，冰瑕翳深，黑翳如珠，花翳白陷，五翳浮满，逆顺生翳，撞刺生翳，小儿通睛，小儿疳眼，小儿青盲，瞳神寸缺，血灌瞳人，天行后赤眼，眼痛如针刺，眼痒极难忍，眼起坐生花，眼黄膜上冲，眼赤膜下垂，眼小眦赤脉，小儿睑中生赘，小儿斑疮入眼，因他病后生翳，暴赤眼后急生翳。从所列证候分析，瞳人干缺、血灌瞳人、小儿青盲、眼起坐生花，四症属内障眼病外，尚有外障 45 症，其中属角膜病的有 16 症，属眼睑病的有 9 症，属结膜病的有 7 症，属眼外伤的有 4 症，其他还有 9 症。细审之以角膜病论述最详，包括炎性的与非炎性的，急性的与慢性的，浅层的与深层的，原发的与继发的，穿孔的与未穿孔的，化脓性的与非化脓性的，均已列举了。

关于内外障 72 症的病名，从元代起，到清代吴谦等编撰的《医宗金鉴》为止，流行了几百年，其中各医家虽略有增减，但仍以此为基础，如元代危亦林著《世医得效方》所制的内外障 72 症，其内障 23 症与《龙木总论》完全相同，外障 49 症，在《龙木总论》的基础上减少了伤寒热病后患白、因他病后生翳、起坐生花、小儿斑疮入眼、小儿疳眼等五症，仍凑满 72 症之数。《银海精微》一般认为是元代的医家所辑，虽未标明内外障，但所列 80 症外障占 90% 以上，比《龙木总论》增加了 24 症，而内障却减少了 15 症，但《龙木总论》中大部分病症还是被《银海精微》所收载。

三、内外障学说的发展

至明代，内外障学说已经得到众多医家的广泛应用，而且在争鸣中又有很大的发展。如明代徐春甫著《古今医统》所列的 72 症。虽未标分内外障，但排列有序，前 23 症为内障，是在《龙木总论》的基础上减肝虚雀目、青风内障，加入青盲、伤寒热病后黑昏 2 症，后 49 症为外障，亦是在《龙木总论》的基础上，减伤寒热病后患目、因他病后生翳、突起睛高、撞刺生翳、风赤疮痍、小儿青盲 6 症，加碧翳、青膜、早上疼痛、午后昏朦、天行赤眼暴翳、女血气逆流、痛极憎寒 7 症。本书可贵之处在于首次把 72 症编为便于记忆的歌诀。其歌词是："圆冰滑涩散浮沉，白翳黄心横翳新。枣花黑偃兼风变，惊震雷头雀目生，绿乌青黑黄风障，胎患伤寒热后昏。肝经挟热混睛膜，胬肉攀睛两眼粘。黑翳如珠花翳陷，冰瑕深翳入水轮。钉翳根深浮玉翳，偶然顺逆突然成。鸡冠蚬肉睑生粟，胞肉胶凝与漏睛。蟹睛突起还风泪，倒睫拳毛碧翳分。鹘眼凝睛神祟痛，旋螺突起辘轳形。打伤撞损风伤险，血灌瞳人眯目生。天行赤眼暴生翳，胎赤风眩客热侵。睑硬睛疼痛如刺，瞳人干缺痒难任。黄膜上冲赤膜下，睑中生赘与通睛。疳眼斑疮青膜障，青盲起坐更生星。血翳包睛女子逆，早晨午后有其因。痛极憎寒与伤损，七十二候此分明。"同时指出："七十二症，古者有之，兹录之以成全书。至于论治，则又不可执于是而昧法之大纲也。夫大纲者，标本也，气血也，风火也，此三者，目病其庶几乎。"治疗眼病，强调行血与散热，所谓"行血为治目之纲，散热为治目之要"。"血气壅肿，四物汤加龙胆草、防己、防风、羌活之属。""目病发，壅肿两睑如桃，合为一，痛不可忍者，宜用防风通圣散下之立愈。""病之初起，可以峻用寒凉，或兼七情郁滞，气血停凝，以致热壅而为目病者，则当于苦寒剂中，而加之以辛温之药而发散之，导滞开郁，而气血风火，岂不从而发散者乎。"这些论述，对眼科临床很有指导意义。

明代楼英《医学纲目》列有"内障""外障"两篇专论，并把内障分为可见（瞳人里隐隐青白）与不可见（瞳人里无隐隐清白）两大类。言简意赅，由博返约。对内障的分类颇具卓识，成为显性与隐性分类的先河。对于外障，强调辨表里寒热，谓："凡赤脉翳初从上面下者属太阳，以太阳主表，其病必连眉棱骨，或脑项痛，或半边头痛是也，治法宜温之散之。""赤脉翳从下而上者，或从内眦出外者，皆属阳明，以阳明主里，其症多热或便实是也，治法宜下之寒之。"翳膜在外障眼病中居重要地位，对此楼氏亦做过精辟的论述，说："邪气未定，谓之热翳而浮；邪气已定，谓之冰翳而沉；邪气牢而深者，谓之陷翳；当用辛发之物。若其邪气再动，翳膜乃浮，佐之以退翳之药而能自去也。病久者不能速效，宜以岁川除之。"这些都是经验之谈，为翳的动静分类和刺激疗法治疗陷翳提供了理论依据。

明代王肯堂《证治准绳》，对内外障内容作了一些重大的修改和补充。首先修改明以前医书先论内障后论外障的顺序，使思维规律符合眼目先外后内的客观实际，"论外障"条下，所列外障 35 症，主要是指白睛与黑睛两个区域的病变，较之以前医书，已从广义的外障向狭义的外障前进了一步。在"论内障"条下，所列 28 症，主要是指瞳神前部的病变，即瞳神变色、变形的显性内障，而瞳神无变色、变形的隐性内障 25 症则列在"目昏花"条下和"论眦漏"之后。两者共 63 症，比以前医书所论内障的内容更加丰富，也更切合临床实际。胞睑两眦眵的病变，所列 45 症则属外障范围，加上外伤眼病、妇人目病、小儿目病，总共 193 条 177 症，从而集内外障眼科病名之大成，为中医眼科学的发展做出了杰出的贡献。

明代傅仁宇《审视瑶函》对内外障学说有不少精辟的论述，如在"内外二障论"中说："且夫内障之症，不红不紫，非痛非痒，惟觉昏朦，有如薄纱笼者，有如云雾中者，有如见黑花者，有如见蝇飞者，有如见蛛悬者，有眉棱骨痛者，有头旋眼黑者，皆为内障……其外障者乃睛外为云翳所遮，故云外障，然外障可治者，有下手处也，内障难治者，外不见症，无下手处也。且内障之人，二目光明，同于无病者，最难分别，惟目珠不动，微可辨耳。"上述内障病，多属今之眼底病变，在眼底检查镜没有发明以前，因无从查看眼底病变的详细病情，治疗甚感棘手。至于外障，可以据五轮而验证，直接观察和推测五脏的虚实，施用手术疗法和药物外治法，所以就没有治疗眼底病那样困难。该书所列内外障的具体病症，既适从《证治准绳》，又有很大的删改，所谓"昔人载一百六十症则失之滥，上古载七十二症则失之简，是函摘要删繁，纤钜备当，定为一百有八症"。该书所列目病重 39 案，属目障的有 38 条，34 症；属外障的有 101 条，74 症。在删减的 69 症中，有些是可删的，如目泪病中的迎东、迎西两症，但有 20 多个是不可删的也删了，如眼外伤中青黄牒出、振胞淤痛、触伤真气、膏伤珠陷等，外障中的神珠自胀、圆翳外障、银星独见、黑翳如珠、斑脂翳、黄油障等，内障中的如金内障、珠中气动、光华晕大等。

明代邓苑《一草亭目科全书》以内外障学说为纲和分型论治为显著特点，是临床经验之作。如在"目论"中说："有七十二症之名，总不越内外二障而已。"在外障中列 46 症，对黑睛病变的命名有所创新，书中载有白翳、红翳、青翳、黄翳、黑翳、湿翳、干翳、浮翳、实翳、冰轮翳、梅花翳、旋螺、针头翳、赤筋贯瞳、翳膜遮睛、垂帘翳障、乌珠突出、乌珠下陷、撞破生翳、时聚时散翳等 20 症，为澄清翳的概念和把翳定位于黑睛提供了文献依据。同时认为："外障者，风凝热积血滞也，法当除风散热，活血明目，须用加减金液汤（前胡、桔梗、防风、独活、赤芍、知母、薄荷、蔓荆、柴胡、黄芩、荆芥穗）主之。"为初学者治疗外障眼病提供了一条入门的捷径。通用加减之剂治疗外障或内外二障，其他眼科专著亦有记载，如《异授眼科》的四季加减煎药方，《眼科切要》的宁木汤，《眼科秘书》的日月并明散，《眼科集成》的揭障丹，均属此类，可供临床选用。在内障中列 24 症（其中有 6 症属外障），认为："内障者，血少神劳，肾虚也，法当养血补阴，安神明目。"该书将内障分为肾阴虚、肾阳虚、心阴虚、心脾两虚、肝郁化火、中气下陷等证型，列六味地黄丸、八味地黄丸、还少丹、天王补心丹、千金磁殊丸、加味逍遥散、补中益气汤等治疗，把需要用针拨的圆翳内障所属 14 症全部删掉，所以都可以用药物内治法治疗。

清代吴谦等编撰的《医宗金鉴·眼科心法要诀》，宗"龙木总论""七十二症方论"，将其内容稍作改动和补充，如内障减去了肝虚目暗内障，增加了五风变内障，把原书列为外障的瞳神干缺改为内障，外障中增加了睑生痰核，减少了起坐生花，补遗了能近怯远、能远怯近、瞳神散大、神瞳缩小、干涩昏花、白眼痛、女子逆经、妊娠目病、产后目病 9 症。全书共计 82 症，每症首列歌括，以资提要，便于记诵，并撰有内外二障总名歌，其歌词是："内障初患变五风，黄绿黑乌青圆冰，滑涩浮沉横散偃，黄心黑水枣花形，雷头惊振及瞳缺，雀目高风胎患名，二十四症为内障，须当一一辨分明。""外障暴赤血灌瞳，硬睛赤垂与黄冲，蟹睛旋螺并胬肉，鸡冠蚬肉祟疼同。突睛漏睛连鹊眼，拳毛倒睫胞凝逢，眦赤花陷及螺钉，喎僻冰瑕粘睛并。玉翳水轮逆顺障，睑出风粟又混睛，撞破撞刺及针刺，眼痒泪出疮痍生。客热伤寒并肝热。因他痰核天水行，青盲赤烂斑疮病，转关生瘀痁眼名。小儿通睛羞虽小，还有眽目症为轻，此为外障四十八，熟读方知各症情。"

《眼科奇书》，不知何时何人所撰，由孙奉铭于清光绪十二年在重庆大府庙争老叟处抄得，方选辛温重剂，治法独树一帜，虽系方药书体裁，直说病情药方，小谈医理脉象及用药意见，但仍以内外障学说为理论基础，全书分 5 个部分，列有"外障眼病""内障眼病""内外障兼病"，并说"症虽多，总不外内障外障两大纲。何谓外障，外障是寒。何谓内障，内障是气，按此主方，百无矢一"。该书的特点以辛温、补益立法，很可能是高寒地区与眼病作斗争的经验总结，即使平原，寒性眼病并非罕见，有是证则用是药，才不失中医辨证论治的特色，幸勿以其主温热而忽之或非之。至于份量过重，可改两为钱，获效再酌加。

成书于清末宣统三年的《眼科金镜》是刘耀先在继承清以前眼科专著主要学术成就的基础上，结合自己长期的临证经验编著而成的。其理论价值和实用价值在于以内外障为纲、病证为目，较系统地论述了91种常见眼病的证治。首先在病因病机的论述上有所深化，如在"凡例"中指出：《医宗金鉴》论内因七情即内障，外感六淫即外障，其理亦不甚详，忧思则气结，气结则不舒，郁遏于肝，肝经血脉受伤，故风轮多生陷翳，是内因而得外障病，或偶遇外感头痛，甚至瞳神散大者，是外感而得内障病，非独外感即外障，内因即内障。并进一步指出：忧思伤脾，怒动肝火，温热郁积，元气不固，虚热亡腾，心肝肾三经受病，为引起内障眼病的主要原因；风寒犯表，腠理闭寒，气机不畅，郁火不能外达、上攻头目，是引起外障眼病的主要原因。其次在病证分类上较为系统全面，分列内障眼病43种，包括西医的白内障（圆翳、冰翳、浮翳、沉翳、横翳、枣花翳、垂帘翳等）、青光眼（五风、青风、绿风、乌风、黑风、雷头风等）、眼底病（青盲、暴盲、目昏云雾移睛、萤星满目、视正反斜、视定反动、视大反小、视一为二、神光自现、黑夜睛明、高风障等）、瞳孔病（瞳仁散大、瞳神欹侧等）、屈光不正（能近怯远、能远怯近）等内眼病变的内容，其症状记载均比《秘传眼科龙木论》《医宗金鉴·眼科心法要诀》详细。分列外障眼病48种，包括西医的眼睑病（状若鱼胞，拳毛倒睫、皮紧缩小、胞翻粘睑、椒疮、粟疮、胞生痰核、眼沿赤烂等）、泪器病（睛漏、目泪等）、结膜病（目赤，暴风客热、天行赤眼、胬肉攀睛、鸡冠蚬肉等）、角膜病（蟹睛、陷翳、暴赤牛翳、生翳、混睛障翳、疮毒害目、旋胪泛起、痛如针刺等）、妇女目疾（产后患眼、受孕目病、经脉病等）、小儿目疾（小儿疳伤）等。所列内容均较以前眼科专著详细丰富。再其次，在治疗方药上，共载内障眼病方115首，其中以内服补益药物为主选方100首，配伍解表药物方85首，清热药物方82首，祛痰湿药方66首，并常加入活血、理气、平肝的药物，突出解表药的使用是本书治疗内障眼病的一大特点。共载外障眼病方200首，（包括外用方35首），其中以内服解表药为主选方130首，配伍补益药方127首，清热药方126首，活血化瘀药方105首，并根据病情常加入祛痰祛湿、泻下理气的药物，强调使用补益药是本书治疗外障眼病的突出特点，所选外用方有点眼剂、滴眼剂、洗眼剂、敷眼剂，大多具有解毒消肿、杀虫止痒、燥湿生肌、活血止痛、明目退翳的作用，为中医眼科外治法提供了宝贵的资料。

清以前的医药学文献中，对内外障学说，都持肯定态度，由此可见它在中医眼科发展史上的重要地位。

四、内外障学说的现代研究

现代内外障学说受到多数学者的重视。如《中医眼科六经法要·眼科概说》说："关于眼科七十二症的学说，已经流传几百年了。多数医家奉为准则，其间虽有增损，大体上仍是赞同这种分类原则的。"该书特别强调三点：第一，强调突出眼病的表里虚实，重在追求病理和辨证施治。所谓"参考古代中医眼科医书，不可被七十二症或一百零八症等说所束缚。""刚药不可偏寒、偏热、偏补、偏泻，从症不得拘泥于前有无症名，必辨明病理，随证施治即可。"第二，强调眼科的内障和外障，不能从内因外因上来划分。该书引用《证治准绳》论"白昏花"的内容为论据，反驳《医宗金鉴·眼科心法要诀》所载"内障之病，皆由七情过伤……外障之病，皆由六淫所感"的论述，认为不论内障和外障，都有属于六淫或七情者，饥饱不节，劳役过度的，也可以说是内外两因都有，要在临证时细心观察。第三，强调医治内障，晓得从补字着手，并把《审视瑶函》所载"久病生郁，久郁生病……倘正气虚而邪气有余，头先驱其邪气，而后补其正气，斯无助邪害正之弊"的论述，视为临证准则而加以称颂。

陆南山《眼科临证录》，对内外二障从狭义的角度，结合西医病理，作了多方面的论述。如在"外障概述"中说："患于眼之外部，而能障碍视功能者谓之外障……外障的常见病，首先是黑睛疾病。"在论述分辨外障中翳膜星障时指出：黑睛有片状的炎症或云翳称为翳；黑睛被一层很薄的薄膜蔽盖称为膜；黑睛的炎症呈点状者谓之星；障是一般视力障碍的泛称，凡翳膜星皆属于外障。在论述外障凝脂翳如何分辨肥浮脆嫩时指出：凝脂翳发病较速，初起虽仅一点，但此一点能迅速向外蔓延浸润，此种浸润，肉眼亦能观察到，故称为肥；病证进行时期，必有坏死组织浮在患处表面，故称为浮；发病严重时，往往患处能向深层进展，从而使角膜穿破，故称为脆；病情恶化，尚未稳定，故称为嫩。嫩与老是相对的，嫩亦可解释为新病。对肉眼不易觉察的前房混浊和角膜后沉着物，亦从证治上作了分析。认为前房混浊应归属于热证，是虚热还是实热，当视全身症状而定。角膜后沉着物有阳明内热和痰湿两证，前者主白虎汤，或竹叶石膏汤加知母，或玉女煎加减施治；后者主麦门冬汤，或小柴胡汤加减，或二陈汤、温胆汤等治疗。对内障只论及瞳神变色变形的圆翳内障、绿风内障、青风内障 3 证。认为圆翳内障虚者多而实者少，宜补肝肾、益精髓、长筋骨、明耳目，主热地首乌汤（熟地黄、何首乌、枸杞子、玄参、磁石、黄精）治疗，并根据具体情况，以增强体质为主。认为绿风内障以阴虚血少、肝阳上亢、脾胃虚弱多见；青风内障是脾虚不能制水，导致水湿上泛而成。应根据具体病情选清肝泻火汤（黄连、黄柏、黄芩、胆草、牡丹皮、赤芍、生地黄、玄参、麦冬、天麻、青葙、夏枯草、嫩钩藤）或平肝健脾利湿方（生石决、白茯苓、猪苓、桂枝、泽泻、楮实子、苍术、白术、菊花、陈皮）等治疗。上述见解和治疗方药，是陆氏长期临证所得，有补于眼科文献。

成都中医学院的《中医眼科学》，对内外障设专节辨证。首列辨外障，从病位、病因、证候特点几方面选录了历代有关医家的论述，认为病位在胞睑、两眦、白睛、黑睛；病因以六淫侵袭，痰湿积滞，脾虚气弱，虚火上炎多见；证候特点为红赤肿胀，翳膜胬肉，湿烂生眵，脓泪交流等外候及眼痛锹热、沙涩发痒、羞明难睁等自觉症状。次列辨内障，认为病位在黄仁、神膏、视衣、目系；病因以气血两亏，目失濡养，阴虚火旺，虚火上炎，忧思郁怒，七情过伤，气滞血瘀，玄府闭塞，风火痰湿，上扰清窍多见；其证候特点为眼外观端好，或有瞳神形态色泽改变，视力有不同程度减退，或自觉视物昏朦，有如薄纱笼罩、云雾中行，或眼前黑花、萤星满目、蛛丝飘舞、飞蝇幻视、视灯如虹，或视物变色变形，入夜目盲等，全身可兼见肝肾不足，或气血两虚，或阴虚火旺等证。因内障病变在瞳神之内，组织结构精细，病情比较复杂，须进行仪器检查诊断，并结合全身症状辨证求因、审因论治。

在现代高等中医教育中，内外障学说亦被列为眼科的讲授内容。如 1960 年统编的《中医眼科讲义》明确指出："眼科列证虽繁，按其特征，大都不出外障、内障的范围。""外障发生于胞睑、两眦、白睛、黑睛等部，多属六淫邪毒外侵，或内有食滞、湿热、痰火或外伤等闲而起。局部证状明显，如眼部红赤、肿胀流泪，眵多胶结，或脓样，或粘结，或出现星点云翳，或出现翳膜，或胬肉攀睛，自觉眼睛锹痛、羞明或沙涩不舒，或痛痒并作，间或伴有寒热头痛，二便不利等全身症状。或一眼发，或两眼齐发，病情发展较快，多属邪实有余之证。"在外障的病位、病因、证候特点和类型等方面，做了简明扼要的归纳，为临床提供了辨证依据。

该书对内障论述更详："内障主要发生于水轮或眼珠内部，多由七情内伤或耗精劳神等导致脏腑经络失调所引起。眼睛表面无特殊症状，亦间有瞳神变色或变形的，自感视觉昏朦，有如薄纱笼罩者，有如行在雾中者，亦有眼前飘荡着黑花、红花、蛛丝等幻状者，全身症状多表现为肝肾不足，或气血两虚，或阴虚火旺等证，且多先患一眼，继则两眼俱损。病情发展缓慢，多属内虚不足之证。"但同时又强调："不可拘泥于外障为实、内障为虚，必须探本求原，分清虚实，才能审证的确，不致混淆。"1979年改编的《中医眼科学》把辨外障、内障提高到眼科常用证法的首位，并在"辨内眼常见变化"中，对眼底检查所见的各种病理改变结合中医理论，做了简要的论述，补充了古代医家无法观察和记述的内容，这些都是当今从事中医眼科必须掌握的基本技能。

1985 年改编的《中医眼科学》仍把辨外障与内障列为眼科常用辨证法的第一要法，明确提出内障有广义与狭义之分。所谓："狭义内障专指瞳神中生翳障者，其主要病变在晶珠；而广义的内障则泛指水轮疾病，即包括发生于瞳神及其后一切眼内组织的病变。"该书还根据眼底检查所见审症求因，为中医治疗眼底病提供了新的理论依据。

至于内外障学说的现代研究，因学者认识较一致，则报道较少。肖国士主编的《眼科临床治疗手册》将眼病分为外障、内障、其他三类。其中外障包括胞睑疾患、两眦疾患、白睛疾患、黑睛疾患，其他外障，内障包括显性内障、隐性内障，其他疾患包括妇人目疾、小儿目疾、外伤目疾。共收集眼科疾病131种。

综上所述，内外障学说在中医眼科发展史上占有极其重要的地位，它既是分类学说，又是辨证纲领，将在统一中医眼科病名和指导眼科实践中发挥越来越大的作用。

第四节　肝窍学说

肝窍学说是中医脏腑学说从属于脏的一个分支，专论肝与眼目的特殊关系，具有重要的理论和实践意义。它起源于《内经》，经过历代医家的不断补充和发挥，已成为眼科基础理论中的一种独特学说，受到古今医家的高度重视。

一、肝窍学说的起源

肝窍学说起源于《内经》，对此，本书有以下论述。

1. 从五方五色五行五味立论，认为"肝主目""肝开窍于目"。如《素问·阴阳应象大论》说："东方生风，风生木，木生酸，酸生肝，肝生筋，筋生心，肝主目。"又"在窍为目"。《素问·金匮真言论》说："东方色青，入通于肝，开窍于目。"其意为东方阳升而生风，风气能使木气生旺，木气能生酸味，酸味能养肝气，肝气又能滋养于筋，筋膜柔和又能生养于心，肝气关联于目。或东方青色之气，与人身的肝相应，肝开窍于两目。

2. 从五脏的表象立论，认为目为肝之外候。如《灵枢·五阅五使》说："五官者，五藏之阅也"，"目者肝之官也"。其意为五官就是五脏的外候，眼睛就是肝的官窍。

3. 从五脏化生的津液立论，认为肝为泪，肝主泣。如《素问·宣明五气》说："心为汗，肺为涕，肝为泪，脾为涎，肾为唾，是为五液"。《灵枢·九针论》说："心主汗，肝主泣，肺主涕，肾主唾，脾主涎，此五液之所出也。"其意为五脏所化之液，心化为汗，肺化为涕，肝化为泪或肝主于泪。

4. 从五脏五体与眼目的所属立论，认为肝主筋，而筋之精又为黑眼。裹撷筋骨气血之精与脉合并为目系。也就是黑睛属肝，目系也属肝。

5. 从五脏与眼目的视觉立论，认为肝得血而能视，肝和则能辨五色，年至五十则目不明。如《素问·五藏生成篇》说："人卧血归于肝，肝受血而能视。"《灵枢·脉度》说："肝气通于目，肝和则能辨五色矣。"《灵枢·海论》说："五十岁，肝气始衰，肝叶始薄，胆汁始灭，目始不明。"

6. 从肝胆经脉与眼目的相关立论，认为肝足厥阴之脉连目系，胆足少阳之脉起于目锐眦，足少阳之脉系目系，足太阴之筋其支者结于目眦为外维。分别见于《灵枢·经脉》《灵枢·经别》和《灵枢·经筋》。

7. 从肝与眼病的病机立论，认为眩晕、目视䀮䀮等许多眼病与肝有关。如《素问·标本病传论》说："肝病头目眩，胁支满。"《素问·至真要大论》说："诸风掉眩，皆属于肝。"《素问·藏气法时论》说："肝病者，两胁下痛引少腹，令人善怒，虚则目䀮䀮无所见。"

8. 从肝与眼病的诊断立论，认为肝病者眦青，目色青者病在肝，目锐眦痛病在胆。肝风之状，诊在目下其色青。分别见于《灵枢·五阅五使》《灵枢·论疾诊尺》《灵枢·经脉》《素问·风论》。肝在面部色诊的特定部亦在两眼内眦之间的鼻梁部，胆属其两侧，载于《灵枢·五色》。

9. 从肝与眼病的治疗立论，认为气竭肝伤的目眩，宜用活血化瘀的乌骨蓬茹汤治疗。肝主筋，筋纵目不开主马膏熨贴，对暴聋气蒙，耳目不明主取胆经的天牖穴治疗。

从以上所论，对肝与眼目的特殊关系，遍及生理、病理、诊断和治疗，具有相当的广度和深度，从而为肝窍学说的形成和发展，打下了一定的基础。

二、肝窍学说的形成

肝窍学说的形成，可分为两个阶段，即病源阶段和病证阶段。对病源内容的形成，应归功于《诸病源候论》，该书共论目病 56 候，明确直接论及肝的有 27 候，如目赤痛候、目风赤候、目风肿候、目风泪出候、目肤翳覆瞳子候、目茫茫候、目珠子脱出候、目不能远视候、涩候、目飞血候、目黑候、目晕候、目眵满候、目眇候、目疱疮候、目封塞候、淫肤息肉候、目珠管候、目内有丁候、伤寒毒攻眼候、时气毒攻眼候、热病毒攻眼候、小儿眼障翳候、小儿目青盲候等。泛论五脏六腑涉及肝的有 10 候，这些病候的名称是：目泪出不止候、目肤翳候、目青盲候、目眩候、目视一为两候、目偏视候、睢目候、目肥候、头风眩候、虚劳目暗候。把两者加起来，已达 37 候之多，占总数的 66％以上，遍及眼内眼外虚证实证、寒证热证各类眼病。

在病证形成阶段，《千金方》对施用泻肝与补肝两法，从年龄上做了划分，即 50 岁以前可泻肝，50 岁以后宜补肝。如说："五十以前，可服泻肝汤，五十以后，不可泻肝，但补肝而已。"对肝中有风热而致眼暗者，主张灸肝腧。把用眼过度所致的视力减退、视疲劳命名为肝劳，把补肝与泻肝列为治疗眼病的两大法，所选的补肝方剂有补肝丸（2 个）、补肝散（2 个）、补肝汤（2 个）以及十子散、兔肝散、补肝芜菁子散等，分别用于肝虚所致的各种眼病。所选泻肝方剂有泻肝汤（3 个）以及栀子仁煎、洗肝干蓝煎等，分别用于肝实所致的各种眼病。书中还倡用羊肝、兔肝、牛胆、羊胆、鱼胆、鸡胆等补肝明目之晶治疗眼病，并列有不少以补肝为主的单方验方。且所选的数个同名方剂，名虽同而药异，可随证选用，因而具有很高的实用价值。

《太平圣惠方》对肝窍学说的形成有很大的贡献。首先由肝向上兼论心肺，如"眼内障论"说："心气通而肝气和，眼无其疾；心气薄而肝气乏，目减其光。""眼论"说："白睛属肺，总管于肝，眼带虽系于肝，明孔遍通五脏，藏气若乱，目患即生，诸藏既安，何辄有损。"在论述眼病病机时，把肝摆在首位，认为"目色青，病在肝""肝有病，则目夺精而眩；肝中寒，则目昏而瞳子痛；邪伤肝，则目青黑，瞻视不明；肝实热，则目痛如刺；肝虚寒，则目肮肮谛视生花；肝劳寒，则目涩闭不开；肝气不足，则目昏暗风泪，视物不明，肝热冲睛，目眦赤痛，生瘜肉，及目睛黄。胆与肝合，胆虚为阴邪所伤，目中生花，肝热则目中多赤痛泪出，肝不利则目昏；肝热中风，则目欲脱而泪出。"又说："肝藏病者，应于风轮，风轮病即望风泪出，睹物烟生，夜退益增，磣痛畏日，或如青衣拂拂，时似飞蝇联联，皆是肝脏之疾，宜治肝也。"在具体病证的治疗上，其病理虽宗《诸病源候论》，但又做了很多的补充，不但增加了坠睛、蟹睛、睑生风粟、眼睑垂肿、血灌瞳仁、眼睛外伤、丹石毒攻眼等颇具临床意义的眼病，而且把目赤又细分为眼赤、眼暴赤、眼胎赤、眼风赤、眼赤烂、眼赤肿痛等，这样就从不同方面揭示了目赤的病机，把眼病分为 43 类，每一类中又包括若干种，详列治疗方药，选方 500 多首，其中属于补肝、泻肝的有 100 多首，至此方药内容已相当丰富。

据考证，现存最早的眼科专著《龙树菩萨眼论》与《秘传眼科龙木论》均成书于唐宋年代，对肝窍学说的形成，起了不可低估的作用。如《龙树菩萨眼论》多处提到肝与眼病的病机技治法，如"黑花乱眼，肝肾俱劳""暴翳忽生，皆从肝热""赤眼时发，积热膈中，肝内虚风，因劳便动""茫茫风暗，宜用镇肝""老暗（老花眼），看读用力即暗，寻常即可，是肝虚兼热风，治之即瘥""若眼无别患，唯至黄昏，即不见物者，名为雀盲……此疾从肝中虚热，兼风劳作主，亦因患后冲风，兼又肝气不足致然，亦可后变为青盲，可服补肝丸、还睛散"。书中所选方药，亦以泻肝、补肝为主，并把泻肝汤引为群方之冠。补肝散、决明散、还睛散、空青丸、青葙子丸、茺蔚子丸、疗眼补肝汤、镇肝决明丸等，都是以补肝为主的补泻兼施之剂，是该书所列治疗眼病的主要方药。

从《秘传眼科龙木论》的书名来看，"龙木"一词本为"龙树"，可能是因避宋英宗赵曙之名和突出肝在眼病中的地位而改。而且《秘传眼科龙木论·七十二证方论》把从肝论治摆在首位，书中所载 72 证，除眼外伤 4 证外，尚有 68 证，在以内因为主的 68 证中，明确直接论述由肝脏或肝胆病变引起的有 38 证，由此可见，已把肝窍学说作为辨证论治的主导思想了。

三、肝窍学说的发展

宋以后的医家，对肝窍学说均从不同方面做了发挥。如《刘河间医学六书》说："翳膜者，风热重则有之，或入眼，此肝气盛而发在表也。"《证治要诀》说："赤眼有数种，气毒赤者、热壅赤者、有时眼赤者，无非血壅肝经所致。盖肝主血，通窍于眼，赤眼之病，大率皆出于肝。"《证治准绳》把因风、因毒两证的病机主要责之于肝，如说："风在五行为木，在脏为肝，在窍为目，本乎一气，久风则热胜，热胜则血弱，风久必郁，郁则火生，火性炎上，故患风。"又说："火性炎上，目窍高，火所从泄，浊能害清，理之自然，肝胆清净融和之府，疱毒痛疰浊乱之邪，邪既炽甚，侵扰清和。因素祈丧，肝肾有亏，阴虚血少，胆之精汁不充，化源弱而目络少滋，故邪得乘虚入目而害。"张景岳引《仁斋直指方》的话说："夫目者肝之外候也，肝属木，肾属水，水能生木，子肝母肾也，有子母而能相离者哉，故肝肾之气充，则精彩光明；肝肾之气乏，则昏蒙眩晕。若乌轮赤晕，刺痛浮紧，此肝热也；燥混清泪，枯黄绕睛，此肝虚也。"所以对内障眼病，主张肝肾同治，用明目羊肝丸、黄连羊肝丸、济阴地黄丸、固本还精丸、左归丸、右归饮等。这样肝窍学说与肾命学说就紧密地结合起来了。

　　肝与胆，为脏腑表里关系。泻脏不离腑，这是中医治则学说的一项重要内容。《石室秘录》对上述两个问题，从临床的角度做了精辟的论述，特别是在用和解少阳的小柴胡汤加减治疗眼病上积累了丰富的经验。如说："目痛，法当用轻清之晶，少少散之，无不立效，如小柴胡之方是也。"目肿而痛，亦是火证，然必看眵多泪多，红肿而痛，如有物针触一般，用柴胡、白蒺藜、炒栀子各三钱，半夏、甘草各一钱，水煎服。此方之妙，全在直散肝胆之郁火，火散则热自退，不攻之攻，胜于攻；不下之下，胜于下也。""目之红肿，乃风火入于肝胆之中，湿气不散，合而成也。初起之时，即用疏肝胆之药，而加去湿散火之品，自然手到功成……方用柴胡、白芍、白蒺藜、半夏各三钱，甘菊花二钱，白术五钱，荆芥、甘草、草决明各一钱，水煎服。一剂轻，二剂愈。有热者，加栀子三钱，无热者不必加入。此方之妙，在火风湿同治，而又佐之治目之品，所以药入口而目即愈也。"

　　在宋代以后的眼科专著中，《原机启微》《审视瑶函》《秘传眼科七十二症全书》《银海指南》《秘传眼科纂要》《眼科阐微》《目经大成》等书，都对肝窍学说从不同的角度做了进一步的论述和发挥，受到后世的称赞。如《原机启微》把摆在首位的淫热反魁之病，定为肝心同病，所选芍药清肝散，就是一个以清肝为主的代表方剂，说："足厥阴肝为木，木生火，母妊子，子以淫胜，祸发反魁，而肝开窍于目，故肝受魁，而目也受病也。"对七情五贼劳役饥饱之病，亦首选从肝论治，说："眼睫无力，常欲垂闭，不敢久视，久视则酸疼生翳，皆成陷下，所陷者，或圆或方，或长或短，或如点，或如缕，或如锥，或如凿，证有所此者，柴胡复生汤主之，黄连羊肝丸主之。"

　　《审视瑶函》在"识病辨证详明金玉赋"中将许多眼病归纳于肝受邪，如说："赤膜侵睛火郁肝，白膜侵睛金凌木"，"睑硬睛痛，肝风热而肝血少"，"肿胀如杯，木克土而肝火盛"，"日出血虚，邪火郁在肝经"，"迎风赤痒肝之虚，迎风赤痛肝之实"，"小儿青盲肝血虚"等，这些都是临床最常见的眼病，故编入赋中以供论诵。在"内外二障论"中，强调疏肝解郁之法治疗目昏花等内障眼病，谓："夫目属肝，肝主怒，怒则火动痰生，痰火阻隔肝胆脉迫，则通光之窍遂蔽，是以二目昏朦，如烟如雾，且一昏花，愈生郁闷，故云久病生郁，久郁生病。"故治暴盲、青盲，方选加味逍遥散、柴胡参术汤、镇肝明目羊肝丸等补泻兼施之剂治疗是很有道理的。

　　《秘传眼科七十二症全书》列有肝经要药，对白芍药、龙胆草、青葙子、柴胡、黄芩、黄柏、草决明、蔓荆子、细辛、大黄，石斛、楮实子、夏枯草、款冬花的性味和效用作了论述。书中共载74个眼科病证，分析其治法，绝大多数以补肝、清肝为主，以补肝清肝命名的方剂有补肝散、益肝散、修肝散、洗肝散、清肝散、竹叶泻肝散等12个，补肝丸、暖肝丸、羊肝丸等5个。以补胆、清胆的方剂有补胆丸、凉胆丸等4个。还有肝肾同治的方剂如补肾丸、滋肾丸、还睛丸、地黄丸、枸杞菟丝汤等10多个。在上述方剂中，还有同名异药的方剂数个。可以说治肝之法已经应有尽有了。以肝窍学说为指导思想辨治眼病是本书最大的特点。

　　《银海指南》撰有肝经主病专论，对风轮病变的各种见证和病机论述甚详，如说："肝属风木，木能生火，惟血涵养，否则火盛血伤，目病生焉。其脏主疏泄，凡人愤郁不平，或受六淫之邪，则气不宣流，遂生星翳障雾，如点如凿，或圆或方，形色不一，莫可枚举。"所列垂帘、推云、玛瑙障、水晶障、线障、横关、水障、血翳、白雾、白点、蟹珠等 20 种眼病的临床发现，其病机多属肝或与肝有关。并在胆经主病中说："十二经皆取决于胆，为半表半里，两边头痛，法用小柴胡及逍遥散，乃和解之剂。目中神光惟赖胆中清纯之气所养，倘胆精不足，胆汁不充，两目必昏。古方以诸胆为治，所以清其邪热，乃同气相求之理也。"

《秘传眼科纂要·眼科药要》中所列肝经药计有白芍、赤芍、龙胆、柴胡、秦皮、青葙子、草决明、细辛、楮实、青皮、川芎、大黄、黄柏、黄芩、夏枯草 15 种。在"五脏补泻总诀"中介绍治肝验方 4 个，并编为歌诀，如曰："星珠红痛清肝汤，柴胡芍栀生地黄，归尾防风连翘夏，前草急煎决明丸。黑珠实胀泻肝汤，柴芍黄芩枳壳资，生地防风归尾草，荆芥木通合栀子。"

《眼科阐微》论治眼病强调辨虚实，论治老年眼病或久治不愈的眼病，强调先开肝窍，后滋补，如说："夫人之眼病日久，邪热、痰涎、瘀滞于肝、肺二经，渐渐通明孔窍闭塞，经络壅滞，气血不能升降流行，以滋于目，则诸病生焉。先用开窍之药，将道路通利，使无阻碍，虚者还其虚，实者还其实，一用滋补之剂，即可直入肾经，助其光明，是以开窍为先，窍通而补养流行之药始能入也。"开肝窍列有内服、外治两法，前者由石菖蒲、谷精草、枸杞子、菊花组成，水煎食后服；后者由石菖蒲、地锦草、菊花组成，水煎，先以热气熏之，后温汤洗之。对肝肾与眼目的关系也提出了某些新的见解："肝为瞳神之本，肾乃精光之源。"

《目经大成》对眼科的虚证和内障眼病亦主张肝肾同治，如在"乙癸同源说"中说："东方之木，非虚勿补，补肾即所以补肝；北方之水，无实毋泻，泻肝乃所以泻肾，中有至理也，故曰肝肾同治，虽然木既常实耳，水既常虚耳，又主补肝泻肾者何哉，盖邪不可亢，亢则害正，泻之犹补之也。正宜长固，固则御邪，补之犹泻之也。若夫血不足者濡之，水之属也，滋水之源，木赖以荣。气有余者泻之，木之属也，伐木之干，水用而充，则是肝肾同治矣。"言简意深，阐微中之微。现代论肝肾同治者多本于此。同时，在"证治语略"及"方剂八阵"中，都论及肝与眼病的具体病机及补肝、调肝、泻肝的有效方药，可供参阅和选用。

四、肝窍学说的现代研究

在现代出版的眼科专著、期刊及学术会议资料汇编中，涉及肝窍学说的内容较多，现从眼病证治和机制探讨两方面简介于下：

（一）眼病证治

1. 肝血虚证：多由失血过多，血源不足，或久病营血亏损所致。主要表现为视物模糊，双眼干涩不适，频频眨动，夜盲，伴面色苍白或萎黄，眩晕耳鸣，手足麻木，爪甲不荣，舌淡，脉弦细或细。多见于小儿雀目、视瞻昏渺、云雾移睛、青风内障、青盲等眼病。治当补肝养血明目，方宗四物汤或补肝汤（《医宗金鉴》）加减。

2. 肝阴虚证：多由禀赋不足，肾阴亏耗，精不化血，或情志不舒，肝郁化火，暗耗肝阴所致。主要表现为头晕目眩，眼干涩不适，眼前黑影，视力缓降，或抱轮微红，目痛羞明，或黑睛星翳，日久不愈，伴心烦喜怒，咽干口燥，失眠多梦，舌红少苔，脉弦细数。多见于聚星障、眼底出血、白涩症、青风内障等眼病。治当滋阴养肝，方宗一贯煎（《柳州医话》）或杞菊地黄丸（《医级》）加减。

3. 肝阳虚证：多由惊恐过甚，或久居逆境，阳气消沉，或直中寒邪，日久失治，消磨阳气而来。主要表现为视物不明，眼生黑花，伴忧郁善恐，怏怏不乐，形寒怯冷，面带青色，舌淡苔白，脉沉细。多见于白塞综合征、视瞻昏渺、黑睛陷翳等眼病。治当补肝壮阳，方宗温阳补肝煎加减（肉桂、淫羊藿、紫石英、蛇床子、白芍、木瓜）。

4. 肝经风热证：多由风邪外袭，引动内蕴之肝火，内外合邪，上攻于目所致，主要表现为头痛目赤，羞明流泪，目痒结眵，舌红苔薄黄，脉浮数。多见于暴风客热、聚星障、混睛障。绿风内障、瞳神紧小等眼病。治当祛风清热泻肝，方宗新制柴连汤（《眼科纂要》）加减。

5. 肝经湿热证：多由感受湿热之邪，或嗜酒肥甘，化湿生热；或脾胃运化不及，化生湿热所致。

主要表现为：目赤肿痛，白睛黄浊，黑睛秽浊不清，伴胁肋胀痛，烦躁易怒，呕恶腹胀，小便短赤，舌红苔黄腻，脉弦缓。多见于混睛障、绿风内障、瞳神紧小等眼病。治当清利肝胆湿热，方宗龙胆泻肝汤（《医宗金鉴》）加减。

6. 肝气郁结证：多因情志不舒，肝气郁结，气机阻滞，气血郁闭清窍而发病。主要表现为目赤，视昏，眼珠胀痛，或牵连头额，视力骤降或缓降，伴胸胁胀闷，嗳气，脉弦。多见于青风内障，绿风内障，神珠自胀等眼病。治当疏肝理气，方宗逍遥散（《和剂局方》）或柴胡疏肝散（《景岳全书》）加减。

7. 肝火上炎证：多因肝郁化火，气火上逆，或过嗜辛辣烟酒，蕴热化火，火性炎上而致目病。主要表现为头痛耳鸣，目赤肿痛，羞明泪热，视物不清，伴烦躁易怒，口干口苦，舌红苔黄，脉弦数。多见于天行赤眼、凝脂翳、风轮赤豆、暴盲、绿风内障等眼病。治当清肝泻火，方宗当归龙荟丸（《丹溪心法》）加减。

8. 肝阳上亢证：多由肝气郁结，郁久化火，营阴暗耗，或素体阴亏，阴不潜阳，肝阳亢逆于上所致。主要表现为目赤眼胀、眼球突出，视物昏蒙，伴头痛头晕，面赤烦躁，口干口苦，舌边红，苔黄，脉弦细。多见于鹘眼凝睛，视瞻昏渺、暴盲等眼病。治当平肝潜阳，方宗天麻钩藤饮（《杂病证治新义》）加减。

9. 肝风内动证：多因年高肾亏，或房室劳倦，七情内伤，饮食失调等因素综合致病，也可因温病邪入下焦，阴血耗竭而发病。主要表现为头痛如掣，目赤视昏，眼胀痛如抠，瞳神散大不收，伴头晕耳鸣，肢麻震颤，舌红绛而干，脉弦数。多见于暴盲、口眼歪斜、斜视、绿风内障、青风内障等眼病。治当育阴潜阳、平肝熄风，方宗镇肝熄风汤（《医学衷中参西录》）加减。

10. 肝血瘀滞证：多因肝气郁结，失于疏泄，气郁日久，致血行不畅而发本证，主要表现为视力骤降或缓降、眼痛不适，伴胸胁刺痛，面色青黑，舌紫暗或有瘀斑，脉涩。多见于视瞻昏渺、暴盲、眼外伤等病症。治当理气活血化瘀，方宗血府逐瘀汤或通窍活血汤（《医林改错》）加减。

11. 寒滞肝脉证：多由寒邪直中肝脉，致寒凝气滞，疏泄失常而成。主要表现为目珠偏斜，视物昏花，眼睑无力，羞明畏光，伴畏寒肢冷，面色㿠白，小便清长，舌苔白滑，脉沉迟。多见于目偏斜、聚星障、黑睛陷翳、口眼歪斜等病症。治当温肝散寒，方宗吴茱萸汤（《伤寒论》）或暖肝煎（《景岳全书》）加减。

以上简述了肝本脏病变的主要证型、病因病机、临床表现及治法、主方，但此仅言其常，至于与他脏合并发病，或与外邪交杂为患则限于篇幅，不一一列举。临证时运用肝窍学说诊治眼病，确有较好效果，但我们还应看到，肝窍学说仅是眼科独特学说中的一种，此外还有五轮八廓、气血、玄府等学说，对临床均有很大的指导意义，值得认真学习，综合运用。

（二）机制探讨

肝窍学说的理论和实用价值是众所公认的，但如何从现代科学角度论证其科学性，并阐明其机理，确是一项艰巨的任务。近年来不少研究者在这方面作了初步探索，兹分述于下：

1. 关于肝脉连目系：蔚迟静选择 8 例患急、慢性病的经络敏感患者作为观察对象，令患者取坐位，用 0.5 寸毫针针刺足厥阴肝经的井穴，入针 1 分，对所引起的刺激感传进行密切的追踪观察，并将感觉所经过的路线，用文字加以叙述说明。结果针刺足厥阴肝经的大敦穴所激发的刺激感传，循本经上行直抵期门穴的深部，越横膈入肺环周，由神藏穴浅出，再沿足少阴肾经抵俞府穴，又循足阳明胃经的气舍穴、水突穴、人迎穴与大迎穴，而交承浆穴至人中穴。由此分出两支微经络感传：一支沿两侧禾髎穴、迎香穴至两侧睛明穴，绕眼睑外侧运行；另一支由人中穴直上，经素髎穴抵山根穴，折向两侧瞳子髎穴，由此深入眼内，绕眼内各组织运行，而抵眼底，越视神经，并循原路返回瞳子髎。这表明肝与目之间确实存在着内在联系，其主要是依靠经络为之贯通的。

2. 关于目得血而能视：日本学者高桥节夫采用血流动力学指标，观察发现人眼的脉络膜血流量与肾脏相似，为脑血流量的 2 倍，肝血流量的 3 倍，在全身器官中几占首位，这充分说明目与血密切相关，"目得血而能视"确有科学依据。

3. 关于目为肝之外候：俞德葆通过对 144 例传染性肝炎与 47 例健康人的对比观察发现：传染性肝炎患者在球结膜 3～4 时方位，毛细血管充血扩张，淡青色，且这些改变可随肝炎活动情况而消长。陈耀真、姚勇等人通过观察发现：急、慢性肝炎，肝硬化、肝癌等均可并发眼部疾患，如视物模糊、视力疲劳、眼球胀痛、眼内干涩、复视、夜盲等自觉症状和球结膜血管扩张、巩膜黄染、角膜知觉减退、瞳孔大小不等、视网膜静脉扩张、视盘水肿、视网膜出血、生理盲点扩大等。从现代病理学角度为"目为肝之外候"提供了科学依据。

4. 关于肝开窍于目：彭清华从血流动力学角度，以眼、肝、肺血流图为观察指标，采用分组对照的方法，对肝与目的关系进行了探索。实验分二组，即眼病组（均为眼底病）、正常对照组，均作眼、肝、肺血流图检查，结果表明：眼血流图中，眼病组异常率为 74.81%，正常组为 15.83%，二组比较 $P<0.01$，差异有非常显著性意义；肝血流图中，眼病组异常率为 44.96%，正常组为 12.5%，二组比较 $P<0.01$，差异有非常显著性意义；肺血流图中，眼病组异常率为 5.83%，正常组为 2.59%，二组比较 P＞0.05，差异无显著性意义。再从检测结果看：眼病患者在眼血流图上显示眼循环血量减少、流速减慢，眼血流充盈困难，血管紧张度增加，血管弹性减退等病理变化；而眼病患者的肝血流图显示肝循环血量减少、流速减慢，肝内阻力增大，肝血液充盈困难，回流受阻等病理变化，相反眼病患者的肺血流图却无明显改变。这一结果说明眼与肝在生理、病理上具有特殊的内在联系，从而初步论证了"肝主目"的科学性。此外，为探讨眼病患者眼、肝血流图改变是否具有相关关系，彭氏将眼病患者辨证分为肝经瘀滞、肝肾阴虚、脾肾阳虚三组，选择眼、肝血流图中均有的波幅（Hs）、流入时间（Ta）和流入容积速度（Hs/Ta）三项指标进行相关分析，结果表明：眼病患者肝经瘀滞、肝肾阴虚两组 3 项指标均具有显著性意义，而脾肾阳虚组眼、肝血流图中只有血流灌注指数一项相关有显著性意义。这说明"肝开窍于目"的理论是有其客观依据和现代病理学基础的，肝脏血流状况与同"肝"的病理变化有关的眼病有密切关系，而与同"肝"的病理变化无关的眼病的关系较小。

综上所述，上述探索均初步说明了眼与肝之间有着特殊的关系，中医的肝窍学说有一定的现代科学基础，但由于受研究思路、研究手段与条件的限制，肝窍学说的现代研究结果还很肤浅，缺乏特异性，更谈不上阐明其内在机制。今后，应积极吸收现代科学成果，采用生物物理学、生物化学、神经化学等先进手段与方法，多学科协同研究，以阐明肝窍学说的科学内涵，促进中医眼科学术的发展。治疗眼病，强调五脏辨证，以肝为主，并强调详辨病位，从肝论治，这就是我将肝窍学说应用于眼科临床的经验与体会。现就此内容，简介于下：

1. 眼睑病变：对细菌感染，常用蒲公英、紫花地丁、大青叶、板蓝根、七叶一枝花等归经入肝的解毒药治疗。任取一味做单方内服或配入复方，酌加相应的药物。常以《医宗金鉴》的五味消毒饮为基础，或合凉膈散，或合普济消毒饮，或合仙方活命饮加减化裁内服，如意金黄散外敷。毒轻者用小方轻剂，毒重者用大方重剂。对眼眶的炎症，如眼眶蜂窝组织炎，眼眶骨膜炎，均照此治疗，一般可获良效。对眼睑病毒感染，如眼睑带状疱疹，常用银翘散加大剂量的板蓝根，七叶一枝花等归经入肝的解毒药治疗易愈。眼睑痉挛，常用芍甘汤合止痉散加味治疗，白芍、全蝎、蜈蚣三味药入肝，甘草可以缓急，合而用之，其效甚捷，重症肌无力可列为肝病或肝脾合病。其眼睑下垂是由于神经与肌肉之间的传递发生阻碍。肝主筋、筋缓难以提升。常用养肝血、通经络、升阳气的养血通络益气汤（四物汤加桑枝、姜黄、蒺藜、党参、黄芪、枸杞子等）治疗，疗程虽长，但疗效可靠，曾制成片剂，广泛应用于眼睑下垂及麻痹之证。

2. 结膜病变：急性结膜炎，因病毒感染而发者极为常见，且常累及角膜形成流行性结膜、角膜炎，迁延难愈。还有一种由腺病毒所致的咽结膜热，临床表现为眼红痛、咽喉痛及合并高热，常用银翘散加板蓝板、蒲公英等归经入肝的解毒药治疗，效果特好。后者再加大剂生石膏，往往热退身安。还有一种与气候过敏有关的春季卡他性结膜炎，其表现为结膜充血、红中带黄、奇痒等，可能合并肝胆湿热，常用清肝胆湿热的茵陈蒿汤加祛风止痒的药物后，症状很快得到控制。至于细菌感染引起的急性结膜炎与眼睑细菌感染基本相同，其治疗可参。对干眼症，常用人参固本丸合六味地黄丸加减治疗，常可收到满意的疗效。

3. 泪器病变：对急性泪腺炎，起病时眶外上方红肿疼痛，邻近结膜充血，上方球膜水肿、耳前淋巴结肿大、流热泪。肝主泪。泪腺应属肝。"诸痛痒疮、皆属于心"。此为肝心实火证，应以泻肝为主，泻心为辅，常首选龙胆泻肝汤合黄连解毒汤治之。急性泪囊炎与急性泪腺炎病理相似，而前者病位在内眦。内眦属心，此为心肝实火证、应以泻心为主、泻肝为辅，可选竹叶泻经汤（《原机启微》：柴胡、栀子、羌活、升麻、甘草、黄芩、黄连、大黄、茯苓、赤芍、泽泻、草决明、车仁、淡竹叶）加减治疗。慢性泪囊炎不红不痛，主要症状为流泪、溢脓，多为虚中夹实之证，常用白薇、防风、蒺藜等归经入肝的白薇丸主治，方中有石榴皮，取其味酸入肝及酸以收之为佐使也。年老肝虚流泪，冲洗泪道多是通的，多由肝肾亏虚、泪液分泌失控所致。常用椒地菊睛丸（生地黄、熟地黄、川椒、枸杞子、菊花、肉苁蓉、巴戟天）治疗，其中生地黄、熟地黄、枸杞子、菊花，巴戟天均为归经入肝的补肝肾明目药，加温中的川椒和温肾的肉苁蓉，从而使肝肾之气充，自然就泪止目明。

4. 角膜病变：病毒性角膜炎，是最常见的角膜病。反复发作、迁延难愈，其中单疱性者，其证型多属肝经风热，常用新制柴连汤（《眼科纂要》：柴胡、黄连、黄芩、赤芍、蔓荆子、栀子、龙胆、木通、荆芥、甘草）加减以祛风，清肝热。该方由龙胆泻肝汤加减而成，酌加蔓荆、防风等入肝的祛风药，有利于炎症的消退。浅层点状和流行性角结膜炎，其证型多属肝肺风热，常用银翘散加蔓荆子、防风、板蓝根等归经入肝的祛风清热解毒药，以疏清肝肺风热，多能获效。细菌性角膜溃疡，来势凶猛，病理反应强烈，其证型多属肝胃实火。常用眼球灌脓方（《韦文贵眼科临床经验选》：石膏、栀子、黄芩、芒硝、大黄、枳实、瓜蒌子、竹叶、花粉、金银花、夏枯草）加减以清肝泻胃火。角膜炎或角膜溃疡痊愈后，常遗留瘢痕性混浊，统称角膜翳，按混浊程度又分为云翳、斑翳、白斑、粘连性白斑等，其证型多属邪退翳留，常用消翳汤（《眼科纂要》：柴胡、羌活、川芎、当归、甘草、生地黄、荆芥、防风、木贼、蔓荆子）或四物退翳汤（《韦文贵眼科临床经验选》：四物汤加木贼、蒺藜、谷精草、密蒙花、青葙子）加减以祛风退翳或养血退翳。笔者在此基础上加枸杞子、薏仁等入肝补肝明目的药制成片剂，取名为退翳明目片，组成明目系列。加点以麝香、退翳粉、蜂蜜为主要原料制成的麝香退翳膏，内外兼治，已取得突破性的进展。

5. 巩膜、前房病变：治疗巩膜、前房病变的经验是：认为浅层巩膜炎，以妇女多见，巩膜局限性充血，中医称火疳。其病位在白睛，白睛属肺，所以属肺心肝三脏同病，常用四物汤合麻杏苡甘汤加益母草、鸡血藤、月季花、凌霄花、泽兰叶等归经入肝的活血药可收良效。深层巩膜炎也可用：顽固不愈者加服雷公藤片。还有周期性巩膜炎与月经周期有关，应以调经为主，可用丹栀逍遥散加减治疗，巩膜的炎症常常随着月经的通调而消退。前房与巩膜紧密相联，居眼球半表半里之间，生理位置非常重要。巩膜静脉窦就是调节房水、维持正常眼压的枢纽。急性闭角性青光眼由前房角狭闭所致，属肝肺胃同病，常用泻肝散（《审视瑶函》：龙胆、玄参、桔梗、知母、羌活、黄芩、当归、前仁、大黄、芒硝）加柴胡、香附、泽兰、五灵脂、夏枯草等归经入肝的活血理气降泄之药治疗。胃家实、大便结者多见，重用芒硝，有利于眼压的下降，慢性闭角性青光眼或开角性青光眼，因无明显的红痛症状，常伴有呕恶、目眩、目胀，且病位又在眼球的半表半里，故常用小柴胡汤加香附、五味子、枸杞子、石决明、夏枯草等归经入肝的药进行调理以善后。

6. 虹膜睫状体病变：急性虹膜睫状体炎，多属心肝肾同病，虹膜睫状体富含血管和色素，血管属心，色素属肾，病位在风轮，风轮属肝，故以清肝为主，兼泻心肾之火。轻者常用归经入肝的蔓荆子，单味药治疗，重者则用龙胆泻肝汤加羌活、独活、知母、黄柏、寒水石等治疗。再重者服抑阳酒连散（《原机启微》：独活、生地黄、黄柏、防己、知母、蔓荆子、前胡、甘草、防风、栀子、黄芩、羌活、白芷、黄连、寒水石）。慢性炎症以内障为主，多从肝肾同治，常用清肾抑阳丸（《原机启微》：知母、黄柏、生地黄、白芍、当归、黄芩、枸杞子、草决明、独活、寒水石）加减治疗。不论急性与慢性，均要配点扩瞳剂，防止虹膜粘连，以避免并发症的发生，虹膜睫状体的炎症，如向内累及脉络膜或脉络膜炎症向外累及虹膜睫状体，即成色素层炎，也称葡萄膜炎，轻者用清营汤（《温病条辨》：水牛角、生地黄、玄参、竹叶心、麦冬、丹参、黄连、金银花、连翘）；重者常用清肝泻火汤（《眼科临证录》：黄连、黄芩、黄柏、龙胆草、夏枯草、牡丹皮、赤芍、生地黄、天麻、青葙子、钩藤、玄参、麦冬）加减治疗。西药常配用激素有利于炎症的控制，加服雷公藤片一段时间后可停服激素，以减少长期服激素的副作用，特别是某些特殊类型，常合并大脑、小脑、口腔、阴部的病变，治疗颇为棘手，更应严密观察，只有坚持治疗，才可能收到稳定、缓解的效果。

7. 视神经病变：急性视盘炎，视盘充血水肿，这是典型的肝火型，视神经中医称目系，目系属肝，常用龙胆泻肝汤加归经入肝的七叶一枝花、青黛、芦荟、羚羊角等泻火解毒的药以相须增效，待炎症控制以后，再酌情调补，以求全功。球后视神经炎，因无明显眼底改变，有明显的视力障碍，多由肝郁化火所致，常用丹栀逍遥散酌加枸杞子、石决明、白蒺藜、青葙子等归经入肝的补肝清肝药治疗，常可收到显效。视盘水肿，多由颅内压增高所致，也有找不出原因的，在排除了颅内肿瘤的情况下，可用泻脑汤（《审视瑶函》：防风、车前子、茺蔚子、桔梗、玄参、茯苓、木通、大黄、玄明粉）加归经入肝的泽兰、芦荟、金钱草、益母草等活血利水泻下药，以促水肿的消退。视神经萎缩，早期应以疏肝解郁加补肝肾明目的药，常用柴胡疏肝散合杞菊地黄汤加减治疗，如无效，再投气血肝肾同补的八珍汤合左归饮加减治疗，可兼用活血通脉的中成药，坚持多服方可收效。

8. 视网膜病变：视网膜血管病变多属暴盲。凡血管栓塞，不论动脉或静脉，都应活血化瘀通脉为主，常用补阳还五汤加归经入肝的水蛭、土鳖虫、泽兰、丹参等活血通脉的药治疗。凡血管炎症包括视网膜静脉周围炎，视盘血管炎早期，均应以凉血、活血、止血的药物治疗，首选的经验方有白茅根汤（白茅根、金钱草、益母草、仙鹤草、旱莲、白花蛇舌草）。出血停止后，改用祛瘀汤去桃仁加昆布、海藻等化瘀软坚药治疗。中心性浆液性视网膜脉络病变，简称中浆，是临床最常见的眼底病。黄斑部的水肿、渗出，多由血管痉挛所致。应标本兼治，即缓痉以治本，利水以治标，黄斑部属脾。"诸病水液，皆属于肾"。痉挛又属肝，用芍甘五苓散（芍药甘草汤合五苓散）柔肝缓痉，又调脾肾以消水肿，凡水肿消退而视力恢复不良者，宜加大补肝肾的力度，以归芍五子饮（即当归芍药散合五子丸）可收全功。视网膜色素变性，以夜盲、视野狭窄，眼底色素沉着为主症，中医称为高风内障，是一种很难治、与遗传有关的病。肾为先天之本，寓水火阴阳于内，阳弱不能抗阴，入夜阴盛阳更弱，故夜盲。故其治疗应调补肾中水火阴阳。张景岳创左归饮壮命门之真水；创右归饮治命门之阳衰。将两者合而用之，则肾中水火阴阳，得到双向调节而达平衡，再加黄芪以补气升阳，加夜明砂以活血消积，据报导夜盲与缺锌有关，而夜明砂富含锌，故治夜盲有效，但要布包煎，以免药汁腥浊，有碍服用。

第五节　玄府学说

玄府学说是中医眼科的基础理论之一。源出《内经》，为金代刘河间所倡导，经后世医家不断补充和发挥，今已成为独特的辨证方法，广泛地运用于指导内障眼病的辨治，颇具临床意义，其在人体的生物学特性有待进一步研究。

一、玄府学说的起源

"玄府"一词，源出《内经》，初步查阅《内经》用"玄府"处有三，主要用于阐明"跗肿"，"阳盛则外热"及"火郁目赤心热"的机制。《素问·水热穴论》说："勇而劳甚则肾汗出，肾汗出逢于风，内不得入于藏府，外不得出于皮肤，客于玄府……所谓玄府者，汗空也。"张景岳注释说："汗属水，水色玄，汗之所居，故曰玄府，从孔而出，故曰汗空，然汗由气化，出乎玄微，是亦玄府之义。"在古代汉语里，"空"和"孔"可以通用，"汗空"系指汗孔而言。

《素问·调经论》说："上焦不通利，则皮肤致密，腠理闭塞，玄府不通，卫气不得泄越，故外热。"又《素问·六元正纪大论》说："目赤心热，甚则瞀闷懊憹，善暴死，刻经大温，汗濡玄府。"从以上论述说明玄府即汗孔，玄府不通，外感内伤均可导致，并可引起机体发生很多病变，其中尤以水肿和热证为多。

应该指出，在《内经》里与玄府同义的词，除"汗空"外，还有"气门"和"鬼门。"如《素问·生气通天论》说："故阳气者，一日而主外，平旦人气生，日中而阳气隆，日西而阳气已虚，气门乃闭。"张景岳注释说："气门，玄府也，所以通行营卫之气，故曰气门。"又《素问·汤液醪醴论》说："平治于权衡，去菀陈莝，微动四极，温衣，缪刺其处，以复其形，开鬼门，洁净腑，精以时服。"王冰注释说："开鬼门是启元府之遗气也。"张隐蓭也说："鬼门，毛孔也，开鬼门，发表汗也，鬼门开，则肺窍通而水津布，所谓外窍开则内窍通，上窍通则下窍泄矣。""玄府"又名"元府"，这是由于古代封建制度的避讳法规，玄元可以通用之故。

二、玄府学说的形成

金代刘河间运用《内经》中的一些论述，结合自己的经验，提出许多新的见解和理论。"玄府学说"是火热学说里的一个分支，是在《内经》论述"玄府"的基础上引申和发展起来的。在他的代表作《素问·玄机病原式》里，对这一学说首次作了系统的论述，其基本内容可概括为以下几个方面：

1. 认为"玄府"是汗孔的组成部分。他说："然皮肤之汗孔者，谓泄气液之孔窍也。一名气门，谓泄气之门也；一名腠理者，谓气液出行之肌腠纹理也；一名鬼神门者，谓幽冥之门也；一名玄府者，谓玄微府也。"把"气门""鬼神门""腠理""玄府"四者并列于汗孔之内。

2. 认为"玄府"是气出入升降之道路和门户。他说："然玄府者，无毛、肌肉筋膜、骨髓爪牙、至于世之万物，尽皆有之，乃气出入升降之道路门户也。"

3. 认为"玄府"对人体的生理病理具有多方面的影响。他说："人之眼耳鼻舌身意神能为用者，皆由升降出入之通利也，有所闭塞者不能为用也。若目无所见，耳无所闻，鼻不闻臭，舌不知味，筋痿、骨痹、齿腐，毛发脱落，皮肤不仁，肠不能渗泄者，悉由热气怫郁，玄府闭塞而致，气液血脉营卫精神，不能升降出入故也。"

4. 认为"玄府闭塞"是目眛不明的病理基础。他说："故知热怫于目，无所见也。故目微昏者，至近则转难辨物，由目之玄府闭小故也，隔帘视物之象也，或视如蝇翼者，玄府有所闭合者也。"基于热郁于目的认识，在治疗上主以散热饮子（防风、羌活、黄连、黄芩）治疗眼久病昏涩，因发而久不愈者，主以宣毒散（盆硝、雄黄、乳香、没药）和宣风散（川芎、甘菊、乳香、没药）嗜鼻，以开头脑之郁闭。首创的防风通圣散为临床常用的表里双解之剂，具有宣发玄府闭塞的特殊作用。他说："劳汗出于玄府，脂液所凝，去芒硝，倍加芍药、当归，发散玄府之风。"至于针刺亦以宣泻为主，如刺手少阳井穴少泽治疗眼大眦病，刺少阳井穴关冲治疗小眦病，大刺八关（十指间出血）治疗目疾睛痛欲出。

上述几个方面，均以气的运行为生理病理基础。就人体而言，气的存在和运行，是生命的标志，气在人体内的运行不外乎出入升降，出入升降离不开相应的道路和门户，气出入升降的道路和门户就是玄府。由此推而广之，其生理病理就可延伸到很多方面了。但也并非没有重点，刘河间把重点落在眼病上，并为眼提供了辨证论治的经验和方法。

三、玄府学说的发展

玄府学说，后世医家多有发挥。首先补充发挥此学说的是明代楼英。他在《医学纲目》一书中说："诚哉！河间斯言也！目盲耳聋，鼻不闻臭，舌不知味，手足不能运用者，皆由玄府闭塞，而神气出入升降之道路不通故也。故先贤治目昏花，如羊肝丸用羊肝引黄连等药入肝，解肝中诸郁，盖肝主目，肝中郁解，则目之玄府通利而明矣，故黄连之类解郁热也；椒目之类解湿热也；芫蔚之类解气郁也；芎归之类解血郁也；羌活之类解经郁也；磁石之类解头目郁，坠邪气使下降也；蔓菁下气通中，理亦同也，凡此诸剂，皆治气血郁结目昏之法，而河间之言，信不诬矣……盖目主气血，气血盛则玄府得通利，出入升降而明，虚则玄府不能出入升降而昏，此则必用参芪四物等剂助气血运行而明也。"楼英在这里主要应用玄府学说指导目昏的治疗，并在选药配方的技巧上做了补充和发挥，目昏所含的病证甚多，临床极为常见，因此楼英的补充论述对指导内障眼病的治疗具有普遍意义。

《证治准绳》在论述目昏花的病机时，曾经整段引用刘河间的玄府学说，并认为云雾移睛、神光自现、青盲、视正反斜、视赤如白、绿风内障等证，均由玄府闭塞所致，如描述云雾移睛的证候时说："乃玄府有伤，络间精液耗涩，郁滞清纯之气，而为内障之证。"在描述"青盲"的证候时说："乃玄府幽邃之原郁遏，不得发此灵明耳。"在描述"神光自现"的证候时说："乃阴精耗损，清气怫郁，玄府大伤，孤阳飞越，神光欲散。"在描述"视正反斜"的证候时说："此内之玄府郁滞有偏，而气重于半边。"在描述"视赤如白''的证候中说："此内络气郁，玄府不和之故。"由此可见《证治准绳》对玄府学说的补充和发挥，已经深入到具体病证了。

《审视瑶函》除引录《证治准绳》有关玄府学说的论述外，并认为目昏是通光脉道足以二目昏朦如烟如雾，目一昏花，愈生郁闷。故云久病生郁，久郁生病。"所以他临证时"所用煎剂，惟以宽中解郁，顺气消痰，滋阴降火，补肾疏风为主"。通光脉道，可能是指神光发越的线路，虽未明言玄府即通光脉道，但已寓此意于其中了。《目经大成》在论述"青盲"时不但赞成《证治准绳》的论点，而且明确指出："经脉即元府"。所谓"盖经即手足三阴三阳六经，脉乃五官血脉之脉，元府即经脉流行，不舍昼夜之气血。"这两本书已把玄府的内涵延伸到神光和经脉。《目经大成》还在论目血时说："系老年及有心计之人，元神虚惫，忽感风热，一脉上游，真血未归元府。"将玄府闭塞所致的具体病证又扩大到了瞳神的血证。

清代陈筹堂编著的《眼科集成》首创解郁逍遥散随证加减，主治玄府闭塞所致的眼病。该方由当归、白芍、豆蔻、茯苓、柴胡、薄荷、川芎、夜明砂、青皮、槟榔、半夏、浙贝母、礞石、菊花、蒙花、石决明、草决明、谷精草等组成。并说："治目盲昏暗，不红不痛之证，皆由元府闭塞而神气出入升降之道路不通利所致也，治当以解肝郁为主。"解郁逍遥散虽以解肝郁为上，兼能解血郁、气郁、痰郁、热郁、食郁以及退翳明目。诸郁解，玄府通，目昏之病，就会随之而愈，其组方颇具深意，如果是单纯一点的肝郁化热、玄府闭塞目昏，选用《目经大成》羚西逍遥散更为合适。

"五风变，与视歧。诸昏暗，痰火郁。升降息，玄府闭。如开泉，生垢腻。善治法，分次第。"这是《眼科三字经》为疗五风内障、视一为二、视正反斜、视瞻昏渺等内障眼病从玄府论治的高度概括。该书补注分次第的善治法是：先开郁，而后扶正。开热郁用黄连羊肝丸（川黄连去须为末，白羚羊肝1个，同入擂盆中，研细为丸服），解气郁用苏合香丸，实者以吹冲法开之。扶正用磁殊丸、熊胆丸、生熟地黄丸。开补兼行，用皂角丸、明日升光丸。明日升光丸由磁石、殊砂、神曲、麦芽、羚羊角粉、菟丝子、潼蒺藜组成，为胡氏治内障诸病之方，曾视为枕秘而不示人，久服此方，则光升而目自明。

四、玄府学说的现代研究

现代全国许多眼科名老中医也常用这一学说。上海的姚和清在《眼科证治经验》一书里指出："高热，热甚伤阴，目内阴液耗损，热邪留恋，客于经络，以致玄府郁闭，脏腑精气能上升"，是引起青盲的主要原因。四川的陈达夫在《中医眼科六经法要》一书里，对刘河间倡导的玄府学说深表赞同，初步查阅有七节涉及玄府学说。如"太阳目病举要篇"有"畏光，是寒邪闭寒了目中玄府"；"阳明目病举要篇"论述羞明的病理时说："羞明，自然足玄府闭塞"；"少阳目病举要篇"讨沦暴盲的病理时说："寒气伤人，闭塞玄府，在表在里均是实证"，讨论青盲的病理时说："皆属神败精亏，真元不足，无以上供日用，并致目中玄府衰竭自闭，郁遏光明。"由此可见，运用玄府学说的范围，已从内障眼病扩大到畏光、羞明等外障眼病。

成都中医学院编著的《中医眼科学》认为，青盲、暴盲、视物易色、视瞻有色、绿风内障，乌风内障、黄风内障等眼疾，均与玄府闭塞有关。唐由之主编的《中国医学百科全书》《中医眼科学》中，涉及玄府学说的有目暗内障、视物易色、神光自现、青盲、小儿青盲等，该书把内障分为目暗内障、五风内障、雀目内障，圆翳、散翳、枣花翳内障等多个类型，而目暗内障又包括许多病证，多由玄府闭塞所致。如说："热气怫郁，玄府幽深之源闭塞，使脉络气血、营卫津液，不能升降出入，或损伤气血，耗其精华，日眈眈无所见，而成青盲目暗等内瘀塞所致。他说："夫目属肝，肝主怒，怒则火动痰生，痰火阻隔肝胆脉道，则通光之窍遂蔽，障。"姚乃礼在《中医症状鉴别诊断学·小儿青盲》中，分析血虚肝郁小儿青盲时说：此证"多由温热病后，治疗不及时或不彻底，余邪未尽，热留经络，玄府郁闭，精血不能上荣所致……治宜疏肝解郁、养血活血、滋补肝肾，方选验方逍遥散（当归、白术、牡丹皮、茯苓、栀子、菊花、白芍、枸杞子、石菖蒲）参以健筋活络，熄风定惊之品，瞳神散大酌加五味子、山茱萸、灵磁石，补肾收敛，镇肝缩瞳。"

关于玄府学说的现代研究，国内期刊上专论玄府学说的亦不少，但都是理论性的探讨，现将有关论点简介于下：

肖志正认为："房角闭塞、房水排泄障碍以及瞳孔闭缩而引起的眼压升高，血液循环障碍引起的栓塞、出血、组织渗出、水肿，营养代谢障碍引起的晶状体混浊、玻璃体混浊以及继炎症后的萎缩与退行性变等，可能与玄府闭塞有关。"

钟渠认为玄府闭塞有轻重虚实之别。说："轻则畏光流泪，重则盲而不见"，"实则邪气闭塞目中之玄府，虚则无以上供目用，目中玄府衰竭自闭。"史金虎认为："热气怫郁，气血郁滞，寒邪真中，精血亏竭，气血虚弱等均可使目中玄府闭塞。"

陈明举认为：①玄府是构成物质的基本单位，其含义在非生物界与现代所说的分广结构同义，在生物界则与细胞结构同义。②升降出入是任何物质都具有的一种不断变化运动的形式，其含义在非生物界与物质的衰变过程同义，在生物界与生物的新陈代谢过程同义。③升降出入是通过玄府进行的。玄府正常，则升降出入活动正常，玄府闭小则升降出入活动不利，玄府闭塞则升降出入活动停息。"这种解释确具新意，并超出了以经解经的范围，及生物界的范围。马庆余认为："玄府作为人体无处不有的一种基本结构，不论外邪的侵袭、七情的失调、饮食劳倦所伤、气血津液失养，均可影响其正常的畅通，而致闭塞，而玄府闭塞不通，又会导致气、血、津、液、精、神的升降出入障碍，而形成种种病变，在眼底病中表现尤为突出。"又说："玄府闭塞所产生的病变虽多，但归纳起来，不外气滞、血瘀、水停、精闭、神阻五个方面，五者为病，既各有偏重，又密切相关。"在治疗上强调开通，所谓："中医治法虽多，用药虽广，然而可一言以蔽之……开通玄府，若能使郁闭的玄府开张，阻滞的气血、津液、精神通畅，则诸病可随之而解。"由此可见，玄府学说在眼科中的重要地位。

肖国士认为：玄府学说的中心是讲气的升降出入，玄府闭塞多属气郁不调，这种病证临床表现有四多，即矛盾交织多，虚实互见多，寒热错杂多，脏腑病变多。治疗之法，多从调理着手。气郁不调，虽然虚实互见，寒热错杂，但总有一方居于主导地位。抓住主证，酌情施治。在此基础上再结合其他辨证，玄府学说运用于眼科临床的要领即在其中矣。

第六节　精津学说

精津学说是阴阳学说中从属于阴的一个分支，由于精与津关系密切，津与液又本属一体，故精津学说包括精、神、津、液的内容。精、神、津、液以精为首，因为五脏有精，精为神之宅，有精则有神，所以积精可以全神，精伤则神无所含，是为失守。精是指构成身形与营养人体的物质，津液亦属其内，故合为一章论述。

一、精津学说的起源

精津学说的起源早于《内经》，在先秦文献中多有论述，其中精包括多方面的含义。其一是选择，《说文》"择也"，《易·系辞》"精义入神，以致用也"。其二是精细，《左传》"其用物也弘矣，其取精也多矣"，《论语》"食不厌精"。其三指精气，《列子·天端》"天地含精，万物化生"。其四是生殖之精，《易·系辞》"男女构精，万物化生"，《庄子·在宥》"无劳女形，无摇女精，乃可以长生"。其五是指精神。《庄子·刻意》"精用不已则劳，劳则竭"，《庄子·知北游》"精神生于道，形本生于精，而万物以形相生"，《列子·天端》"精神者，天之分，骨骸者，地之分，属天，清而散；属地浊而聚，精神离形，各归其真"。津亦有多义。一是指满溢，《庄子·庚桑楚》"其中津津乎犹有恶也"。二是指滋润，《周礼·地官》"其民黑而津"。在先秦文献中所论的精津，就人体的生理活动而言，精主要指生殖之精和精神之精，津主要是指滋润。

"医易相通"，精津学说主要源于《周易》，《周易》主要论阴阳八卦五行。精、津在阴阳中属阴，在八卦中属坎，在五行中属水，《易·说卦》："坎者水也，正北方之卦也。""润万物者莫润乎水。"水与火是相对而存在的。《尚书·洪范》："水性润下，火性炎上。"坎为肾，离为心，人体内的肾水与心火的升降同大自然阴阳二气的升降一样，既是相互制约的，又是统一的。水性寒，火性热，在生理上心火下降来温肾水，肾水上升来制心火，这个水火互用的过程称为心肾相交，也叫水火既济或坎离既济。《周易》六十四卦始于乾坤，终于既济，未济是有深妙含意的。《易·杂卦传》"既济定也"，"未济，男之穷也"。《易经浅述·杨道声圆图杂撰图说》对此做了进一步的论述，所谓："乾坤立坎离之体，坎离妙在乾坤之用，乾坤之交与不交以生坎离之用，坎离之交与不交以章乾坤之体。"既济、未济两卦的排列，均为坎、离两卦组合，前者下为离卦、上为坎卦，水在火上，相交为用。后者易位，下坎上离，火在水上，不相为用。《易象》："盖未济则图其济，既济宜保其济。"《易象》："既济，君广以思患而预防之。""盖既济者，固宜保于既济之后，未济者亦宜慎于方济之初也。"天地之道如此，人事之道如此，人体之道更是如此。

二、精津学说的形成

精津学说形成于《内经》，认为精是与生俱来的。《灵枢·本神》说："故生之来谓精。"《灵枢·决气》说："两神相搏合而成形，常先身生，是谓精。"精的来源禀受于先天，人体既生之后，此精赖饮食的营养而不断滋生，人体也就日渐发育成长。所以来自饮食的精微物质《内经》也称"精"。后人为了便于解说，把饮食营养之精称为后天之精，把与生俱来之精称为先天之精。先天之精是构成人体一切组织器官的基本物质，后天饮食之精是维持脏腑正常生理活动的物质基础，脏腑的精下归于肾，便为生殖之精，如《素问·上古天真论》说："肾者主水，受五脏六腑之精而藏之。"五脏六腑机能旺盛，才能有生殖能力。

精是由血与体液的精华所构成，最富有生命力。所以《易·系辞》说："男女化生，万物化生。"这种具有生殖和发育能力的精，《内经》称为"天癸"。如《素问·上古天真论》说："女子……二七而天癸至，任脉通，太冲脉盛，月事以时下，故有子……丈夫二八肾气盛，天癸至，精气溢泻，阴阳和，故能有子。"其所以称为"天癸"，因精实为天一所生的癸水。天癸之精，男女都有，它不仅具有生殖和生长发育的能力，并能抵抗不良因素的刺激而免于疾病，如《素问·金匮真言论》说："夫精者，身之本也，故藏于精者，春不病温。"反之就会大大减低抵抗能力，各种疾病有可能随之发生，正如《灵枢·本神》所说："精伤则骨疫痿厥，精时自下。"《素问·脉要精微论》说："夫精明者，所以视万物，别黑白，审短长，以长为短，以白为黑，如是则精衰矣。"

精与神的关系极为密切。神是从先天而来赖后天之调养以维持，先天的精，是神的基础，后天之精是神的给养，两者不能失其一。所以《灵枢·本神》说："故生之来谓之精，两精相搏谓之神。"《素问·六节脏象论》说："五味入口，藏于肠胃，味有所藏，以养五气，气和则生，津液相成，神乃自生。"精为真阴，是人体元气的基本物质，所以又叫元阴。精耗元阴亏虚，常致阳亢。《灵枢·本神》说："是故五藏主藏精者也，不可伤，伤则失守而阴虚。"

《素问·生气通天论》说："阳气者，烦劳则张，精绝，辟积于夏，使人煎厥，目盲不可以视。"就是指这种病理而言。《素问·上古天真论》强调"积精全神"确是防病养生之道。

津是人体体液之一，来源于饮食，充润肌肉皮肤。所以《灵枢·五癃津液别》说："故三焦出气以温肌肉，充皮肤为其津。"津出于腠理便是汗，故《灵枢·决气》说："腠理发泄，出溱溱，是谓津。""津脱者，腠理开，汗大泄。"假使腠理闭，而津不能出于腠理则转化为水而下降于膀胱，小便就会增多。汗尿都由津化生，津伤者汗尿必少，发汗利尿太过就会伤津。液也是从水谷化生的具有滑润关节、补益脑髓、溉濡目耳口鼻之功。所以《灵枢·决气》说："谷人气满，淖泽注于骨，骨属屈伸，泄泽，补益脑髓，皮肤润泽，是谓液。"《灵枢·口问》说："液者所以灌精濡空窍者也。"

津与液的来源虽同，但有清浊稀稠表里之别，清而稀者为津主表，浊而稠者为液主里，津清而稀主表，故能随三焦之气出入于分肉腠理之间而温润肌肤；液浊而稠主里，故不能随气往还于肌肤，而能流行于筋骨关节之间而利关节，濡空窍，补脑髓。由于津液本属一体，同源于水谷化生，故在临床上常常津液并称，不能严格区分，也不好严格区分。

津液又是血的重要组成部分，《灵枢·营卫生会》说："泌糟粕，蒸津液，化其精微上注于肺脉，乃化而为血。"《灵枢·痈疽》说："上焦出气，以温分肉，而养骨节，通腠理。中焦出气如雾，上注溪谷，而滋孙脉，津液和调，变化而赤为血，血和则孙脉先满溢，乃注于络脉，皆盈，乃注入经脉。"

至于津液与眼目的关系，《内经》亦有多处论述，在生理上认为目为上液之道，五液所化肝为泪，五液所主肝主泣，悲哀则泣下。如《灵枢·口问》说："目者，宗脉之所聚也，上液之道也。"《素问·宣明五气》说："心为汗，肺为涕，肝为泪，脾为涎，肾为唾，是为五液。"《灵枢·九针》说："心主汗，肝主泣，肺主涕，肾主唾，脾主涎，此五液之所出也。"《素问·解精微论》说："是以悲哀则泣下，泣下水所由生。"在病理上认为泣不止可伤目，年老体虚常多泪，精神去白，水火相盛易流泪，水肿先见于目下，并把泣涕比作兄弟。如《灵枢·口问》："泣不止，则液竭，液竭则精不灌，精不灌则目不见矣。"《素问·阴阳类论》说："年六十阴萎，气大衰九窍不利，下虚上实，涕泣俱出矣。"《素问·解精微论》说："夫志悲者惋，惋则冲阴，冲阴则志去白，志去则神不守精，精神去目，涕泣出也。""夫水之精为志，火之精为神，水火相盛，神志俱悲，是以日之水生也。"《素问·热病论》说："水者阴也，目下亦阴也，腹者至阴之所居，故水在腹者，必使目下肿也。"《素问·解精微论》说："夫涕之与泣者，譬如人之兄弟……夫人涕泣俱出而相从者，所属之类也。"同时《素问·至真要大论》所论述的病机19条，其中有3条主要是讲水液病变的。它们是："诸病水液澄沏清冷皆属于寒。""诸转反戾，水液浑浊，皆属于热。""诸湿肿满皆属于脾。"由此可见，水液病变在各科临床是常见的。

三、精津学说的发展

精津学说的发展始于张仲景。在以后的各个朝代中，经过无数医家不断补充和发挥，已形成多个学派，影响甚大。《金匮要略》是古代治疗杂病的典籍，其中所载虚劳病的论述有16条之多，广泛涉及精津病变的脉证和治疗。虚劳包括各种虚损所致的慢性消耗性疾患，肾为先天之本，主藏精，精的消耗是构成虚劳的主因和主证。如："阴寒精自出，疫削不能行。""男子脉浮弱而涩为无子，精气清冷。""夫失精家少腹弦急，阴头寒，目眩，发落，脉极虚芤迟为清谷亡血失精。""脉得诸芤动微紧，男子失精，女子梦交，桂枝龙骨牡蛎汤主之。""虚劳里急，悸衄，腹中痛，梦失精，四肢疫疼，手足烦热，咽干口燥，小建中汤主之。""虚劳腰痛，少腹拘急，小便不利者，八味肾气丸主之。"治虚劳的方剂还有薯蓣丸、酸枣仁汤、炙甘草汤、大黄虫丸等。八味肾气丸为治肾的祖方，后世治肾多宗此方或以此方为基础加减变化。

《诸病源候论》是中医最早的病源学专著，所载目病38候，涉及精津病变的亦有不少，如："夫五脏六腑皆有津液，通于目者为泪。若脏气不足，则不能收敛其液，故目自然泪出。""目者肝之外候也，脏腑之精华宗脉之所聚，上液之道，若悲哀内动脏腑，则液道开而注下，其液竭者则目涩。""脏腑虚损，为风邪疾热所乘，气传于肝，上冲于目，故令瞻视不分明谓之茫茫也。""凡人脏腑不足，精虚而邪气乘之，则精散，故视一物为两也。"分别载于泪出不止、目涩、目眈眈、视一为二等病源候中，其他如青盲、目黑、目晕、目偏视、目不能远视等都与精津病变有关。

朱震亨是滋阴学派的代表人物，倡"阴常不足"之说，他在《格致余论》中说："主闭藏者肾也，司疏泄者肝也，二者皆有相火，而其系上属于心。心，君火也，为物所感则易动，心动则相火亦动，动则精自走，相火翕然而起，虽不交合亦暗流而疏泄矣。""善摄生者宜暂远帷幕，各自珍重，保全天和。"

"人生至六十、七十以后，精精血易耗，百不如意，怒火易炽。"

相火易动，阳易亢，阴易乏，精易亏，这是朱震亨主以滋阴治病的指导思想。朱震亨心目中的相火是指人身生生不息的功能活动，这种功能活动主要发源于肝肾，如在《格致余论》中说："天主生物，故恒于动，人有此生，亦恒于动，其所以恒于动，皆相火之为也。""天非此火不能生物，人非此火不能有生，肝肾之阴，悉具相火，人而同乎天也。""相火易起，五性厥，阳之火相煽，则妄动矣，火起于妄，变化莫测，无时不有，煎熬真阴，阴虚则病，阴绝则死。"所以他治眼睛痛，常用知母、黄柏泻肾火，用当归养阴水，认为"目昏属血少，神劳肾虚也，宜养血补水安神以调之。""眼病所因，不过虚实二者而已，虚者眼目昏花，肾经真火之微也；实者眼目肿痛，肝经风热之盛也。实则散其风热，虚则滋其真阴，虚实相同，则散热滋阴兼之，此内治之法也。"

赵献可、张介宾是肾命流派的代表人物。赵献可倡肾命水火之说，即独重于肾水命火，认为两肾俱属水，但一边属阴，一边属阳，命门居中属火，命门养肾水而为生机之所系。故可用六味地黄丸、附桂八味丸以补肾水命火，而为其论治诸病的要领，如在《医贯》中说："命门君主之火，乃水中之火，相依而亦不相离也，火之有余，缘真水之不足也，毫不敢去火，只补水以配火，壮水之主以制阳光；火之不足，因见水之有余也，亦不必泻水，就于水中补火，益火之原，以消阴翳。""以有形之水灭无形之火，当而可见久也，是为真水、真火，升降既宜，而成既济矣。医家不悟先天太极之真体，不穷无形水火之妙用，而不能用六味、八味之神剂者，其于医理尚欠大半。"

在肾命学派中，功底最深的首推张介宾，他对肾中元阴元阳的相互关系及其调补俱具卓识。元阴又名真阴、真精、真水，是藏于肾中最基本的物质。元阳又名真阳、真火、命火，是藏于两肾之间的元气，为性命之本。元阴与元阳互为其根，相依而永不相离。如在《类经附翼·真阴论》中说："凡水火之功，缺一不可。命门之火，谓之元气，命门之水，谓之元精，五液充则形体赖而强壮，五气治则营卫赖以和调，此命门之水火，即十二经之化源。故心赖之则君主以明，肺赖之则治则以行，脾胃赖之济仓廪之富，肝胆赖之资谋虑之本，膀胱赖之则三焦气化，大小肠赖之则传导自分。此虽云肾脏之技巧，而实皆真阴之用。""阴既虚，则不宜再泄，二方（即六味、八味）俱用茯苓、泽泻，渗利太过，即仲景《金匮》亦为利水而设，虽用大补之中加此何害，然未免减去补力，而奏功为难矣。"因而便自制左归丸、左归饮两方，前者以培左肾之元阴，后者以壮命门之真水。在论述具体病证时，亦强调补肾，如《景岳全书》说："而病目视不明，或多见黑花等证，此悉由肾气不足，故致瞳子无光，若有所障而内实无障也，治当专补肾水。"又在"目病论治"中说："若阴虚而火盛者，宜加减一阴煎、泻白散、滋阴地黄丸之类主之。若久病不已，或屡发而多火者，宜黄连羊肝丸、明目羊肝丸或固本还睛丸之类主之。若真阴不足，本无火证，但目视无光，及昏黑倦视等证，悉由水亏血少而然，宜滋阴地黄丸、右归丸之类主之。或兼微火者，宜明目地黄丸、固本还睛丸之类主之。"

叶天士、吴鞠通是温热学派的代表人物。津液病变以温热病最为典型。温热邪气既居于里，或损血营，或伤胃津，或耗肾阳，或为正虚，或为邪盛，都可以在舌苔、舌质上反映出来，所以验舌对辨知阴津的耗伤具有定性定量之功，叶天士在这一方面积累了丰富的经验。他认为：舌苔白厚而干燥为胃燥气伤，于滋润中加生甘草、令甘守津还；舌苔白薄而干，则为肺液受伤，当以麦冬、花露、芦根汁等轻清之品以增液救肺；舌苔薄黄而干，邪虽去而津受伤，苦重之药当禁，宜甘寒轻剂养之；舌绛而干燥者，火邪劫营，以凉血清血为要；色白舌心干者，乃心胃火燔，劫灼津液，可加黄连、石膏；舌心独绛而干者，乃胃热而心营受灼，当于清胃方中加清心之晶；舌尖独绛而干者，为心火上炎，宜用导赤散泻其腑；舌绛，望之若干，手扪之却有津液，乃湿热熏蒸而津亏，将成痰浊之候；舌绛而光亮，胃阴将亡，宜急用甘凉濡润之晶；舌绛而色不鲜，干枯而萎者，肾阴将涸，宜急用阿胶鸡子黄汤、天冬等救之；舌色淡红，或干而色不荣者，乃胃津受伤，气不化液，宜炙甘草汤，不可用寒凉；舌萎而短者，水来克火，为阴证，当温养之；若见短缩，为肾气将竭，宜加人参、五味子以救万一；舌黑而干者，为津枯火炽，急用泻南补北之法；若黑燥而中心厚者，为土燥水竭，宜以咸苦下之；舌色如烟煤隐隐，口渴烦躁，为胃燥津竭之候，宜甘寒以益胃。"这种验舌辨证在眼科临床上亦有重要意义，不应忽视。

伤阴耗津劫液是各种火热病证的重要病机，所以养阴增液、育阴护津之法为各科临床所常用。对此吴鞠通积累了丰富的经验，对下后阴虚防滑脱者，用一甲复脉汤养而涩之；阴虚而刚不潜者，用二甲复脉汤养而镇之；阴虚而不能上济于心者，则用三甲复脉汤而济之。都是养阴，却有涩、镇、济之不同，均为加减复脉汤，仅在牡蛎、鳖甲、龟甲3种药物之间做了一些调整，造诣颇深。

在古代眼科专著中，精津学说的内容随处可见，并在一定程度上有所发挥。如《龙树菩萨眼论》说："黑花乱眼，肝肾俱劳，久视用精，须知气眼。黑花忽越，怫郁行房，急服汤丸，善宜将息，滋肝补肾，须早疗之，目远岁深，变成青暗。"《秘传眼科龙木论》在总论中说："眼虽属五脏，而五脏之中肾为最贵，乃出纳之司，精神之府，为水之源，为气之主。上应于眼，眼为水晶之宫，眼中之珠借水以养，水清则万物见，水浊则万物沉，通于命门，传入肾府。左眼为太阳之精魂，右眼为太阴之精魂，肾气和而五脏皆安，肾气衰则五脏皆病，攻于眼目之病，其系首重。"又说："且肾水为母，肝属木为子，子损则母虚，根枯则叶落，肾虚则肝衰，肝衰则眼病。"对于具体病证，认为黑风内障由肾脏虚劳，房室不节所致；高风雀目内障由肝有积热，肾脏虚劳所致；肝风目暗内障由肾脏虚劳，肝气不足所致。

《原机启微》所载阴弱不能配阳之病、心火乘金水衰反制之病、强阳抟实阴之病，都与阴虚肾亏有关，该书指出："黑睛属肾水，本魁火，水衰不能魁，反受火制，故视物不明，昏如雾露中……足少阴肾为肾水，肾之精上为神水，手厥阴心包络为相火，火强搏水，水实而自收，其病神水紧小，渐小而又小，积渐之至，竟如芥子许。"《审视瑶函·内外二障论》说："外有二窍以通其气，内有诸液出而为泪，有神水、神膏、神光、真血、真气、真精，此皆滋目之源液也。"在三神三真内，神水、神膏、真血、真精就是眼目特有的精津。在108症中，视瞻昏渺、视瞻有色、神光自视、黑夜睛明、视定为动、视物颠倒、视一为二、干涩昏花、神水将枯、产后目病等，主要由于精津亏损所致。对上盛下虚、水火不济的眼病，根据《周易》天一生水，地二生火的原理，创加味坎离丸以滋水济火，该方由熟地黄、枸杞子、白芍、当归、川芎、女贞、菊花、黄柏、知母组成，能生津益血，清肾明目，收水火既济之效，获药到病除之功。

《一草亭目科全书·内障治法》对内障病变亦从水火立论，并强调补肾，如说："益肾经如太极图也，水火具焉，右肾属阳水，左肾属阴水，命门少火居中，少火者阳也，以一阳陷于二阴中成乎坎离之象。故《易》谓天一生水也，水火和平百骸通畅，然脾土非少火不生，肝木非肾水不养。脾气足自生肺金，肝气充自培心火，则肾为五脏之源。所谓先天真气，生身立命，正在此也。"故选加减地黄丸、还少丹等补肾名方为治内障之主方。《目经大成》对水火既济乙癸同源论述尤精。载有"水火论赞"和"乙癸同源论"两篇专论，在论述前者时说："天地生化之根，水火而已矣。宜平不宜偏，宜合不宜分。火性炎上，有以下之，水性就下，有以上之，浃洽于中，无致盈亏，名之曰交。交则既济，不交则为未济。交者生之象，不交者死征也……不观之釜甑鬵乎，水居其上，火居其下，水火一交，火气沸腾，五谷随熟，人乃得而食之，是人所赖以滋培者，意不在谷物而在水火也。"在论述后者时说："盖火分君相，君火居乎上而主静，相火处乎下而主动，君火惟一，心主是也。相火有二，乃肾与肝，肾应北方壬癸，于卦为坎，于象为龙，龙潜海底，龙起而火随之。泽也、海也，无非水也，无非下也，故曰乙癸同源。"

四、精津学说的现代研究

精津学说在现代论述较多，特别在临床新方剂的应用上，丰富了眼科治疗学的内容。成都中医学院所编著的《中医眼科学》载有专论，对精失调、津液失调的眼病病机做了归纳。在论述精失调时说："若目中之精为邪所中，失于和调，精散不聚，则视一物为二物。精为神乱则视物惑乱迷离，若由先天不足，后天失养或年老体衰，久病过劳等，导致精衰，神膏不充，瞳神失养，且精汁之清者不足以化髓为脑，以生目系，故致目中神光昏暗，自视眼前黑花飞舞，视物易形、变色，或视物眦眦，甚至盲无所见。"在论述津液失调时说:"津液亏耗,液去精伤则目窍失养,在目外常见泪液减少,可致目干涩,白睛表面不莹润,黑睛暗淡失泽,甚至呈灰白色混浊,眼珠转动滞涩不灵等;在目内多致神水神膏干涩,不能涵养瞳神,导致视物昏矇或目无所见。若津液耗伤太甚,还可引起目珠向眶内退陷。"这些论述为临床中西医结合辨证眼病提供了一些新的认识。《中国医学百科全书·中医眼科学》亦载有专论,如在论述精与眼的关系时指出:"眼中之精谓真精,是脏腑之精中轻微精微者,经注幽深的脉道和细微经络升运于目窍,目之生成、功用及其滋养,无不赖于精。""在临床上凡有房劳过度或梦遗滑精而致精亏液损者,常有两目干涩,视物昏花,腰膝短软等症。目病者(特别是内障眼病)若房事不节或梦遗滑精,每使病情加重,影响治疗效果。"在论述津液与眼的关系时说:"津液为养目之液,五脏六腑之津液而上渗于目,具有濡养滋润、护卫眼睛的作用。眼中之神水、神膏亦由津液所化,如果神水不足,轻则耗涩昏花,重则白睛污浊,黑睛晦滞,神水将枯。""过度悲伤哭泣,易伤津耗液,津液亏损,养目之源亏乏,则两目干涩昏花。"这些论述对临床颇有指导意义。

在新创填补肾精的方剂方面当首推陆南山《眼科临证录》。如载有专治角膜疾病后期阴虚血少的三才四物汤(天冬、熟地黄、麦冬、党参、白芍、当归、川芎、炙甘草、谷精草、青葙子);有治各类眼病内热的伤津液的行血养阴汤(熟地黄、川芎、白芍、当归、党参、制半夏、青葙子、谷精草、炙甘草、麦冬、玄参);有专治瞳神紧小,热邪内炽,灼伤津液的清热增液饮(石膏、知母、生地黄、麦冬、玄参、党参、炙甘草、大枣、制半夏、黄芩、芦根),有专治早期老年性白内障的熟地首乌汤(熟地黄、制首乌、玄参、磁石、制黄精)。其他有《眼科证治经验》专治流泪的三子菊花饮(枸杞子、菟丝子、女贞、菊花、川芎、白芷);专治角膜穿孔、虹膜突出的镇肾决明汤(生地黄、淮山、知母、五味子、菟丝子、细辛、石决明);有《陈达夫中医眼科临床经验》治多种眼病的驻景丸加减方(楮实子、菟丝子、茺蔚子、枸杞子、车前子、木瓜、寒水石、紫河车粉、三七粉、五味子、鲜猪脊髓);有《张皆春眼科证治》治云雾移睛的三子地黄汤(即六味地黄汤加菟丝子、沙苑子、枸杞子)。这些都是临床经验之结晶,具有很好的疗效。

在期刊上,涉及精津学说的内容也不少,理法方药俱备。在理论上郭成伟认为:"精为目构成及其功能活动的物质基础,正常的脏腑功能保证了精与目的协调一致,目得精养,视物辨色敏锐,反之则视物昏矇,神光不明。"于群辰认为:"津液是除血以外的一切正常水液的总称……饮食经脾胃消化吸收而成津液,由脾、肺、肾吸收、分布、排泄,以调节维持其平衡,出入于经络,循行全身,有滋养各组织器官、濡润空窍和滑利关节的作用。它还包括唾液、胃液、髓液供给人体各部分营养需要,剩余的水分和废料就成汗和尿排出体外。"姚芳蔚认为眼内津液的病理变化可归纳为津液不足和津液代谢、调节功能障碍两个方面,前者多见于脾胃运化功能不足或见于久病热病后期引起的眼干涩酸楚,不能久视,视物昏糊,眼前黑花飞舞;房室不节引起的内眼或眼底神膏、神水混浊、瞳神干缺;服安乃静过敏引起的二睑粘睛,白睛干燥,黑睛混浊糜烂等症。后者的病理变化主要为水肿或痰积,如胞虚如球、肿胀如杯、形如虾座、状若鱼胞、视瞻昏渺、视惑、青盲、暴盲等,需根据不同情况区别对待,虚者补之,实者泄之。

在治法上,肖国士对常见病证、常用药物和方剂做了分类,并结合临床对方药的运用规律进行了探讨。在具体病证的治疗上,流泪症多采用补肝肾法,如李文娟以三子菊花散为基础治疗,兼见肝阳上亢者加钩藤、石决明;年老体虚者加党参、黄芪,共治疗 32 例,显效 19 例,好转 11 例,无效 2 例,总有效率为 93.75%,以年老体虚及轻症效果最好。麦燕君自拟三子养阴汤(枸杞子、女贞、楮实子、生地黄、玄参、麦冬、白芍、参叶、牡丹皮、薄荷)水煎服,10 天为 1 个疗程,共 16 例,全部治愈,一般服 1 个疗程后症状均有不同程度的减轻或消失。

知柏地黄汤为滋阴降火名方,王静波用此方治疗白塞综合征 7 例,取得较好的疗效,视力提高,房水混浊、玻璃体混浊、眼底病损均有改善。雷嘉启用此方治疗中央性浆液性视网膜脉络膜病变 20 只眼,并运用眼底荧光造影对诊断和疗效进行观察,治疗前均有视力减退及视网膜色素上皮荧光素渗漏,治疗结束后(平均 67 天)复查,视力由治疗前平均数 4.73 上升为平均数 5.14,渗漏 17 眼完全消失,视网膜下积液吸收，视网膜浆液性脱离复位，有效率为 85％。证明此方有增进视力，缩短病程，促进色素上皮屏障功能恢复等优点。霍家荣辨证治疗中央性浆液性脉络膜视网膜病变 67 例，其中辨证属阴虚火旺者 33 例，投服知柏地黄汤；肝肾阴虚者 11 例，脾肾阳虚者 15 例，分别选用杞菊地黄汤、桂附八味汤、理中汤为基础随证加减，总治愈率为 79％，总有效率为 95.6％。

四物五子汤为补肾益血名方，可广泛用于眼病变性疾病，韩美兰用此方加减治疗缺血性视乳头病变，收到满意的疗效。药选归尾、川芎、赤芍、熟地黄、覆盆子、枸杞子、菟丝子、楮实子、车前子、丹参、生芪、葛根。失眠加首乌藤、枣仁；烦躁易怒加栀仁、黄芩。共治 10 例 14 只眼，显效 6 只眼，有效 4 只眼，无效 4 只眼，总有效率为 71.5％，治疗时间最长半年，最短为 2 个月。黄叔仁等以此方加减制成九子还睛煎 2 号冲剂治疗渗出性老年黄斑变性，亦收到满意的疗效。该冲剂由枸杞子、制首乌、山茱萸、菟丝子、桑椹子、女贞子、楮实子、芜蔚子、沙苑子、益智、丹参、川芎、淫羊藿、黄柏、炙鳖甲组成，按现代制剂工艺制成冲服剂，共治 7 例，经 5 年左右的随访观察，证明该冲剂无论在防止渗出前期发展为渗出后期方面或在疤痕修复期后防止复发等方面，均较维生素 E、维生素 C 及锌剂等为优，可能与这类药物缓解黄斑结构衰老过程和改善局部循环有关。王静波为了研究四物五子汤治疗眼病的机理，对该方所含微量元素进行测定，测定结果：15 种微量元素包括人体必需的微量元素锌、铜、铁、碘、镍、钴、铬和常量元素镁、钙、钾、钠，其中微量元素锌、锰、铁和常量元素钾、钠、镁的含量颇高，而微量元素铜明显较低。此结果与近几年对视神经、视网膜疾病微量元素的有关方面研究相吻合，认为用四物五子汤治疗眼底疾病疗效较好，可能是与补充和调节机体微量元素有关。

用补肝肾养阴的方药治疗未成熟期老年性白内障，其临床疗效已被同道公认。肖建南学用陈达夫的经验，用驻景丸与金水丸（荸荠、白及、玄参、百草霜、升麻）治疗老年性白内障 45 例 85 眼，以 3 个月为 1 个疗程，服 1 个疗程的 9 眼，其中显效 1 眼，有效 5 眼，无效 3 眼；服 2 个疗程的有 44 眼，其中显效 6 眼，有效 36 眼，无效 2 眼；服 3 个疗程的有 32 眼，其中显效 8 眼，有效 22 眼，无效 2 眼。总有效率为 91.7％，其疗效随疗程长而增高。广州中药三厂研究所根据广州中医学院的经验，以内障丸为基础制成的障眼明片，已成为治疗老年性白内障的有效中成药，该药片由肉苁蓉、山茱萸、枸杞子、党参、黄芪、蕤仁肉、甘草、升麻、石菖蒲、密蒙花、蔓荆子、川芎、菊花等组成，每天 3 次，每次 4 片，3～6 个月为 1 个疗程。共治疗观察 380 例，视力提高 3 排以上的有 132 眼，提高 2 排以上的有 332 眼，提高 1 排或保持原来水平的有 218 眼，总有效率为 90.93％。多数病例在服药 2 个月后视力开始提高，3 个月后视力提高显著，连续服药则视力缓慢增进或处于相对稳定状态。孟慧对中医药治疗未成熟老年性白内障进行综述，中医辨证主要分为肝肾两亏、脾虚气弱、阴虚三型，其中肝肾两亏居多主以滋养肝肾、益精明目。方选明目地黄丸、熟地首乌汤、杞菊地黄汤（或加桑叶、黑芝麻，或加菟丝子、楮实子、当归、白芍）、生脉六味汤、二参还睛汤（力参、玄参、熟地黄、白芍、墨旱莲、麦冬、车前子或加桑椹、枸杞子）、白内障 1 号方（熟地黄、山药、茯苓、枸杞子、菟丝子、五味子、谷精草、决明子、白蒺藜、石斛、菊花等）、自拟蠲翳汤（生地黄、女贞子、杭菊、枸杞子、沙苑子、石决明、决明子、谷精草、密蒙花、菊花、白蒺藜），对肾阳不足者，以桂附八味丸加五味子、何首乌或右归丸治之。

缺血性视盘变、老年黄斑变性、视网膜色素变性等眼底病，从肝肾论治多可收效。如李玉涛用黄芪肾气丸（由黄芪、熟地黄、山茱萸、山药、泽泻、茯苓、牡丹皮、桂枝、附子组成，无阳虚体征者去附子，视盘水肿重者加车前子，出血重者加白茅根）共治 31 例 44 眼，治愈 14 眼，有效 27 眼，无效 3 眼，总有效率为 93％。李玉涛用杞菊地黄口服液治疗早期老年性黄斑变性 23 例，并与西药维生素 E 19 例对照，追踪观察 1 年，发现治疗组在提高视力、改善视野、转化软性玻璃膜疣等方面疗效明显优于对照组，两者比较，有显著性差异。马肇嵘用 20％灵芝草注射液 2 mL 1～2 支肌内注射，每日 1 次，半年为 1 个疗程，共治疗 23 例 44 眼，视野显著扩大 19 例，扩大 3 例，无效 15 例，缩小 5 例，视力进步 10 例，无变化 32 例，减退 2 例。灵芝草滋补强壮，扶正固本，其化学成分复杂，药理作用广泛，含有多种元素及酶，可促进视网膜色素上皮细胞的新陈代谢、改善视网膜神经细胞的功能而缓解症状。

在运用补肾精滋阴液治疗复杂顽固眼底病变时，宜酌情配伍其他方面的药物，如周剑等认为养阴药与活血药并用比单用养阴药效果好，且做了对比观察。养阴方由沙参、麦冬，枸杞子、黄精、葛根、生地黄、天花粉 15～30 g 组成，每天 1 剂，1 个月为 1 个疗程，共治疗观察 22 眼，另一组 26 眼加静脉滴注丹参注射液。治疗结果，视力变化，养阴组显效 2 眼，有效 6 眼，无效 14 眼，总有效率为 36.36％；加丹参组显效 8 眼，有效 13 眼，无效 12 眼，恶化 1 眼，总有效率为 63.89％。经卡方检验，两组差别具有显著性意义。眼底改变，养阴组显效 1 眼，有效 2 眼，无效 19 眼，总有效率为 13.64％；加丹参组显效 3 眼，有效 10 眼，无效 19 眼，总有效率为 36.4％，加丹参组优于养阴组。活血则能去瘀，瘀血得去，阴津得生，眼之经脉通畅，目得气血精津所养而恢复视物辨色的功能，所以有些病证宜配合活血等其他方面的药物则疗效更好。又如阎玲治疗视神经萎缩，主张补肾药与通窍药合用，曾以驻景丸合逍遥散加减化裁的通窍补肾汤（柴胡、当归、白芍、熟地黄、郁金、黄芪、菟丝子、茯苓、肉苁蓉、石菖蒲）治疗视神经萎缩 29 眼，其中痊愈 3 眼，显效 6 眼，有效 12 眼，无效 8 眼，总有效率为 72.4％。两方合用，既通玄府，又补益肾精，寓通于补，通补结合，从而收到通窍的效果。

第七节　气血学说

气血学说为临床各科所通用。一旦气血发生病变就会影响各个脏器、各个系统以及四肢百骸的生理，从而出现局部或全身的症状，因此受到古今医家的高度重视。由于眼目在人体中的特殊地位，气血学说的运用，除具有临床各科的共性外，还有其特殊的个性。古人早已认识到这一点，故把眼部的气血加上一个"真"字以资区别。

一、气血学说的起源

气血学说的起源，可追溯到春秋战国以前的远古。随着生产力的发展，人们对宇宙万事万物的认识不断深化。到春秋战国时期，诸子百家纷纷著书立说，阐述自己对宇宙间万事万物的看法。其中人的生命活动以及与自然、社会的关系自然就成为学术领域里的重点。以《周易》来说，在战国时期就被视为经典，它广泛论述了西周的社会生活，甚至还保留了文献上罕见的原始社会的遗风，包括生产、经济和社会斗争，并有不少关于行为修养和科学知识的论述，所以两千年来一直被列为群经之首、医学之源。气血学说是阴阳学说的一个分支。又与五行有密切关系。《周易》在论阴阳五行时，自然就会涉及人体的气血，《易·乾》："同气相求。"《易·咸》："天地二气相感。"不论"同气相求"还是"二气相感"，都是强调天地之间或人体之内阴阳二气必须互相依存，以保持相对的平衡。《周易·系辞》："一阴一阳谓之道。""阴阳交合物之始，阴阳分离物之终。"这里讲的"道"就是自然规律。阴阳二气的交合与分离是化生万物的全过程，也是自然规律的集中表现。天有阴阳，地有阴阳，人有阴阳，天地万物都有阴阳。宇宙间阴阳二气运动决定事物生长变化、发展和推动事物前进。宇宙是个大天体，人是一个小天体，因此，人体与天体运动有密切的联系，并且受到宇宙这个大天体的影响。人体内的气亦有阴阳之分，是一种活动力很强的精微物质，它流行全身，无处不有。由于气的运动，带来了五脏六腑的活动。人的生命活动，从根本上来说，就是气的升降出入的活动，气的活动一旦停止，生命的活动也就停止了。

《周易》的主要内容是讲八卦。而八卦是由阴和阳两个最基本的爻和 4 种对立的符号组成，再由 32 种对立的符号组成 64 卦，所以《周易·乾凿度》指出："乾坤者，阴阳之根本，万物之祖宗也。"如按八卦天干地支对人体进行排列和标记：外则乾为首，兑为口，离为目，震为足，巽为股，坎为耳，艮为手，坤为腹；内则乾兑为肺，离为心，震为肝，巽为胆，艮为脾，坤为胃，坎为肾。由此可见，八卦在人体内是各有所属的，阴阳二气是充满全身的。

至于血，《周易》亦多处提到。如《易·坤》"龙成于野，其血玄黄"。《周易·咸》"秉马斑如，泣血涟如"，《周易·需》"需于血，出自穴"。其中"玄黄"借谓"泫潢"，指血流很多。"泣血涟如"指泪尽而继之以血；"需于血"指身上沾满血污。说明古人早已认识到这种流动于动物体内的红色液体。

在诸子百家中，论述气血最多的是《庄子》和《列子》两书。如《庄子·在宥》说："天气不和，地气郁结，六气不调，四时不节。"《庄子·则阳》说："四时殊气，天不赐，故岁成；五官殊职，槽不和，故国治。""是故天地者，形之大者也；阴阳者，气之大者也。"其他如《庄子·天运》《庄子·渔父》等篇，均提到气。这些虽然是论天地间之气，但已广泛涉及中医的运气学说了。精辟的论述却是论人体内在之气及有关的生理活动。如《庄子·人世间》说："志，无听之以耳而听之以心，无听之以心而听之以气，听之于耳，心止于符。气也者，虚而待物者也。"《庄子·知北游》："人之生，气之聚也，聚则为生，散则为死。"《庄子·刻意》说："平易恬淡，则忧患不能入，邪气不能袭，故其德全而神不亏。"这里不但论述气与形、气与神、气与精的关系，而且也论及正气与邪气的关系。《庄子·达生》说："夫忿滀之气，散而不反，则为不足；卜而不下，则使人喜怒；下而不上，则使人喜忘，不上不下，中身当心，则为痛。"这里已论及气在人体内上下运动所引起的情志变化和病变。

《庄子·外物》说："目彻为明，耳彻为聪，鼻彻为颤，口彻为甘，心彻为知。""彻"寓有通调之意，眼内气血通调，则能明视，一旦壅塞则众多的眼病随之而来。至于血也有记载，《庄子·外物》说："藏其血，三年为碧。"《庄子·盗跖》说："与蚩尤战于涿鹿之野，流血百里。"

《列子·天端》论气，遍及天地人三才。"虹霓也，云雾也，风雨也，四时也，此积气之成乎天者也。"这是论天地四时之气。"轻浮者上为天，重浊者下为地，冲和气者为人，故天地含精，万物化生。"这是论形成天地人在气的质量上的区别。

《列子·黄帝》说："形色七窍，人也；气血音声，人也。"这是论察看人的标志，《列子·仲尼》说："我体合于心，心合于气，气合于神，神合于天。其有介然之有，唯然之音，虽远在八荒之外，近在眉睫之内，来干我者，我必和之。"这里明确记载了老聃弟子亢仓子有从耳视而目听的特殊功能。这些特殊功能可能就是在特殊体质内的气或通过长期练功，处于最佳状态的气超能量的反映。

二、气血学说的形成

气血学说在《内经》已完全形成，内容丰富，且具很高的水平。在《内经》里，气的含义有二：一是指流动着的微小难见的物质，二是指人体各器官的活动能力。《灵枢·决气》说："上焦开发，宣五谷味，熏肤充身，泽毛，若雾露之溉，是谓气。"又《灵枢·脉度》说："气之不得无行也，如水之流，如日月之行不休，故阴脉柔其藏，阳脉柔其腑，如环之无端，莫知其纪，终而复始，其流溢之气，内溉藏腑，外濡腠理。"这是指微细如雾露的营养物质无处不到，无时或息，至阴脉则营运于五脏，至阳脉则营运于六腑，正因为气在脉中不断运行，才能内养脏腑，外调肌腠。《素问·六节藏象论》："脉者气之本。"《素问·五脏生成》说："诸气者皆属肺。"肺是主一身之气的。

人体的气，从来源来说，有先天之气与后天之气的区别，先天之气即元阳元阴之气。后天之气即呼吸饮食之气。由于气的概念相当广泛，除了五脏六腑之气、经脉之气代表人体各部分的活动能力外，尚有宗气、营气和卫气3种。这3种气，既互相联系又相互区别，从而组成了气的运行系统。饮食水谷所化的营卫之气和吸入大自然的气，相合而积于胸中便是宗气。《灵枢·五味》说："谷始入于胃，其精微者，先出于胃之两焦，以溉五脏，别出两行营卫之道，其大气之搏而不行者，积于胸中，命曰气海，出于肺，循咽喉，故呼则出，吸则入。"气海既是气的归宿处，又是一身之气运动流行的出发点，周流全身之气，发自气海又归于气海。气海中的气称为宗气。《灵枢·邪客》说："故宗气积于胸中，出于喉咙，以贯心，而行呼吸焉。"由此可见，宗气的功能：一是走气道以司呼吸，凡语言声音呼吸的强弱，均与宗气的强弱有关；二是贯心脉以行血气，凡气血的运行以及肢体的寒温和活动能力亦与宗气有关。

饮食物中的精气称为营气。《灵枢·卫气》说："六府者，所以受水谷而行化物者也。其气内干五脏，而外络肢节……其精气之行于经者为营气。"饮食物的消化吸收，是中焦脾胃的功能。因此，营气生于水谷之精气，源于中焦脾胃，主要功能是营养。《灵枢·营气》说："营气之道，内谷为宝，谷入于胃，乃传于肺，流溢于中，布散于外，精专者，行于经隧，常营无已，终而复始。"营气流溢于中，则营养五脏六腑，布散于外则润泽筋骨皮毛。营气的运行随"经络之相贯，如环无端。"《灵枢·逆顺肥瘦》说："手之三阴，从脏走手；手之三阳，从手走头；足之三阳，从头走足；足之三阴，从足走腹。"这是大概的情况，现根据《灵枢·营气》所论，绘制运行示意图于下：

卫气亦生于水谷，其性慓悍，其质较营气浊，所以不受脉道的约束，行于脉外，散于胸腹之内、肌肉之间，所以《灵枢·营卫生会》说："人受气于谷，谷入于胃，以传于肺，五脏六腑，皆以受气，其清者为营，浊者为卫；营在脉中，卫在脉外。"明确指出了营气与卫气的第一大区别。营气与卫气均由饮食入胃所化生。前者质清，运行于脉道之中，而不能在脉外循环运行。后者质浊，只能在脉道外循环运行。《素问·痹论》说："荣者，水谷之精气也，和调于五脏，洒陈于六腑，乃能入于脉也，故循脉上下，贯五脏，络六腑也。卫者，水谷之悍气也，其气慓疾滑利，不能入于脉也，故循环皮肤之中、分肉之间，熏于肓膜，散于胸腹。"又明确指出了营气与卫气的第二区别。由于前者是水谷之精气，精气柔顺，故能入于脉道之中循环运行，后者是水谷之悍气，悍气刚强，善于游走窜透，所以卫气不能行于脉中，而只能行于脉外。《灵枢·本脏》说："卫气者，所以温分肉、充皮肤；肥腠理、司开阖者也……卫气和解利，皮肤调柔，腠理致密矣。"卫为阳气，熏于肓膜，散于胸腹，则五脏六腑得到温养，外循皮肤之中、分肉之间，则温养肌肉、皮肤，主司汗孔的启闭，故能使腠理致密，而且具有保卫肌表、抗拒和排泄外邪之功。《灵枢·胀论》说："卫气之在身也，常然并脉，循分肉，行有顺逆，阴阳相随，乃得天和。"这就是说卫气虽行脉外，但仍然依傍着脉道运行，不过运行的方向与脉内营气的运行方向不完全一致或顺脉道而行，或逆脉道而行。这样就使阴阳之气相随，而处于协调和谐状态。卫气运行于脉外，与昼夜阴阳变化有关，白昼行于阳、黑夜行于阴。行于阳，是随行于足手三阳经脉，行于阴是随行于五脏。昼行于阳，始于目，上行至头，下行至足。行于手经者多数散而不再还流；行于足经者经足心入足少阴经，转入跷脉而复返于目，再由目出发，如此不断循环。夜行于阴，是从足少阴经注于肾而后至心、肺、肝、肾，复返于肾。

至于血，以及气与血的关系，《内经》亦有多处论述。血是由食物的精华，通过气化作用而生成的一种赤色液体。《灵枢·决气》说："中焦受气取汁，变化而赤是为血。"《灵枢·营卫生会》说："中焦亦并胃中，出上焦之后，此受气者，泌糟粕，蒸津液，化其精微，上注于脉，乃化而为血，以奉生身，莫贵于斯，故得独行于经隧。"血有奉养生身的作用，因为血中含有营养物质，血行于经隧，故能循环全身。《素问·五脏生成》说："肝受血而能视，足受血而能步，掌受血而能握，指受血而能摄。"进一步说明血是从中焦气化及营气中化生出来的，有营养四肢，灌注五脏六腑之功。说明目之视，足之步，掌之握，指之摄，以及皮肤感觉等，无不需要血液的运行濡养。

血与五脏的关系，《内经》明确指出："心主血""肝藏血""脾统血"。说明血的生理与病理以三脏为主。"心主血"是指血的营养功能必须依赖心脉的活动，才能运行全身，即血液运行的动力是心。所以《素问·五脏生成》又说："诸血者皆属于心。""肝藏血"主要是指调节血量，血液在脉中的流通量是随着人体的活动而有所增减的，活动剧烈时，全身各活动部分的血量就增加，在睡眠时全身各部分的血量就减少，而大量的血液归藏于肝。所以《素问·五脏生成》又说"故人卧血归于肝。""脾统血"是指血来源于水谷之精气，为中焦脾胃所生，脾对血具有统摄之功。

血行脉中，脉为血府，因此血与脉常并称之，脉不但能聚藏血液，而且能约束气血，使气血循着一定的轨道和一定的方向运行。由于血聚脉中，所以脉之空虚与否，可以从血色测知。《灵枢·决气》说："血脱者色白，天然不泽。脉脱者其脉空虚，此其候也。"至于气血与其在十二经中的流量，由于人身脏腑经络都有表里相合，雌雄相应，就会出现流量不均，多寡悬殊的情况。这个问题在《内经》里有三处提到，一是《素问·血气形志》，二是《灵枢·五音五味》，三是《灵枢·九针论》。一般以《素问·血气形志》为准则，如说："夫人之常数，太阳常多血少气，少阳常少血多气，阳明常多气多血，少阴常少血多气，厥阴常多血少气，太阴常多气少血，此天之常数。"太阳与少阴、少阳与厥阴均阴阳表里相对，一方多血少气则另一方少血多气，阳明为生化气血之源故气血皆多。这对指导临床治疗是很有意义的。如多血少气者当泄其血而勿伤气，多气少血者宜泄其气而勿伤血，应从阴阳表里以观气血的多寡，从气血的多寡来定施治的方案。

至于气血与眼目病理的论述，则更为具体，如《灵枢·决气》说："气脱者目不明"。《灵枢·脉度》说："气不荣，则目不合。"《灵枢·口问》说："故上气不足，脑为之不满，耳为之苦鸣，头为之苦倾，目为之眩。""五阴气俱绝则目系转。""阳气尽，阴气盛，则目瞑。"《素问·解精微论》："厥则目无所见。"《素问·宣明五气》说"久视伤血"等等。又如《灵枢·经脉》说：手少阴气绝则脉不通，脉不通则血不流。《灵枢·刺节真邪论》说："宗气留于海，其下者注于气街，其上者走于息道，故厥在于足，宗气不下，脉中之血凝而留止。"手少阴为心之经脉，手少阴绝则心力衰竭，以致血行障碍，血液凝滞。宗气贯心脉下行，以注气街，经气街下注于足。若宗气不下，则两足厥冷，在这种情况下，两足脉中之血就会凝而不行了。眼目的气滞血瘀亦似此理，可参。

三、气血学说的发展

气血学说的发展始于《诸病源候论》，所论目病56候，载明涉及气血的有33候，如："凡人肝气通于目，言肝气为热，热冲于目故会赤痛。""目为肝之外候，若被风邪伤肝，肝气不足故会目泪出。一若脏气不足则不能收制其液，故目自然泪出。""是脏腑血气不荣于睛，故外状无异，只不见物而已，是之谓青盲。""若心气虚，亦令目茫茫。""阴阳不和，肝气壅积生热，热冲于目，使目睛疼痛。""若劳伤脏腑，肝气不足，兼风邪使精华之气衰弱，故不能远视。""脏腑虚损，血气不足，故肝虚不能荣于目，致精彩不分明。""若血气虚则腠理开，而受风，风客于睑肤之间，所以其皮缓纵，垂覆于目，则不开，世呼为睢目"等等。由此可见，由气血病变引起的眼病，已遍及眼内眼外了。

《太平圣惠方》收载眼目的内容甚多，所论眼病气血、病机宗《诸病源候论》，并补充了大量的治法和方剂，明确指出："夫六识之中，以双眸为上，所以称为日月，喻若骊珠，托二曜而辨玄黄，藏四气而通瞻视。""眼带虽系于肝，明孔遍通五脏，脏气若乱，目患即生。"《仁斋直指方》不但将五轮学说定位传至今，而且对气血与眼病的关系亦有真知灼见，如"肝气不顺而挟热，所以羞明；热气蓄聚而伤胞，所以胞合。""故肝肾之气充，则精彩光明；肝肾之气乏，则昏朦晕眩。"《严氏济生方》不但提出"眼通五脏，气贯五轮"，而且倡养气以明目之道，所谓善摄生者，养气存神，安心惜视，然后心气通畅，肝气和平，精气上注于目，则目无其疾矣。

《儒门事亲》倡刺络泻热之法，阐太过不及之理，所谓："太过则壅塞而发痛，不及则目耗竭而失睛。"人热则血行疾而多，寒则血行迟而少，此常理也。""刺太阳，阳明出血则目愈明，刺少阳出血则目愈昏，要知无使太过不及，以血养目而已。"在运用气血学说治疗眼病上有所发挥。倡导补中益气的《脾胃论》是李东垣的代表作。李东垣认为内伤病的形成，就是气不足的结果，而气之所以不足，实由脾胃伤损所致，并不厌其烦地反复论述这一点，如说："真气又名元气，乃先天之精气也，非胃气不能滋之。""脾胃之气既伤，而元气亦不能充，而诸病之所由生也。"元气不行，胃气下流，膈中三焦之火及心火秉于肺，上入脑灼髓，瞳孔开大。"脾胃既为阴火所秉，谷气闭塞而下流，即清气不升，九窍为之不利。"说明脾胃是元气之本，元气是健康之本，脾胃伤而元气衰，元气衰则疾病所由生，这是李东垣学说的基本论点。由于李东垣重视脾胃，并强调胃气升发，因而在治疗上便着重气：脾胃升阳益气药的运用和处方，他所创造的补中益气汤就是这一思想的代表方剂。《东垣试效方》所选载的冲和养胃汤、助阳活血汤、神效黄芪汤、益气救阴汤等都是以升散阳气为主，而佐以潜降之品，升阳是扶正，潜降是祛邪，从而可收扶正祛邪的综合疗效。

《医学纲目》特别强调阳气对耳听目视的重要作用，如说："人之耳目，犹月之质，必受日光所加始能明，耳目亦必经阳气所加，始能聪明。是故耳目之阴血虚，则阳气之加无以受之，而视听之聪明失，耳目之阴气虚，则阳血不能自施，而聪亦失。然则耳目之聪明必经气血相须，始能视听也。"似已从李东垣的升阳潜降，发展为补阳益阴了。《本草经疏》载有论治气血诸药，现按原书所载内容介绍于下（表5-1）：

表 5 - 1 《本草经疏》所载论治气血诸药

气血	治法	适应证		药　　　物
治气四法	补气	气虚		人参、黄芪、羊肉、小麦、糯米
	降气	气逆	轻	紫苏子、陈皮、麦冬、枇杷叶、芦根汁、甘蔗
			重	紫苏子、郁金、槟榔
	调气	气郁		木香、沉香、豆蔻、砂仁、香附、乌药
	破气	气实		枳实、枳壳、青皮、牵牛
治血三法	补血	血虚		熟地黄、白芍、牛膝、炙甘草、酸枣仁、龙眼肉、鹿角胶、肉苁蓉、枸杞子、人乳、菊花
	清血	血热		牡丹皮、赤芍、生地黄、黄芩、地榆、大小蓟、茜草、黄连、栀子、大黄、青黛、天冬、玄参、荆芥
	破血	血瘀		当归、红花、桃仁、苏木、五灵脂、蒲黄、姜黄、郁金、三棱、玄胡、花蕊石、没药、干漆、自然铜、童便、芒硝

　　该书还载有"药性指归""五脏苦欲补泻论""审时用药论"等专论，对补气血诸药述功录验，发其隐微，颇具见地。

　　《血证论》虽专论血证，但也气血并论，也可以说是一部气血学说的专著，如在"阴阳水火气血论"中说："人之一身，不外阴阳，而阴阳二字即为水火，水火二字即为气血。水即化气，火即化血。"此论不专为失血立说，而治血者必先知之，而后可调气和血，无差爽云。为了证实气即化水的观点，从气的形成、升降、出入以及治法上做了解释。认为人参补气又甘润，故为生气化水之良品，清燥救肺汤生津以补肺气，猪苓汤润利以降痰气，都气丸补水以益肾气，补中益气汤由陈术以制水，六君子汤用苓术以利水，真武汤尤以苓术利水为主，从而得出："治气即是治水，治水即是治气"，"水行则气行，水止则气止"的结论。为了证实火即化血的论点，从血的形成循环以及治法做了解释，认为四物汤之所以用白芍，天王补心丹之所以用二冬，归脾汤之所以用酸枣仁，人参养营汤之所以用远志、肉桂，炙甘草汤之所以用麦冬、阿胶、桂枝，旨在补血清火或补火生血，从而得出"温血必须清火"，"治火即是治血"的结论。同时认为"运血者即是气，守气者即是血，气为阳，气盛即是火盛，血为阴，血虚即是水虚，一而二，二而一者也，人必深明此理，而后治血理气，调和阴阳，可以左右逢源"。对气血病变，强调从脾胃论治，对李东垣、朱丹溪治疗气血病变提出异议，即"李东垣治病以气为主，故专主脾胃，然用药偏于刚燥，不知脾不制水固宜燥，脾不升津则宜滋，气分不可留水邪，气分亦不可无水津也。朱丹溪治病以血为主，故用药偏于寒凉，不知病在火脏宜寒凉，病在土脏宜甘缓也"。这些论点在一定程度上反映出此书作者的学术思想。

　　在眼科专著中，《原机启微》虽然把眼病按病因病机分为 18 类，其中纯属气血病变的有七情、五贼、劳役、饥饱之病，血为邪胜凝而不行之病，气为怒伤散而不聚之病，血气不分混而遂结之病，亡血过多之病五类，其他 13 类均与气血有关。《银海精微》载有"气病论""血病论""郁病论""七情总论""杂病总论"等专论，阐述了气血与眼病的关系，对临床颇有指导意义。《目经大成》载有"血气体用说"，对气血相互之间，物质与功能之间的关系做了简要的论述，如说："太极之道，动而生阳，静而生阴，是气血人身之两仪也。血为荣，气为卫；荣行脉中，卫行脉外，是气血阴阳之体用也。""是故血虽静，欲使其行，不行则凝，凝则经络不通。气虽动，欲使其聚，不聚则散，散则经络不收。""可以知血气之体犹太极，气血之间犹阴阳。""阴平阳秘，气行血随，百骸得其调而大治。"这些论述言虽简而意深。其他眼科专著在论述具体病证的病机时，多涉及气血，论治也离不开气血。

四、气血学说的现代研究

　　在现代眼科专著中，多数在论述具体病证时涉及气血，也有专节论气血的，前者如《眼科临证录》，在论述角膜病中载有木郁不达，脾阳不升等；论述巩膜病中载有气滞而痛；论述视网膜脉络膜病中载有脾失健运，肝木侮土；论述视神经病中载有清阳不升、火郁于内、气血两亏；论述血证时载有气血虚衰；论述眼睑病中载有气阴不足；论述眼肌病中载有瘀血停留，阳气不荣，脾气不足，气血受阻；论述其他病中载有气血瘀滞，血虚不能养睛等。这些验案均从气血论治而获愈，为临床提供了宝贵的辨证经验。后者如成都中医学院编著的《中医眼科学》载有"眼与气的关系""眼与血的关系"等专段论述，把气对眼的作用归纳为温养、推动、固摄几个方面，认为"气之与眼，作用甚大，一有亏滞则会影响其功能，甚至发生病变"，把血对眼的作用归纳为载气、养目两个方面。认为："血能载气，津液亦是流动于脉管内的重要成分，气血津液同行于脉中，周流全身，不但保证了眼部供血充足，而且能使眼部得到气和津液的营养。"《中国医学百科全书·中医眼科学》亦有专节论述气血与眼的关系，如在论气与眼的关系时说："凡能往来出入于眼之经络脉道，具有生养作用之气，特名之为真气，有别于体内一般之气。目之所以能视万物，别五色，精明微巧，真气的濡养是重要条件之一。"同时认为真气充养二目，必须具备 3 个条件：一是在脉道中循行，要调达和畅；二是脾胃升清降浊的功能要正常；三是真气本身要充旺，才能使二目神光外发。在论述"血与眼的关系"时说："血为养目之源，在眼内经脉中往来运行之轻清精微者，特名之为真血。"其论述的内容有五个要点：一是肝开窍于目，肝气与眼相通，肝中之血充，则目中之血盛，目中之血盛，方能视；二是目中真血有化生和濡养神水、神膏之功，血足则真水足，真水足则神水、神膏有所濡养，故目能精彩光明；三是血的异常变化可引起眼部病变，如血实常表现为红赤肿痛等，血虚常表现为干涩昏花，视物不明或午后疼痛，不能久视等；四是其他脏腑的病变亦可影响血而致眼病，如肺气上逆，顿咳不已，可致白睛溢血，肝肾阴亏，虚火上炎，迫血妄行，可致血灌瞳神等；五是血者气之守，气者血之卫，相偶而不相离，若因失血过多而引起暴盲，往往补血无效，而重在急速固气，每获良效。此为现代眼科专著中论气血最多最详最深者。

在期刊中所载研究气血的文章甚多，首先在理论上做了大量的补充和发挥。如陈明举说："眼为体表器官，又居高位，位于诸阳之会的头部。清阳入目才能有视功能，故同气相求，以升散药上升外达，而达病所上清阳以明目。"史金虎说："升降出入是人体气化功能的基本形式，是脏腑、经络、阴阳、气血运动的基本过程。"分别对气机升降与眼的生理、气机升降与眼的病理、气机升降与眼科治法方药作了论述。马肇嵘对眼外伤后引起的充血做了分析，他说："眼球前节外壁受物体或外力作用、眼内容物的压力或眼内容物整体运动传导至视网膜脉络膜，引起视网膜脉络膜挫伤或震荡。由此可使眼球内出现血管性反应，尤其是葡萄膜组织首先出现小动脉痉挛，继之小动脉麻痹，造成局部组织缺氧，引起反射性毛细血管扩张、血流减慢，血浆渗出，组织水肿以及出血等变化，结果局部组织新陈代谢发生障碍，组织乳酸增多，更进一步引起血管壁的破坏并且缺氧而发生组织自溶，合并产生坏死和液化、出血机化则发生瘢痕机化。"这就是气血瘀滞导致组织破坏的全过程，所以主张用活血化瘀益气的方药治疗。

气血虚证是各科临床常见的病证，颜文明等提出气虚、血虚的诊断标准，并提出可将红细胞、血红蛋白减少列为诊断血虚的依据之一，但不是绝对的。

免疫学说是气血学说从属于气的一个分支，"免疫"二字最早见于明朝的《免疫类方》，但对免疫的认识《黄帝内经》中就已提到，所谓"正气存内，邪不可干""邪之所凑，其气必虚"即含此义。姚芳蔚就中医学对免疫的认识及运用免疫学研究中医药与眼科的近况，做了全面系统论述。①中医理论与免疫的关系：比较集中的是针对虚证和阴阳学说的研究。在虚证的研究方面，认为虚证与机体免疫功能低下有关，应用扶正固本法治疗。如上海中医学院曾比较了正常人和各种类型虚证如晚期肺癌等患者的自然玫瑰花结百分率，发现均低于正常人，且有显著性差异。同时，采用补体第三成分测定，观察虚证患者的非特异性体液免疫，发现白血病、红斑狼疮等虚证患者的细胞免疫和体液免疫均在不同程度上受到损害。用扶正固本药物对虚证患者治疗后测定其免疫功能，发现治疗后较治疗前有明显提高。原广州医学院等单位以 T 细胞比值、Ig 及体外白细胞吞噬指数为指标，分别测定肺虚、脾虚与肾虚患者的免疫功能，发现较正常人为低，其程度以肾虚最低，脾虚次之，肺虚又次之，经统计学处理，有明显差异。湖南医学院对 105 例不同类型虚证患者与 30 例健康人进行玫瑰花环形成率，淋巴母细胞转化率与巨噬细胞吞噬率等多种免疫指标的检测，发现各种虚证患者的以上指标均低于正常人；同时又对 70 例实证患者进行测定，发现肺热型患者较正常人显著降低，其余各型无明显差别。在扶正固本与免疫的关系上，动物实验与临床观察提示：扶正固本疗法对提高机体免疫力，尤其对非特异性免疫力有明显作用。在阴阳学说与免疫的关系上，较多的人认为阴阳学说可用来解释细胞内 cAMP 和 cGMP 的平衡调节，也可用作免疫功能对立统一的说理。同时认为阴阳学说是有物质基础的，在生理上，阴阳代表机体两大对立面，通过其对立统一，使机体功能保持平衡和稳定；在病理上，阴虚的主要表现是 cAMP 升高，阳虚是 cAMP 和 cGMP 的比值降低。扶正固本、补阴补阳即是对此进行调节。此外，又指出免疫反应是多型性的在不同条件下，可表现为阳性反应（诱导）或阴性反应（麻痹），这些反应取决于免疫细胞内 cAMP 和 cGMP 的变化，而阴阳学说可用来解释此并指导用药。②中医眼科与免疫的关系：大量资料提示眼球及其附属器官均可发生与全身一样的免疫反应，眼病与体液免疫和细胞免疫都有一定的关联。正常的免疫反应是属于生理性的，它能维持机体免疫功能的相对稳定性，提高抗病能力，而当免疫功能失调，生理功能紊乱时，就会出现过高或过低的反应。过高的反应表现为变态反应和自身免疫性疾病，过低的反应表现为反复的感染，或容易发生肿瘤。变态反应是由于体液免疫或体液和细胞免疫反应增高，导致组织损伤，功能障碍，眼病属于这一类的很多，如眼睑血管神经性水肿、春季结膜炎、泡性眼炎等。在变态反应中，由于自身组织构成抗原而引起的免疫反应，称为自身免疫疾病，如内源性非化脓性葡萄膜炎、交感性眼炎等。由于先天的或后天获得性的体液或体液和细胞免疫功能低下，防御功能失调，发生的易感染疾病称为免疫缺陷病，如干燥综合征、病毒性深层角膜炎等。由于免疫监视作用失效，淋巴网状组织异常增生，可发生恶性肿瘤，如视网膜母细胞瘤、黑色素瘤等属于这一类。近几年来，鉴于许多眼病与免疫有关，所以一些学者在应用中药治疗眼病的同时，进行免疫测定加以研究。研究的内容主要为：眼病与免疫的关系；从免疫学观点探讨中医眼科辨治规律；探求中医眼科辨证与免疫关联。眼病与免疫关系的探讨，多集中在病毒性角膜炎与葡萄膜炎上，前者特别是对复发性病例进行免疫学测定，发现多数是细胞免疫功能降低；后者通过测定，亦认为是以细胞免疫功能低下为主，尤其是前部葡萄膜炎改变尤较显著。在辨治规律的探讨上，很多学者在应用中药治疗前后进行免疫功能测定，结果表明很多中药有调正免疫功能的作用。有些学者根据免疫学检查，提出分型论治，为中医辨治提出客观指标，为辨证开辟了新的途径。③中药与免疫的关系：更多的资料表明，补气、补血、补阴、补阳等中药对提高细胞免疫、体液免疫、特异性和非特异性免疫均有一定作用。国内外对人参与黄芪的研究较多，认为此二药特别是在增强免疫系统与促进核酸和蛋白质的合成方面功能显著，因而产生增强机体的非特异性的抵抗力，初步揭示了中医扶正固本的作用机理。除人参、黄芪外，刺五加有类似人参样作用。同时，灵芝、淫羊藿能增强吞噬细胞能力，促进淋巴细胞转化，激活细胞免疫功能；肉桂、仙茅、菟丝子、锁阳、黄精能促进抗体提前形成；鹿茸、银耳、墨旱莲、白芍、枸杞子、五味子、女贞子、首乌、阿胶、当归、生地黄、扁豆、龟甲有促进健康人淋巴细胞转化的作用；炙鳖甲、元参、天冬、麦冬、沙参有延长抗体存在时间的作用；山茱萸、当归能使玫瑰花环形成细胞增加；党参、白术、茯苓能使玫瑰环路成率及植物血凝素诱发淋巴细胞转化率显著上升……大量的资料说明，补益药对增强与促进免疫功能有一定作用。

中药增强免疫作用的除补益药外，还有金银花、穿心莲、大青叶、龙胆草、虎杖、柴胡、鱼腥草、白花蛇舌草、黄芩、黄连、黄柏等清热解毒药，红花、川芎、丹参、王不留行、芍药、桑枝等活血化瘀药，以及青黛、蝮蛇、蟾酥、斑蝥、鹅血、猪血、麝香等其他药物。具有免疫抑制作用的中药有当归、甘草、金钱草、牡丹皮、黄芩、秦艽、橘皮、牛膝、洋金花、麻黄、苍耳子、防己、枳壳、枳实、黄连、泽泻、柴胡、龙胆草、荆芥、葛根、猪苓、白芷、桔梗等。总之，补气、补阴、活血化瘀、清热解毒药有促进单核巨噬细胞系统功能的作用。益气健脾、补肾助阳药有激活体液免疫功能的作用。扶正固本药有增强细胞免疫功能的作用。一些活血化瘀、凉血滋阴、清热解毒类药具有治疗变态反应和抑制免疫的作用。多数祛风利湿散寒药有抗过敏、消炎、抑制介质释放的作用。关于中药的免疫机制，经研究，可能与 cAMP、cGMP 有关。

瘀血学说是气血学说从属于血的一个分支，用活血化瘀法可治疗多种眼科疾病。对视网膜中央静脉栓塞，庞赞襄用舒肝破瘀通脉汤和育阴潜阳通脉汤治疗 178 例 179 眼，总有效率为 95.2%。庞万敏等以舒肝破瘀通脉汤为基础加减用药，治疗 114 例 116 眼，总有效率为 80.5%。张明用活血益肾汤治疗 17 例，总有效率为 94.1%。马一民用生地黄汤加减治疗 50 例，总有效率为 88%。罗兴中等用活血化瘀汤加减治疗视网膜静脉主干阻塞 21 例，总有效率 87.6%，且实验检查全血黏度、血浆黏度、红细胞比容、红细胞聚集指数均比治疗前有明显改善。范玲等用理血方Ⅲ号治疗视网膜中央静脉栓塞 42 例，有效率为 56.3%；分支栓塞 26 例，有效率为 84.6%。

视网膜静脉周围炎亦为眼科最常见的血证，张邓民用眼血宁胶囊Ⅰ号和Ⅳ号治疗视网膜静脉周围炎 66 例，总有效率为 88% 和 80%。李纪源用宁血复明汤和化瘀降浊饮治疗视网膜静脉周围炎 27 例 34 眼，总有效率为 85.2%。

眼底血证包括多种眼病，根据异病同治的法则，用活血化瘀法都可收到良效，如谷雄霜用四物汤加味治疗眼底出血 44 例 49 眼，总有效率为 83.7%。魏新记等用潜阳活血汤治疗眼底出血 35 例 37 眼，总有效率为 97.3%。蒋光耀用阿胶茜草汤和活血化瘀汤加减治疗眼底出血 50 例，总有效率为 98%。高潮等用血府逐瘀汤治疗眼底出血 31 例，总有效率为 90.3%。曾明葵用养阴活血利水法治疗玻璃体积血 15 例全部有效。

眼外伤的治疗离不开活血化瘀。刘作良用血府逐瘀汤加味治疗外伤性前房出血 22 例，全部有效。谢丛森用黑神汤随证加减，治疗眼外伤 315 例，总有效率为 94.3%。陈祖欣用活血利水法治疗外伤性视网膜病变 31 例，全部有效。

中央性浆液性视网膜脉络膜病变为最常见的眼底病之一，多从气血论治。阎玲等用复明冲剂治疗本病 60 例 66 眼，总有效率为 95.5%。丁高年用增视 1 号治疗本病 112 例 132 眼，全部有效。秦士英用参苓白术散加减治疗本病 26 例 30 眼，全部有效。胡德罗等用加减桃红四物汤治疗 72 例，总有效率为 97.22%。黄平用活血化瘀法治疗 42 例，总有效率为 90.2%。袁志中用昆藻二陈汤治疗复发性中央性视网膜炎 38 例，总有效率为 89%。

中药注射剂具有很好的应用前景，彭家友综述血栓通注射液（从田三七中提取）治视网膜中央静脉栓塞 791 例，总有效率为 86.22%；前房出血 476 例，治愈率为 97.27%；其他眼底病 842 例，总有效率为 75.53%。蔡华松用复方丹参注射液治疗中央性视网膜脉络膜病变 65 例，全部有效。金仁炎用丹参注射液治缺血性视神经病变 17 例，总有效率为 95.5%。周云中用川红注射液或桃仁注射液治疗眼底病 45 例 71 眼，其中川红注射液治疗 24 例 39 眼，总有效率为 67%；桃仁注射液治疗 20 例 32 眼，有效率为 82%。李应湛用芎归桃仁注射液治疗视神经萎缩 21 例 30 眼，总有效率为 86.66%，以炎症后视神经萎缩疗效为好。姜道平等用盐酸川芎嗪注射液治疗中央性浆液性视网膜病变 46 眼，全部有效。蔡松年用灯盏花注射液治疗青壮年视网膜静脉栓塞 19 例，总有效率为 82.2%。谷万章用中国医学科学院药物研究所的葛根素 1 号、葛根素 2 号治视网膜中央动脉栓塞 102 例 107 眼，总有效率为 75.7%。雷嘉启等用葛根素治疗本病 26 例，大多数病例视力有改善。

其他病证，卞振英用培土健肌汤治疗眼外肌麻痹 9 例，全部获愈。孙禄来用活血祛障汤治疗老年性白内障，总有效率为 98.4%。王凤民用活血化瘀汤治疗玻璃体混浊 34 例，总有效率 91.7%。杨振宇用八珍汤加茺蔚子、葛根、密蒙花、夏枯草治疗玻璃体混浊 26 例，总有效率为 80.5%。朱令芬用复方丹参汤治疗视网膜中央动脉栓塞 28 例 33 眼，总有效率为 87.9%。张润盘用升阳补血汤治疗视网膜视力损害 32 例，全部有效。詹宇坚等用睛明 1 号丸治疗干性型老年黄斑变性 38 眼，21 眼视力好转。用睛明 2 号丸治疗湿性老年性黄斑病变 33 眼，20 眼视力好转。

第八节　眼科九区学说

眼病分区辨治，自古有之。内外障、五轮、八廓学说，就是分别以二、五、八分区辨治。分区就是按照眼睛各个部位的特点，分为眼眶、眼睑、泪器、结膜与巩膜、角膜、虹膜睫状体与前房、晶状体与玻璃体、脉络膜与视网膜、视神经与视路九个特区。堪称眼科的九区学说。所谓"特区"者，特殊的组织结构也。指在特殊的视觉器官中，具有特殊功能，并与周围组织紧密联系又能区别的特殊组织结构。"九"，是奇数，而且是奇数中之最大者。《素问·三部九候论》说："天地之至数，始于一，终于九。"自古有"天人合一"之说，推而广之，如天有九道（即内朱道、外朱道、内白道、外白道、内黑道、外黑道、内青道、外青道、中黄道。也称九行）、九星（即北斗七星加辅佐二星。《素问·天元纪大论》：九星悬朗，七曜周旋）；地有九宫（以八卦定八方加中宫）、九州，与之相应，则人有九流（学术流派）、九品（官职分级）、九德（忠、信、敬、刚、柔、和、固、贞、顺）、九脏（头角、耳目、口齿、胸中四者为形脏，心、肝、脾、肺、肾五者为神脏。《素问·六节藏象论》：合为九脏）、九窍（上七窍、下二窍）。如此等等，不胜枚举。天、地、人合而为一，九九归元，具有包罗万象之意也。在中医的病因病机领域里，用奇数的，有分"内因、外因、不内外因"的三因学说；有分"上焦、中焦、下焦"的三焦学说；有分"肉轮、血轮、气轮、风轮、水轮"的五轮学说；有分"喜、怒、忧、思、悲、恐、惊"的七情学说。三、五、七俱备，惟独缺"九"，有鉴于此而补之。眼科分九区辨治，这是根据天人合一学说，结合现代解剖及肖国士教授多年的眼科临床经验总结出来的。其概念具体明确，操作有章可循。现简析于下。

一、眼眶病变区

眼眶为一对容纳眼球的漏斗状骨窝，内有脂肪组织、结缔组织、血管、神经、外眼肌、泪腺等，这对保护眼球、相对固定眼球，并让眼球灵活转动与颅内的神经血管通联，提供了理想的场所。其主要病变，就是这个场所发生病理改变，引起眼球突出。导致眼球突出的原因很多，有炎性的，也有非炎性的。炎性者中，有化脓性的，也有非化脓性的。前者如眼眶蜂窝织炎，后者如炎性假瘤，可分别选用凉膈消毒饮（凉膈散合五味消毒饮）或消坚散结汤（防风散结汤加三棱、莪术、夏枯草）治疗；非炎性者中，有眼眶肿瘤和内分泌性突眼，前者以手术治疗为宜，后者可用疏肝内消汤（柴胡疏肝散合内消瘰疬丸加三棱、莪术、黄药子）治之，以促其消散，应适当多服以蓄药力，树立信心以缓图功。

二、眼睑病变区

眼睑为覆盖于眼球前面呈上下两边的软组织，能随意开阖以保护眼球，通过瞬目动作以湿润眼球。自前到后，由皮肤、皮下组织、肌肉、睑板、睑结膜五层组成。其中皮肤菲薄，容易过敏，皮下组织较为疏松，且血管极为丰富，极易发生水肿和出血。最常见的病变可分感染与非感染两大类，感染最常见的为细菌和病毒。如睑边疖为细菌感染，临床常用五味消毒饮加味内服，如意金黄散外敷治之；溃疡性睑缘炎，为该处毛囊及其周围被细菌感染所致，可用防风通圣散加减治之；眼睑带状疱疹为末梢神经受病毒感染所致，可用银翘散加大剂量的板蓝根、七叶一枝花等解毒药治疗。非感染者中，有由睑缘皮脂腺分泌过多所致的鳞屑性睑缘炎，有由接触化妆品或药物所致的眼睑接触性皮炎，可选用普济消毒饮加减治疗；有由动眼神经麻痹所致的眼睑下垂，可用止痉散合正容汤加减治疗；由神经与肌肉之间的传递发生阻碍所致的重症肌无力，可用四物汤合补中益气汤加桑枝、片姜黄等通经活络的药治疗；小儿眨目症，两眼频眨，有的牵动嘴脸，此非习惯，是小儿多动症在眼部的表现，可用平肝清火汤加钩藤、僵蚕、桑叶、菊花等药治疗。上述所列治疗眼睑疾病的方药，屡收良效，故予以推介。

三、泪器病变区

泪器包括分泌泪液的泪腺与排泄泪液的泪道，泪腺藏在外眦上睑内下方，主要病变为感染与变性。前者如急性泪腺炎，起病时眶外上方红肿疼痛，邻近结膜充血，上方球膜水肿、耳前淋巴结肿大、流热泪。肝主泪。泪腺应属肝。"诸痛痒疮、皆属于心。"此为肝心实火证，应以泻肝为主，泻心为辅，可选龙胆泻肝汤合黄连解毒汤治之。后者有两种，一种是分泌泪液失控，类似尿崩症，文献上尚未见记载，这种现象却客观存在，暂时取名为泪崩症，或称泪液失控症，且多见于老年，多由肾阳虚或脾肾阳虚所致，可用左右归丸或左右归饮加减治之。每遇此症，我喜用椒地菊睛丸（生地黄、熟地黄、川椒、枸杞子、菊花、肉苁蓉、巴戟天）治疗，屡收良效。另一种是泪腺脱垂，多由泪腺周围组织松弛所致，或因泪腺肿胀，体积增重而下垂，或两者兼而有之，可用补中益气汤加软坚、散结、酸收的药物治疗。

泪道病变主要是溢泪，可分为阻塞性溢泪与非阻塞性溢泪两大类，前者多由急慢性泪囊炎导致鼻泪道阻塞，也有原发性鼻泪道阻塞或泪小管阻塞。一般以手术治疗为宜，可分别采用鼻泪道吻合术、泪道插管术、泪道探通术，或泪道激光等，如不愿手术，也可用传统的内服药物疗法，如急性泪囊炎，多为心肝实火证，应以泻心为主，泻肝为辅，可选竹叶泻经汤（《原机启微》：柴胡、栀子、羌活、升麻、甘草、黄芩、黄连、大黄、茯苓、赤芍、泽泻、草决明、车前子、淡竹叶）加减治疗。慢性泪囊炎不红不痛，主要症状为流泪、溢脓，多为虚中夹实之证，常用白薇丸加味治疗。非阻塞性溢泪常见的有两种，一种是下泪点位置不正，偏离泪湖或紧贴眼球，泪液进不了泪小管，尤以下泪点内翻多见，嘱患者自行按摩下泪点，每天 3 次，每次 5～10 分钟，连续 1 周。另一种就是年老体虚者，泪道周围组织收缩无力，虹吸作用丧失，可酌情选用益气、补肝肾的药物治疗，多可收效。

四、结膜与巩膜病变区

巩膜是由互相交叉的纤维组织组成，质地坚韧，有维持眼球外形的作用。巩膜浅层为菲薄而疏松的结缔组织，紧附于巩膜表面，所以此处发炎时，称浅层巩膜炎，充血非常显著，以妇女多见，中医称火疳。其病位在白睛，白睛属肺，所以属肺心肝三脏同病，常用四物汤合麻杏苡甘汤加益母草、鸡血藤、月季花、凌霄花、泽兰叶等活血药可收良效。而巩膜本身血管却很少，代谢缓慢。此处发炎时，其病变多累及深层，故称深层巩膜炎，可用《审视瑶函》的洗心散加减治疗，再加一些活血药以促进其病灶的吸收。顽固不愈者加服雷公藤片。还有周期性巩膜炎，与月经周期有关，应以调经为主，可用丹栀逍遥散加减治疗，巩膜的炎症常常随着月经的通调而消退。巩膜与角膜基层同为中胚叶发展而来，因此巩膜发炎可累及角膜基层，而演变为硬化角膜炎，应肺肝同治，可选用十珍汤合泻青丸加减治之。

五、角膜病变区

角膜位于眼球前正中部分，由上皮细胞、前弹力、基质、后弹力、内皮细胞五层组成，质地透明，在眼的屈光系统中，屈光力最强。但发生病变，最容易影响视力。由于角膜本身没有血管，其营养靠角膜周围血管网来供应，新陈代谢非常缓慢，以致局部抵抗力差而容易发生感染，一旦感染，治疗及康复均难。角膜病变也可分为感染与非感染两大类，感染者中，从发病率来说，病毒感染最多，细菌感染次之；从病情来说细菌感染最重，病毒感染次之。在病毒感染者中，又以单疱病毒性角膜炎为最常见。多为风热所致。临床治疗，凡风重于热者用羌活胜风汤加减，热重于风者用泻肝明目汤加减。该方由龙胆泻肝汤加减而成，酌加蔓荆、防风等祛风药，有利于炎症的消退。浅层点状角膜炎与流行性角结膜炎，其证型多属肝肺风热，常用银翘散加蔓荆子、防风、板蓝根等祛风清热解毒药，以疏清肝肺风热，多能获效。细菌性角膜溃疡，来势凶猛，病理反应强烈，其证型多属肝胃实火。常用眼球灌脓方（《韦文贵眼科临床经验选》：石膏、栀子、黄芩、芒硝、大黄、枳实、瓜蒌子、竹叶、天花粉、金银花、夏枯草）加减，以清肝热、泻胃火。

在非感染者中以外伤和变性较为常见，其中角膜外伤对眼球的威胁极大，变性次之。角膜外伤有机械性外伤、化学性外伤、物理性外伤等多种。角膜严重的机械性外伤，应先进行外科清创、缝合等处理，再服一些活血祛瘀、消肿止痛的中药，这对创伤和功能恢复都有益。化学性外伤，如酸碱烧伤，首先伤后立即彻底清洗，再进行中西医结合治疗，中药内服可选四顺清凉饮加减，外敷三白膏（明矾、石膏粉、鸡蛋白调敷）可收良效。物理性外伤，如水火烫伤，中药治疗同化学性外伤，这两种外伤，结膜或眼睑同时受伤的多，应勤点合适的眼膏，及时分离病灶，预防眼球粘连。

角膜变性，主要是透明变为混浊，分继发与原发两类，其中继发者多见，原发者少见，前者如各种角膜炎或角膜溃疡，各种角膜外伤，病灶痊愈后，常遗留瘢痕性混浊，统称角膜翳，按混浊程度又分为云翳、斑翳、白斑、粘连性白斑等，其证型多属邪退翳留，常用消翳汤（《眼科纂要》：柴胡、羌活、川芎、当归、甘草、生地黄、荆芥、防风、木贼、蔓荆子）或四物退翳汤（《韦文贵眼科临床经验选》：四物汤加木贼、蒺藜、谷精草、密蒙花、青葙子）加减，祛风退翳、养血退翳或滋阴退翳等法，均可酌情选用。原发者多为先天不足或肝肾亏虚所致，可选用补肝肾明目的药物治疗。前面介绍的退翳法在眼科临床上的应用，就是为此而设，所列众多方药不论继发与原发，均可酌情选用。

六、虹膜睫状体与前房病变区

虹膜是色素膜最前面部分，是一棕黑色圆盘形膜，似一横膈位于晶状体的前面，将眼球前面的空腔，分为前房与后房，其中间有一圆孔，称为瞳孔。可以扩大或缩小，以调节进入眼内的光量，保证视网膜成像的清晰度，故中医称其为瞳神。前房中最重要的部位是前房角，这里是角膜与巩膜交叠衔接之处，内有小梁与巩膜静脉窦，是房水回流的主要通道。虹膜组织富有色素，故呈棕黑色，中医称为黑睛。睫状体前方与虹膜根部连接，并紧贴巩膜，前面隆起称为睫状冠，由睫状突组成，睫状突是产生房水以营养眼球前部的组织，并能调节眼内压。故中医又称瞳孔为金井。虹膜与睫状体均分布着丰富的感觉神经，故感觉极为敏感，一旦发炎，可有明显的疼痛。两者不但在解剖上互相连接，而且受同一血管支配，发病时极易互相影响。故将虹膜、睫状体及前房合为一个区。

由于虹膜睫状体富含血管和色素，血管属心，色素属肾，病位在风轮，风轮属肝，由此可见，这个区在生理上的复杂性，病理上的多变性，病情上的严重性，治疗上的棘手性。故虹膜睫状体发炎时，急性者多属心肝肾同病，应以清肝为主，兼泻心肾之火。常用龙胆泻肝汤加羌活、独活、知母、黄柏、寒水石等治疗。重者服抑阳酒连散（《原机启微》：独活、生地黄、黄柏、防己、知母、蔓荆、前胡、甘草、防风、栀子、黄芩、羌活、白芷、黄连、寒水石）。慢性炎症，多从肝肾同治，常用清肾抑阳丸（《原机启微》：知母、黄柏、生地黄、白芍、当归、黄连、黄芩、枸杞子、草决明、独活、寒水石）加减治疗。不论急性与慢性，均要配点扩瞳剂，防止虹膜粘连，以避免并发症的发生，虹膜睫状体的炎症如向内累及脉络膜或脉络膜炎症向外累及虹膜睫状体，即成色素层炎，也称葡萄膜炎，轻者用清营汤（《温病条辨》：水牛角、生地黄、玄参、竹叶心、麦冬、丹参、黄连、金银花、连翘）；重者常用清肝泻火汤（《眼科临证录》：黄连、黄芩、黄柏、龙胆、夏枯草、牡丹皮、赤芍、生地黄、天麻、青葙子、钩藤、玄参、麦冬）加减治疗。西药常配用激素，有利于炎症的控制，加服雷公藤片一段时间后可停服激素，以减少长期服激素的副作用，特别是某些特殊类型，常合并大脑、小脑、口腔、阴部的病变，治疗更为棘手，更应严密观察，只有坚持治疗，才可能收到病情稳定缓解的效果。

前房与巩膜紧密相联，居眼球半表半里之间，生理位置非常重要。巩膜静脉窦就是调节房水、维持正常眼压的枢纽。急性闭角性青光眼由前房角狭闭所致。属肝肺胃同病。常用泻肝散（《审视瑶函》：龙胆、玄参、桔梗、知母、羌活、黄芩、当归、车前子、大黄、芒硝）加柴胡、香附、泽兰、五灵脂、夏枯草等归经入肝的活血理气降泄之药治疗。胃家实，大便结者多见，重用芒硝，有利于眼压的下降，慢性闭角性青光眼或开角性青光眼，因无明显的红痛症状，常伴有呕恶、目眩、目胀，且病位又在眼球的半表半里，故常用小柴胡汤加香附、五味子、枸杞子、石决明、夏枯草等药进行调理以善后。

七、晶状体与玻璃体病变区

晶状体与玻璃体均为质地透明的屈光间质，是充填眼球的内容物。两者的主要病变是混浊。故合为一个区。晶状体是一个具有弹性、质地透明、无血管神经、形若双面凸透镜的屈光体。通过其囊膜的弥漫与渗透，以吸收房水的营养物质和排出代谢产物，房水成分或晶状体囊膜渗透性以及任何影响晶状体新陈代谢的因素都可导致晶状体变性混浊。晶状体的含水量为 65%，随着年龄的增大而减少，晶状体核心部分硬化的过程，就是一个失水变硬的过程。晶状体混浊，以原发性为主，统称为白内障。故其治法常以养阴为主，配用退障明目的药，现广泛运用于治疗早期老年性白内障的养阴消障汤就是在这样的思想指导下创造出来的。该方以增液汤为基础，加入滋阴益肾的补肾磁石丸（见高度近视选方），枸杞子、蒺藜、桑椹、芜蔚补肝明目之品可酌情加入，据临床观察，对早期白内障确能起到控制发展、增进视力的作用。

玻璃体混浊以继发性和体原性异物为主。玻璃体本身就是一种无细胞、无血管、无淋巴管、无神经组织、始终透明的胶状体，其中液体占 99%，液体的性质和脑脊液相似。周围组织的炎性渗出和出血是玻璃体继发性混浊的主要成分和原因，侵入玻璃体的异物统称为体原性异物。包括周围的炎性产物和退行性产物，两者的主要区别在于：前者为漂浮不定的点状、球状或絮状混浊，后者则为发亮的白色球体或沉积的小碟晶状体。本病属"云雾移睛"的范围，其治法主要有三：一是渗湿利水，使混浊随着水液的排泄而排泄，常用治炎性渗出混浊，代表方剂有猪苓散（《审视瑶函》：猪苓、木通、萹蓄、苍术、狗脊、大黄、滑石、栀子、车前子）；二是活血化瘀，使混浊随着病理产物的溶解而消失，常用治出血混浊，代表方剂有破血红花散（《眼科阐微》：川芎、当归、赤芍、红花、苏木、没药、栀子、连翘、黄芩、枳壳、白芷、薄荷等）；三是滋补肝肾，使视力随肝肾功能的恢复而恢复。常用治原发变性混浊，代表方有三花五子丸（《东医宝鉴》：密蒙花、旋覆花、菊花、草决明、枸杞子、菟丝子、牛蒡子、地肤子、石决明、甘草），宜去牛蒡子加巴戟天、肉苁蓉、灵磁石。临床常遇到一些眼底炎症，经过治疗，炎症消失，由于玻璃体混浊或渗出物未吸收而视力恢复差者，改用渗湿利水的猪苓散或其他渗湿的方药治疗后，其视力随玻璃体混浊或渗出物的吸收而恢复。此法对出血性混浊也有效。如选用既能渗湿利水，又能凉血止血的药物，则为稳妥，用治视网膜周围炎的白茅根汤（作者经验方：白茅根 60 g，益母草、金钱草、墨旱莲、白花蛇舌草各 30 g）之所以有效，就在于渗湿利水与凉血止血有机结合起来。淡渗之法，运用很广。眼睛本身是多水的器官，水液排泄障碍，都可造成屈光间质混浊，用淡渗法对保持眼的正常功能、排泄眼内的病理产物及诱导病邪从小便出，都有很大的临床意义。

八、脉络膜与视网膜病变区

脉络膜是色素膜的后面部分，其前方与睫状体连接处呈锯齿状，称为锯齿缘，位于巩膜内面，向后一直延伸到视神经周围，其结构主要由大血管、中血管、毛细血管 3 层血管组成。供给视网膜外层的营养。因脉络膜血管极为丰富，且有的膨大呈壶腹状，故血流缓慢，易导致抗原抗体复合物或一些毒素沉着而发生疾病。脉络膜发生病变，则视网膜外层亦可因营养障碍而发生病变。视网膜在脉络膜的内层，是一种高度分化的神经组织。其范围从视神经乳头到锯齿缘，从外到内，可分为色素上皮、视细胞、外界膜、外颗粒、外网状、内颗粒、内网状、神经节细胞、神经纤维、内界膜 10 层，每一层有每一层的功能。通过感光细胞接受光刺激后，产生光化学反应，产生视觉冲动，由传导系统传到视中枢，从而产生视觉。其过程非常复杂，要用大量的篇幅才能说明，故从略。由于脉络膜与视网膜紧密相连，故合为一个区。

脉络膜与视网膜的病变，以视网膜病变为主，大体上可分为血管意外、炎性病变、变性疾患、跌打损伤等类型。其中视网膜血管意外，多属暴盲，故称为眼中风。由血管栓塞所致，不论动脉栓塞或静脉栓塞，都应以活血化瘀通脉为主，常用补阳还五汤或血府逐瘀汤加三七、水蛭、泽兰、丹参等活血通脉的药治疗。视网膜炎性病变最常见的是视网膜静脉周围炎，多发生在 20～30 岁的青年人，常为双眼发病，反复发作。由于这种病侵犯视网膜的静脉，使发炎的静脉管壁发生出血和渗出，开始出血比较少，在视网膜上呈火焰状或不规则形，少量出血可以吸收，大量出血就会流入玻璃体内，而致玻璃体积血，使视力严重下降。应以凉血活血止血的药物治疗，首选的经验方有白茅根汤（白茅根、金钱草、益母草、仙鹤草、墨旱莲、白花蛇舌草）。出血停止后，改用祛瘀汤去桃仁加昆布、海藻等化瘀软坚药治疗。这样既凉血止血，又化瘀通络，止血、活血并用，可使脉络畅通，达到止血而不留瘀，祛瘀而不出血，祛瘀生新，改善血循环，防止增殖和解除机化的目的。

急性视网膜色素上皮炎与急性视网膜坏死，都是由病毒感染所致的视网膜炎，其中急性视网膜色素上皮炎，是一种损害视力的独立性眼底疾病。可伴有发热、鼻塞流涕、咽痛头痛及转氨酶、胆红素增高。眼部主要是视力急性下降，视物变形、变小，眼前黑影。眼底后极部视网膜水肿，视网膜下有黄白色斑，以黄斑区域深在的黯灰色或黑色小点、周围黄色晕环绕为特征。急性视网膜坏死是急性坏死性视网膜炎、脉络膜炎、玻璃体病变，视网膜动脉炎以及视网膜脱离等病变的综合征。最初眼眶周围疼痛，继而出现葡萄膜炎，严重的玻璃体混浊，视网膜坏死，视神经炎，会导致视力严重障碍。上述两种炎症，因与病毒感染有关，都可用普济消毒饮或清瘟败毒饮加减治疗。

视网膜变性疾患最为常见，而且有的很难治。其中首推视网膜色素变性，该病以夜盲、视野狭窄、眼底色素沉着为主症，中医称为高风内障，是一种很难治的、与遗传有关的病。肾为先天之本，寓水火阴阳于内，阳弱不能抗阴，入夜阴盛阳更弱，故夜盲。故其治疗应调补肾中水火阴阳。张景岳创左归饮壮命门之真水，创右归饮治命门之阳衰。将两者合而用之，则肾中水火阴阳得到双向调节而达平衡，再加黄芪以补气升阳，加夜明砂以活血消积。对此病的治疗，后面选录有专论，可供详细参阅。其次是内科病或妇产科病引起的视网膜病变，如糖尿病、高血压、肾炎、贫血、妊娠高血压综合征等，均应以治疗原发病为主，分别配合选用降糖明目、降压明目、滋肾明目、补血明目、养肝明目的药物治疗。

中央性浆液性视网膜脉络膜病变，简称中浆，是临床最常见的眼底病变。黄斑部的水肿、渗出，多由血管痉挛所致。应标本兼治，即缓痉以治本，利水以治标，黄斑部属脾。"诸寒收引，皆属于肾。"痉挛又属肝，用芍甘五苓散（芍药甘草汤合五苓散）柔肝缓痉，又调脾肾以消水肿，凡水肿消退而视力恢复不良者，宜加大补肝肾的力度，以归芍五子饮（即当归芍药散合五子丸）可收全功。黄斑变性是老年人常见的眼底病，约有1/5老年人可发生，故称老年黄斑变性，多为双眼，程度轻重不同，临床症状为中心视力降低，自觉可有中心暗点，初期眼底变化较轻，黄斑部有细小色素繁殖，若进一步发展，黄斑可有灰白色及黯黄色斑，向外扩展，有境界鲜明发暗的晕轮。多数视力在 0.1 左右。可分为湿性与干性两类，前者比后者难治，容易造成失明。滋补肝肾与活血化瘀的中药联合应用，常可收到显著的疗效，可首选十全明目汤或杞菊地黄汤合补肾磁石丸加减治疗。

外层渗出性视网膜病变，主要为先天性视网膜血管异常、视网膜外网状层毛细血管内皮细胞发生变性所致。血管壁变性及小血管破裂后，可造成广泛出血及渗出，并可引起渗出性视网膜脱离及其他并发症。单眼发病，多见于 4～10 岁的男性，随着病情发展，最终瞳孔区发白，可造成失明。据临床观察，给予内服杞菊地黄汤合四君子汤加茅根、益母草、墨旱莲等止血的药，配合选用十全明目片、石斛夜光丸、丹七片、复方血栓通胶囊等中成药内服，常可收到病情稳定、视力提高的效果。

由跌打损伤所致的视网膜脉络病变，有脉络膜破裂、视网膜震荡、视网膜脱离等，其中脉络膜破裂、视网膜震荡可用活血化瘀利水消肿的药物治疗，可选方血府逐瘀汤加泽兰、三七以促进损伤病灶的吸收。视网膜脱离不论损伤与非损伤所致者只要发现裂孔，均应手术治疗，术后可加服相应的中药调理如活血化瘀、滋养明目有利于术后反应的消除和视功能的恢复。视网膜脉络膜疾病最普遍的病理现象是眼底出血。血管意外、炎性病变、变性疾患、跌打损伤等可导致，而且对视功能的威胁极大。视网膜出血，属中医血证范围，是中医药治疗的有效、高效病种。根据病情和个体差异，可分别采用凉血止血、活血止血、滋养止血、炭类止血等方药治疗，具有很大的优势。其中凉血止血药兼有清热作用，用于血热妄行所致的眼底出血，如各种炎症引起的出血或兼有热象的出血，常用的药物有生地黄、玄参、大蓟、小蓟、槐花、藕节、白茅根、地榆、紫草、仙鹤草等；活血止血药兼有化瘀作用，用于外伤或血管栓塞引起的出血，如玻璃体积血或视网膜中央静脉栓塞，常用的药物有牡丹皮、丹参、茜草、三七、蒲黄、血竭、益母草、五灵脂、王不留行等；滋养止血药兼有滋补作用，用于各种变性疾患引起的眼底出血或体质虚弱的出血患者，如贫血、老年黄斑变性、高度近视眼黄斑出血等，常用的药物有阿胶、荠菜、白及、骨碎补、墨旱莲、花生皮、冬虫夏草等；炭类止血药兼有祛风清热、凉血止血等多方面的作用，临床应用范围很广，这类药物经过炭化以后，在一定程度上改变了原来的性味，能散能收、能清能止，凡各种类型的出血，在针对病因治疗的基础上均可选用，常用的药物有栀子炭、黄芩炭、生地黄炭、荆芥炭、艾叶炭、血余炭、棕榈炭、槐花炭、地榆炭、侧柏叶炭等。只有从整体出发，审病因，明主次，再选药组方，改善和协调器官组织功能，才能收到比单纯用止血药更好的效果，而且副作用小，疗效巩固。

九、视神经与视路病变区

视神经是指从视盘至视交叉前脚的一段，为第二对脑神经。由视网膜神经节细胞发出的轴索汇集而成。全节长 42～50 mm，按部位可分为眼球壁内、眶内、管内、颅内 4 段。视路是指视觉纤维由视网膜到达大脑皮质视觉中枢的传导径路。包括视神经、视交叉、视束、外侧膝状体、视放射和视皮质。视觉信息首先刺激视网膜光感受器（视锥和视杆），经过众多的类型最终达到视网膜神经节细胞，不同的神经节细胞，传递不同的视觉信息，包括视力、颜色、对比度和运动测试等。这一系列的视觉冲动和传递的能动过程，可合为一个区。

视神经的病变，主要有视神经炎、视盘血管炎、视神经萎缩、视盘水肿、缺血性视神经病变等。视神经炎有视盘炎、球后视神经炎两种。视盘炎、视盘水肿，这是典型的肝火型，视神经中医称为目系，目系属肝，常用龙胆泻肝汤加七叶一枝花、青黛、芦荟、羚羊角等泻火解毒的药治疗，待炎症控制以后，再酌情调补，以求全功。球后视神经炎因无明显眼底改变，有明显的视力障碍，多由肝郁化火所致，常用丹栀逍遥散酌加枸杞子、石决明、白蒺藜、青葙子等补肝清肝药治疗，常可收到显效。视盘血管炎，是原发于视盘血管的炎症，包括视网膜中央血管的炎症与睫状动脉的炎症，前者以视网膜出血为主，后者以视盘水肿为主。以视盘水肿为主者，称为视神经水肿型；以网膜出血为主者，称为视网膜静脉阻塞型，可分别参照视神经乳头炎和视网膜静脉阻塞的治法和方药治疗。

视神经萎缩可分为原发与继发两类，原发者早期应以疏肝解郁加补肝肾明目的药，常用柴胡疏肝散合杞菊地黄汤加减治疗，如无效，再投气血肝肾同补的八珍汤合左归饮加减治疗，可兼用活血通脉的中成药，坚持多服方可收效。继发者主要由视神经的炎症，或视网膜的病变以及青光眼继发而来。此病在后面选录有专论，可供详细参考。视盘水肿多由颅内压增高所致，也有找不出原因的，在排除了颅内肿瘤的情况下，可用泻脑汤（《审视瑶函》：防风、车前子、茺蔚子、桔梗、玄参、茯苓、木通、大黄、玄明粉）加泽兰、芦荟、金钱草、益母草等活血、利水、泻下药以促水肿的消退。缺血性视神经病变，是视神经因血管发生急性循环障碍所致，多发于老年人。高血压、动脉硬化、心血管疾病为常见的病因，故其治疗首先要活血化瘀，以消除循环障碍，再酌情补益气血，或滋补肝肾以善后，如果确诊为热证，那就应该先清泻或清降，再活血化瘀，再酌情调补，以促视功能的恢复。

在视路、视中枢病变中，比较常见的为皮质盲，多见于小孩，由视觉皮质中枢受到损害所致。视皮质受损后，视野改变常随损害部位的不同而变化。如枕叶后极受损时，出现双眼对侧偏盲性中心暗点；距状裂前端受损时，表现为对侧眼颞侧新月形缺损，距状裂中部受损时，表现为双眼对侧偏盲，黄斑回避和对侧的颞侧月形回避；中状裂后部受损时，出现同侧偏盲性中心暗点；若双侧视皮质完全受损时，出现双眼全盲，但瞳孔反射存在，眼底正常，不引起视神经萎缩。用疏肝解郁、祛风通络、调补气血的中药，配合针刺疗法，常可收到满意的疗效。

第九节　眼科十证学说

辨证求因，审因论治，这是中医眼科临床的又一大法则。病因与病机是紧密相联的，故两者常结合进行。按照眼病的病因病机及肖国士教授临床经验，可把眼病归纳为风、寒、火、毒、湿、血、郁、瘀、痛、虚十证辨治，堪称眼科的十证学说。"证"者，病因、病理、证候的高度概括也。"十"为偶数，寓有"好事成双"之意。又为满数，表示齐全完备。推而广之，则天有十日（古代神话：天有十日，尧命后羿射落九日）、十晕（太阳有十种不同的光气）；地有十方（四正、四隅加上下两方）、十薮（十大湖泊）、十紧（唐代以秦、延、泾、邠、陇、汾、隰、慈、唐、邓等要冲之地，称为十紧）；人有十家（儒、道、阴阳、法、名、墨、纵横、杂、农、小说，合为十家）、十族（宗亲九族之外加门人）、十拗（老人的十种情态）、十指。在中医的病因病机领域里，用偶数的有分"卫、气、营、血"的四层

（四个病理层次）学说；有分"风、寒、暑、湿、燥、火"的六淫学说；有分"表、里、寒、热、虚、实、阴、阳"的八纲学说，其实就是八证学说。落实到眼科，则有按内外而分的外内二障学说，以八卦定方位的八廓学说。如此，则二、四、六、八之数俱备，缺的是"十"，故补之以满其数，天人合一，旨在和谐；十证辨治，力求速效。"十证"者，十全之意也。我们正在继续研究，力争向"十美"登攀。现简介于下。

一、眼科风证

眼科风证，临床表现为胞睑肿胀，赤痛羞明、沙涩流泪、黑睛骤生星翳，应以祛风、熄风为主。桑叶、菊花、蔓荆子、薄荷、蝉蜕、柴胡、木贼、荆芥，均为归经入肝的祛风药，可首选治疗眼部的外风证。此类药物，能宣肺气、通鼻窍、开腠理、和营卫、消水肿、退痒疹、祛病邪。从多个方面增强机体的抗病能力。羚羊角、玳瑁、石决明、赭石、天麻、钩藤、白蒺藜、地龙、僵蚕、全蝎、蜈蚣、蛇蜕，均为归经入肝的平肝熄风药，可首选治疗眼部的内风证。其中钩藤、僵蚕、白蒺藜三药，既可用于治内风，也可用于治外风。

二、眼科寒证

眼科寒证，临床症状为眼部紧涩疼痛、恶寒畏风、时流冷泪，赤脉淡红或紫胀，经脉拘急，气血凝滞为属寒，应以祛寒为主。羌活、防风、白芷、麻黄、紫苏、藁本等，为辛温祛散外寒药。可用于首选治疗眼部外寒证。此类药物，能提高体温，使血液循环在重要器官和组织内增强，从而提高免疫系统的抗病能力。肉桂、附片、吴茱萸、干姜等均为温散里寒药，可首选治疗眼部的内寒证。肉桂、桂枝、细辛、川椒、吴茱萸、干姜、附片等，均为味辛性温之品，常配用治疗眼部相应的内寒证。可收"辛以散之"之效。

三、眼科火证

眼科火证，临床表现为眼部红赤灼热、肿痛生疮、赤脉粗大、黑睛生翳、黄液上冲、眼珠灌脓、眵多黄稠为属火，应以泻火为主。黄连、熊胆、青黛、秦皮、龙胆草、大黄、栀子、紫草，均为归经入肝的泻火药，可首选治疗眼部的实火证。此类药物，能广谱抗菌，加强白细胞的吞噬能力，使感染产生的障碍有所排除，尤其泻下药，能协调肠胃运动，排出细菌，排出毒素，排出炎性渗出物和组织坏死产物，并抑制上部器官组织的充血、水肿和出血。白薇、青蒿、银柴胡、牡丹皮、赤芍、生地黄、地骨皮，均为归经入肝的清虚热或凉血药，可首选治疗眼部的虚火证。但要注意外眼部的火证，不能用单一的泻火药，一定要配用辛散的药，以克制其寒凝的偏向，有利于病变的恢复。虚火证也要配用相应的滋养药才能提高疗效。

四、眼科毒证

眼科毒证，临床表现与火证相似，但以眼部的感染和中毒为主。在感染性的眼病中，病毒感染已跃居首位。不论细菌感染或病毒感染或急性中毒，均应以解毒为主。牛黄、连翘、紫花地丁、蒲公英、败酱草、垂盆草、地锦草、马齿苋、土茯苓、葛花、七叶一枝花、大青叶、板蓝根、千里光，均为归经入肝的解毒药，可首选治疗眼部的毒证。这类药物，不但能抑杀病原体，中和毒素，增强机体免疫功能，消除致病因子，并能加强中枢神经系统保护性抑制过程，有利于各种病变的恢复。酌情配用祛风、泻火、凉血的药，组成双联、多联之方，可收协同、辅助、引导及增效的作用。

五、眼科湿证

眼科湿证，临床表现为眼睑糜烂、肿胀麻木、湿痒并作、眵泪胶结、白睛黄浊，或眶内组织水肿积液、渗出为属湿，应以祛湿为主。茵陈、茯苓、车前子、泽泻、金钱草、半边莲、白花蛇舌草等均为祛湿要药。可首选治疗眼部的湿证。这类药物，能抑制病原体，抗炎、抗过敏、抗渗出，提高器官组织生理功能，以减少湿邪的生成，并通过改善神经体液调节，促进新陈代谢，有利于湿邪的清除。"诸湿肿满，皆属于脾。"肝病可以传脾，脾病可反侮肝。肝脾同治，相得益彰。藿香、佩兰、苍术、豆蔻、砂仁，为归经入脾的芳香化湿药，茯苓、薏苡仁、椒目，均为归经入脾的利水渗湿药，可以酌情选用。

六、眼科郁证

眼科郁证，临床表现为机体内在阴阳、气血、脏腑、经络失调所致的各种眼病。郁证有三个特点：一是矛盾交织，二是虚实互见，三是寒热错杂。故在治疗上不能单纯地补，也不能单纯地泻，不能单纯地清，也不能单纯地温，必须补泻兼施，清温并用。如丹栀逍遥散、柴胡疏肝散、通玄解郁汤等均可酌情选用。郁证从发展过程来看，有原发与继发之分。"久郁生病"者为原发性，以治郁为主；"久病生郁"者为继发性，应以治病为主。郁证虽然虚实互见，寒热错杂，但总有一方占主导地位，以虚为主的叫"虚郁"，应以补为主，以实为主的叫"实郁"，应以泻为主，以热为主的叫"热郁"，应以清为主，以寒为主的叫"寒郁"，应以温为主。

七、眼科瘀证

眼科瘀证，临床表现为眼部疼痛、肿胀、出血、硬化、萎缩等系列病变。所谓"瘀者不通也，不通则痛，不通则肿，不通则衄，不通则硬，不通则萎"。从病理角度来说，血瘀确是产生眼部各种复杂、顽固疾病的病理基础。临床常首选桃红四物汤、血府逐瘀汤等酌情加减治疗，适应证极为广泛。临床与实践研究证实：用活血化瘀的药治疗眼科血管疾病，不但能改善血循环，特别是微循环，而且还能降低纤维蛋白稳定因子和提高血液内纤维蛋白溶解活性，并能降低血小板表面活性和聚焦性，降低血液黏度，防止血栓形成。通过增加血流量，提高机体耐缺氧能力，可防止视网膜变性，促使侧支循环形成。治疗眼科炎性疾病，不但能降低其毛细血管通透性，减轻炎性反应和水肿，促进炎性病灶消退，而且能减轻慢性炎症肉芽肿的增生，促进增生病变的转化吸收，使萎缩的结缔组织康复。治疗自身免疫、变态反应以及细胞免疫功能低下的疾病，能提高免疫功能，增加单核细胞的吞噬能力，消除瘀留，防止血行扩散，对免疫功能起双向调节作用。

八、眼科血证

眼科血证，临床表现为眼内或眼外出血。多由血管性和血液性两大因素所致。前者如机械性创伤，物理性、化学性、生物性损伤血管壁，变态反应引起血管渗透性增加等。后者如血小板数量减少、血小板功能障碍、凝血功能障碍等。临床可首选蒲黄汤等加减治疗。临床与实践研究证实：止血方药既能抑菌消炎，增强免疫调节，抑制变态反应，减轻毛细血管损伤，又有提高毛细血管抵抗力，降低通透性，促进血管收缩，增加血液黏度和血小板数量以及凝血因子，抗纤溶，对抗凝血物质等多方面的作用，故对出血性疾患有良好效果。眼内出血极易造成视力障碍，成为眼科的急症，均应以止血为主。蒲黄、三七、白及、大蓟、小蓟、紫珠、茜草、地榆、槐实、槐花、藕节、棕榈、卷柏、仙鹤草、侧柏叶、花蕊石、血余炭等，均为首选之品。如血热妄行者加凉血药，气不摄血或脾不统血者，加补气或扶脾的药，出血期以止血为主，出血停止要分别加用活血化瘀、滋养明目、淡渗酸收、软坚散结的药物，以促其病灶的吸收和视功能的恢复。

九、眼科痛证

眼科痛证，临床症状多为眼科的急症。痛则不通。多由热积、寒凝、血瘀、气滞、损伤等多因素所致。应针对病因调治，但多以活血化瘀为主。乳香、没药、川芎、郁金、片姜黄、三棱、莪术、泽兰、红花、苏木、桃仁、牛膝、水蛭、益母草、茺蔚子、鸡血藤、月季花、凌霄花、延胡索、五灵脂、自然铜、穿山甲、皂角刺、王不留行等，均为归经入肝的活血化瘀药，可首选治疗眼科痛证。这类药物，能有效地改善循环，改善结缔代谢。改善毛细血管通透性，减轻炎症反应和水肿，促进炎性病灶消退，促进增生病变的转化吸收，使肿胀、阻塞、萎缩的结缔组织康复。而获"通则不痛"的显著疗效。热积者加清热泻火或解毒药；寒凝者加羌活、防风、吴茱萸、小茴香等归经入肝的温里药；气滞者加青皮、香附、木香、佛手、川楝、荔枝核等归经入肝的理气药。外伤后多有疼痛。对机械性外伤，可遵上法治之。化学性外伤，多属火毒合并之证，宜泻火解毒为主，如是则痛可止。

十、眼科虚证

眼科虚证，临床表现以眼底病多见，眼外病亦有。从证型来说，以肝肾虚多见，气血虚次之，也有五脏、肾阴阳、气血俱虚的。肝肾虚，应以补肝肾为主，补肝肾的病还可以分为：平补、偏补、兼补三类。平补类包括既补肝又补肾。或性味平和，不腻不燥者。可施用于肝肾不足的各种类型。菟丝子、蒺藜、覆盆子、楮实子、杜仲、动物肝等均属此类，偏补类中，偏于补肾阴的有熟地黄、何首乌、骨碎补、女贞子、龟甲、龟甲胶、墨旱莲等，偏于补肾阳的有仙茅、锁阳、狗脊、肉苁蓉、仙灵脾、补骨脂、巴戟天、桑螵蛸、海狗肾、鹿茸、鹿角胶等。以上药味，除肉苁蓉、补骨脂、龟甲等少数药物外，均为归经入肝之品，故善于固睛明目，为临床所常用。兼补类中，兼补肺的有五味子、蛤蚧、燕窝、胡桃肉、紫河车、冬虫夏草等，兼补脾的有淮山、黄精等，肝肾虚兼肺脾虚者可酌情选用。

气血虚应以补气血为主，其选药之法，已为临床各科各级医师所熟知，对此从略。至于五脏俱虚者，可首选全真散（《目经大成》：党参、黄芪、当归、熟地黄、枣皮、枸杞子、酸枣仁、龟甲、五味子、肉苁蓉、淮山、黄精）治之。肾阴阳俱虚者，可首选左右合归丸（《目经大成》：熟地黄、山茱萸、山药、枸杞子、牛膝、菟丝子、鹿角胶、龟甲、杜仲、当归、肉桂、制附子）治之；气血俱虚者可首选十珍大补汤（八珍汤加黄芪、阿胶）治之。成方妙用，此之谓也。

第十节 黑睛病理研究

目珠形圆呈球状，黑睛居中而突外，内藏膏汁，外色青宝，有护卫涵养瞳神之功，尽屈光调节视力之职，一旦发生病变，不但刺激症状重，反应强烈，而且并发、后遗症多，致盲率高。其病理过程非常复杂，试作如下探讨。

一、多筋与多血

多筋与多血是指黑睛的生理解剖而言。黑睛一词，出自《圣济总录》。《灵枢·大惑论》称黑眼。《世医得效方》《眼海精微》《证治准绳》《医宗金鉴》《审视瑶函》《眼科捷要》等书分别称为黑珠、黑仁、乌珠、乌睛、青睛、青轮。中医眼科在长期的临床实践中观察到黑睛病变，与肝木及瞳神具有极为密切的关系。《审视瑶函·目为至宝论》说："肝之精，腾结而有风轮"。"风轮者，白睛之内青睛是也，内应乎肝，肝在时为春，春生万卉，而肝开窍于目，肝目主风，故曰风轮，此轮清脆，色膏汁，有涵养瞳神之功。"《证治准绳·五轮》亦说："风轮有包卫涵养瞳神之功，风轮有损，瞳神不久留矣。"黑睛包括表里两层，分别具有多筋多血的特点，黑睛属肝，肝主筋，有由无数透明的纤丝薄板黏合而坚实的黑睛表层——虹膜；肝主风，这里的病变常具风的特性——善行而数变。这里总的病理特点是：易浊多痛、易溃难愈、易衄多渗、易黏难扩，外邪侵袭易生翳障，遮蔽视力，有证可见。

二、风邪与火毒

风邪与火毒是指黑睛病变的主要病因而言。"风为百病之长""目不因火则不病"。风火邪毒最易导致黑睛病变。风性善动，火性上炎，既可外感，又可内生，目窍至高，易犯易炽，风火交加，为害尤速，而且这里位前突外。清脆易损，各种外伤，首当其中，外伤之后，更给风火邪毒以可乘之机，其证更险。临床常见的有风热、实火两型，风热证的临床表现为眼部红赤肿痛，星翳侵睛，羞明流泪，痛痒交作，间或伴有恶寒发热，头身痛等全身症状。

舌质淡、苔薄白、脉稍弦多见。实火证的临床表现为："胞肿如桃、热泪如涌，目赤如火，痛如针刺，赤带如环，翳如凝脂，黄液上冲，口渴，便结，尿赤，脉数，苔黄。由于风火邪毒害目，多来势凶猛，发展迅速，临证时以多法并用为宜，酌情选用疏风清热、辛凉解表、甘寒养阴、苦寒直折、咸寒泻下、甘渗淡渗湿、活血化瘀之品，内服外用，合而施之，抑其郁热，救其睛珠，若稍延缓，就有睛凸（角膜葡萄肿），珠枯（眼珠萎缩）的危险。"《审视瑶函·凝脂翳症》说："缓则膏俱伤，非枯应是凸若不急早医，当作终身症"。

三、红痛与星翳

红痛与星翳是指黑睛病变的常见症候而言。红痛是黑睛病变过程中邪正斗争的集中表现。当风火邪毒侵犯之后，为了增加抗邪能力，局部随之充血，因而使邻近的白睛发红发热，随病变程度的不同，而有淡红、深红、胞轮红之分。淡红者位浅而邪轻，深红者位深而邪重，抱轮红者为黑睛深层受邪的显著标志之一。《原机启微·心火乘金水衰反制之病》说："黑睛稍带白色，黑白之间，赤带如环，谓之抱轮红者，此邪炎乘金，水衰反制之病也。"又说："水本克火，水衰不能克，反受火制，故视物不明，昏如雾露中，或睛珠高低不平，其色如死，甚不光泽，赤带抱轮而红也。"疼痛往往是风火邪毒导致局部气血壅滞的结果，所谓："痛则不通也。""诸痛痒疮皆属于心"，心主血，局部肿痛，很可能是血液透过血管壁渗入组织内，或者渗出来的病理产物刺激感觉神经所致。星翳侵睛是黑睛浅层病变的基本过程。《说文》说："翳，华盖也。从羽殹声。"《医学入门·五轮病证》说："乌珠属肝，筋之精曰风轮……。或生翳似旋尖突起，或周围翳如锯齿，或枣花四五枚相合，赤色刺痛，或生翳四边皆白，中间针点黄心，或生翳如玉色浮满不痛乾，忌针割。或生青色翳，两眦涩痛，或翳如冰色坚实，旁观逼诱瞳人。"除此外，还列举了浮翳、钉翳、翳脂翳、剑脊翳，因他病生翳等多种黑睛病变，从外而蔽的"翳"。现已成为黑睛浅层病变的总称了。

四、化脓与溃破

化脓与溃破是指黑睛病变的主要病理而言。化脓是局部气血壅滞，郁久化热，热毒炽盛，而致血肉腐败液化的病理过程。《灵枢·痈疽》说："营气稽留于经脉之中，则血泣而不行，不行则卫气从之而不通，壅淤而不得行故热，大热不止，热胜则肉腐，肉腐则为脓！往往是失明的前奏。"《审视瑶函·翳脂翳症》说："血滞神膏伤，气壅经络涩。热向脑中催，脓攻如风急！"此症为疾最急，昏瞀者十有七八。"由于化脓的部位不同，而有不同的名称，如黑睛表面的化脓，称凝脂翳，黑睛浅层病灶或化脓称钉翳，《目经大成·钉翳》说："生翳一颗白色，失治，其翳直钉入内，则混睛如障，赤脉环绕，昼夜不辨，目翳之奇恶者，因以钉名。"黑睛里层下方，内蓄脓汁，称黄液上冲。肉黑睛病变引起瞳神之内蓄脓变黄，称为如金内障，如蔓延到眼眶化脓，可使眼珠外突不能转动，称鹘眼凝睛或热极睛突证、溃破是黑睛表层组织破坏缺损所致，如黑色睛面的某一处，发现一个境界不清的灰白颜色小点称星点，几个灰白色小点连在一起，称聚星障，如继续发展，组织破坏逐渐分离脱落形成凹陷称陷翳或花翳白陷。《审视瑶函·花翳白陷症》说："翳脂四边起，膏伤目坏矣，风轮变白膏，低陷如米秕。"病灶可以向深度或广度发展，可使眼珠穿破，黄仁随之脱出，形如蟹眼，称为蟹睛证。《审视瑶函·蟹睛症》说："膏出风轮破欲流，蟹睛形状吐珠眸，及时医治勿迟缓，瞳子倾危不可收，莫待青黄俱凸出，清光今世好难求。"如未穿破局限隆起色黑者称黑翳如珠证，《医宗金鉴·眼科心法要诀》说："黑翳如珠证。"《医宗金鉴·眼科心法要诀》说："黑翳如珠黑珠上，形如珠子黑而圆。"以上歌词高度概括了黑睛病变以及眼珠溃破形成凝脂翳、蟹睛等多种病变的病理过程，若不及时治疗，多以失明告终。

五、原发与继发

原发与继发是指黑睛病理过程的相互联系而言。凡黑睛病变不通过其他或邻近组织的病变而发生者称为原发性，反之称为继发性，从中医标本观点来看，原发是本，继发是标。当原发病尚在发展，病理过程尚未结束又累及邻近组织或发生新的病变者，应以治疗原发病为主，只要原发病治好了，继发病往往随之消失。如外伤、疮疣、痘疹、疳积或其他病变累及黑睛者都要把原发病的治疗摆在首位，与黑睛为邻的白睛膜性或炎性病变最易累及黑睛，临床常见的有垂帘障、赤膜下垂、血翳包睛、胬肉攀睛、流金凌木等膜性病变和天行赤眼暴翳、火疳侵睛（原名白膜侵睛）、风轮赤豆等邪热病变，黑睛本身表里两层之间更易互侵，临床看到很多里层的病变又是表层的病变治疗不当或治疗不及时继发而来的。至于由黑睛病变累及瞳神而继发瞳神缩小，瞳神干缺及其他内障眼病均有可能，需细察详辨，合理施治。

六、局部与整体

局部与整体是指黑睛局部病变累及整个眼珠或全身的影响而言。黑睛病变既可以来自整体疾患，也可以发展成整体病变，首先从眼与脏腑经络的关系来说，黑睛属肝，肝与胆互为表里。《审视瑶函·五轮不可忽论》说："夫目之有轮，各应乎脏，脏有所病，必先于轮，势必然也。肝有病则发于风轮……大约轮标边，脏本也，轮之有证由脏之不平所致。"所以黑睛病变多与肝胆有关。《原机启微·风热不制之病》说："翳凡自内眦而出，为手太阳足太阳受限"，"自锐眦客主人而入者为足少阳手少阳手太阳受邪"，"自目系而下者，为足厥阴手少阴受邪"，"自抵过而上者，为手太阳受邪。"这为黑睛病变的经络辨证提供了理论依据。黑睛部位的任何病变，都有发展到毁坏整个眼珠的可能。如黑睛的某些化脓性病变属正气虚，邪气实（细菌数量多，毒力强）的情况下，往往来势凶猛，病变可迅速由点到面，由前向后破坏整个眼珠者并非少见，若脓毒随血流进入颅内，就可形成颅内实火证（海绵窦脓毒血栓），此时壮热头痛、恶心呕吐、昏迷都可相继出现，如不及时抢救，就有生命危险。

七、好转与恶化

好转与恶化，是邪正斗争的动向和病情的演变趋势。邪正斗争的动向，不外乎两个方面。一是向好的方面变动，一是向坏的方面变动，前者为正胜邪，病情逐渐减轻或消退，后者为邪胜正，病变继续发展或恶化，以黑睛星翳为例，当它向好的方面发展时，不但红痛渐消，而且翳的边界渐清，凹面渐平，病变局限于黑睛表面；当它向坏的方面发展时，不但红痛渐重，而且翳的边界更混，凹面渐深渐广。不同的黑睛病变有不同的发展速度和倾向，有的发展快，有的发展慢，有的喜向浅层发展，如浮翳或星月翳蚀（后者类似蚕蚀性角膜溃疡）有的喜向深度发展，如沉翳或风轮赤豆，也有两者兼而有之，如绿翳或翳凝脂翳，若黑睛表层穿破黄仁随神水外涌被冲至穿破口内而呈黑色局限性突起，可形成典型的蟹睛证，在以后的结瘢过程中，黄仁与黑睛表层牢固粘连，即成钉翳或斑脂翳。所以严密观察邪正斗争的动向，对疾病的演变趋势，具有定性定量和应变施治的作用。

八、变混与结瘢

变混与结瘢是指黑睛表面病变的修补过程而言。黑睛表层的病变，除了极个别的有良好结局不遗留任何瘢痕性混浊，按不同形态、不同颜色而有阴阳翳、冰瑕翳、玛瑙内伤、混睛障等。瘢痕性混浊的产生，随着病变过程的结束，一般是不易消退的，且对视力的影响极大，轻则视渺，重则丧明，位在瞳神之前者，即使瘢痕很薄，也会使视力严重下降，所以贵在病变的早期及时治疗，最大限度地控制病灶的发展扩大，以减少瘢痕的产生。《审视瑶函·玛瑙内伤症》说："膏损精伤之症，定知有耗神光，若要除根净绝，必须求胜青囊。"由黑睛病变累及瞳神而发生瞳神变色者临床比较常见。一般以风火邪毒内侵或阴虚火旺，导致神水耗涩衰竭为主要因素，瞳神变色属显性内障之列，由黑睛病变所致者临床以冰翳、沉翳、枣花翳内障多见。《医宗金鉴·眼科心法要诀》说："冰翳瞳色亮如冰，阳看阴看无二形，睛中隐隐白透外，肺风肝热合邪攻。""沉翳白隐黑睛内，肝劳脑热下攻瞳，向目细看方见翳，目轻夜重黑睛疼。"《审视瑶函·枣花障症》说："枣花四围起，湿热脑中停，古称如锯齿，不必拘其形。"瞳神要依靠神水来涵养，神水的耗涩衰竭，确是引起瞳神变色的理化因素。《原机启微·阴弱不能配阳之病》说：

"肾主骨，骨之精力神水，故肝木不平内挟心火，为势妄行，火炎不制，神水受伤，上为内障。"《一草亭目科全书》引华陀的话说："神水者，由三焦而发源，先天真一之气所化，目上润泽之水是也。水衰则有火胜燥爆之患，水竭则有目轮大小之疾，耗涩则有昏渺之危。"值得提出的是：由黑睛病变导致的瞳神变色往往与瞳神紧小、瞳神干缺等瞳神变形病证互见，从而具有互为因果的关系。

九、紧小与干缺

紧小与干缺是指黑睛深层病灶引起瞳神的变形而言。瞳神的变形主要是黄仁黏固晶珠而成。黄仁见于《银海精微》。位于黑睛里层，悬于神水之中，形如圆盘，色呈棕黄而得名，中间有也，是为瞳神，又名瞳人、瞳仁、瞳子或金井。晶珠即今之晶状体，《目经大成》称为黄精。所谓"膏中有珠，澄彻而软，状似水晶棋子，曰黄精"。《银海精微·辘轳展开》说："瞳人之大小，随黄仁展缩，黄仁展则瞳人小，黄仁缩则瞳人大。"由于风火邪毒对黄仁的影响，精气伤元阳耗散，黄仁发生肿胀，从而失去正常的展缩功能，使瞳神紧小，甚则细小如针，临床称为瞳神紧小证，若瞳神失去圆状态，边缘参差不齐，呈锯齿或虫蚀状，黄仁色泽污浊，干枯不荣者临床称为瞳神干缺证。反复发作迁延不愈的病例，可使黄仁全部黏固形成白膜蔽盖，临床称为锁瞳证，《银海精微·瞳神干缺》说："瞳人小者肝之实，瞳人大者肝之虚，急症失于医治，久久瞳多锁紧如小针眼大，内结云翳，或黄或青或白，阴看不大，阳看不小遂成瞽疾。"瞳神锁紧、神水瘀滞，通光之窍蔽塞，不但神光淹没，不辨三光，而且可导致头风，疼痛难已。为防止黄仁粘连及其并发症的发生，临床常配用芜蔚子、青葙子等具有扩瞳功效的药物，西药阿托品亦常配合使用，日久不愈，治疗不当，黄仁全部黏固者，视力性的治疗措施是非常必要的。

十、肿胀与萎缩

肿胀与萎缩是指黑睛病变对整个眼目的影响而言。黑睛病变可以引起眼的部分组织或整个体积扩大，其病理形式主要为水湿泛滥，气血郁结，痰浊内蓄或整个眼珠向前后伸长。由黑睛病变引起黑睛本身向外突起的多见于黄仁黏固或黑睛将要穿破的病例。黄仁黏固，神水瘀滞，内压增高终于引起病变部位变形隆起，面积小的称旋螺尖起证，面积大旋胪泛起证，如整个眼珠包括白睛气轮，均胀大外突，甚至突出眶外者，分别称为蟹螺出壳或睛突出眶证，以上诸证除眼部有证可见外，多数合并有头风顽症，给患者带来难以解除的痉。与肿胀相反的病理过程自然是萎缩，黑睛疾变亦可引起眼的部分组织或整个体积缩小，其病理形式主要为神水耗涩衰竭，真气真血严重亏损。也是黑睛病变恶化的最后阶段，是在各种不同过程中各种原因引起眼珠萎软状态，随着时间的推移，眼珠越来越小，最后枯萎陷没而成为珠枯证。

综上所述，黑睛病灶基于邪正的不断斗争，从而处于不单向前推移发展的过程中，其推移发展不外乎两种状态，一种是相对静止状态，多见于黑睛部位的慢性病变，一种是显著的变动状态，多见于黑睛部位的急性病变，任何过程都有始有终，任何过程的推移和发展都是相互联系、相互影响、相互斗争、相互转化的，所以要从发展过程去看，而且要分析发展过程的各种方面，才能提高预见性，掌握治疗的主动权。黑睛病变的发展过程确是非常复杂，由黑睛病变发展到全眼珠的陷没，要经过几个过程，每一过程的每一个阶段都要做具体分析。离开了具体分析，就不会有正确认识的处理可言了。

第六章　眼科治法阐微

中医眼科的传统治法，广泛涉及中医眼科文献学、病因病理学、药物方剂学的某些规律在眼科临床上的运用。它的主要内容在于研究总结眼病治疗上各种法则和规律，是中医眼科的主要基本功，也是理论联系实践并向临床实践飞跃的出发点。

古人常言："用药如用兵。"从用兵之道可以推论用药之道。用兵有战略战术，有各种法则和规律，用药亦如此。立法、选药、组方是药物治疗眼病的三个中心环节，是中医眼科治法的核心。法是战略原则，药是兵力和武器，方是战术原则和经验记录，这三者是相互依存的，而理又贯穿于三者之中。只有立好法、选好药、组好方，方能治好病。牢固地树立整体观念，对具体患者进行具体分析，是立好法的基础。

第一节　祛风解表法

一、适应范围

祛风解表法，在眼科内治诸法中为冠，临床运用极为广泛，受到古今医家的高度重视。凡风热、风寒、风湿、风痰等所致的各种眼病，症见红肿、疼痛、流泪、湿烂、瘙痒、痉挛、麻痹、翳膜，或伴有恶寒、发热、头痛、身痛、脉浮弦、舌苔薄白者均可选用。是治疗病毒感染性眼病、变态过敏性眼病、痉挛麻痹性眼病、各种疼痛性眼病的首选治法，也是配伍选用治疗细菌感染性眼病、多种外伤性眼病的常用治法。可分为辛凉解表药与辛温解表药两大类，其中辛凉解表药用于风热眼病，有疏散风热、清利头目、退红消肿之功；辛温解表药用于风寒或风湿眼病，有发散风寒、祛湿止痛之功。但祛风药性多升散，易伤津液，凡内热壅盛、阴虚血少、表虚多汗、易患疮疡或有出血倾向者宜慎用。

二、常用药物

（一）辛凉解表药

1. 菊花：甘、苦，微寒。清利头目，养肝明目，清热解毒。配桑叶治迎风流泪及风热眼病；配枸杞子、肉苁蓉治冷泪长流；配枸杞子、蒺藜治眼目昏眩。用量：10～15 g。

2. 蔓荆子：苦、辛，平。疏散风热，清利头目。配菊花治头痛目赤流泪；配细辛治目风流泪；配木贼治风热目翳；配白芷治疗各种头痛、目痛。用量：10～15 g。

3. 柴胡：苦，微寒。疏风清热，疏肝解郁，升举清气。配黄芩治肝热目病；配白芍治肝郁目病，配龙胆治肝火目赤。用量：6～10 g。

4. 薄荷：辛，凉。疏散风热，解毒透疹，条达肝气。配荆芥治风热眼病；配柴胡治肝郁目病；配升麻治麻疹目赤。用量 3～6 g。

5. 牛蒡子：辛、苦，寒。疏散风热，解毒消肿。配连翘治风热目赤；配桔梗治目赤咽痛；配大黄治胞肿如桃。用量：6～12 g。

6. 桔梗：辛、苦，微温。发散外邪，清利喉目。配牛蒡子、甘草治感冒咳嗽，咽喉肿痛，目赤刺痛。用量：9～12 g。

7. 桑叶：甘、苦，寒。疏风清热，明目醒脑。配菊花治迎风流泪及风热眼病；配黑芝麻治头目眩晕。用量：10～15 g。

8. 葛根：甘、辛，凉，发表解肌，透疹生津。配麻黄治风寒目痛，目眶疼痛；配升麻治麻疹目赤。用量：10～15 g。

（二）辛温解表药

1. 防风：辛、甘，微温。止痛止痒，升发退翳，祛风活络。配荆芥治风寒目病；配独活治风湿目病；配黄芩治风热目病；配木贼治黑睛翳障。用量：5～10 g。

2. 荆芥：辛，温。疏散风邪，理气止痛。配防风治风寒目痛；配薄荷治风热目病；配蔓荆治头风目昏；炒炭止血，治出血眼病。用量5～10 g。

3. 桂枝：辛、甘，温。发汗解肌，温经通阳。配白芍治汗出畏风及头痛眼痛；配白术、茯苓治痰饮目眩；配四苓散治视瞻昏渺。用量：5～10 g。

4. 细辛：辛，温。发表散寒，散寒止泪。配麻黄治风寒目翳目痛；配白芷治目睛痒痛；配川椒治冷泪长流。用量：3～5 g。

5. 白芷：辛，温。祛风止痒，消肿排脓。配防风治风寒目病；配蔓荆治头风目痛；配连翘治眼睑疖肿。用量：5～10 g。

6. 麻黄：辛、苦，温。发散风寒。配石膏治风热目肿；配细辛治风寒目翳；配薏苡仁治风湿目病。用量：5～10 g。

7. 藁本：辛，温。散寒止痛，祛风散邪。配白芷治头风目痛；配独活治风湿目病。用量：5～10 g。

三、立法依据

头为诸阳之首，目为七窍之宗。风为阳邪，最易伤阳犯目。《素问·太阴阳明论》说："故犯贼风虚邪者，阳受之。""故伤于风者，上先受之。"目窍在上，且暴露于外，故风邪最易侵犯。《审视瑶函》说："风兮风兮祸何多？未伤人身先损目。"验之临床，亦颇相符，风确为眼科"百病之长"也。

风终岁常在，四时皆有。常成为外邪引起眼病的先导，即寒湿热燥诸气，多依附于风而侵袭人体。《银海指南》说："冬月致病只三字，风、寒、火是也；春兼四字，风、寒、湿、火是也，夏兼五字，风、寒、湿、暑、火是也；秋只四字，风、寒、燥、火是也。"由此可见风、寒、火三字，一年四季未离，而风居其首位。

"风者善行而数变"，包括发展变化迅速和证型复杂两个方面。就外风证型而言，在感受时由于时气、条件、体质的不同而证型多样。如风与热邪相结合，则成风热证；风与火邪相结合或火体（阴虚内热）感受风邪，则成风火证；风与寒邪相结合或寒体（阳虚外寒）感受风邪，则为风寒证；风与湿邪相结合则成风湿证，所以其他外邪均可随其侵入人体而发病，其中尤以风热证多见。

风证有内外之别。就外风而言，《银海指南》说："风则流泪赤肿。""且风或夹热，则先头痛，眵黏燥，赤肿羞明；风或夹湿，则多泪作痒，沿烂恶明；风或夹燥，则眵硬少泪，眼皮紧急；风或夹寒，则时流冷泪，微赤羞明。"无疑，这是辨别外风各种证型的要点。

至于外风的治法，离不开祛风解表。《素问·阴阳应象大论》说："因其轻而扬之……其在皮者，汗而发之……善治者，治皮毛，其次治肌肤，其次治筋脉。"《素问·生气通天论》说："体若燔炭，汗出而散。"皮毛、肌肤、筋脉和暴露于外的体表器官，都是外风的易感部位，不论风寒、风热，均可使用祛风解表法，通过辛散轻扬之剂发汗解肌，使病邪从外解散。正如张子和所说："发散者归于汗"，"诸风寒之邪结搏皮肤之间，藏于经络之间，留而不去，或发疼痛走注，麻痹不仁及四肢肿痒拘挛，可汗而出之。"他所用的方药除辛温剂概用张仲景麻桂汤方外，辛凉剂则惯用防风通圣散。

使用祛风解表方药治疗外风，应随个体差异配伍用药。程国彭在总结用汗法的经验时说："凡一切阳虚者皆宜补中发汗；一切阴虚者皆宜养阴发汗；夹热者皆宜清凉发汗；夹寒者皆宜温经发汗；伤食者皆宜消滞发汗；感重而体实者，汗之宜麻黄汤；感轻而体虚者，汗之宜轻。"

至于眼科多用散热和活血之品，《银海指南》说："在表者散之汗之；夹热者凉散之；夹寒者温之。湿者汗之，燥则润之；但宜兼用和血之品，所谓治风先治血，血行风自灭也。"《一草亭目科全书》提出："外障者，风凝、热积、血滞也，法宜除风散热，活血明目，金液汤主之。"金液汤为治疗眼科外风证的通用方，随证加减，应用极广。总之，治疗外风可用疏、温、凉三字概之，即疏之则风邪散，温之则寒湿除，凉之则风热解。

至于眼科内风证，多由内生，或由外风失治、误治而来。《银海指南》说："肝为木，木胜生风；肺为金，火旺刑金则生风；水冷金寒则又生风；脾为土，脾湿生风；燥亦生风；心为火，火夹风自出；肾为水，水衰相火生风。"肝为风木之脏，最易动风化火，肝开窍于目，目为肝之外候，所以眼科内风证亦常见。血虚生风、风痰阻络、肝风内动等所致的目疾均属于眼科内风证的范围。养血可以消风，化痰可以祛风，平肝可以息风，此治内风之大法。

四、临证技巧

治疗风证贵在选方组药，把方药分类编组，各安其位，各尽所能，信手拈来，即可成方，随证加减，应付自如，方巧药奇，投之立效。因病情轻重和性质不同，选方有辛凉解表、辛温解表、养血消风和平肝息风等法。

祛风法中所用方药性多辛燥，易损伤阴液。风阳盛火升，内热壅盛者勿用，体虚多汗，阴虚血少，易患疮疡或有出血倾向者慎用，必要时可与益气固表、滋阴养血、清热解毒、凉血止血等药联合使用，以防过于辛散之弊。在选用麻黄、细辛等辛温药时，其剂量可采取递增法，收到疗效时再加大剂量较为稳妥。祛风解表药宜轻煎，不宜过煎，否则药性耗散，作用减弱。服药后应避风寒，增加衣被，以助发汗，以遍身微汗者为佳。

祛风方药可起到控制病因、对症治疗和全身调理等作用。从中医理论来看，主要是通过全身调理，调动机体的抗病能力。风证以最常见的风寒、风热为例，只有分别选用辛温和辛凉的祛风解表方药才可能收效。在具体选用药物时，不但要注意各种药物的个性，如麻黄发汗；桂枝解肌；细辛搜风；独活、秦艽祛湿；桑叶、菊花解热；羌活、防风抗痉；牛蒡子治表通里；升麻、葛根、菊花、桑叶发汗力较弱，宜于风热；麻黄、桂枝、细辛、白芷因含挥发油及辛辣成分，发汗力较强，宜于风寒。因此，既重视前人经验，又要了解现代药理研究进展，辨证与辨病相结合，才可能收到疗效好，又避免药物副作用的效果。

第二节　泻火法

一、适应范围

泻火法在眼科病证中运用极广，对诊治眼科急重病证具有特殊的临床意义。凡症见头痛欲裂，热极睛突，胞肿如桃，热泪如汤，翳如凝脂，抱轮红赤，瞳神紧缩，黄液上冲，口渴便结，尿黄脉数，舌苔黄者均可应用，是主治眼内外各种化脓性和非化脓性炎症的首选方药，也是各种热性、过敏性或出血性眼病、各种眼外伤感染或急性闭角性青光眼等许多眼病的常用方药。泻火药大部分兼有解毒作用，与解毒药配合，能起协同作用，提高疗效。但气血亏虚、脾胃不健及各种虚火证不宜使用，必要时可酌加补益气血、健脾强胃、祛风散寒的药物。

二、常用药物

1. 黄芩：苦，寒。清热燥湿，泻火解毒，凉血止血，清肺泻热。配薄荷治风热目疾；配柴胡治少阳眼病；配黄连、大黄治感染性眼病；配桑皮治疗肺火眼病。用量：10～15 g。

2. 黄柏：苦，寒。清热燥湿、泻火解毒，清肾泻热。配黄连治各种感染性眼病；配知母治阴虚火旺眼病；配黄连、大黄等研末为膏外敷治眼部疮毒。用量：10～15 g。

3. 黄连：苦，寒。清热燥湿，清火解毒，清心泻热。配黄芩、黄柏治各种感染性眼病；配黄芩、大黄治血热妄行的出血眼病；配蛋清外点治火眼。用量：5～10 g。

4. 大黄：苦、寒。泻腑通便，凉血止血，活血消肿。配芒硝治脏腑实火各种目病；配黄连治血热妄行出血性眼病；配红花贴敷治外伤青紫肿胀。用量：10～15 g。

5. 夏枯草：苦、平，寒。泻肝明目，清热散结，平肝潜阳。配香附治肝火目痛；配玄参治眼部结核；配石决明治肝阳上亢之目昏暗。用量：10～15 g。

6. 青黛：咸，寒。泻火解毒，凉血消斑。配芦荟治肝火目病；配大黄治血热妄行之出血眼病。外用治风赤疮痍、睑弦赤烂及湿疹。用量：5～10 g。

7. 栀子：苦，寒。泻火除烦，清热利湿。配黄连治烦热目痛；配茵陈治目睛发黄；配牡丹皮治肝热目赤或眼部出血。用量 5～10 g。

8. 芒硝：辛、咸、苦，大寒。泻火导滞，润燥软坚。配大黄治脏腑实火各种目病；配苦参外洗治目赤肿痛。用量：10～15 g。

9. 葶苈子：平、苦，大寒。泻肺行水，祛痰定喘。配大枣治白睛鱼胞或胞睑肿胀；配苦杏仁治喘咳兼目肿。用量：6～10 g。

10. 苦参：苦，寒。清热燥湿，祛风杀虫。配黄连治心经实热所致的睑弦赤烂、脓水渗湿。内服外洗均可。用量：5～10 g。

11. 龙胆：苦，寒。清泻肝火。配栀子治肝胆实热目赤肿痛；配黄连浸汁点眼治火眼。用量：6～10 g。

12. 芦荟：苦，寒。泻火凉肝，导积杀虫。配青黛治肝胆实火各种目病；配芜荑治眼疳。用量：1～3 g。

13. 番泻叶：甘、苦，大寒。泻火导滞。单用泡服治热结便秘的各种眼病。用量：3～6 g。

14. 桑皮：甘，寒。泻肺平喘。配地骨皮治金疳。用量：10～15 g；

三、立法依据

火为五行之一，具有炎上之性。《说文》说："火，毁也，南方之行，炎而上。象形。"中医常以火热并称，是因为火乃热之极，热乃火之渐，火之与热，没有本质的区别，只是程度不同而已。炎是火的特性，也是火热病证最常见的病理现象，如实火内炎，虚火上炎，等等。对于火热病证的病机，《素问·至真要大论》已作了较详细的论述，所列病机 19 条，火热居其九，六气致病，火居其二。刘完素把《素问》病机 19 条属于火热病证的范围，扩大为 50 多种，并提出"六气皆从火化"的理论。强调风、湿、燥、寒诸气，在病机变化中皆能化热化火，而火又往往是产生风、湿、燥、寒的重要原因。对火热病证的治疗，他着重从表里来确定，表证用辛凉或甘寒以解表，结合时令和病情，合理组方选药，其组方的规律是：如夏末暑热，以甘草、滑石、葱豉等药发散；阳热郁滞于表，以石膏、滑石、甘草、葱豉等药，以开发其郁结；表证而兼有内热者，用防风通圣散、双解散等两解表里之剂；或用天水散合凉膈散以散风壅，开郁滞；表证依法汗之不解，通宣凉膈散调之，若汗后热退不尽，可用天水散、凉膈散、黄连解毒汤，以调顺阴阳，洗涤脏腑余热，或用白虎汤清之。里证用下法，表证已解，里热郁结，必须以大承气汤或三一承气汤下其里热；热毒极深，其病变已影响到血分，就不能单纯用承气汤攻下，必须和黄连解毒汤配合使用，下后热尚盛或下后实热不除，可用黄连解毒汤清其余热，或凉膈散调之。他所创立的这个治疗体系，对后世临床各种治疗火热病证均有深远的影响，所创的防风通圣散至今为眼科临床治外眼病所喜用。他还对眼科火热病证作过一些精辟的论述，所谓："目昧不明，目赤肿痛，翳膜眦疡，皆为热也。"

攻法大师张子和远则取法于《素问》《伤寒论》，近则独宗于刘完素，倡导治病以攻邪为先，认为病邪留于体内而不去，是一切病证之所由。所谓："邪气加诸身，速攻之可也，速去之可也"，"先论攻其邪，邪去而元气自复也"。并说："气轮变赤，火乘肺也；肉轮赤肿，火乘脾也；黑水神光所翳，火乘肝与肾也；赤脉贯目，火自盛也。能治火者，一句可了。"这一句就是："目不因火则不病。"其治法亦宗刘完素用药多寒凉，并倡用放血疗法，所谓："治火之法，在药则咸寒吐之下之，在针则神庭、上星、囟会、前顶、百会血之，翳者可使立退，痛者可使之立已，昧者可使立明，肿者可使立消。"其言虽有些夸张，但疗效是可以肯定的。故《古今医统大全》在总结前人治眼病的经验时，用一言以统之曰："散热为治目之要。"

张景岳总结前人泻火药的经验，把泻火诸药效用作过归纳。认为人体内外、五脏六腑皆可发生火证，各种火证均有主治药物，泻火药中又包括泻、清、解、退、开、降、滋等多方面的作用，而他所创的抽薪饮（黄芩、石膏、木通、栀子、黄柏、枳壳、泽泻、甘草）就是为火邪炽盛的各种病证而设。

在眼科专著中，《秘传眼科龙木论》共选录内外障72证，所载内服方150首，其中治内障内服方42首，治外障内服方107首，共选用药物67味，各药的使用频率按顺序排列为：细辛82次，防风81次，人参66次，车前子56次，芜蔚、黄芩各55次，玄参、大黄各52次，茯苓51次，桔梗50次，知母45次。由此可知，车前子、芜蔚、黄芩、玄参、大黄、知母等清热泻火药是治疗各种眼病的常用药。所录的防风散（芜蔚、防风、桔梗、五味子、黄芩）就是以清热泻火为主的群方之冠。其他如治钉翳根深的除热饮子（黄芩、玄参、桔梗、知母、芒硝、防风、大黄、芜蔚），治蟹睛烬痛的泻肝汤（玄参、地骨皮、车前子、芒硝、大黄、知母、芜蔚），治痛如针刺的泻心汤（大黄、黄芩、桔梗、知母、马兜铃、玄参、防风），治暴风客热的泻肺汤（羌活、黄芩、玄参、桔梗、大黄、芒硝、地骨皮），治黄膜（液）上冲的通脾泻胃汤（麦冬、芜蔚子、防风、大黄、玄参、知母、天冬、黄芩）等无不以清热泻火为主。在泻火方中有两大特点：一是重在泻肝，如以泻肝、凉肝、洗肝命名的方就有15个，再加上9个以羚羊角命名的清肝方，竟达24个之多。二是喜用下法，常用大黄、芒硝以釜底抽薪。

《审视瑶函》又进一步从眼的位置、火的特性以及脏腑内水火的比例作了论述。该书说："且目为窍至高，火性上炎，最易从窍而出，脉道幽深，经络微细，少有禁戒，则必患之。"又说："但一肾水而配五脏之火，是火太有余，水甚不足，肾水再虚，诸火易炽，因而为云，为翳，为攀睛，为胬肉。"总之，火邪损目多端，遍及眼珠内外。

四、临证技巧

据笔者临床观察，火证按性质有虚火与实火之分，按来源有内火与外火之分。虚火证为体虚夹实邪，多呈慢性过程，实火证为体实兼火炽，多呈急性过程。前者多用补泻兼施法，后者仅用泻法，泻火方药，主要施于后者。而外火证由外感而得，有直接感受火邪或感受风寒失于表散化热化火而成，且可与其他病邪同时感受，或先后感受致成各种夹杂证，故有风火、寒火、湿火、燥火等不同的证型。内火证有由脏腑阴阳偏盛直接内生，有由七情六欲所激内伤诱发，有由气血经络失调郁而转化。不同的脏腑可以内生不同的火证，故有心火、肝火、脾火、肺火、肾火等不同的证型，由于脏腑彼此紧密相联，故其脏腑同病或多脏同病的证象颇为常见，因此在处理火证时，既要详辨病因，又要细察病位。

水、火在人体内是相对立存在的。水衰则有燥爆之患，火炎则有焚燎之殃，舌红、口渴、脉数就是这一病理反应的集中表现，所以凉血、增液，对于治疗火证具有相当重要的临床意义。大便干结、小便黄赤是火证的又一个重要表现，所以泻下和渗利是泻火的重要途径。生星翳、起云障是火邪损坏眼目的严重证候，控制和消除翳障是治疗成败的显著标志。所以退翳去障之药常加入泻火方剂之中。在使用泻火法时，不要忘记因势利导，"泻脏不离腑"，就是这一原则的具体运用。

眼科火证多为眼科的重证、急证，具有发展快、兼证多、反应强烈、破坏性大的病理特点，一般要用大方重剂才能解决问题，否则就有珠凸睛枯的危险。临床泻火药与解毒药一起配合，能协同作用，增强其泻火解毒的功效；泻火药与凉血滋阴的药物配合，能起辅助作用，弥补泻火药的不足；泻火药与泻下、渗利的药物配合，能起引导作用，使病邪或代谢产物迅速排出体外；泻火药与退翳去障的药物配合，能起保护作用，可控制翳障的发生发展，或保护眼睛的视觉功能；在泻火药中加用少许辛温发散的药物，能取克制作用，克制其寒凝的偏向，有利于病变的恢复。

泻火方药性多寒凉，易伤正气，各种寒证禁用；气血亏虚、脾胃不健者慎用。如遇寒热错杂、实中夹虚之证，应酌情加祛风散寒、补益气血、健脾强胃的药，才能收到预期的效果。

第三节　解毒法

一、适应范围

解毒法在眼科临床上的运用也很广泛。凡泻火法所主治的眼科病证可配合使用或单独使用，所以常常相提并论。解毒具有三个方面的含义：一是解疮毒，二是解疫毒，三是解中毒。对眼科的各种毒证，尤应以解毒为主，内容极为丰富，具有很大的临床意义。它与泻火法既有共性，又有个性，故立专章讨论。

二、常用药物

1. 九里光：苦，寒，有小毒。解毒清热，清肝明目。配夏枯草治目赤肿痛及胞睑丹毒；配黄连治黑睛新翳，瞳神紧小；单味煎服或制剂滴眼治天行赤眼，黑睛星翳。用量：10～15 g。

2. 大青叶：咸、苦，大寒。解毒清热，凉血消斑。配连翘治各种感染性眼病；配栀子治血热妄行出血性眼病；单煎服或捣敷治眼睑丹毒。用量：10～15 g。

3. 蒲公英：苦、甘，寒。解毒清热，消痈散结。配紫花地丁治眼部疖肿或丹毒；配夏枯草治眼部结核；单味煎服治目赤肿痛或赤脉络目。用量：15～30 g。

4. 穿心莲：苦，寒。解毒清热，凉血消肿。配九里光治眼部各种感染性眼病；配夏枯草治肝阳上亢，头目昏眩；配牡丹皮治血热妄行之出血眼病。用量：10～15 g。

5. 鱼腥草：苦，微寒。解毒清热，消痈止咳。配板蓝根治眼部病毒感染；配桔梗治肺热壅滞眼病；单味煎服或制剂滴眼治目赤肿痛。用量：15～30 g。

6. 板蓝根：苦，寒。解毒清热，凉血利咽。配金银花治各种感染性眼病；配牛蒡子治目赤肿痛兼咽痛；单味煎服或制成冲剂治病毒感染。用量：15～30 g。

7. 金银花：甘，寒。解毒清热，疏散风热。配连翘治各种感染性眼病。如胞睑疖肿，眼内化脓性病变及疫毒所致的白睛红赤，黑睛翳障等。用量：15～30 g。

8. 紫花地丁：辛、苦，寒。解毒清热，消痈凉血。配金银花治眼部细菌感染；配夏枯草治眼部结核；单味煎服或捣敷治目疡眼丹。用量：10～15 g。

9. 虎杖：苦，平。解毒清热，祛风利湿，破瘀通络。配金银花治感染性眼病；配独活治风湿性眼病；配刘寄奴治外伤眼部肿痛。用量：15～30 g。

10. 连翘：苦，微寒。解毒清热，消痈散结。配金银花治各种感染性眼病；配赤芍治疗血热妄行出血性眼病；配夏枯草治眼部结核。用量：10～15 g。

11. 七叶一枝花：微苦，凉。解毒清热，散结消肿。配芦荟治视神经炎症及眼部火毒；配夏枯草治眼部结核；醋磨涂治眼部疮毒；用量：5～10 g。

12. 鸭跖草：甘，寒。清热解毒，凉血行水。配金银花治感染性眼病，单味煎服或捣敷治眼部疖肿。用量：干品15～30 g，鲜品200～500 g。

13. 射干：苦，寒。解毒清热，散血消痰。配连翘治感染性眼病；配牛蒡子治眼疖肿兼喉痹；配夏枯草治眼部结核。用量：5～10 g。

14. 十大功劳：苦，凉。解毒清热，止咳化痰。配金银花治感染性眼病；配黄连治心烦目赤；配地骨皮治眼部结核。用量：6～10 g。

15. 白花舌蛇草：苦、甘，寒。解毒清热，利湿消肿。配茅根治血热妄行之眼内出血；配半枝莲治眼部肿瘤。用量：30～60 g。

16. 山豆根：苦，寒。解毒清热，清利咽喉。配连翘治感染性眼病；配射干治眼赤肿兼喉痹。用量：5～10 g。

17. 白薇：苦，寒。解毒清热，凉血消脓。配金银花治感染性眼病；配石榴皮治脓漏眼。用量：10～15 g。

三、立法依据

毒为害人之物，常成损目之因。《博雅》说："毒，恶也，一曰害也。"即恶的、害的、痛苦的都叫毒。《素问·五常政大论》多处提到"毒"字，包括寒毒、湿毒、热毒、燥毒等。古人认为有毒之物皆由于五行的暴烈之气所生，对当今临床常见的毒证均已提到。如《素问·至真要大论》多处提到"疮疡""丹疮疡""疹疮疡"，《素问·本病论》还提到"丹瘤，疮疡留毒"，《灵枢》还载有"痈疽"专论，这就是我们临床常见的疮毒证。"疫疠"这名亦出自《内经》，如《素问·刺法论》不但提到土疠、水疠、金疠、木疠、火疠等名词，还对疫疠的发生发展和两者之间的区别作了解释，认为疫疠的形成与岁运有关。凡土运、水运、木运、金运、火运之年，在泉不能迁正都可酿成疫疠。所谓"天地迭移，三年化疫"，"天运孤主之，三年变疠"。认为疫与疠，性质相同，只是以上位司天，下位在泉，刚干柔干失守来定名的。所谓"疫与疠"，即是上下刚柔之名也。至于中毒，《内经》亦可找到相应的字句。如《素问·徵四失论》"伤于毒"，《素问·五常政大论》多处提到用毒药治疗疾病的一些原则，所谓"能毒者以厚药，不胜毒者以薄药"，"大毒治病，十去其八"等。用过了量就会中毒，或使原来的疾病加重。《灵枢·痈疽》还提到用菱翘草根汤治疗败疵（胁下生痈的具体解毒方药。菱是菱角，翘是连翘，上述二草之根，俱能解毒）。这些论述为后世治疗毒证提供了宝贵的理论依据。

眼科毒证种类繁多，大体上可分为疮毒、疫毒、中毒三大类，疮毒主要是指眼部的化脓性感染，其病因病理与外科疮疡相同。《黄帝内经》对此已有精辟的论述。如《素问·生气通天论》说："营气不从，逆于肉理乃生痈肿。"《素问·气穴论》说："邪溢气壅，脉热肉败，营气不行，必将成脓"。《灵枢·痈疽》说："寒气化为热，热胜则腐肉，肉腐则为脓。"在此基础上历代医家多有发挥。如《疡科证治心得集》根据《素问·至真要大论》"诸痛痒疮，皆属于心"等理论，将痈的病理病因归纳为内外脏腑病机。所谓"发于脏者为由内因，不问寒热虚实，皆为气郁而成"，"若发于腑即为外因，其源不一，有火热动心为疡，有寒邪伤心为疡，有燥邪劫心为疡，有湿邪壅滞之疡，此皆是天行时气，皆当从所胜治之"。眼部疮毒验之临床，除了偷针、眼丹、眼漏、凝脂翳等原发病证外，尚可发生转移性脓毒病变。颜面部疖肿或其他部位的化脓性感染，在病原体感染量大，侵袭力强，侵入途径易于扩散，以及身体抵抗力弱，治疗不当的情况下，各种病理产物可侵入血液，随血流转移到海绵窦或眼球组织内，而引起海绵窦脓毒血栓或转移性眼炎，分别出现患眼及额部剧烈疼痛，眼睑肿胀，眼肌麻痹，角膜溃疡，视盘水肿，或引起眼眶蜂窝织炎、化脓性虹膜睫状体炎、脓毒性视网膜炎等，均能损坏眼目，甚至危及生命。

疫毒主要是指感染疫疠之气的传染病。温热学派的形成，是临床医学的一大发展，对治疗各种传染病予以系统总结。如《温疫论》说："疫毒感天地疠气，在岁运有多少，在方隅有轻重，在四时有盛衰，此气之来，无老少强弱，触之者即病。"叶天士首创卫气营血辨证，所谓："温邪上受，首先犯肺，逆传心包，肺主气属卫，心主血属营，卫之后方言气，营之后方言血，在卫汗之可也，到气才可清气，入营犹可透热转气。"这套理论对各科临床均有很重要的实用价值。吴瑭首创三焦辨证，所谓："温邪自口鼻而入，鼻气通于肺，口气通于胃，肺病逆传则为心包，上焦病不治则传中焦胃与脾也，中焦病不治，即传下焦肝与肾也，始上焦终下焦。"他把风温、湿热、湿温、温疫、秋燥等病都分做上、中、下三焦来论述，并创立了许多行之有效的治法和方药，作出了很大的贡献。从流行病学看，绝大多数传染病有不同程度的眼部症状，有的比较严重，危害也大。

中毒亦常导致眼部损害，主要包括食物性中毒、药物性中毒和生产性中毒。不论哪一类中毒，都可从不同方面，在不同程度上对眼造成各种损害。一是局限在眼局部的损害，一是全身性眼损害。前者为有毒物质（包括固体、液体、气体）直接进入眼内所致，临床表现以眼睑、结膜、角膜的炎症，过敏反应和刺激症状为主；后者是在全身中毒的基础上眼部损害变化与身体其他部位变化同时存在，或继发于身体其他部位中毒变化之后，常发生于内眼的各部分组织，两眼情况相似，组织的病理变化多数不一。临床可表现为知觉神经麻痹，眼肌麻痹，晶状体混浊，晶状体内化学物沉着，色素膜及视网膜病变，视盘水肿，视神经炎，视神经萎缩及瞳孔改变，视野改变等。

食物中毒对眼为全身性损害，为食入或饮入或吸入含有生物碱、毒性蛋白、氰化物、乙醇、尼古丁等有毒物后，分别引起神经症状、肠胃症状、循环衰竭症状及眼部症状，含毒素的食物有河豚、毒蕈、杏仁、桃仁、木薯及烟酒等。

药物中毒对眼亦多为全身中毒性损害，为超过常用剂量或过敏反应所致，中药或西药都可引起，但以后者多见。中草药中毒常见的有白附子、一枝蒿、闹羊花、马钱子、苦楝根皮、雷公藤等；西药中毒常见的有巴比妥类、氯丙嗪类、阿片类、颠茄碱类、水杨酸类、抗结核药、抗疟药、磺胺类药、强心药、驱蛔虫药等。

生产性中毒又可分为农业生产与工业生产两大类。农业生产性中毒主要指农药中毒，如有机磷、有机氯、有机汞等农药中毒。工业生产性中毒主要是指金属、有机溶剂和有害气体中毒。生产性中毒，对眼睛既可造成局部损害，也可引起全身中毒性损害，临床表现以中毒性弱视最为常见，对视力功能威胁最大。化学毒物通过呼吸道、消化道或皮肤各种途径吸收，由体液输送到眼部，分别损害视器等不同组织，有直接作用视神经引起急性或慢性视神经炎、视神经萎缩的神经毒素，有引起血管改变造成继发性视网膜、脉络膜病变的血管毒素，有引起眼部组织缺氧、新陈代谢异常的其他毒素。在神经毒素中有作用于大脑枕叶视中枢而出现黑矇的；有作用于视神经的视盘萎缩而造成中心暗点与视力障碍的，有作用于视神经周边纤维或视网膜周边部造成周边视野缩小的，有的以眼部损害为主，但绝大多数与全身中毒症状同时存在。因此，认识眼部表现，对各种中毒的早期诊断和进行辨毒施治均有重要的临床意义。

四、临证技巧

疮毒大多发生在人体外部，临床比较重视体外的局部辨证，但发病原因的认识以及诊治的具体方法也同样贯穿着整体观念，当察患者身体的强弱虚实、症状的寒热阴阳加以调治。一般的组方规律是：疮毒初起用药使之消散，以免疮毒成脓溃破。邪在肌表有表证者，宜疏表发汗。热毒既成者，当用寒凉之药以直折其热，热毒深入脏腑者，宜通腑泄热，使热毒泻下，以决其源。疮毒未成，局部疼痛或漫肿作术者，宜行气活血止痛，疮毒已成，难溃难腐，或溃后久不敛口生肌者，当补益气血，调和营卫，托毒外出。围药、薄贴、掺布、淋洗、引流等外治法可酌情配合使用。临床对眼部疮毒多以清热解毒为主，首选五味消毒饮，有表证者合牛蒡解肌汤，有腑实者合凉膈散，或用仙方活命饮加减，以促未成脓者速消，已成脓者速愈。

疫毒治疗的组方技巧，历代医家不断推陈出新，如河间学派的中坚人物镏洪在《伤寒心要》一书中指出："治热之法，唯在表里二途，病在表可用双解散连续宣散，病在里用三一承气汤合解毒汤退其邪热，若病邪在半表半里当用小柴胡汤合凉膈散以和解之。"这些组方技巧，对当前眼科临床亦有很大的指导意义。吴又可根据"温疫之邪伏于募原"的理论，创立了达原饮、三消饮等新型的治疗方法，对温疫初起浮越于经和温疫毒邪表里分传诸症均有良好的疗效，至今仍为临床所喜用。余师愚基于疫毒关系到个体脏腑气血的全局，首创清瘟败毒饮，为解救疫毒急重病证提供了有效的方药。其方组合全面，技巧甚高，如"重用石膏直入胃经，使其敷布于十二经，退其淫热；佐以黄连、犀角、黄芩泄心肺火于上焦；牡丹皮、栀子、赤芍泄肝经之火；连翘、玄参解散浮游之火；生地黄、知母抑阳扶阴泄其亢甚之火，救欲绝之水；桔梗、竹叶载药上行，并使甘草以和胃，此大寒解毒之剂也"。叶天士对温热病机的阐发颇为透彻，如温邪上受首先犯肺的理论，以及兼风透风，兼湿渗湿，不使与热相传的辨治要点都是临床经验的总结。所创甘露消毒丹，化浊利湿，为清热与解毒的巧妙结合，成为湿温的克星。吴瑭继承了叶天士的学术思想，结合自己的实践研究发明辛凉轻剂桑菊饮、辛凉平剂银翘散、辛凉重剂白虎汤，也为眼科疫毒病证的治疗和组方提供了极为宝贵的经验。

中毒眼病的治疗往往把排毒放在首位，排毒主要有催吐和泻下两种，适用于各科从消化道引起的中毒。催吐排毒，可饮大量冷开水或淡盐水，然后刺激喉部催吐；或用明矾 1～2 g 以冷开水调服，或炒食盐 15 g，用少量冷开水调服，或生鸡蛋 10～20 个，取蛋白加明矾 6～9 g，搅匀灌服，吐后再灌，此法尤其适用于砷中毒泻下排毒，可用当归 90 g、大黄 30 g、明矾 15 g，水煎服，或乌臼根捣烂，用第二次淘米水兑服，或用大黄、防风、甘草各 30 g，水煎服。解毒方药多在排毒后服用，亦可在排毒的同时服用。以下诸方可选用：①生绿豆 250 g、甘草 60 g，将绿豆泡水磨烂取汁，甘草煎水，调绿豆汁服。②野百合 15 g，研末，加明矾 15 g，开水冲服。③蛇莓 20 g、生绿豆 60 g，捣烂冲水服。④蕹菜 500～1000 g、白菜 500～1000 g、萝卜 1000～1500 g、鲜紫花地丁 125～250 g、金钱草 250～500 g、马齿苋 250 g、金银花 500 g，任取 1～2 味，捣烂取汁，用第二次淘米水冲服。⑤防风 60 g、金银花 60 g、甘草 60 g、岗梅根 125 g，任取 1～2 味水煎服。

中医治疗中毒，除辨证论治与排毒等一般疗法外，据报道，有些方药对某些中毒有特殊疗效。如用大蒜片治疗铅中毒（取新鲜紫皮大蒜去皮捣碎，低温烘干，加赋形剂制片，每片含大蒜 0.3 g，每次 4 片，每日 3 次，连服 1 个月）；土茯苓合剂（土茯苓 30 g，茯苓、薏苡仁、枸杞子、淮山各 12 g，泽泻、牛膝、七叶一枝花、车前草各 9 g，甘草 6 g，水煎服，配合 5% 的二巯基丙磺酸钠）治疗急性汞中毒；防风绿豆汤（防风、绿豆、红糖各 30 g，甘草 15 g，每天 1 剂，14 天为一个疗程，一般治 2 个疗程）治疗砷中毒；二金甘草汤（金鸡尾、金银花各 120 g，甘草 60 g，水煎服，一次灌服两大碗，每天 1～2 剂）治疗农药中毒；浓甘草汤（甘草 90 g，加水 600 mL，煎成 200 mL，分两次服，服一次可出现呕吐，吐后再服第二次，1 小时后再按前法煎服两次）或铁扫把（500～1000 g，洗净，用第二次淘米水适量，搓汁过滤，取滤液一次顿服，重者隔半小时再服 1 次）治疗毒葛中毒；葛花萝卜汤（干葛花 60 g，鲜萝卜 5 斤，加水煎沸，边煮边服）治疗酒精中毒；南瓜藤甘草解毒汤（先洗胃、导泻，再用南瓜藤、甘草适量煎水内服）治疗河豚中毒；杏树皮煎汤（杏树皮 60 g，削去粗皮，取二层皮，加水 500 mL，煮沸 20 分钟，去渣取汁，多次灌服）治疗苦杏仁中毒。

上述这些方药，有的是古代中医中药文献中记载的经验方，有的是流传于民间的单方秘方，内容极为丰富，值得很好的研究。

第四节　祛湿法

一、适应范围

祛湿法是促进水液代谢、消除眼内外水肿的方法。凡症见眼睑水肿、皮肤湿疹、睑缘湿烂、时流冷泪、状如鱼胞、绿风内障、云雾移睛、视物变形等均可使用。本法是主治眼睑皮肤病、泪道病、结膜角膜水肿、玻璃体混浊、视网膜视盘水肿的首选治法，也是治各类青光眼、眼外伤、视网膜疾病兼有内科水湿杂病的常用方法。此法从不同方面，可在一定程度上消除致病因子，促进水液排泄，使血中病理代谢产物和过多的水液迅速排出体外，以保护眼目的生理功能。可分为芳香化湿药、清热利湿药、甘淡渗湿药三大类。其中芳香化浊药用于湿浊内阻所致的眼病，清热利湿药用于湿热内蕴所致的眼病，甘淡渗湿药用于内湿泛滥所致的眼病，运用广泛。但阴虚血少、津液亏耗、肾虚遗精及孕妇禁用。祛湿耗阴伤正，必要时可配滋阴药。

二、常用药物

（一）芳香化湿药

1. 苍术：辛、苦，温。燥湿健脾，补肝明目。配厚朴治脾为湿困眼病；配黄柏治风湿化热性眼病；配猪肝治肝虚夜盲。用量：6～10 g。

2. 藿香：辛，微温。芳香化湿，和中止呕。配佩兰治伤暑眼病；配苍术治湿邪黑睛翳障。用量：5～10 g。

3. 佩兰：辛，平。芳香化浊，清暑醒脾。配藿香治伤暑眼病；配砂仁治脾为湿困眼病。用量：5～10 g。

4. 砂仁：辛，温。芳香化浊，温脾止呕。配木香治伤食眼病；配法半夏治痰湿眼病。用量3～6 g。

5. 豆蔻：辛，温。温中化湿，配薏苡仁治脾虚湿网眼病，配连翘治湿热眼病，用量：3～6 g。

（二）清热利湿药

1. 茵陈：苦，微寒。清热利湿，退黄止痒。配栀子、大黄治湿热目睛黄赤；配地肤子治眼部赤痒；配葛花治酒毒伤目。用量：10～15 g。

2. 地肤子：苦，寒。清热利水，祛湿止痒。配萹蓄、瞿麦治湿热眼病；配蒺藜治目昏目痒；配白矾煎洗治眼部湿疹。用量：10～15 g。

3. 滑石：甘，寒。清热利水，通淋解暑。配甘草治伤暑眼病；配冬葵子治湿热眼病；配明矾研末外用治眼部湿疹。用量：10～15 g。

4. 关木通：苦，寒。清热利湿。配生地黄治心经目病或两眦赤痛；配猪苓、茯苓治眼部内外水肿。用量：5～10 g。

5. 瞿麦：苦，寒。清热利水，通淋破血。配萹蓄治湿热云雾移睛；眼内出血，痛如针刺等症。用量：10～15 g。

6. 萹蓄：苦，平。清热利水，通淋杀虫。配瞿麦治湿热云雾移睛；配白茅根治眼内出血。用量：10～15 g。

7. 金钱草：微咸，平。清热利水，通淋消肿。配茅根治眼内出血；配海金沙治湿热眼病。用量：10～30 g。

8. 海金沙：甘，寒。清热利水，通淋止血。配金钱草治湿热眼病。用量：5～10 g。

（三）甘淡渗湿药

1. 赤小豆：甘，酸，平。行水消肿，解毒排脓。配猪苓、泽泻治眼内外水肿；研末外涂或配鸡蛋清调敷治眼部一切疮毒痈肿。用量：15～30 g。

2. 茯苓：甘，平。渗湿利水，健脾补中。配猪苓治眼内外水肿；配白术治脾虚目疾；配远志治近视或健忘。用量：10～15 g。

3. 车前子：甘，寒。利水通淋，渗湿明目。配茯苓治眼内外水肿；配猪苓、泽泻治湿热头目昏暗。用量：10～15 g。

4. 灯心草：甘、淡，微寒。渗湿清热，利水消肿。配青黛治肝热目疾；配萹蓄、瞿麦治湿热目疾。用量：3～5 g。

5. 通草：甘、淡，寒。清热利水。配滑石治目赤痛痒兼小便不利；配猪苓、茯苓治眼内外水肿。用量：3～6 g。

6. 猪苓：甘，平。渗湿利水，通淋消肿。配茯苓治眼内外水肿；配萹蓄、瞿麦治云雾移睛。用量：10～15 g。

7. 泽泻：甘，寒。渗湿利水，泻热消肿。配茯苓治眼内外水肿；配白术治脾虚头目昏暗。用量：6～12 g。

三、立法依据

湿，《说文》说："幽湿也，从水一，所以覆也，覆而有土，故湿也。"其大意是湿，具有阴暗潮湿之义，它的产生与土的覆盖有关。《易·乾卦》说："水流湿。"这就是说湿缘于水，水、湿可相提并论。《内经》对湿论述颇详，广泛涉及天地人三才。如《素问·天元纪大论》："天有五行御五位，以生寒暑燥湿风。"《素问·六元正纪大论》说："先立其年，以明其气，金木水火土运行之数，寒暑燥湿风火临御之化，则天道可见，民气可调，阴阳卷舒，近而无惑。"这就是论天地间之湿，列为六气之一，非其时而有其气，常常引起疾病的发生。湿也变成六淫之一了。

《素问·阴阳应象大论》说："地之湿气，感则害人皮肉筋脉。"《素问·生气通天论》说："因于湿，首如裹，湿热不攘，大筋软短，小筋弛长，软短为拘，弛长为痿。""湿气大来，土之胜也，寒水受邪，肾病生焉。"《素问·六元正纪大论》说："湿胜则濡泄，甚则水闭胕肿。"这就是说把湿已列为常见病因和常见病证了。湿是一种重浊腻滞的阴邪，滞留体内任何部位都会发生病变，在外易伤皮肉筋脉，在内易损五脏六腑。水湿停留体内，常导致全身或局部发生水肿，且常以目下先见。《素问·热论》说："诸有水气者，微肿先见于目下也。"先目下微肿，旋则下肢浮肿，后渐发展为全身水肿，并可出现各种错综复杂征象。《素问·至真要大论》说："湿淫所胜……少腹痛肿，不得小便，病冲头痛，目似脱，项似拔，腰似折，髀不可以回，腘如结，腨如裂如别。"已明显提到眼部的湿证表现。

《素问·至真要大论》所论病机 19 条，其中"诸湿肿满，皆属于脾"，"诸痉项强，皆属于湿"，"诸胀腹大，皆属于热"，"诸转反戾，水液混浊，皆属于热"，"诸呕吐酸，暴注下迫，皆属于热"，"诸病水液，澄澈清冷，皆属于寒"，"诸病胕肿，疼酸惊骇，皆属于火"均与湿有关，此外，还有 2 条专论湿的。由此可见，湿在病机上的重要性。

对于水湿停留体内所致的水肿，《内经》按证候分为风水、石水、涌水，《金匮要略》按病因脉证分为风水、皮水、正水、石水，又按五脏的证候分为心水、肝水、肺水、脾水、肾水。至元代朱丹溪总结前人的理论与经验，将水肿分为阳水与阴水两大类。由于人体内水液的运行要依靠肺气之通调，脾气之运输，肾气之开阖，而三焦行决渎之权，能使膀胱气化运行，小便通利，故其治法在汉唐以前攻逐、发汗、利小便的基础上又增加健脾、补肾、温阳，以及补泻兼施诸法，使祛湿消肿法不断完善起来，直至今天仍广泛运用。

在眼科专著中，明代以前，多从眼外局部识病辨证，所论及的湿证只有胞虚如毯、睑弦赤烂、状若鱼胞、痛如针刺、云雾移睛少数几个病证，未见专论。至清代《银海指南》才把内科祛湿的理论引入眼科领域，并结合眼科临床与实践加以深化。如说："阳盛则火旺，湿从热化，阴盛则火衰，湿从寒化。风可祛湿，湿更夹风，燥可除湿，湿而胜燥，内因外因，随经触发，上攻头目，症现各殊。脾湿则多眼癣眼菌，肺湿则多黄膜，心经湿则多胬肉如脂，肝经湿则多星障，黑珠如雾混浊，肾经湿则瞳神呆钝色淡，昏暗无光。治法：风药可以胜湿，燥药可以除湿，淡药可以渗湿，泄小便可以引湿，利大便可以逐湿，吐痰涎可以却湿，湿而有热，苦寒之剂燥之，湿而有寒，辛热之剂燥之，至于脾肾皆虚，水溢为病，则须培土填精，标本兼治。"这段论述简明扼要地概括了祛湿法的要领，对现代眼科临床颇具实用价值。

四、临证技巧

湿为阴邪，重浊有质，按病因病位主要有外湿内湿之分，外湿由外感而得，肌表经络之病居多，常在淋雨涉水、居卑暗、感疫气时诱发，多与风、寒、火、暑同时感受或先后感受，而成风湿、寒湿、湿热、暑湿等各种不同的证型。以肢节烦疼肿胀、湿烂瘙痒、麻木、强直重着、发热为主要证候。基本治则是：风湿宜散，寒湿宜温，湿热、湿温宜清利。

内湿则由内产生，脏腑气血之病居多，常在脾弱、肾虚、肺郁、水湿调节紊乱时发生。因脾弱则湿生，肾虚则水泛，肺郁则通调失职，三焦气阻则决渎无权，膀胱蓄热则小便不利，常与脾虚、肾虚、心虚、肺实、气滞、血瘀、痰饮相结合而成各种不同证型，痞闷、胀满、喘咳、呕吐、腹痛、泄泻、淋浊、滞下为主要证候。基本治则是：温补、渗利、调理（调气理血）、攻逐。一般辨证候可知病位，如湿在上则头重目黄，在中则痞闷胀满，在下则足胫跗肿，在肌肉则肿满如泥，在关节则屈伸不利，在经络则顽麻，在皮肤则湿烂，在气分则倦怠，在血分则肿硬，在心则怔忡，在肝则胁满痛，在脾则腹胀大，在肺则喘咳，在肾则腰冷，在腑则呕吐、泄泻、淋浊、带下。

总的治则是在外在上宜微汗以解之，在内在下宜健脾行水以导之，湿之与水异名同类，所谓："湿乃水之渐，水乃湿之积。"水湿与痰饮亦密切相联，所谓"脾湿生痰，聚水成饮"。所以祛湿法常用于治疗水气痰饮病证。眼本多水，易患湿证，屈光间质水少水多都可导致混浊变化，泪液房水分泌过多或排泄障碍，都可造成溢泪或眼内压增高，外伤炎性刺激，颅内压增高，任何原因引起的静脉回流受阻，都可导致视网膜、视神经水肿。因此，促进水液的排泄和祛除多余的水湿，对保持眼的正常生理功能，以及排除眼内的病理产物，都有很大的临床意义。

第五节　化痰法

一、适应范围

化痰法是消除和化解痰涎的方法。凡症见胞生痰核、睑生粟疮、鸡冠蚬肉、偏正头痛、风牵偏视、头目眩晕、云雾移睛、视瞻昏渺或眼内外病变兼见咳嗽、气喘、眩晕、肿块、瘰疬、癫痫、惊厥者皆可选用。是治疗结核性眼病、痰湿性眩晕、玻璃体混浊、黄斑水肿、眼内外囊肿等病的首选方法，也是治疗由痰湿引起的其他眼病或眼病兼有内科痰饮咳喘杂病的常用方药。此法从不同方面，在一定程度上起排泄消散痰涎、溶化吸收痰核病灶的作用，可消除体内病理产物，避免眼部组织受到破坏。可分为温燥化痰药、清润化痰药、理气化痰药、软坚化痰药四大类。其中温燥化痰药用于寒痰、风痰所致的眼病，清润化痰药用于热痰、燥痰所致的眼病，理气化痰药用于气滞痰黏结者；软坚化痰药用于眼部硬结、囊肿、肿块、肿瘤久不消散者。但应注意审辨病因，分清寒热虚实，有出血倾向者不能用性味燥热的化痰药。

二、常用药物

（一）温燥化痰药

1. 花椒：辛，大热。燥湿消肿，散寒止泪。配干姜、细辛等，主治心腹冷痛，痰饮水肿；配生地黄、熟地黄等，主治肝肾虚目昏，冷泪时下，渐成内障等。用量：3～6 g。

2. 法半夏：辛，温，有毒。燥湿化痰，下气散结。配茯苓、陈皮治湿痰眼病；配昆布、海藻治眼部结核和肿块；配竹茹治眼病兼呕吐、咳嗽。用量：6～10 g。

3. 胆星：苦、辛，温，有毒。燥湿化痰，祛风解痉。配白附子治风痰阻络口眼㖞斜及偏视；配白术治湿痰头目眩晕。用量：3～6 g。

4. 附子：辛、甘，大温，有毒。燥湿化痰，祛风止痉。配全蝎、僵蚕等，主治口眼㖞斜，目偏视，上睑下垂等。用量：3～6 g。

5. 干姜：辛，温。燥湿消痰，止泪消翳。配细辛、五味子等治痰饮喘咳，冷泪纷纷，年久白翳，内障寒证等。用量：3～6 g。

（二）清润化痰药

1. 天竺黄：甘，寒。清热化痰，凉心定惊。配僵蚕治中风痰壅口眼㖞斜；配黄连、青黛治小儿热痰惊搐后失明。用量：3～6 g。

2. 桔梗：苦、辛，平。宣肺化痰，清热排脓。配条芩治肺热目疾；配牛蒡子治风热目肿痛；配天花粉治眼部脓肿。用量：10～12 g。

3. 紫苑：辛、苦，温。润肺化痰，止咳止血。配百部治久咳不瘥兼有目疾者，配阿胶治肺虚咳血兼目病。用量 6～10 g。

4. 苦杏仁：苦，温，或甘平。清肺止咳，定喘通便。配麻黄、石膏治肺热目疾；配薏苡仁、豆蔻治湿热目病。用量：6～10 g。

5. 贝母：苦寒或苦甘酸寒。润燥化痰，清热散结。配夏枯草治眼部结核或囊肿；配苦杏仁治肺热目疾。用量：6～10 g。

6. 前胡：苦、辛，微寒。宣肺散热，化痰止咳。配牛蒡子治风热目疾；配苦杏仁治咳嗽兼目病。用量：6～10 g。

7. 瓜蒌：苦，寒。化痰导滞，清热散结。配黄连、半夏治胸痹兼目病；配苦杏仁治肺热目病。用量：10～15 g。

8. 竹茹：甘，微寒。清热化痰，止呕开郁。配法半夏治痰湿眼病；配人参治胃虚呕吐目昏。用量：6～10 g。

（三）理气化痰药

1. 旋覆花：苦、辛，微温。降气消痰，去风明目。配赭石、半夏等治胸中气闷，噫气不除；配紫苏子、葶苈子等，主治膈中痰结所致的白睛或眼睑水肿。用量：6～9 g。

2. 陈皮：辛、苦，温。理气化痰，健脾燥湿。配法半夏、茯苓等，主治痰湿所致的各种眼病，如胞生痰核、云雾移睛、眩晕等；配白术治脾气不和眼病。用量：6～10 g。

3. 葶苈子：苦、辛，大寒。降气消痰，利水消肿。配大枣、茯苓等治喘咳，胞睑水肿等；配防己、川椒等治水肿实证，小便不利等。用量：6～9 g。

4. 紫苏子：辛，温。降气消痰，止咳平喘。配厚朴、陈皮等，主治痰壅气逆，胸闷气短，肠燥便秘所致的目赤疼痛及肿胀。用量：6～9 g。

5. 檀香：辛，温。散寒理气，止痛开胃。配沉香、木香治一切气郁眼病；配砂仁治脾胃虚寒眼病。用量：3～6 g。

6. 木香：辛、苦，温。行气止痛，散滞和胃，配砂仁治脾胃虚寒或食郁眼病；配郁金治肝郁气滞眼病。用量：6～10 g。

7. 白前：辛、甘，微温。降气消痰，止咳退赤。配法半夏、陈皮、茯苓等主治风热咳嗽，白睛红赤等。用量：6～9 g。

8. 沉香：辛、苦，温。降气温中，暖肾平喘。配乌药治郁结眼病；配附子治下元虚冷眼病。用量：3～5 g。

（四）软坚化痰药

1. 白芥子：辛，温。利气豁痰，散结消肿。配紫苏子、莱菔子、葶苈子等治喘咳所致的白睛红赤及胞睑水肿；配法半夏、陈皮、穿山甲（代）、皂角刺等，主治痰瘀互结所致的胞睑肿胀久治不消者。用量：3～6 g。

2. 海蛤粉：苦、咸，平。软坚化痰，清热散结。配黄芩、瓜蒌子治痰火郁结兼目病；配昆布、海藻治眼部结核或肿瘤。用量：5～10 g。

3. 海藻：苦、咸，寒。软坚化痰，散结消肿。配昆布治眼部囊肿结核，圆翳内障、云雾移睛，眼底出血机化等病。用量：10～15 g。

4. 浮海石：咸，平。软坚化痰，消肿散结。配青黛、瓜蒌治咳嗽痰多兼目病；配昆布、海藻治眼部结核或肿瘤。用量：5～10 g。

5. 昆布：咸，寒。软坚化痰，散结消肿。配海藻治眼部囊肿结核，圆翳内障，云雾移睛，眼底出血机化等病。用量：10～15 g。

三、立法依据

痰是一种病理产物，与水液的代谢障碍有关，常停留于胸膈之上，所以《广韵》称为"胸上水病"。痰的成因很多，《正字通》说："痰有六：湿、热、风、寒、食、气也。"《内经》虽未具体论述痰证，但载有咳嗽专论，咳嗽是痰证的主要临床表现之一。《活法机要》说："咳谓无痰而有声，肺气伤而不清也。嗽谓无声而有痰，脾湿动而生痰也。咳嗽是有声有痰，因伤肺气，复动脾湿也。"《素问·咳论》根据临床表现，将咳分为五脏咳与六腑咳两大类，五脏咳的临床特点是："肺咳之状，咳而喘息有声，甚则唾血；心咳之状，咳则心痛，喉中介介如梗状，甚则咽肿喉痹；肝咳之状，咳则两胁下痛，甚则不可以转，转则两胠下满；脾咳之状，咳则右胁下痛，阴阴引肩背，甚则不可以动，动则咳剧；肾咳之状，咳则腰背相引而痛，甚则咳涎。"六腑咳多由五脏咳传变而来，其传变的规律和临床特点是："五脏之久咳乃移于六腑。脾咳不已则胃受之，胃咳之状，咳而呕，呕甚则长虫出。肝咳不已则胆受之，胆咳之状，咳呕胆汁。肺咳不已，则大肠受之，大肠咳状，咳而遗矢。心咳不已，则小肠受之。小肠咳状，咳而矢气，气与咳俱失。肾咳不已，则膀胱受之，膀胱咳状，咳而遗溺。久咳不已则三焦受之，三焦咳状，咳而腹满，不欲食饮。"这为咳嗽的脏腑辨证提供了充足的理论依据。在五脏咳中尤以肺咳为主。肺咳多由内外合邪。《素问·咳论》说："皮毛者，肺之合也，皮毛先受邪气，邪气以从其合也。其寒饮食入胃，从肺脉上至于肺，则肺寒，肺寒则外内合邪，因而客之，则为肺咳。"这些论述都是非常确切的。

《金匮要略》首创痰饮之名，予以专篇论述，对脉证治疗阐发甚详，成为后世辨证论治的主要依据。张子和把痰证细分为五，独具创见。他说："凡人病痰发者，其证不一，盖有五焉，一曰风痰，二曰热痰，三曰湿痰，四曰酒痰，五曰食痰。如新暴风痰者，形寒饮冷，热痰者火盛制金，湿痰者停饮不化，酒痰、食痰者，饮食过度也。"对痰证的治则，王节斋作了系统的总结，说："痰生于脾胃，宜实脾燥湿，又随气而升，宜顺气为先。""热痰则清之，湿痰则燥之，风痰则散之，郁痰则开之，顽痰则软之，食痰则消之。在上者吐之，在中者下之。又中气虚者，宜固中气以运痰，若攻之太重，则胃气虚而痰愈甚矣。"这些论述对临床各科治疗痰证均有指导意义。张景岳对痰证亦有很深的研究，《景岳全书》载有痰饮专论。

在眼科专著中，惟《银海指南》载有痰病专论，强调痰的成因由于脾肾，辨证要分虚实，如说："然痰之所生，无不由乎脾肾，脾恶湿，湿胜则为痰，水泛亦为痰。脾家之痰有虚有实，肾家之痰则无非虚耳，痰病延及于目，治最棘手，惟察其病气形气俱属有余者即实痰也，实痰则宜消伐。察其形气病气本无有余者即虚痰也，虚痰则宜扶助元气，使精血充旺，则痰自消矣。"

四、临证技巧

痰证按成因可分为内外两大类，外感痰证根据五气（风、寒、湿、燥、火）致病可分为湿痰、风痰、燥痰、寒痰、热痰等。故在治疗上有燥湿化痰、润燥化痰、清热化痰、祛风化痰、散寒化痰等各种治法。内生痰证与脾肺肾关系密切，因痰多由水湿转化而来。所谓脾虚湿盛生痰，肺实气郁生痰，肾虚水泛为痰。因此，内生痰证多从脾肺肾论治，健脾理脾使水湿健运，痰无来源，清肺理肺使气道通顺，痰无法产生，补肾温肾使调节正常，水湿不能上泛。

肺是痰的病理产地，气郁是痰的具体成因，所谓："气郁易于生痰，气顺易于消痰。"理气是治痰证的一个重要方面。痰之为病，复杂多样，随气上升，无处不到，可咳可喘，可呕可泄，可眩晕头痛，可惊悸怔忡，可寒热肿痛，可痞满膈塞，或胸胁疼痛，或肢肿麻木，或骨节刺痛无形，或皮下硬结成块，或塞于咽喉状如梅核，或迷于心窍癫痫发狂，或阻于经络瘫痪麻木，或上攻头面耳目，头痛面瘫，目矇耳鸣，其他如妇女经闭带下，小儿惊风抽搐，皆可由痰所致。治痰可通用二陈汤，如风痰加白附子、皂角、竹沥；寒痰加干姜、细辛、五味子；热痰加黄芩、青黛、石膏；湿痰加苍术、白术；燥痰加天冬、寸冬、知母、川贝母；气痰加香附、枳壳、青皮；老痰加海浮石、青礞石，只要加减得当，均可收效。

第六节　活血法

一、适应范围

活血法即活血化瘀法，眼科临床应用很广，也是现代研究的一个热门课题，凡血瘀气滞所致的各种眼病，证见急慢性充血、组织内积血、血管栓塞、局部肿胀疼痛、陈旧性渗出和出血机化均可用活血法。本法是主治各种机械性外伤、视网膜血管病变、玻璃体混浊或积血、急性闭角性青光眼的首选治法，也是配伍选用治疗慢性结膜炎、角膜血管翳、浅层巩膜炎、急慢性虹膜睫状体炎、中央性浆液性视网膜脉络膜病变以及肿瘤的常用治法。可分为凉血活血药、养血活血药、止痛活血药、逐瘀活血药四大类。其中凉血活血药用于夹瘀夹热的眼病；止痛活血药用于眼部的各种痛证；养血活血药用于血虚有瘀的眼病；逐瘀活血药用于外伤、眼内积血或组织增殖久不消散者。但要注意病情的久长和体质的强弱，勿使过量伤害正气。月经过多者和孕妇禁用。眼底脉络阻塞，应配用少量芳香走窜之品。

二、常用药物

（一）凉血活血药

1. 刘寄奴：苦，温。破血通经，消胀止痛。配生地黄、赤芍、泽兰等治跌打损伤所致的目赤肿痛，眼外伤出血等；配香附、郁金等治妇女经行目赤、目痛、逆经、闭经目昏等。单味研末外用治眼外伤出血及烫伤。用量：10～15 g。

2. 毛冬青：辛、苦，寒。清热解毒，活血通脉。单用水煎服，或制成片剂口服，或制成注射剂肌内注射，治疗中央性浆液性视网膜脉络膜病变、葡萄膜炎、视神经萎缩、黄斑变性等眼病。用量：内服，煎剂60～120 g。

3. 紫草：甘，寒。凉血活血，解毒透疹。配连翘、牛蒡子治血热发斑兼目病；配板蓝根治眼部痘毒。单用治疗和预防麻疹目疾。用量：10～15 g。

4. 牡丹皮：苦、辛，微寒。清热凉血，活血散瘀。配栀子治血热妄行或热毒所致的眼病，配生地黄、连翘治血中有热所致的眼病。用量：6～12 g。

5. 赤芍：苦，微寒。凉血活血，消痈散肿。配牡丹皮治血热眼病；配红花治外伤眼病；配当归治妇女经行目赤痛。用量：6～12 g。

6. 茺蔚子：甘，微寒。凉血活血，清肝明目。配决明子、青葙子治肝热目赤肿痛或生翳膜；配蔓荆子治瞳神紧小。用量：5～10 g。

7. 红藤：苦，平。凉血活血，解毒消痈。配牡丹皮治血热夹瘀眼病；配泽兰治眼外伤肿痛。用量：10～15 g。

（二）养血活血药

1. 当归：甘、苦、辛，温。活血止痛，祛瘀消肿。配生地黄、赤芍治血热夹瘀所致的目赤肿痛，眼外伤出血等；配红花、黄芩、蒲公英等治胞睑痈肿、白睛红赤等。用量：10～15 g。

2. 丹参：苦，微寒。养血活血祛瘀。配定志丸治青少年近视；配生地黄治血热眼病；配红花治外伤眼病；单味制剂治眼内出血或血管栓塞。用量：10～15 g。

3. 红花：辛，温。养血活血，祛瘀止痛。配牡丹皮治血热眼病；配苏木治外伤眼病；配桃仁治视网膜血管栓塞及陈旧性出血。用量：5～10 g。

4. 鸡血藤：苦、微辛，温。养血活血，舒筋活络。配熟地黄治血虚目病；配羌活、独活治风湿目病；配黄芪治视神经萎缩。用量：10～15 g。

5. 川芎：辛，温。养血活血，行气止痛。配白芷治头风目病；配当归治血虚目病；配赤芍治眼外伤疼痛。用量：5～10 g。

6. 姜黄：苦、辛，温。养血活血，通络行气。配黄芪治重症肌无力；配鸡血藤治风湿目病。用量：5～10 g。

（三）止痛活血药

1. 三七：甘、微苦，温。止痛活血，消肿，止血。配红花治眼科外伤肿痛；配仙鹤草治眼内外出血；单味制剂治视网膜出血及玻璃体积血。用量：3～6 g。

2. 乳香：辛、苦，温。止痛，活血，消肿。配没药治眼部一切痛症；配红花治眼外伤疼痛；配皂角刺治眼部痈肿作痛。用量：5～10 g。

3. 王不留行：苦，平。止痛活血，调经消肿。配穿山甲治眼部痈肿疼痛；配当归、川芎治妇女目病。单用耳穴贴敷治青少年近视。用量：5～10 g。

4. 五灵脂：咸，温。止痛活血，通利血脉。配蒲黄治眼部血滞疼痛；配白芷治头风目痛；配益母草治妇女经行目痛。用量：5～10 g。

5. 没药：苦，平。止痛活血消肿。配乳香治眼部一切痛证；配五灵脂治眼外伤疼痛；配穿山甲治眼部痈肿作痛。用量：6～10 g。

6. 延胡索：辛、苦，温。止痛活血，行气通经。配乳香、没药治眼科各种痛证；配金铃子治心腹痛及目痛。用量：5～10 g。

7. 郁金：平、苦，凉。止痛活血，行气解郁。配香附治气滞血瘀眼胀眼痛，以及妇女目痛。用量：5～10 g。

（四）逐瘀活血药

1. 桃仁：苦，平。逐瘀活血，润燥滑肠。配红花治眼外伤肿痛及视网膜血管栓塞；配生四物汤治瘀血灌睛及血贯瞳神等症。用量：5～10 g。

2. 苏木：甘、咸，平。逐瘀活血，消肿止痛。配红花治眼外伤肿痛及妇女目病；配生四物汤治瘀血灌睛及血贯瞳神等。用量：5～10 g。

3. 泽兰：苦、辛，微温。逐瘀活血，通经行水。配红花治眼外伤肿痛及妇女目疾；配四苓散治眼内外水肿。用量：5～10 g。

4. 水蛭：咸、苦，平，有毒。逐瘀活血，散瘀通经。配地龙治视网膜血管栓塞；配当归治妇女经闭目病。用量：3～6 g。

5. 虻虫：苦，微寒，有毒。逐瘀活血，散结消瘀。配牡丹皮治眼外伤肿痛；配水蛭治视网膜血管栓塞。用量：3～6 g。

6. 土鳖虫：咸，寒，有毒。逐瘀活血，散结消瘀。配自然铜治眼部骨折损伤；配水蛭治眼底出血机化。用量：3～6 g。

7. 莪术：苦、辛，平。逐瘀活血，行气消积。配三棱治眼部肿痛及出血机化不消。用量：5～10 g。

8. 三棱：苦，平。逐瘀活血，行气消积。配莪术治眼部肿痛及出血机化不消。用量：5～10 g。

9. 穿山甲：咸，微寒。逐瘀活血，消肿排脓。配皂角刺治眼部痈疽肿毒。用量：5～10 g。

三、立法依据

活血的目的主要在于祛瘀。瘀，《说文》"积也"。这种治法早在《内经》就有论述，如《素问·调经论》说："寒独留，则血凝泣，凝则脉不通。"这是指风寒外袭，郁闭经络所致的血瘀证。《灵枢·痈疽》说："营卫稽留于经脉之中，则血泣而不行，不行则卫气从之而不通，壅遏而不得行，故热。"这是指营卫失调所致的血瘀化热证。《内经》所载 13 首方中，四乌贼骨一芦茹丸就是一个活血止血的祖方，方中芦茹即茜草。张仲景在《伤寒杂病论》中载有"瘀血""蓄血""干血"等血瘀病证，并论述了活血化瘀的治则和方药，所载的桃仁承气汤、温经汤、下瘀血汤、抵当汤或丸、桂枝茯苓丸、大黄䗪虫丸、鳖甲煎丸等均为当今临床常用的活血名方，其中有 5 首方用了虫类活血药。在活血药中，以虫类为上，在虫类活血药中，又以水蛭为上，虻虫、土鳖虫、蛴螬次之。

在本草学专著中，《神农本草经》收载活血行瘀药 30 多种，基本满足了临床需要。汉代以后不断补充，明代李时珍著《本草纲目》立瘀血篇，共收集活血散瘀的药已达 150 多种。清代王清任著《医林改错》，对活血化瘀论述很精，列举 50 多个血瘀病证，创立了以通窍活血汤、血府逐瘀汤为代表的 33 首活血化瘀方，对各种临床疑难杂病的治疗作出了贡献。

在眼科专著中，《秘传眼科龙木论》首次提出了"血灌瞳仁"等瘀血眼病，并列举了以止疼没药散（没药、麒麟竭、大黄、芒硝）为代表的活血止血方。《原机启微》所列的"血为邪胜凝而不行之病"，以及"为物所伤之病"，就是由热邪或外伤引起的眼科瘀血证，所录的川芎行经散和除风益损汤，就是他治疗这些血瘀证的经验良方。初查《审视瑶函》所载的108证，属于血瘀或与血瘀有关的病证，并在选方中选用了活血药的就有72证，其中所载的纯属血瘀证的有色似胭脂、瘀血灌睛、血灌瞳神等，所录退赤散、经效散、黑神散、宣明丸、坠血明目饮、加味四物汤等，又成为眼科临床常用的有效活血化瘀方，由此可见活血法在眼科临床运用之广。

《古今医统大全》对眼科运用活血法，曾用"行血为治目之纲"以统之，并提出"为今治者是以活血凉血为上策，而滋阴降火以收功，此善治目之大纲，因无所损，而必收十全之功。医者不可不审也"。《读书随笔》也从大内科的角度阐述了这个道理，倡导在补剂或寒凉剂中均可加活血药。所谓："每加行血药于补剂中，其效倍捷。行血之药如：红花、桃仁、茜草、归须、茺蔚子、三棱、莪术之属皆是也。""热病用凉药，须佐以活血之品，始不致有冰伏之虞，凡大寒大热病后，脉络之中必有推荡不尽之瘀血，若不驱除，新生之血不能流通，元气不能复，甚有传为劳损者。"

四、临证技巧

血是营养人体的重要物质，任何原因引起的血行不畅、瘀血内积都可导致眼红、肿胀、疼痛、视朦，都可用活血法治疗。在各种瘀血眼病中，外伤为最常见，处理原则是：初期以活血为主，中期以活血散瘀为主，后期主要根据体质强弱，疗效好坏，在活血散瘀的基础上加益气血、补肝肾的药以调理善后，促进视功能恢复。

对瘀血所致的出血性疾患处理的原则是：早期出血未止者，常在活血药中配用止血之药以防淤塞为患。后期体虚者常在活血药中辅以补血之品。对瘀血气滞所致的增殖性眼病，处理原则是：凡寒凝肿胀者，常在活血药中加温通之品，以促其消散，凡热极壅肿者，常在活血药中辅以凉血清热之品，以祛其邪热。

对于血瘀气滞所致的疼痛性眼病，处理原则是：外伤性疼痛常在活血散瘀药中加止痛的药或者选用有止痛功效的活血药；非外伤性疼痛又可分为两类：一类是炎性疼痛，一类是非炎性疼痛。前者常在凉血活血中加用清热解毒药；后者要详辨疼痛的性质、时间、轻重和牵连部位不同而配不同的药物。一般可用四物汤加减，如伴有眼睑瘙痒振跳、迎风流泪为夹风，可加羌活、防风；如伴眼睑水肿，喜热畏寒，冷泪长流为夹寒，可加细辛、川椒；如伴眼红畏光，流热泪为夹热，可加条芩、栀子、夏枯草；如伴睑缘湿烂不红而肿为夹湿，可加苍术、防己、姜皮；如夜间隐隐作痛，虚烦不寐，多伴有阴虚，可加女贞子、墨旱莲等滋阴药；日间隐隐作痛，时作时止，喜按多伴有气虚，可加黄芪、党参等补气药；痛如针刺，持续不止拒按为火邪较重，宜加黄连、黄柏、龙胆等泻火药；眼痛连及脑额为太阳受邪，可加羌活、藁本；前额痛连及目齿为少阳受邪，可加柴胡、蔓荆；眼先痛连及头脑痛者，眼病是本，应以治眼病为主，头脑先痛连及眼痛者，脑痛是本，应以治颅内病为主，并应及时转神经科检查确诊。所以临床既要根据病情的轻重缓急，又要注意兼证，以及病程的长短和体质的强弱，勿使过剂，伤害正气。活血剂孕妇禁用。

第七节　止血法

一、适应范围

止血法专用于眼科血证，凡胞睑瘀紫、白睛溢血、黑睛血翳（角膜血染）、瘀血灌睛、血灌瞳神、目衄、暴盲等眼病均可应用，本法是主治眼外伤出血、眼内眼外各种炎性出血、变性疾患和血管栓塞引起的眼底出血、玻璃体积血的首选方法。此法从不同方面在一定程度上可起消除炎性刺激、缩短出血时间、降低血管脆性、增强凝血机制等多方面的作用，对保护视力、挽救失明具有重要的临床意义。止血药可分为凉血止血药、活血止血药、补血止血药、收敛止血药四大类。其中凉血止血药用于血热妄行所致的各种出血；活血止血药用于外伤或血管栓塞所致的出血；收敛止血药应用范围较广，各种类型的出血均可选用，但要辨证审因，严密观察出血动向，采取有效措施尽快止血，血止后再分别采用活血化瘀、滋养明目的药物，促使病灶的吸收和视力的恢复。

二、常用药物

（一）凉血止血药

1. 生地黄：甘、苦，寒。凉血止血，养阴生津。配生蒲黄、墨旱莲、侧柏叶、藕节等，主治血热妄行所致的眼内外出血；配玄参、麦冬、玉竹、石斛等主治阴虚内热所致的白睛涩痛及干眼症等。用量：15～30 g。

2. 小蓟：甘，平。明目止血，和脾利水。单用或配白茅根治眼底出血或视网膜水肿；单用小蓟或配蒺藜子治目痛翳障青盲。用量：15～30 g。

3. 侧柏叶：苦、涩，微寒。凉血止血。单用或配仙鹤草治血热妄行，眼内外出血；配香附研末内服治翼状胬肉。用量：5～10 g。

4. 地榆：苦、酸，微寒。凉血止血。炒用配槐花治血热妄行，眼内外出血；单用研末外敷治眼部痈肿及烫伤。用量：10～15 g。

5. 白茅根：甘，寒。凉血止血，清热利尿。配仙鹤草治血热妄行眼内外出血；配赤小豆治眼内外水肿。用量：15～30 g。

6. 大蓟：甘，凉。凉血止血。配槐花治血热妄行，眼内外出血；单用内服外敷治眼部疫毒痈肿。用量：10～15 g。

7. 槐花：苦，寒。凉血止血。配地榆治血热妄行眼内外出血；配黄连治肝热头昏目赤。用量：10～15 g。

8. 茜草根：苦，寒。凉血止血。配地榆治血热妄行，眼内外出血；配香附治妇女目病。用量：5～10 g。

9. 藕节：涩，平。收敛止血，兼能化瘀。单用或配入止血药中治眼内外出血。用量：10～15 g。

10. 仙鹤草：苦，凉。凉血止血。单用或配白茅根治血热妄行，眼内外出血。用量：10～15 g。

（二）活血止血药

1. 益母草：辛、微苦，微寒。行血祛瘀，止血消肿。配白茅根、仙鹤草、侧柏叶等治眼内出血及水肿；配赤芍、牡丹皮等，主治妇女目疾或目赤。用量：10～15 g。

2. 血竭：甘、咸，平。活血止血，生肌定痛。研末内服或外用治眼外伤出血；配仙鹤草、侧柏叶治眼内外出血。用量：1～3 g。

3. 蒲黄：甘，平。活血止血。配五灵脂治眼部瘀血疼痛；配仙鹤草治眼内外出血；单用研末外用治眼外伤出血。用量：6～12 g。

4. 紫珠：苦，平。活血止血，除热解毒。单用或配白茅根治眼内外出血；配生地黄治血热妄行，眼内出血。用量：10～15 g。

（三）滋养止血药

1. 阿胶：甘，平。补血止血，滋阴润燥。配蒲黄、生地黄治眼部虚损出血；配炙甘草治心悸目暗；配生龟甲、鸡子黄治阴亏火炽，兼目病。用量：10～15 g。

2. 荠菜：甘，平。明目止血，和脾利水。单用或配白茅根治眼底出血或视网膜水肿；单用荠菜子或配蒺藜子治目痛翳障青盲。用量：15～30 g。

3. 墨旱莲：甘、酸，寒。滋阴止血，益肾明目。配白茅根治阴虚血热眼内出血；配女贞子治肝肾阴虚各种眼病。用量：10～15 g。

4. 花生衣：甘，平。养血止血。制成100%的注射液治眼内各种出血。亦可配墨旱莲内服。用量：10～15 g。

5. 冬虫夏草：甘，温。养血止血，益精化痰。单用或配墨旱莲治肺肾阴虚眼内出血。用量：5～10 g。

（四）收敛止血药

1. 海螵蛸：咸，微温。收敛止血，退翳明目。配仙鹤草治眼内外出血；配蒺藜治黑睛宿翳或蟹睛；单用制海螵蛸棒擦治沙眼。用量：5～10 g。

2. 白及：苦、甘、涩，微寒。收敛止血，消肿生肌。配入止血药中治眼内各种出血；配入解毒药中治眼部痈肿疮疡。用量：10～15 g。

3. 花蕊石：酸、涩，平。活血止血，化瘀消积。单用或配三七治眼内外出血，尤以前房或玻璃体积血久不消散为佳。用量：5～10 g。

4. 血余炭：苦，平。收敛止血，补阴利水。单用或配其他止血药治眼内外出血；配滑石治小便不利。用量：3～6 g。

5. 刺猬皮：苦，平。收敛止血，行瘀止痛。炒黄配海螵蛸治眼内外出血；配醋炒香附治蟹睛。用量：6～12 g。

6. 百草霜：甘，温。收敛止血。配白茅根、侧柏叶治眼内外出血；单用或外敷治眼外伤出血。用量：5～10 g。

7. 棕榈炭：苦、涩，平。收敛止血。配入止血药中治眼内外出血。用量：5～10 g。

三、立法依据

眼目出血病证，早在《内经》就有记载。如《素问·五常政大论》说："赫曦之纪，是谓蕃茂……血流，狂妄，目赤。"《素问·六元正纪大论》说："凡此少阴司天之政……血溢，血泄，衄嚏，目赤眦疡。""火郁之发……血溢流注，精液乃少，目赤心烦。"《素问·至真要大论》说："太阳司天，寒淫所胜……血泄，鼽衄，善悲，时眩仆。"《灵枢·热病》说："热病头痛，颞颥，目瘛脉痛，善衄。"血流、血溢、血泄、衄都是出血病证，出血在眼外即成目赤，在眼内因外不见证，只好从"目盲""目视眈眈"，"厥则目无所见"中探寻。如《素问·刺禁论》说："刺而中溜脉，不幸为盲。""刺眶上陷骨中脉，为漏为盲。""溜脉"是指与眼目相通的经脉，针刺不当导致眼内出血而成目盲。至于治法，《灵枢·刺节真邪》说："血而实者泻之。"可理解为出血病证中的实证，宜用泻火的方法治疗。《素问·标本病传论》说："先病而后逆者，治其本，先逆而后病者治其本。""逆"多指气血逆乱。出血病证属于"逆"的范围，出血病证从本治疗，已被后世临床列为常法。

明代张景岳对出血病证颇有研究，著有血证专论。虽未论及目衄，但所录止血用药之法对眼科临床颇有参考价值。他说："治血之药凡为君为臣，或宜专用，或宜兼用，病有浅深乃有轻重。其间参合之妙，固在乎人。而性用之殊当知其类。"其用药分类与现代眼科临床用药基本相符。

血证自古甚少专书，清代唐容川著《血证论》专论血证，条分缕析，辨别疑似，论证用药，颇有独到之处。书中列有目衄专章，主要从胃肝论治。他说："吾常观《审视瑶函》，外障目翳诸方共一百零，而用大黄者七十余方，可知泻阳明胃经之热是治目疾一大法门。治目衄者可以类推，凡白虎汤、甘露饮、玉女煎均治阳明方，医者审虚实先后而用之，罔不奏效。"又说："夫目属阳明经所属，而实肝所开之窍也，血又肝之所主，故治目衄肝经又为要务，地骨皮散（生地黄、当归、川芎、白芍、地骨皮）加柴胡、炒栀、益母草及丹栀逍遥散治之。"由此可见他治目衄的学术思想。

在眼科专著中，清代以前各书内容大体相同，局限于白睛溢血、瘀血灌睛、血灌瞳神等几种出血眼病，所选方剂缺乏创新，时至近代，随着眼底检查镜的广泛运用，对眼内出血的观察更为方便，临床研究也取得了突破性的进展，报道甚多，所出版的眼科专著也多论及目衄，并有一些有效的新方，多可供临床选用。

四、临证技巧

(一) 针对病因

治疗出血眼病的组方技巧,首先要针对病因。审其病因主要有六。一是外伤出血:眼球结构精细,组织脆弱,任何轻微的损伤均可使眼球的血管破裂而出血。早期应以凉血止血为主,中期应以活血化瘀为主,后期应以调补为主。二是炎性出血:眼内血管因炎性刺激,血里的成分破壁而出,"血热妄行"者属此。初期以凉血止血为主,佐以清热泻火之品,出血停止再酌情调治。三是变性出血:眼内组织因变性疾患使血管脆性增加,凝血机制不良而出血,"气不摄血"或"脾不统血"者属此。一般以补气摄血或补血止血为主。守方多服方可收效。四是血管硬化出血:眼内动脉硬化,血管壁变厚,脆性增加,血流量减少,可使网膜缺血,组织坏死出血。一般多有阳亢征象,常以滋阴潜阳、活血软坚为主,兼用止血之品。五是血管栓塞出血:眼内血管栓塞,血流无法通过,破壁外溢,常以活血化瘀为主,兼用抗凝开窍之品。六是压迫出血:多见于颅内占位性病变,常以泻脑降压为主,兼用软坚散结之品,此外还有原因不明者,常以调理为主,酌情兼治。病因是本,从本治疗,事半功倍。

(二) 分清主次、轻重、缓急

分主次就是抓主要矛盾,酌情处理次要矛盾。主证解决了,病势可衰其大半。君臣佐使,"君"药是主要的,其他药物是次要的,针对主证选好主药是组方的关键。分轻重就是药力、药量要与病证相符。轻症用轻剂,重证用重剂。在药味和分量上都应有所区别。病轻剂重、病重剂轻都会影响临床疗效。分缓急是决定从标治还是从本治的诊断依据。止血法从根本上说,还是属于一种治标措施,出血期间应以止血为主,出血停止后再分别改用活血化瘀、滋养明目、淡渗酸收的方药,以促进其病灶的吸收和视功能的恢复。急则治其标,缓则治其本。对缓证即慢性出血,从本治疗,具有两方面的意义:一是针对病因,消除病因;二是对从急转缓的要调补善后。要分清病位,出血病位有眼外与眼内之分,眼外出血较易吸收,对视功能影响小,易治疗,预后好;眼内出血不易吸收,对视功能影响甚大,在眼内出血病证中视网膜出血占首要地位,临证时要严密观察出血情况。如出血未止,应采取有力措施,尽快止血。因视网膜出血可渗入玻璃体内,形成玻璃体积血,玻璃体积血机化成条带,易牵拉视网膜,引起视网膜脱离。总之,吸收缓慢、并发症多、致盲率高是其病理特点,所以要严密观察,精心调治,力求必效之方,挽救失明之苦。

第八节 退翳法

一、适应范围

退翳法为眼科临床专用,对治疗角膜疾病具有重要的临床意义,凡角膜浸润、溃疡、水肿、瘢痕,以及各种原因引起的混浊均可选用。是治疗感染性角膜炎、角膜溃疡、沙眼性角膜血管翳、瘢痕性角膜混浊以及角膜结膜变性的首选方药,也是治疗各种角膜外伤的常用方药。角膜质地透明,是光线进入眼内的第一道窗口,翳是角膜混浊的总称,退翳的目的在于促使角膜混浊吸收,使之恢复透明,从而具有明目之功,故又称退翳明目法。退翳药可分为祛风退翳药、清热退翳药、滋养退翳药、其他退翳药四大类。其中祛风除翳、清热退翳药主要用治风寒、风热所致的星翳,可根据伴有证候酌加祛风清热解毒之品。滋养退翳药主要用治炎症消退,愈后结瘢或变性混浊者。收敛退翳药主要用治角膜穿孔、虹膜突出者。黑睛属肝,清肝、平肝、疏肝、补肝的药物均有退翳作用,为临床所常用。但要详细辨别翳的新老、虚实、动静、颜色、形态、伴有证候及其邪热来源,选用相应的药物配伍使用才能收效。

二、常用药物

（一）祛风退翳药

1. 白蒺藜：苦、辛，温。祛风退翳，明目止痒。配入祛风、清热的退翳药中，用治风热目翳；配入滋养的退翳药中，用治肝肾亏虚之目翳及调养善后；配地肤子、蝉蜕等治眼部过敏瘙痒。用量：12～15 g。

2. 蝉蜕：甘、寒。祛风退翳，透疹解痉。配木贼通治黑睛翳障；配牛蒡子治眼部风疹或带状疱疹，配全蝎治眼睑痉挛或偏视。用量：5～10 g。

3. 路边荆：涩、微苦，凉。祛风退翳，胜湿止痒。单用或配蔓荆治风热目赤目翳；烧灰为末或制成膏剂治角膜瘢痕。用量：15～30 g。

4. 蛇蜕：辛、微苦，平。祛风退翳，祛瘀止痛。配蝉蜕治黑睛翳障或胬肉攀睛；配地肤子治眼睑皮肤瘙痒。用量：3～5 g。

5. 木贼：甘、苦，平。祛风退翳，发汗解肌。配蝉蜕治黑睛翳障；配苍术治目昏多泪。用量：5～10 g。

（二）清热退翳药

1. 熊胆粉（各种动物胆可代）：苦，寒。平肝清心，明目退翳。单用内服或制成滴眼剂用治新老翳障；可配入祛风、清热、滋养的退翳药中，制成丸、散或胶囊，治疗各种翳障均有效，服用也方便。用量：0.5～1 g。

2. 菊花：甘、苦，微寒。清利头目，养肝明目，清热解毒。配桑叶治迎风流泪及风热眼病；配枸杞、肉苁蓉治冷泪长流；配枸杞、蒺藜治眼目昏眩。用量：10～15 g。

3. 秦皮：苦、涩，寒。清热退翳，燥湿明目。配蝉蜕、木贼治风热目翳；配黄连治眼暴赤肿痛；单用煎水洗眼或制成滴剂点眼治目赤生翳。用量：6～12 g。

4. 谷精草：甘，平。清热退翳，祛风明目。配生地黄、赤芍治目赤翳障；配荆芥、防风治风热目疾，肿痛羞明，翳膜遮睛等。用量：10～15 g。

5. 夜明砂：辛，寒。清热退翳，散血明目。配菊花、刺蒺藜治血热目翳；配石决明、猪肝治青盲雀目；配猪肝治内外障翳。用量：10～15 g。

6. 青葙子：苦，微寒。清热退翳，活血明目。配决明子、密蒙花治肝热所致目赤肿痛，目翳昏暗；配茺蔚子治瞳神紧小。用量：10～15 g。

7. 决明子：甘、苦、咸，微寒。降火明目。单用或配菊花治目赤多泪，配钩藤治肝阳上亢、双目昏暗。用量：10～15 g。

8. 望月砂：辛、寒。清热退翳，解毒杀虫。单用或配夜明砂治痘疹目翳或疳眼。用量：6～12 g。

（三）滋养退翳药

1. 枸杞子：甘、平。滋补肝肾，益精明目。配入滋养的退翳药中，用治虚劳精亏所致的目翳；配熟地黄、枣皮、肉苁蓉，治肝肾不足所致的目翳及头晕目眩；单用浸酒或配菊花冲泡当茶饮，治各种翳障之滋养善后。用量：10～15 g。

2. 生地黄：甘、苦，寒。养阴生津，凉血退翳。配入祛风、清热的退翳药中，可治风热目翳；配玄参、麦冬、石斛、蕤仁等主治阴虚内热所致的目翳；配入滋养的退翳药中，可治翳障调养善后。用量：15～30 g。

3. 沙苑子：甘，温。补益肝肾，明目退翳。配枸杞子、桑椹子治肝虚多泪之目翳；配菟丝子、覆盆子、肉苁蓉，治肾虚尿频之目翳；配入祛风、清热滋养的退翳药中，可治新老目翳及调养善后。用量：10～15 g。

4. 蕤仁：甘，寒。补肝退翳，祛风明目。配蝉蜕、木贼、谷精草等，主治翳膜遮睛；配枸杞子、菊花、肉苁蓉等，主治肝肾亏虚多泪之目翳；配黄连、蜂蜜、熊胆等制成膏剂点眼治目赤肿痛之目翳。

用量：6～12 g。

5. 珍珠粉：甘、咸，寒。养阴安神，退翳明目。单用内服或制成滴眼剂，可治新老翳障；配入祛风、清热、滋养的退翳药中，制成丸、散或胶囊，治疗各种翳障均有效，服用也方便。用量：0.5～1 g。

6. 密蒙花：甘，微寒。养肝退翳，清热明目。配入祛风、清热的退翳药中，用治风热目翳；配入滋养的退翳药中，用治新老翳膜及其调养善后。用量：10～15 g。

（四）其他退翳药

1. 五味子：酸，温。补益肺肾，收涩明目。配六味地黄丸治肺肾亏虚气喘目昏；配龙骨、牡蛎治遗精目翳及目暗；配醋炒香附、炒刺猬皮等治瞳神散大及蟹睛；单用或配酸枣仁、蕤仁，用治失眠健忘之目昏及目翳。用量：5～10 g。

2. 制炉甘石：甘，温。退翳明目，收湿除烂。是配制外用点洗眼药的药母，以此药为基础，加入一些祛风、清热、滋养的退翳药，制成点眼剂和洗眼剂，可广泛治疗新老翳膜或翳障，被历代医家称之为眼科圣药。用量：3～6 g。

3. 海螵蛸：咸，微温。除湿退翳，止血敛疮。配入祛风、清热的退翳药中，可用于风热目翳恢复期的善后处理；配五味子、凤凰衣、炒刺猬皮等，可治蟹睛，即角膜溃疡穿孔、虹膜突出者。用量：6～9 g。

4. 凤凰衣（鸡蛋中白皮）：淡，平。养阴敛翳，清肺消肿。配海螵蛸、醋炒香附、炒刺猬皮等治瞳神散大及蟹睛；配蝉蜕、蛇蜕等研末内服，或制成点眼粉剂治新老翳膜。用量：3～9 g。

5. 炒刺猬皮：苦，平。敛翳定痛，凉血消肿。配海螵蛸、醋炒香附、五味子、凤凰衣等治瞳神散大及蟹睛、翳障等。用量：6～9 g。

三、立法依据

《说文》说："翳，华盖也。"这是本义，是指羽毛做的华盖。从《山海经》"左手操翳"得到有力的佐证。后来又派生出许多引申义，如《杨子方语》说："翳，掩也。"《广雅》说："翳，障也。"《广韵》说："隐也，蔽也。"故凡遮蔽、隐藏、昏暗等物象都可用翳字。《内经》不但用了以上这些引申义，而且已作为一种眼病的命名出现，用翳形容物象的有多处。如《素问·本病论》说"雾翳埃胜""白埃翳雾"。《素问·五常政大论》说："埃郁昏翳。"《素问·六元正纪大论》说"大虚肿翳""黄黑昏翳""寒气数举，则霜雾翳"。分别形容尘土飞扬如烟如雾，遮天蔽日，天空昏暗等天地之象，用翳命名眼病的如《素问·本病论》"赤风瞳翳""赤风气肿翳"，分别指眼睛红肿，瞳神前面有翳或眼睛红肿生翳。这可能是以翳作眼病病名的最早记载。

在眼科专著中，《秘传眼科龙木论》曾把晶状体病和角膜病都用"翳"字来命名，如圆翳、冰翳、滑翳、涩翳、散翳、浮翳、沉翳、横翳、偃月翳、枣花翳、白翳黄心、黑水凝翳等都属于晶状体混浊，即白内障直观的病理形态变化。而钉翳根深，黑翳如珠，花翳白陷，冰瑕翳深，玉翳浮满，逆顺生翳，捶刺生翳，暴赤眼后急生翳，因他病后生翳等，则是指角膜的混浊病变。

翳为致盲的主要病变之一，历代眼科医家论述不少，但不系统，尤其是病理定位，直至清末还混淆不清，不利于指导现代眼科临床，应进一步研究整理。

四、临证技巧

关于翳的治法，《眼科秘诀》载有专论，倡导发散和调护，如说："翳者，血气津液凝而不行，结聚而成云翳，然必要明经络，方能应手，照羌活胜风汤引经加减用之。"又说："大凡眼中之翳，由肝肺而上升于目。庸医多用寒凉清火之药，将经络凝结，气血不得升降，非发散之剂，云翳不能开。"并强调："忌色欲，少言语，节饮食，止劳碌，慎起居，避风寒，闭目静养，回避人事，才能拨暗重明……尤须忌烟、酒、腥晕、葱蒜、煎炒、动火等物。"这些论述对临床颇有指导意义。《秘传眼科七十二症全书·

眼科撮要·药性》选录云翳要药 14 种。它们是青葙子、木贼、蒺藜、密蒙花、谷精草、夜明砂、石决明、草决明、蝉蜕、瞿麦、犀角、朴硝、人参、牛蒡子，并各论其性味、功效，可供临床组方参考。

在临床，可把退翳之法概括为抑、蜕、消、浸、收、发、补、调八字。即用清热泻火解毒的药以抑之；用虫蜕、蛇蜕等蜕化药以蜕之；佐以归芍桃红等养血活血药以消之；用生地黄、玄参、寸冬、天花粉等滋阴药以浸之；对角膜穿孔、虹膜突出或久不愈合的情况下，用五味子、醋炒香附、海螵蛸等收涩药以收之；对病程久无实邪，久治不收效者，用羌活、防风等辛散药以发之。《审视瑶函》载有"若遇此证，必食发物或用药发起，待觉昏肿红赤，再用点服愈矣"的治法，就是一种用辛燥食物或药物发起，使之充血，以促其混浊吸收的刺激疗法。对肝肾不足，气血亏虚的患者，在纯虚无邪的情况下，用补肝肾、益气血的药以补为主，兼用退翳之品，以利于退翳明目。对内分泌紊乱如妇女经期应时而发的目翳，用解郁理血的药以调之。在八字当中，应把"抑"字摆在前位，只有抑其邪势，才能防止其发展扩大和各种并发症的发生。

翳按病因可分为感染翳和非感染翳两类。感染翳在临床上始终占首要地位。因此只有在此基础上，详细辨别翳的老嫩、动静、部位、颜色、形态，伴有证候及其邪热来源，选用相应的药物和方剂内服，配合外点退翳的眼药，才能收到理想的效果。

第九节　理气解郁法

一、适应范围

理气法是通过协调机体内在的生理病理关系，以达防治疾病发生发展的根本治法。凡机体内在阴阳气血、脏腑经络失调所致的各种眼病均可选用。特别适用于证情错杂、矛盾交织的患者。是主治精神因素、内分泌功能紊乱、血管神经系统失控所致眼内外疾病的首选治法，也是治疗原因不明或久治无效的各种复杂眼病的常用方药。此法在一定程度上可调节神经体液和内分泌功能，改善机体内在的病理变化，恢复眼的各种生理功能。理气药可分为疏肝理气药、行气导滞药两大类。其中疏肝理气药用于郁怒伤肝、疏泄失职、肝气郁滞所致的眼病，夹热者酌加清热之品，夹瘀者酌加活血祛瘀之品；行气导滞药用于脾胃失调，气滞食积所致的眼病，如兼有肺气壅滞者酌加补肺化痰之品。理气药多属香燥苦温之品，气郁而兼有阴液亏损者应当慎用。气逆、气虚证候常见于临床，故降气与补气常结合使用。

二、常用药物

(一) 疏肝理气药

1. 香附：辛、微苦，平。理气解郁，调经止痛。配夏枯草、甘草等治目珠夜痛、头风睛痛等；配柴胡、当归、白芍、牡丹皮、栀子等治妇女经行目赤、赤痛等；配五味子治瞳神散大；配炒刺猬皮治蟹睛。用量：6～12 g。

2. 郁金：辛、苦，凉。行气解郁，凉血破瘀。配柴胡治肝郁眼胀及妇女目病；配石菖蒲治湿邪蒙蔽之目昏；配牡丹皮治血热妄行眼内外出血。用量：5～10 g。

3. 佛手：辛、苦、酸，温。理气化痰，健脾止痛。配香附子、白豆蔻治肝气不舒，脾气壅滞眼病；配法半夏治脾虚痰湿眼病。用量：5～10 g。

4. 柴胡：苦，微寒。疏风清热、疏肝解郁、升举清气。配黄芩治肝热目病；配白芍治肝郁目病，配龙胆治肝火目赤。用量：6～10 g。

5. 甘松：辛、甘，温。理气止痛，开郁醒脾。配香附治肝胃气滞眼病；配砂仁、丁香治脾胃虚寒眼病。用量：3～6 g。

6. 青皮：苦、平，温。疏肝破气，散积化滞。配柴胡治眼胀或目昏；配白芥子治痰郁目病。用量：3～6 g。

7. 九里香：辛，温。理气活血，祛风除湿。配郁金治气滞血瘀眼病；配细辛治风湿眼病。用量：10～15 g。

8. 川楝子：苦、寒，理气止痛，泻火杀虫。配延胡索治肝胃气滞眼胀眼痛。用量：6～12 g。

（二）行气导滞药

1. 枳实、枳壳：苦，微寒。破气行痰，散积消痞。配白术治水湿痰饮眼病；配大黄治阳明实热眼病；配干姜治寒湿脾困眼病；配厚朴、法半夏等治疳积上目等消化不良性眼病；配陈皮、香附治气郁所致的目赤肿痛、瞳孔散大等。二药性味、功用相同，但后者性味平和。用量：6～10 g。

2. 厚朴：辛、苦，温。下气除满，燥湿消痰。配陈皮、枳实等治一切寒湿壅滞肠胃及脾胃不和所致的白睛红赤、结节隆起、疼痛拒按、眼目昏花、云雾移睛等；配苍术治湿困中焦眼病；配杏仁或大黄治肺、大肠气实眼病。用量：6～10 g。

3. 槟榔：辛、苦，温。利气行水，消积杀虫。配木香治食积气滞眼病；单用制剂点眼或配夏枯草内服治绿风内障；配雷丸治眼寄生虫病。用量：10～15 g。

4. 乌药：辛，温。顺气散寒，降逆止痛。配槟榔治七情郁结眼病；配檀香治一切气逆寒郁眼病。用量：6～12 g。

5. 陈皮：辛、苦，温。理气健脾，燥湿化痰。配白术治脾气不和眼病；配茯苓、法半夏治痰饮痰湿眼病。用量：5～10 g。

6. 木香：辛、苦，温。行气止痛，散滞和胃。配砂仁治脾胃虚寒或食郁眼病；配郁金治肝郁气滞眼病。用量：5～10 g。

7. 檀香：辛，温。散寒理气，止痛开胃。配沉香、木香治一切气郁眼病；配砂仁治脾胃虚寒眼病。用量：3～6 g。

8. 沉香：辛、苦，温，降气温中，暖肾平喘。配乌药治七情郁结眼病；配附子治下元虚冷眼病。用量：3～5 g。

三、立法依据

"郁"作为中医病理名词，早见于秦以前的文献中，如《管子》说："忧郁生疾。"《吕氏春秋》说："恶之生也，精气郁也。"至《内经》问世，已较常用了，如《素问·六元正纪大论》和《素问·本病论》多处提到郁病及其治疗原则，明确提到"金郁""水郁""火郁""土郁""热郁""气郁"，并描述了其病机和临床表现。如说："其运热，其化暄暑郁燠，其变炎烈沸腾，其病热郁。""木郁之发……目不识人，善暴僵仆。""木郁达之，火郁发之，土郁夺之，金郁泄之，水郁折之。"并指出："必折其郁气。"同时强调调护，谓："食岁谷以全其真，避虚邪以安其正。"对郁的形成也多处提到，如："日久成郁""以久成郁""久而化郁""抑之成郁""伏之化郁"，谓："日久成郁即暴热乃至，赤风瞳翳。""已久成郁，即暴热乃生，赤风气肿翳。"又谓："伏之化郁，寒胜复热，赤风化疫，民病目赤，心烦、头痛目眩也。""伏之化郁，天清薄寒，运生白气，民病掉眩，手足直而不仁，两胁作痛，满目眩眩。"由此可见《内经》论郁病之广。

朱丹溪以治杂病而闻名，郁证是内科杂病中最常见的一种。《丹溪心法》说："气血冲和，百病不生，一有怫郁，百病生焉，故人身诸病，多生于郁……郁者，结聚而不得发越也，当升者不得升，当降者不得降，当变化者不得变化也，以为传化失常，六郁之病见矣。"他对郁证，不但在认识上，而且在实践上卓有建树。所述六郁的临床表现是：气郁为胸胁痛，脉沉而涩；湿郁为周身重痛或关节疼痛，遇阴雨即发，脉沉而细；热郁为瞀闷烦心，尿赤，脉沉而数；痰郁为动则喘息，脉沉而滑；血郁为四肢无力，便血，脉沉而芤；食郁则宿食积滞，嗳酸、腹胀，不思饮食。六郁以气郁为主，气机通畅则诸郁皆舒，痛闷可除。他治郁证创越鞠丸和六郁汤，其重点在于行气解郁。越鞠丸为治郁通剂，六郁汤由六方组成，治气郁用香附、苍术、川芎，治湿郁用白芷、苍术、川芎、茯苓，治痰郁用海浮石、香附、制南星、瓜蒌或海浮石、香附、苍术、川芎、栀子；治热郁用炒栀子、青黛、香附、苍术、川芎；治血郁用桃仁、红花、青黛、川芎、香附；治食郁用苍术、香附、山楂、神曲。有通剂，又有专剂，治郁之法比较全面。

明代医家王纶，继承朱丹溪治郁证的经验，并有深刻的体会，如在《明医杂著》中说："丹溪南生治病，不出乎气、血、痰，故用药之要有三，气用四君子汤，血用四物汤，痰用二陈汤。久病属郁，立治郁之方，曰越鞠丸。盖气、血、痰之病，多有兼郁者，有郁久而生病或久病而生郁，或误药杂乱而成郁，故余每用此方，治病时从郁法参之，气病兼郁，则用四君子汤加开郁药，血病、痰病皆然。"

张景岳对郁证又有所发挥。他说："凡五气之郁，则诸病皆有，此因病而郁也。至若情志之郁，则总由乎心，此因郁而病也。"他把五气之郁与情志之郁并列起来，并阐明了病与郁的关系，对临床很有指导意义。郁证是五气之郁与情志之郁的总称。凡六淫七情而致血滞、痰结、食积、火郁乃至脏腑不和而引起的种种疾病均属之，所以内容非常广泛，正如郑守谦所说："郁非一病之专名，乃百病之所由起也。"

四、临证技巧

朱丹溪的弟子王履对郁证作了高度的概括说："凡病之起，多由于郁。郁者滞而不通之义。"滞而不通再具体确切一点说就是阴阳气血脏腑经络失调的意思。因而眼科临床上有各种各样的郁证。眼与脏腑经络紧密相联，每一脏腑、每一经络的功能失调，都可在眼上产生病理反应。

按郁证的成因和表现从脏腑来辨证，有心郁、肝郁、脾郁、胃郁、肺郁、肾郁之分。气血是人体生命活动过程中所必需的物质和动力基础，在正常情况下，无处不在，无时不有；在病理情况下，可以是全身性的失调，也可以是局限性的失调，有的以气郁为主，有的以血郁为主，故有气郁、血郁之分。就整个郁证来说，气郁（功能失调）占首要地位，各脏腑的郁证都以气郁为主，全身性的气血失调往往与内分泌、神经调节功能紊乱有关，如妇女在月经期、妊娠期、产后期、绝经期所发生的各种眼病都属此范围。

经络是气血的通道，又是脏腑与体表器官发生联系的纽带，不但经络本身可以产生全身或局部性的功能失调，而且气血、脏腑郁证都与经络有关。局部性的经络失调在眼上的病理反应多为麻痹、痉挛掣痛，如面瘫、上睑下垂、麻痹性斜视属此类范围。营属血，卫属气，营行脉中，卫行脉外，营卫失调是一种特殊的气血失调，这种失调的典型症状是表虚多汗，麻木不仁，手足不温。

郁证有三个特点：一是矛盾交织，二是虚实互见，三是寒热错杂。故在治疗上不能纯补，也不能纯泻，不能纯清，也不能纯温，必须补泻兼施，清温并用。郁证从发展过程来看，有原发与继发之分。"久郁生病"者为原发性，以治郁为主；"久病生郁"者为继发性，应以治病为主。郁证虽然虚实互见，寒热错杂，但总有一方占主导地位，以虚为主的叫"虚郁"，应以补为主，以实为主的叫"实郁"，应以泻为主，以热为主的叫"热郁"，应以清为主；以寒为主的叫"寒郁"，应以温为主。在此基础上再结合气血、脏腑、经络辨证，解郁法的组方技巧也就在其中了。

第十节　滋阴潜阳法

一、适应范围

滋阴潜阳法是治疗阴虚肝阳上亢的方法。"潜"者，抑制也，"阳"者，亢进也，亢进有实性与虚性之分，本法主要用于虚性亢进性眼病。临床凡头目晕眩，头风损目，眉眼胀痛，胞轮振跳，目睛瞤动，辘轳转关，赤痛如邪，白睛涩痛，痛如针刺，羞明怕日，神水将枯，视瞻昏渺，云雾移睛，视定为动，萤星满目，神光自现等，兼见失眠、心悸、烦闷、面赤、震颤、痉挛、麻痹、脉弦舌红者均可选用。是主治心脑血管系统病变、神经系统病变、内分泌功能紊乱所致各种眼病的首选治法，也是治疗某些类型的中央性视网膜脉络膜炎、慢性虹膜睫状体炎、慢性开角性青光眼、慢性结膜炎、视力疲劳等多种眼病的常用方药。本法多配用滋阴药，故又称滋阴潜阳法。滋阴可以降火，同时也寓滋阴降火法在内。因名目繁多，故以潜阳统之。滋阴药可分为滋阴降火药、滋阴潜阳药、滋阴镇惊药、滋阴息风药四大类：具有镇惊安神、息风止痉的功效，主要通过重镇、潜降、缓痉而使惊定、风息、痉止。其中镇惊药用治心阳浮越、虚风内动，多为重镇之品，起镇静作用；息风药用治肝阳上亢、肝风内动，多为清热潜降之品，起息风止痉作用，一般多配伍滋阴药。血虚生风者宜慎用。

凡症见目微赤痛，眵泪稀薄，视物昏朦，兼有头目眩晕、失眠、心悸、烦闷、面赤、盗汗、口干舌燥或口舌生疮，脉细数或虚数，舌红而干者均可选用。其中滋阴降火药用于阴虚火旺之证，多为甘寒或苦寒之品，有滋降作用；滋阴潜阳药用于阴虚阳亢之证，多为重镇之品，起镇静作用，滋阴能降火，滋阴能潜阳，滋阴能熄风，所以降火、潜阳、熄风都离不开滋阴药，但滋阴药性寒质润，凡阳虚火衰有寒、脾虚便溏者不宜用。滋阴药可分为滋阴降火药、滋阴潜阳药两大类。用于胞轮振跳、风牵偏视、绿风内障、暴盲等眼病，或伴有心神不宁、躁动不安、头痛眩晕、高热惊厥抽搐的其他眼病。具有镇惊安神、熄风止痉的功效，主要通过重镇、潜降、缓痉而使惊定、风息、痉止。

【辨证施用】凡症见眼睑瘛疭，眼肌麻痹，视物昏朦或暴盲，偏正头痛或眩晕，或伴失眠、心悸、盗汗、梦遗、耳鸣，脉弦者均可选用，其中镇惊药用治心阳浮越、虚风内动，多为重镇之品，起镇静作用；息风药用治肝阳上亢，肝风内动，多为清热潜降之品，起息风止痉作用，一般多配伍滋阴药。血虚生风者宜慎用。镇惊息风药可分为镇惊药、息风药两大类。

二、常用药物

（一）滋阴降火药

1. 生地黄：甘、苦，寒。养阴生津，凉血退翳。配入祛风、清热的退翳药中，可用治风热目翳；配玄参、麦冬、石斛、蕤仁等主治阴虚内热所致的目翳；配入滋养的退翳药中，可用治翳障调养善后；用量：15～30 g。

2. 石膏：辛、甘，大寒。滋阴降火，除烦止渴。配麻黄治肺热眼病；配知母治阳明目病或黄液上冲；配玄参治眼部瘢疮或出血；火煅研末外用治眼部烫伤、湿疹。用量：15～60 g。

3. 麦冬：甘、苦，大寒。滋阴清热，润燥生津。配生地黄、玄参治热伤津液各种眼病；配天冬治肺肾虚热各种眼病；配人参、五味子治气阴两伤眼病。用量：10～15 g。

4. 知母：甘、苦，寒。滋阴降火，清热除烦。配石膏治阳明目病或黄液上冲；配黄柏治瞳神紧小或阴虚火旺眼病；配玄参、天花粉治消渴目昏。用量：6～12 g。

5. 天花粉：微苦，微寒，养阴清热润燥。配生地黄、麦冬治热伤津液各种眼病；配皂角刺治眼部疮毒疔肿；配大黄治阳明目病或黄液上冲。用量：10～15 g。

6. 女贞子：甘、苦，凉。养阴滋肾，养肝明目。配墨旱莲、桑椹治肝肾阴虚所致各种眼底病；配何首乌有抗眼部衰老及乌须明目之功。用量：10～15 g。

7. 玄参：甘、苦，寒。滋阴降火，解毒除烦。配生地黄治阴虚各种目病；配连翘、牛蒡子治咽喉肿痛兼目赤；配夏枯草治眼部结核。用量：15～30 g。

8. 石斛：甘，微寒。养阴清热，润燥生津。配生地黄、天花粉治热伤津液各种眼病；配女贞子、墨旱莲治肝肾阴虚各种眼病。用量：10～15 g。

9. 天冬：甘、苦，大寒。滋阴降火，清热润燥。配麦冬治阴虚各种眼病；配熟地黄、人参治气阴两虚各种眼病。用量：6～10 g。

10. 寒水石：辛、咸，大寒。滋阴降火，除烦止渴，配知母、黄柏治瞳神紧小；配青黛治眼部湿疹烫伤。用量：15～30 g。

11. 玉竹：甘，微寒。养阴润燥，生津止渴；配麦冬、沙参治肺燥热伤阴眼病；配白薇治阴虚内热目病。用量：10～15 g。

（二）滋阴潜阳药

1. 龟甲：咸，平。益肾健骨。配阿胶治热病后阴衰津竭眼病；配牛膝治脊髓病变眼病。用量：15～30 g。

2. 鳖甲：咸，平。滋阴潜阳，散结消癥。配龟甲、生地黄、熟地黄治阴虚眼病；配三棱、莪术治眼部肿瘤或结块不消。用量：15～20 g。

3. 石决明：咸，微寒。滋阴潜阳，清肝明目。配青葙子治阴虚肝阳上升，头目昏眩；配枸杞子治青盲、圆翳内障；配菊花治目赤羞明，翳膜遮睛。用量：15～30 g。

4. 珍珠母：咸，凉。滋阴潜阳，清肝止血。配女贞子、墨旱莲治肝阳上升，头目昏眩及耳鸣失聪；配白茅根治阴虚肝旺眼内出血；配枸杞子治青盲、圆翳内障等。用量：15～30 g。

（三）滋阴镇惊药

1. 朱砂：甘，微寒。镇惊安神，解毒明目。配磁石、神曲治圆翳内障早期；配黄连治心烦不眠兼目痛；配雄黄外用治眼部疮疡肿毒；配炉甘石外点治黑睛翳障。用量：0.5～1 g。外用随方配制。

2. 磁石：辛，寒。镇惊安神，潜阳纳气。配朱砂、神曲治圆翳内障早期；配石决明治肝阳上亢所致的头晕目眩及耳鸣；配女贞子、墨旱莲治肝肾阴虚目暗耳鸣。用量：15～30 g。

3. 琥珀：甘，平。镇惊安神，利水通淋。配天南星治湿痰眼病；配酸枣仁治失眠心悸目昏；配瞿麦、萹蓄治云雾移睛；配珍珠末外点治翳膜遮睛。用量：1.5～3 g。

4. 龙骨：甘、涩，平。镇惊安神，潜阳固涩。配牡蛎、赭石治肝阳上亢，头晕目眩；配酸枣仁治失眠心悸目昏；配山茱萸治遗精盗汗目昏。用量：15～20 g。

5. 龙齿：涩，凉。镇惊安神，除烦潜阳。配酸枣仁治失眠心悸目昏；配钩藤治胞轮振跳，辘轳转关等眼病。用量：10～15 g。

6. 牡蛎：咸，平，微寒。镇惊潜阳，软坚散结。配龙骨、赭石治肝阳上亢所致的头晕目眩失眠；配金樱子、沙苑子治遗精盗汗目昏。用量：10～30 g。

7. 赭石：寒。镇惊降逆，平肝止血。配龙骨、牡蛎治肝阳上亢、头晕目眩；配青黛治肝火上炎喘逆目昏；配旋覆花治呕恶目昏。用量：15～30 g。

（四）滋阴熄风药

1. 羚羊角：咸，寒。清热解毒。配钩藤治肝风内动眼病；配滋阴降火药治阴虚火旺各种眼病。用量：1～5 g。

2. 天麻：甘，微温，息风定惊，除晕止痛。配钩藤、石决明治肝阳上亢头风目暗；配法半夏、白术治痰湿目昏暗；配枸杞子、蒺藜治肝虚头痛及晕眩。用量：5～10 g。

3. 钩藤：甘，微寒。息风止痉，平肝清热。配天麻、石决明治肝阳上亢的头昏目暗；配白芍、僵蚕治小儿眨目或眼睑痉挛；配蒺藜、菊花治风热头痛目赤痛。用量：10～15 g。

4. 地龙：咸，寒。息风活络，清热利尿。配全蝎治眼睑痉挛有热象者；配水蛭治视网膜血管栓塞者；配桃仁、红花治口眼㖞斜及半身不遂。用量：6～12 g。

5. 僵蚕：辛，平。息风解痉，清热散结。配全蝎、白附子治面瘫或眼睑痉挛；配桑叶、菊花治风热头痛目痛；配桔梗、牛蒡子治风热咽痛目赤；配夏枯草治眼部结核。用量：6～12 g。

6. 全蝎：辛，平，有毒。息风止痉，消肿解毒。配僵蚕、白附子治面瘫及眼睑痉挛；配陈皮、白蔹治溢泪或脓漏眼；配栀子、七叶一枝花为膏治眼部诸疮肿毒。用量：3～6 g。

7. 蜈蚣：辛，温，有毒。息风止痉，解毒消肿。配僵蚕、白附子治面瘫及眼睑痉挛；配雄黄外用治眼部疮疡肿毒或恶疮。用量：3～6 g。

三、立法依据

"潜"，《尔雅·释名》说："深也。""阳"，《释名》说："丘高曰阳。"《周易·乾卦》说："阳气潜藏。"取原义而引申之，让偏亢上炎的病象得以抑制。这就是潜阳法的要义。《素问·阴阳应象大论》

说："阴胜则阳病，阳胜则阴病。"就是指阴阳偏亢所发生的病变；"阳胜则热，阴热则寒"，是指阴阳偏胜所发生的病理表象。"重阳必阴，重阴必阳"或"寒极生热，热极生寒"，是在一定条件下，阴阳寒热发生根本性的转化。"谨察阴阳所在而调之，以平为期"，是诊断和治疗的关键。

阴虚不能潜阳，就会形成阳亢。阴虚阳亢者必须补阴以潜阳，这就是"阳病治阴"之法，王冰称之"益水之主以制阳光"。《内经》对阳亢证的论述甚多，所论病机19种，"诸风掉眩，皆属于肝"，"诸暴强直，皆属于风"，是肝阳上亢引动内风的典型病证。"诸热瞀瘛，皆属于火"，是阴虚阳亢所致的以火热表现为主的诸多病证，因火热属阳，阳盛自然多火。其中属虚火上炎的不少，由阴虚阳亢引起的眼病亦散见字里行间，如《素问·生气通天论》："阳气者，烦劳则张，精绝，辟积于夏，使人煎厥，目盲不可以视。"《素问·解精微论》："厥则目无所见，夫人厥则阳气并于上，阴气并于下，阳并于上则火独光也。""夫一水不胜五火，故目眦盲。"《素问·标本病传论》："肝病头目眩。"《灵枢·五乱》说："乱于头，则为厥逆，头重眩仆。"《灵枢·终始》说："太阳之脉，其终也，戴眼，反折，瘛疭。""阳明终者，口目动作，善惊妄言。""少阳终者，耳聋，百节皆纵，目系绝。"此均属于眼科阳亢证的范围。《内经》的生铁落饮就是一个重镇潜阳的古方。生铁落即矿冶时锤落的铁屑，其气寒而质重，能潜阳除热开结，又能平木火之邪，所以能平气治怒狂。

阳亢证多属杂病范围。《金匮要略》专论杂病，如莫可名状的百合病，实际上就属于阴虚阳亢的范围，只是症状较轻而已。所选的百合知母汤、滑石代赭汤、百合鸡子汤、百合地黄汤、瓜蒌牡蛎汤等都是滋阴的方剂。所谓"见于阳者以阴法治之"，就是强调滋养其阴以平阳亢的意思。其他如风引汤、蜀漆散、桂枝加龙骨牡蛎汤、桂枝救逆汤等都用了重镇潜阳药。张仲景把外感热病由误治失治所致的阳亢证统称为坏病，所制桂枝甘草龙骨牡蛎汤、桂枝去芍药加蜀漆牡蛎龙骨救逆汤、柴胡加龙骨牡蛎汤、黄连阿胶汤、旋覆代赭汤、猪苓汤、芍药甘草汤等都佐用了重镇潜阳、滋阴潜阳、柔肝潜阳之品。《难经》称滋阴潜阳降火法为"泻南补北"或"泻火补水"。如《难经·七十五难》说："东方实，西方虚，泻南方补北方。""南方火，火者木之子也，北方水，水者木之母也，水胜火，子能令母实，母能令子虚，故泻火补水，欲令金不得平木也。"肝阳偏亢只有补水泻火，水胜火则火势退而木气衰。这就是母能令子虚的真正含义。所谓"虚"即其太过而使不亢之意，这为后世滋阴抑阳、补水降火提供了理论依据。

滋阴学派是从河间学派中派生出来的，最有代表性的医家是朱丹溪。他根据《内经》"阳道实，阴道虚"的原旨，倡"阳常有余，阴常不足"之论。所谓"阳有余"主要是指肝肾之中所存在的相火容易妄动，所谓"阴不足"主要是指肾所藏的阴精难成易亏，相火易于妄动，肾精之难于生长，这是人身中容易发生病变的关键。所以对邪火亢盛而阴精不足之证，惯用降火之法，常在补血药中加黄柏、知母，如大补阴丸、滋阴大补丸之类。他说"阴虚本难治，用四物汤加炒黄柏降火补阴，龟板补阴阳中至阴也"，"眼黑睛有翳，皆用黄柏、知母；眼睛痛，知母黄柏泻肾火，当归养阴水"，"目昏，属血少神劳肾虚也，宜养血补水安神以调之"，"眼疾所因，不过虚实二者而已，虚者眼目昏花，肾经真水之微也，实者眼目肿痛，肝经风热之甚也。实则散其风热，虚则滋其真阴，虚实相因则散热滋阴兼之"。这些论述对眼科临床治疗眼病，特别是阴虚火旺或兼夹风热的眼病颇具临床意义。

在眼科专著中，《秘传眼科龙木论》对滋阴潜阳、滋阴降火两法应用最广。治疗沉翳内障的空青丸（空青、五味子、车前子、细辛、防风、生地黄、知母、石决）就是一个典型的以重镇与滋阴相结合的潜阳剂，其中虽用防风、细辛，已属佐使之列，因防风通疗诸风，细辛通利九窍，久服均能明目。《审视瑶函》在继承前人经验的基础上有所发挥，如说："夫血化为真水，在脏腑而为津液，升于目而为膏汁，得之则真水足而光明，眼目无疾，失之则火邪盛而昏蒙，翳障即生。"又说："内则清心寡欲，外则惜视缄光。盖清心则火息，寡欲则水生，惜视则目不劳，缄光则膏常润，脏腑之疾不起，眼目之患则不生，何目疾之有哉？"这些记述对指导治疗和明目保睛均有重要意义。

四、临证技巧

阴阳是相对而存在的，自动调节而保持相对平衡的。失去一方，另一方就无法存在；一方太过，另一方则肯定不及。平衡破坏，疾病即生。阳太过多来自阴不足，所以阴虚阳亢往往相提并论。阴虚的产生，包括诱发和自发两大因素：高热、呕泻、失血、过食辛热食物和温燥药物，以及中毒均为诱发因素；脏腑本身的阴阳偏胜，调节功能紊乱，不能保持相对平衡和稳定为自发因素。从生理上讲，"头为诸阳之会"，是阳气最旺盛的地方，旺则易亢，过旺即亢。从病理上说，"目为火户"，"火性炎上"，眼位最高，诸般火邪最易上攻，灼铄真阴，阴虚则病。眼与脏腑紧密相联，五脏六腑之精气皆上注于目，从而精旺目明，但五脏六腑的浊气（病理产物）上移于目就会睛混视蒙。

脏腑之内又有阴阳，一脏之阳不足，可以引起一脏或多脏之阳偏亢；多脏之阴不足更可引起多脏之阳偏亢。所以各个脏腑都有自己的阳亢证；各个脏腑都可以在眼上出现阳亢的表现。但在眼科临床最多见的还是肝阳上亢证。因为肝为刚脏，阴本易亏，主要依靠肾水来涵养，肾阴不足是肝阳上亢的病理基础。《素问·至真要大论》说："诸风掉眩，皆属于肝。"阴虚、肝阳上亢又是产生内风的病理基础。阴虚有轻重之别，阳亢有缓急之分，不同的阳亢要施用不同的潜阳法才能收效。如轻者宜滋阴轻剂或平剂以固其根本，本固而阳亢自消，又宜用丸剂或守方多服以蓄其力，力蓄而功效自增。急重者宜滋阴重剂加重镇之品，其中急者则宜以重镇为主加滋阴之品。所谓"急者"是指肝风内动与心神烦乱而言。如不重镇，随时有发生"阴阳离决"的危险。

重用重镇之品能有效迅速潜镇其阳亢，平息其内风，安定其神志，寓有急则治标之意。待病情缓和，再细心调治，方可确保无虞。阴虚还有脏腑之分，阳亢亦有兼证之别。心阴虚者应以养心血为主，肝阴虚者应以滋肝阴为主，肾阴虚者应以补肾阴为主，至于兼证，内动者兼用息风之品，火旺者兼用降火之品，风热者兼用疏风散热之品，但总以滋阴为主。因为阴虚易阳亢，阴虚易火旺，阴虚阳亢易动内风，三者同源异流，滋阴可以抵制阳亢，可以降泄旺火，可以平息内风，各种潜阳法都离不开滋阴药，明白其理，使用就会更准确更广泛。

第十一节　补益气血法

一、适应范围

补益气血法在补法中占有重要地位。凡症见眼目昏花，头晕目眩，眼睑下垂，神珠自胀（视力疲劳），能近怯远，疳积上目，年老流泪，青盲，夜盲，色盲等，合并神疲乏力，心悸失眠，面色无华，动则气促，自汗，纳呆，便溏，脉细弱无力，舌质淡薄者，均可选用。是主治气血亏虚所致的各种眼病或眼科各种变性疾患的首选治法，也是治疗眼科各种慢性炎症、各种急性炎症恢复期或眼外伤恢复期的常用方药。补益气血药可分为补气药、补血药两大类。凡症见目光无神、视物昏朦、白睛微赤、干涩不舒，或翳障日久，塌陷难起，兼有倦怠无力，动则气促，食纳不振，自汗懒言，面色㿠白，大便溏泄，脉弱或虚大，舌质淡嫩无苔者为气虚眼病，应以补气为主，可选用补气药；血虚眼病，除眼部有贫血表现外，多兼有头昏、目眩、心悸、失眠、面色无华、脉细数或脉细涩、舌净质淡等，应以补血为主，可选用补血药。但邪气实者不能补，正虚有邪者宜先清后补或补泄兼施，以免补不得法或滥用补药。

二、常用药物

（一）补气药

1. 黄芪：甘，微温。补气升阳，固表止汗，解毒排脓。配人参治气虚目暗、视疲劳；配当归治血虚目暗目痛；配柴胡、升麻治气陷目暗，常欲垂闭；配穿山甲、皂角刺治眼部疮毒久不溃破，或溃久不敛；配牡蛎、浮小麦治诸虚自汗目昏。用量：15～30 g。

2. 人参：甘、微苦，微温。大补元气，益脾生津，宁神益智。单用大剂量治气虚亡血暴盲；配熟地黄治气血两亏所致的目昏或青盲；配黄芪、白术治气虚目昏或青盲；配蛤蚧、核桃治肺肾亏虚目暗；配生地黄、天花粉治消渴目昏。用量：5～10 g。

3. 甘草：甘，平。补脾益气，清热解毒，调和诸药。炙用配党参、白术治脾胃虚弱目昏；炙用配阿胶、生地黄治心悸目昏；配白芍治眼睑痉挛及黄斑水肿；生用配解毒药治眼部疮疡肿毒。用量：6～12 g。

4. 党参：甘，平。补气扶脾，润肺生津。配白术、茯苓、炙甘草治气虚目暗；配远志、石菖蒲、茯苓治能近怯远；配黄芪治气虚眼胞下垂或水肿。用量：10～15 g。

5. 山药：甘，平。益气扶脾，兼补肺肾。配人参、白术治脾胃虚弱，体倦目昏；配熟地黄治肺肾虚，头昏目暗；配生地黄、天花粉治消渴目昏暗。用量：15～30 g。

6. 白术：苦、甘，温。益气补脾，燥湿利水，固表止汗。配人参治脾胃虚弱，体倦目昏；配干姜治脾胃虚寒，泄泻目昏；配桂枝、茯苓治痰饮心悸目昏。用量：6～12 g。

7. 莲子：甘、涩，平。补脾益气，养心涩肠。配党参、白术治脾胃虚弱，泄泻目昏；配菟丝子、山药治多脏亏虚，目昏及病后体虚。用量：10～15 g。

8. 大枣：甘，温。补脾和胃，益气生津。配生姜治营卫不和；配党参、白术治脾胃虚弱，体倦目昏；配甘草、浮小麦治脏躁兼目病。用量：5～10 g。

9. 黄精：甘，平。益气补脾，润肺填精。配党参、黄芪治体弱目昏或病后虚损；配枸杞子、山药治多脏亏损目昏及病后体虚。用量：10～15 g。

（二）补血药

1. 白芍：苦、涩，微寒。养血敛阴，柔肝止痛，配熟地黄、当归、川芎治血虚目昏及妇女目病；配甘草治眼睑痉挛及黄斑水肿；配柴胡治肝气不和，眼胀目昏；配钩藤、羚羊角治肝阳上亢，头痛眩晕。用量：10～15 g。

2. 紫河车：甘、咸，温。补血益气，补肾益精。配熟地黄、何首乌治血虚目病诸证；配人参、黄芪治气虚目病诸证；配麦冬、五味子治肺虚目病诸证；配龟甲、生地黄治虚火上炎诸证。用量：6～12 g。

3. 何首乌：苦、涩，微温。补益精血，滋养肝肾。制用配熟地黄治阴虚血枯眼目昏花；制用配枸杞子、菟丝子治肝虚目暗；生何首乌配玄参、牡蛎治眼部结核；单用可治肠枯便秘及诸疮肿毒。用量：15～20 g。

4. 龙眼肉：甘，温。养血益脾，补心安神。配人参、黄芪、当归、酸枣仁治思虑太过、劳伤心脾，健忘惊悸兼目昏，以及脾不统血的眼内出血；单用蒸服或配白糖制膏，治病后体虚眩晕。用量：10～15 g。

5. 熟地黄：甘，微温。补血滋阴，益肾固精。配当归、白芍、川芎治血虚目昏及妇女目病；配淮山、山茱萸治肾阴亏损各种眼病；配花椒、生地黄治目昏多泪。用量：15～30 g。

6. 当归：甘、辛，温。补血和血，调经止痛。配熟地黄、川芎、白芍治血虚目昏及妇女目病；配乳香、没药治血滞或外伤眼痛；配黄芪治血虚头晕目昏。用量：10～15 g。

7. 阿胶：甘，平。补血止血，滋阴润燥。配蒲黄、生地黄治眼部虚损出血；配炙甘草治心悸目暗；配生龟甲、鸡子黄治阴亏火炽，兼目病。用量：10～15 g。

三、立法依据

气为构成宇宙万物的物质，泛指气味，特指空气。《易·乾》："同气相求。"《论衡》："天地之气万物自生。"《太极图说》："二气相感，化生万物。"血为构成人体的基本物质，是流动于人体的红色液体。《内经》把气广泛应用于医学各个领域，也包括眼目的生理病理，论述甚多。从生理上来说，如"肝气通于目，肝和则能辨五色矣""阳气出于目""目张则上行于头""人卧则血藏于肝，肝得血而能视"等。从病理上说，"久视伤血""气脱者目不明""冬刺经脉气血皆脱，令人目不明"等。从治则上说，如"五谷为养，五果为助，五畜为益，五菜为充，气味合而服之，以补精益气""不足补之""损者益之""劳者温之""下者举之"为眼科临床调补气血，提供了充足的理论依据。《太平圣惠方》说："眼带虽系于肝，明孔遍通五脏，脏气若乱，目患即生。诸脏即安，何辄有损。"又说："心气通而肝气和，眼无其疾，心气滞而肝气乏，目减其光。"提倡"养气存神安心惜视"，以保眼目的光华。李东垣论治眼病多从脾，力主益气升阳。他说："夫五脏六腑之精气，皆禀受于脾，上贯于目，脾者诸阴之首也，目者血脉之宗也，故脾虚则五脏之精气皆失所司，不能归明于目矣。"《东垣试效方》所载的冲和养胃汤、助阳活血汤、益气聪明汤、升阳柴胡汤、人参补胃汤、神效黄芪汤、补阳汤等为后世喜用的益气升阳名方，多创自李东垣之手。

遥承李东垣学术思想并在眼科上有突出贡献的倪维德著《原机启微》，所论18类眼病中，七情劳役饥饱之病，血为邪胜凝而不行之病，气为怒伤散而不聚之病，血气不行混而遂结之病，亡血过多之病等，多属气血病变或与气血有关的病变，除选录李东垣所创益气升阳的方剂外，还自创川芎行经散、防风散结汤、当归养营汤、除风益损汤等有名的调补气血之剂。

《证治准绳》与《审视瑶函》对眼目气血的生理病理论述更深。把眼中气血称为真气真血。所谓"真血者，即肝中升运于目，轻清之血，乃滋目经络之血也，此血非比肌肉间混浊易行之血，因其轻清上升于高而难得，故谓之真也，真气者，即经络上往来生用之气，乃先天真一发生之元阳也"。《审视瑶函》还指出："夫目之有血，为养目之源，冲和则有发生长养之功，而目不病，少有亏滞，目疾生矣。"并对气血辨证进行了总结，如"为怒伤睛，怒伤真气""气实则痛而燥闷，气虚则痛而恶寒""筋牵胞动者血虚风多""血少不润乎肌，故无风常作烂赤""气血虚损，则目疾昏花因之而起""血少视劳精气弱，则视瞻昏渺""血少精虚气血亏，每黑暗以昏蒙"等，为眼科临床论治提供了思路和方法。在各证的选方中，如阴虚邪风、胞轮振跳、干涩昏花、视正反斜、视赤反白、瞳神散大、神水将枯、高风内障、迎风流泪、暴盲等分别选用生熟地黄汤、当归活血饮、四物五子丸、复明汤、调气汤、调中益气汤、人参补胃汤、河间当归汤、柴胡参术汤等以调补气血为主之剂，对眼科临床颇有实用价值。《银海指南》不但对眼目与气血的生理病论述较深，而且进一步阐明了气与血的依赖关系。该书说："盖人有阴阳，即为气血，阳主气，故气全则神旺，阴主血，故血盛则形强""夫血生于心，统于脾，藏于肝，布于肺，泄于肾，灌溉一身，为七窍之灵，四肢之用，润颜色，充营卫，津液得以通行，二便得以调畅。然血为气化，亦能动气，故一气一血相为表里也""血润经络，泽脏腑，养筋骨，灵七窍，眼目所赖，亦惟斯而已"。书中还载气病、血病两篇专论。如强调气的作用时说："正以气之为用，无所不至，一有不调，无所不病，为虚为实，为寒为热，变态莫可名状，气有不调之处，即病根所在之处也。"气虚，中气下陷，清阳之气不升，浊阴之气不降，均属不调之列，这也是补气升阳之法所以常用的一大原因。

四、临证技巧

在中医学里，气血常用来说明人体内功能与物质两个方面。气代表功能，血代表物质。气虚证一般是指某些功能低下的病变，血虚证一般是指某些物质不足的病变。辩证唯物主义告诉我们：物质是第一性的，物质的存在决定物质的功能。气虚（功能低下）多来自血虚（物质不足）。因此在补益气血法中应该把补血摆在首位。

血虚可导致眼病多端，在外眼病中，如血虚生风，可致胞轮振跳，瘙痒无度；血不养筋，可致眼睑下垂，麻痹斜视；血虚生热，可致慢性充血和慢性溃疡。在内眼病中，各种慢性炎症和变性疾病，都与血虚有关。血虚包括两方面：一是血量不足，如全身贫血或眼部组织缺血，一是血质不纯或血中某些成分缺少，如某些遗传性眼病。应该看到气对血的反作用，血的生成和运行都离不开气，血虚又常与气虚有关，而且在一定条件下，气虚亦可导致血虚，所以补血常与补气结合，但也有单纯的气虚而血不虚者，或单纯的血虚而气不虚者等多种情况。临证时应根据不同的病因、不同的证型，施用不同的补法，即有的以补血为主，有的以补气为主，有的则只能补血不补气，或只补气不补血，这是气血纯虚证的治法。

还有一个很重要的问题，就是气血离不开脏腑。各个脏腑的盛衰直接或间接影响到气血，因此气血虚合并某一脏或多脏亏损者，临床比较常见，故兼补脏腑之剂不可缺，缺了就不能满足临床的需要。至于气血亏虚兼夹外邪的，则宜补泻兼施，不过此类方剂大都以补为主，否则就不属于此法范围了。

第十二节　培补肝肾法

一、适应范围

补肝肾法在眼科临床上运用极为广泛，受到古今眼科医家的高度重视。凡症见视瞻昏渺、干涩昏花、萤星满目、云雾移睛、飞蚊幻视、视物变形、视野缩小、翳膜遮睛、时流冷泪、能近怯远、能远怯近、青盲、暴盲、夜盲、色盲，伴有头昏耳鸣、腰痛遗精、失眠多梦、脉弦细或濡细等，不论外眼病或内眼病均可施用。是主治眼科各种变性疾患和视功能衰退的首选治法，也是治疗眼底各种炎症或炎症恢复期、早期老年性白内障和玻璃体混浊、慢性虹膜睫状体炎或角膜炎恢复期、单纯性开角性青光眼、视力疲劳和屈光不正、某些先天性眼病或体质虚弱引起的其他眼病的常用方药，是眼科最常用的补法。补益肝肾药可分为滋养肝肾药、温补肾阳药两大类。肝肾与眼的关系最密切。从眼科临床实践总结出来的五轮学说，把黑睛及瞳神包括眼底在内均划为肝肾在眼上的特定部位，所以多数眼病与肝肾有关，滋补肝肾成为一项具有特殊临床意义的措施，但肝肾阴虚与脾肾阳虚两者在治法上有很大差异，应详加辨别。温补肾阳的药性温燥，易动火劫阴，阴虚火旺者不宜用。

二、常用药物

（一）滋养肝肾药

1. 五味子：酸，温。补益肺肾，涩精明目。配六味地黄丸治肺肾亏虚气喘目昏；配龙骨、牡蛎治遗精多汗目昏；配醋炒香附治瞳神散大；单用或配酸枣仁治失眠、健忘目昏。用量：5～10 g。

2. 枸杞子：甘，平。滋补肝肾，益精明目。配黄精治虚劳精亏所致的目病；配熟地黄、山茱萸治肝肾不足头晕目眩；单用浸酒或配蒺藜、菊花治肝虚目暗多泪。用量：10～15 g。

3. 桑椹：甘，寒。滋补肝肾，补血益阴。配女贞子、墨旱莲治肝肾阴虚，眼目昏暗；配枸杞子、菟丝子治肝肾不足目昏多泪；单用或制膏治消渴目昏或阳亢晕眩。用量：10～15 g。

4. 山茱萸：酸、涩，微温。补益肝肾，涩精止汗。配熟地黄、淮山治肝肾亏虚头昏目暗；配补骨脂、杜仲治肝肾亏虚腰酸眩晕；配龙骨、牡蛎治遗精多汗目昏。用量：6～12 g。

5. 菟丝子：辛、甘，平。滋补肝肾，益固精髓。配枸杞子、桑椹治肝虚目昏暗；配山药、肉苁蓉治肾虚目暗；配茯苓、白术治脾肾两虚目昏目暗。用量：10～15 g。

6. 覆盆子：甘、酸，微温。滋补肝肾，固肾缩尿。配菟丝子、桑螵蛸治肾虚遗尿，尿频目暗。配枸杞子、五味子治肝肾两虚目昏暗。用量：10～15 g。

7. 楮实子：甘，寒。滋补肝肾，益气明目。配菟丝子、覆盆子、枸杞子治肝肾虚目昏暗。用量：15～20 g。

8. 沙苑子：甘，温。补益肝肾，固精明目。配枸杞子、桑椹治肝虚目昏多泪。用量：15～20 g。

（二）温补肾阳药

1. 附子：辛，热，有毒。温肾散寒，回阳补火，燥湿止痛。配干姜、人参治阳微欲绝之内科危证兼目病者；配肉桂、熟地黄治命门火衰、下元虚冷之目病或高风雀目；配桂枝、白术治风寒湿痹兼有目病者。用量：5～10 g。

2. 鹿茸：甘、咸，温。壮阳补肾，生精强骨。配六味地黄丸治足痿青盲；配阿胶、熟地黄治大失血昏暗；单用或配菟丝子、山药治肾虚腰痛目暗；制胶配龟甲治阴阳两虚目暗或青盲。用量：2～6 g。

3. 仙茅：平，热，有毒。温肾壮阳，祛寒除湿，配锁阳治肾阳不足，腰膝冷痛，头昏目暗；配淫羊藿治肾阳虚头昏目眩；单用或浸酒服治腰痛目暗多泪。用量：6～12 g。

4. 续断：苦，微温。补益肝肾，续筋止漏。配杜仲、桑寄生治肝肾不足之眼病兼腰膝酸痛；配骨碎补治眼眶骨折疼痛；配阿胶、艾叶治妇女崩漏兼眼病。用量：10～15 g。

5. 狗脊：苦、甘，温。温补肝肾，兼祛风湿。配杜仲、牛膝治肝肾不足之目病兼腰痛、膝痛、足软无力者；配独活、桑寄生治肝肾不足之目病兼夹风湿者。用量：6～12 g。

6. 补骨脂：辛、苦，大温。补肾壮阳，强筋健骨。配菟丝子、核桃仁治肾虚腰痛、遗精、尿频、目昏多泪；配肉豆蔻治脾肾虚寒泄泻兼目昏。用量：5～12 g。

7. 胡芦巴：苦，大温。温肾壮阳，散寒止痛。配补骨脂、淫羊藿治脾肾阳虚目昏多泪；配附子治命门火衰、寒凝气滞之目痛。用量：5～10 g。

8. 肉苁蓉：甘、咸，温。补肾壮阳，润肠通便。配枸杞子、菊花治肝肾虚目昏流泪；配杜仲、狗脊治肾虚目昏腰膝冷痛。用量：10～15 g。

9. 淫羊藿：辛、温。补肾壮阳，祛风除湿。配白术、茯苓治脾胃阳虚之黄斑水肿；配独活、桑寄生治风湿痹痛兼目昏。用量：6～12 g。

10. 巴戟天：辛、甘，微温。补肾壮阳，强筋健骨。配肉苁蓉、菟丝子治肾虚目昏多泪；配淫羊藿、腽肭脐治高风雀目。用量：6～12 g。

11. 腽肭脐：咸，热。温肾壮阳，益精补髓。单用浸酒服或配肉苁蓉、巴戟天、菟丝子治肾阳虚目昏多泪。用量：6～12 g。

12. 核桃仁：甘，温。补肾益气，敛肺定喘。配杜仲、补骨脂治肾虚腰痛兼目昏；配人参治肺虚久喘兼目昏。用量：10～30 g。

13. 骨碎补：苦，温。补肾健骨，续骨疗伤。单用或配续断治眼眶骨折，眉棱骨痛或耳鸣牙痛兼目昏。用量：5～10 g。

14. 锁阳：甘，温。温肾益精，润燥养精。配桂枝汤治阳虚眼睑下垂；配熟地黄、龟甲治目暗。用量：10～15 g。

15. 杜仲：甘，温。温补肝肾，兼壮筋骨；配枸杞子、熟地黄治肝肾不足之目病夹风湿者。用量：10～15 g。

三、立法依据

肝肾在五脏之中、在人体生理病理之中均居重要地位。肝性刚强，喜条达疏泄，藏血，主谋虑，主筋、爪甲。《素问·灵兰秘典论》称此为将军之官。肾既寓水火，又阴阳互根相济，藏精出下窍，主水，分清浊。《素问·灵兰秘典论》称此为作强之官。对于两者的特殊生理功能，《内经》有多篇论述。有关两者的病理变化，《内经》亦有精辟的见解。若以两者与眼目的关系而言，可以说生理病理，兼收并蓄。《内经》论眼目与脏腑生理涉及肝肾的，如"肝主目""肝主泪""肝为泪""肝开窍于目""肝气通于目""骨之精为瞳子，筋之精为黑眼""瞳子黑眼法于阴"等。论眼目与脏腑病理涉及肝肾的，如"肝病头目眩""虚则目䀮䀮无所见""五十岁肝气始衰，肝叶始薄，胆汁始灭，目始不明""髓海不足，则脑转耳鸣，胫酸眩冒，目无所见"等。至于在运气病变，阴阳病变，经络病变，气血病变，其他病变，论述眼目病理的涉及肝肾的也很多。由此可见，肝肾与眼目在病理上的多样性和复杂性。对于肝肾生理病理的认识，唐宋以后不断补充，日趋完善。至金元时代，随着学术的不断争鸣，学派随之出现。其中以张元素为代表的易水学派，对此作出了卓越的贡献。张元素的功绩主要有二：一是创立了从脏腑寒热虚实辨证的病机学说，对肝肾的生理病理作了系统的论述；二是创立了药物归经学说。他在临证遣药时，发现各药物均有所长，于是取各药之长，使之各归其经，力专用宏，疗效卓著。至今这两种学说仍有极大的临床意义。

至明代，遥承易水学派并对肝肾生理病理认识作出贡献的有薛己、张景岳、赵献可等著名医家。薛己著《内科摘要》，收病案 202 个，涉及肝肾病变的 126 案。在薛己的医案中，六味地黄丸、八味地黄丸都是习用之剂，尤其是补中益气汤与地黄丸合用更为常见。

明代医家张景岳，倡"阳非有余，阴常不足"之论，认为阴不能没有阳，无气便不能生形，阳不能没有阴，无形便不能载气，所以物生于阳而成于阴，故阴阳之气不能有所偏，不偏则气和而生，偏则气乖而死。这里所说的阴阳主要是指肾中真阴和元阳，统称命门。命门居两肾之中，而兼寓水火，为性命之本。精藏于此，是为阴中之水，气化于此，是为阴中之火。真阴本无有余，其病多不足，阴胜于下者原非阴盛，而是命门之火衰；阳胜于标者，原非阳盛，而是命门之水亏。水亏其源，则阴虚之病迭出；火衰其本，则阳虚之证丛生。左归丸与左归饮就是他所创培阴的两个代表方剂，前者培左肾之阴，后者壮命门之真水。右归丸、右归饮是他所创扶阳的两个代表方剂，前者扶右肾之元阳，后者治命门阳衰阴胜。这些代表方剂均由六味或八味地黄丸减茯苓、泽泻加相应的药物而成。为什么要减去茯苓、泽泻，他说："真阴既虚，则不宜再泄，二方均用茯苓、泽泻，渗利太过，即仲景《金匮》亦为利水而论，虽曰于大剂之中加此何害？然未免减去补力，而奏工为难矣。"

　　明代赵献可阐发薛己之学，独重于肾水命火。他说："火之有余，缘真水之不足也，毫不敢去火，只补水以配火，壮水之主以镇阳光，火之不足，因见水之有余也，亦不必泻火，就于水中补火，益火之源以消阴翳。"他认为六味丸是壮水的方剂，凡肾水虚而不足以制火者，非此方无以济水，八味丸是益火之剂，凡命门火衰不足以化火者，非此方便无以济火。并对上述两方的应用，作了十分广泛的发挥。清代高鼓峰在临证上非常重视五脏生克关系，并制订出诊疗简纲，推出各脏主以五方，以25方概括五脏诸病，其中尤重于养肾，对肝病五方中的七味饮（即六味丸加肉桂）、滋肾生肝饮（六味丸加柴胡、当归、五味子、白术、甘草），肾病五方中的六味饮（即六味丸）、疏肝益肾汤（即六味丸加柴胡、白芍）、八味丸、右归饮、左归饮以及滋阴肾气丸（即六味丸去山茱萸加生地黄、柴胡、当归）、益阴肾气丸（六味丸加五味、当归、生地黄）、抑阴地黄丸（六味丸加柴胡、生地黄、五味子）等临床应用大加阐发，起到很好的推介作用，对当今眼科临床仍有很大的影响。

　　在眼科专著中，内障眼病从肝肾论治已成为传统。如《秘传眼科龙木论》治冰翳、涩翳、横翳、绿风等内障均主还睛丸；治滑翳、散翳内障主补肝汤；治黑风、雷头风、五风变内障分别主以补肾丸、磁石丸、通明补肾丸；治高风雀目、肝虚目暗内障均主补肝散或山药丸。这些方剂从组合的具体内容看，有一个显著的特点，即从肝肾论治，以补为主，补泻兼施。在《原机启微》所总结的18类眼病中，阳衰不能抗阴之病，阴弱不能配阳之病，强阳抟实阴之病，也多从肝肾论治，并明确指出："肾主骨，骨之精为神水，故肝木不平，内夹心火，火炎不制，神水受伤，上为内障。"

　　《审视瑶函》集明代以前眼科学术之大成，对水火阴阳的认识又有所深化。如"火衰则有昏暗之患，火盛则有焚灼之殃""水衰则有火盛燥暴之患，水竭则有目轮大小之疾，耗涩则有昏渺之危""黑花茫茫肾气虚，冷泪纷纷肾精弱""且人未有不亏肾者，夫肾属水，水上升，火下降，是为水火既济"。这些论述，充分说明重视肝肾的学术思想。本书卷五载内障34证，选内服方65首，其中补肝肾之剂35首，如龟鹿二仙膏、六味地黄丸、明目地黄丸、加减八味丸、三仁五子丸、四物五子丸、加减驻景丸、加味坎离丸、滋阴地黄丸、补水宁神汤等都是古今常用名方。其他卷中，也载有不少专补或兼补肝肾之剂，如菊睛丸、槐子丸、开明丸等。《一草亭目科全书》是一本眼科临证小手册，把眼病分为外障、内障两大类，对内障的成因，宗朱丹溪之说，概为"血少、神劳、肾虚"6字，共选方18首，首选的3首方剂都是补肝肾的，如加减地黄丸、八味地黄丸、还少丹。

　　黄庭镜把张景岳的学术思想成功地引入到眼科领域，所著《目经大成》仿张景岳的"补、和、攻、散、寒、热、固、因"八阵形式，增易为眼科八阵，其中补阵中补肝肾的有19方，除以前医书所载的外，还创制了全真散、左右合归丸、都气益阴丸、全真一气汤、平气和衷汤等新方。固阵专补或兼补肝肾的有5方，其中秘真丸、二气左归丸、金锁固元丸、加减巩堤丸也是新创的。他善于继承前人的学术经验，结合眼科的临床实践，而加以发挥和创新。如在左右合归丸评注时说："乃用地黄、枣皮、枸杞、当归、牛膝、龟板味厚质润之品，以滋左肾元阴；山药、菟丝子、杜仲、附子、肉桂、鹿茸等甘平辛温之品，以培右肾元阳。阴阳足则精血潜充，神气倍旺，是谓两肾在位。两肾在位则水火有所归矣，故曰左右合归。"在二气左归丸的评注时说："泪之化液也源于肾，泪之成水也由于肝。肝窍不密，虚风内作，无时泣出，法宜肝肾同治。"由此可见，在历代著名的眼科医家中，黄庭镜可称得上是善补肝肾的一代宗师。

四、临证技巧

补肝肾的组方技巧，是以正确的识病辨证为基础的。如单纯的肝虚应以补肝为主，单纯的肾虚应以补肾为主，但均应参合眼部证候，配用相应的药物。肾虚要分阴阳，肾阴虚应以补肾阴为主，肾阳虚应以补肾阳为主，肝肾俱虚应肝肾同补，如合并心肺脾或气血亏虚，必须选用兼补之剂。其次根据亏损的程度，如程度轻者选用轻补剂，程度重者选用重补剂，介于两者之间选用平补剂，肝虚较重者偏于补肝，肾虚较重者偏于补肾。临证时要注意追踪观察。根据病情的变化，随时调整组方选药的轻重主次。再次根据兼夹之症补泻兼施。一般说来虚中夹实者以补为主，实中夹虚者以泻为主或先泻后补。正如《审视瑶函》所说："先攻其邪气，而后补其正气，斯无助邪害正之弊。"因此在组方选药的技巧上就有平补、偏补、兼补、补泻兼施、先泻后补等不同。

肝肾居下，脾胃居中，心肺居上，根据上下沟通、脏腑相关的道理，肝肾的亏虚可向上累及脾胃和心肺，脾胃心肺的病也可向下累及肝肾。同时一脏多病，可以产生连锁反应，引起一系列病理变化，所以兼补之剂比较常用。"邪之所凑，其气必虚"，肝肾亏虚则外邪易侵，眼科临床虚实互见的病例不少，所以补泻兼施之剂也常用。肝肾与眼的关系最为密切，从眼科临床抽象出来的五轮学说，把眼球前部、眼球内容物和眼底划分为肝肾的生理病理区。这些区域在整个眼睛的生理病理中，都居于首要地位，所以大多数眼病与肝肾有关，应对其中的虚证投以补剂。

第十三节　药物外治法

一、适应范围

药物外治法在药物治疗中占有重要的位置，凡眼球外部红赤、肿胀、疼痛、瘙痒、湿烂、翳膜、眵泪胶结以及各种外伤均可应用，是治疗眼球外部各科炎症、翳膜、眼外伤，配合药物内服的首选治法，也是治疗眼球外部或头颞部疼痛的常用方法。这种治法直接作用于局部，在一定程度上可收五退五止，即退红、退热、退肿、退翳、退膜和止痛、止痒、止泪、止血、止烂的功效，从而提高疗效，缩短病程。对治疗眼球外部的病来说，内外兼治更易收效。

二、常用药物

眼科外用药包括麝香、冰片、珍珠、珊瑚、玛瑙、石燕、石蟹、明矾、硼砂、青盐、空青、铜绿等。

1. 珍珠：甘、咸，寒。退翳明目，清肝愈疮。配熊胆、冰片治黑睛翳障；配冰片制成滴眼液治干涩昏花，不能久视及圆翳内障早期；单用研末内服有镇心定惊明目之功。用量：外用随剂量配，内服1~3 g。

2. 珊瑚：甘，平。去翳明目，安神镇惊。配珍珠、石蜜为极细末点眼治黑睛翳障；配琥珀、珍珠为末内服治心神昏冒或怔忡烦乱。用量：外用随剂量配用。内服0.5~1 g。

3. 石蟹：咸，寒。清肝明目，消肿解毒。配石燕、珍珠研末外点治眼生翳障；配石燕、刺猬皮内服治蟹睛；配补肝肾药治青盲。用量：外用随剂量配用，内服5~10 g。

4. 青盐：咸，寒。清火解毒，凉血明目。单用少许点眼，治目中浮翳遮睛；单用少许每日刷牙漱口或水溶化洗眼明目坚齿；炒热布包熨眼治眼部疼痛。用量：随剂配量。

5. 麝香：辛，温。通窍辟秽，活血散结。配珍珠、熊胆治黑睛翳障；单用内服或配水蛭、三七治视网膜血管栓塞。用量：外用随剂配量，内服0.1~0.3 g。

6. 铜绿：酸涩、平，有毒。退翳祛腐，敛疮止泪。单用或配细墨水溶化点眼治目翳多泪；单用水调涂碗底以艾熏干刮下外涂，治风弦赤烂。用量：随剂配量。

7. 空青：甘，寒，有小毒。明目去翳，利窍通脉。配蕤仁、冰片治目赤痛、翳膜遮睛；配入内服药治青盲雀目。用量：外用随剂配量，内服 0.5～1 g。

8. 石燕：咸，凉。退翳明目，清热除湿。单用水磨或配石蟹为末点眼治眼生翳障；配刺猬皮、五味子内服治蟹睛不收。用量：随剂配量，内服 5～10 g。

9. 明矾：酸，寒。收敛燥湿，止痒解毒。配生石膏研末鸡蛋白调敷治眼红肿痛；单用水溶化洗眼治目痒或湿烂。用量：随剂配量。

10. 冰片：辛、苦，微寒。芳香开窍，散热止痛。配清热药治目赤痛生翳；配退翳药治黑睛翳障。用量：随剂量配用，1～3 g。

11. 硼砂：甘、咸，凉。解毒防腐。配入点眼剂中治目赤肿痛或眼睑皮肤溃烂。用量：随剂配量。

12. 玛瑙：辛，寒。退翳明目。配珊瑚为末点眼治眼生翳障。用量：随剂配量。

三、立法依据

药物外治的历史极为悠久，《内经》所载 13 个古方中，马膏膏法和寒痹熨法都是药物外治法，分别载于《灵枢·经筋》和《灵枢·寿夭刚柔》。外用中药治疗眼病，当首推《中藏经》与《华佗神医秘传》。前者载有眼科外用方 3 个，选用的药物有乳香、硇砂、麝香、当归、黄连、白矾、青盐、蜂蜜等，主治的眼病有眼生翳膜、胬肉、赤脉及冷热泪下等。后者载眼脓、针眼、翳障、眼痒、倒睫、眼珠脱出或缩入、外伤、异物入目等。这两书虽然成书年代不详，但一般认为均在隋唐之前，或为华佗弟子依华佗遗意撰录，并屡经后人增补而成。其次是晋代葛洪所著《肘后备急方》，共载眼科外治方 17 首。唐代孙思邈所著《备急千金要方》，共载眼科外治方 59 首，所用剂型非常齐全，计有散剂、膏剂、滴剂、熏剂、洗剂、敷剂、枕剂及热熨剂等，并提出眼药要过筛的问题。《太平圣惠方》载眼科外治方 231 首之多，其中点眼剂 178 个，洗眼剂 27 个，除《备急千金要方》已载的各种剂型外，还增加了摩顶剂、吹鼻剂、塞鼻剂，所列的 41 类眼病，前列内服方，后列外治方，充分体现了内外兼治的特点，书中许多外治方，如黄连膏、龙脑膏、蕤仁膏、黄牛胆煎、秦皮洗眼汤等均为后世的眼科专著所选载。《圣济总录》是继《太平圣惠方》的又一本大型的方书，《证治准绳》是一部学术成就很高的大型综合医书，均收列了大量眼科外用药方，并介绍了点眼药用的铜箸、银箸，盛眼药用的小瓷瓶等方法和器具。在现存最早的眼科专著中，《龙树菩萨眼论》和《秘传眼科龙木论》均收载了较多的眼科外治法内容，前者共收载外治 13 首，其中点眼方 7 首，洗眼方 4 首，后者在"七十二证方论"中，就收载了外治方 22 首，其中点眼方 16 首，涂擦方 4 首，可见当时的外治法，重视点洗和涂擦。《秘传眼科龙木论》还对外用药物的性味主治、炮制、研磨、过筛及点药方法均叙述颇详，如在"诸方辨论药法"中，首列眼科外治法，常用的矿物药有空青、朱砂、戎盐、腻粉、石蟹、玛瑙等 25 种，并对其性味主治作了介绍。在其他卷次中，对炼蜜法配制眼膏，用蜡、脂、水银、雄黄、朱砂等赋形剂和有毒之品作了说明，同时指出杏仁、蕤仁应泡湿去皮尖用。在"点眼药诀"中明确指出："凡点眼之药多用脑、麝之类，通人关窍毛孔，而致引惹风邪，点眼之时宜向密室端坐，然后用铜箸点少许药放入眼内，点毕，以两手对按鱼尾二穴，次合眼良久。候血脉稍定，渐渐放开。"并认为"若是夜卧用药，则不拘此法"。因时制宜，这是点药上的辨证法。

在众多的眼科专著中，论述外治内容最多，叙述最精的是《审视瑶函》。如在"点眼之各有不同问答论"中，对点药、服药均有阐述："内疾已成，外症若无，不必点之，点无益，惟以服药内治为主。若外有红丝赤脉，如系初发，不过微邪，邪退之后又为余邪，点固可消，服药夹攻犹愈。倘内疾始发，而不服药内治，只泥外点者，不惟徒点无益，恐反激发其邪，必生变证之害。若内疾既成，外症又见，必须内外并治，故宜点服俱行。"在"用片脑得效后宜少用无用论"中说："片脑之功，只能散赤劫火，润涩止痛，其害则耗散阳气，而昏渺不明，凝结膏汁而为白障难除。"因此用片脑得效后主张少用或不用。这些见解符合临床，可作为运用冰片时的参考。在"点眼药法"中说："凡治目点眼药，必按时候，每日须过巳至午时始点，盖人之阴阳，与天地同，子后一阳生，午后一阴生。正是阳生之际，火亦生焉，若点药犯之，则火热难遏。午后属阴，方宜点药。若点或散或锭。用犀簪骨簪。如锭膏必蘸水乳磨化，如散则干挑，俱先宜少点些微，若目受药，再略多些无妨……要使医者轻手，徐徐对病投药，令患者闭目仰面，久坐不动，切戒妄想多言，轻则可点二三次，重则点三四次，每次必用簪拨净药渣。"这对点眼药的时间、工具、方法、次数和注意事项，都阐述得很清楚。全书共选外治方72首，其剂型包括点眼、敷眼、嗜鼻、吹耳、摩顶、药枕、贴太阳穴等。此外，还对炮制炉甘石、取汞粉、制硇砂、取灵砒等作了详细论述。以制炉甘石为例，对煅炉甘石的盛具、火候、时间、程度均有规定，如煅后需用童便反复淬之，最后以18味药组成的三黄汤煮淬。这样，既有利于加工粉碎，又加强了药性药效，堪称精湛的炮制工艺。

其他眼科专著还有《异授眼科》《目经大成》《眼科阐微》，此三书对外治法的贡献比较突出。《异授眼科》对外用药物的性味、炮制法、研药法、配眼膏法、点药法等作了系统论述，如叙述了炉甘石、白丁香、石蟹、铜青等25味常用药物的功用和主治，介绍了珍珠、玛瑙等35味药物的炮制方法及部分药物的研磨经验。在"煎膏法"中指出："凡用膏子，不拘官料、草药，必洗净切细，或煎汁，或捣汁，皆要澄滤浊脚为是。取上面清者，入罐煎熬，十去七分，将三分存下，方入薄磁器内，隔水炖厚，下芦荟末收干，要老要嫩，但任所宜。"在《合药法》中指出："务将各药料预先研细，称定包好，煎定膏子，各用器盛定，无一不备，方将各末子称准，并立一处，重筛去粗末，次将熟蜜入器内，次称膏子入蜜化匀，次入细料搅匀所得，方下黄丹、麝香收定。连器下窨，出火毒，然后入磁罐收用。"这种制眼膏的工艺，与目前所采用的方法大致相同。

《目经大成》书末载有"诸药外治"，共选外治方19首，绝大多数属于自创，特别在方名上颇费心机，如照乘珠、金茎露、胭脂雪、芙蓉镜、霹雳火、一剑绛、飞熊丹、空青石、夜光壁、景云棍、三制辟尘粉、封睑六神饼、洗眼及时雨等都很醒目悦耳。此外，每个方剂的组方，不仅来自实践且又高于实践，如金茎露，集7种动物胆于一方，再加冰麝渗透，及其他散血疏风、清热润燥、明目之品，而为"眼药之医统"。

《眼科阐微》共选外治方22首，其中点眼方有9首。可贵之处在于载录了两个眼药系列。第一个是秘传开瞽复明仙方系列，这个系列由孝字号火批、弟字号日批、忠字号目批、信字号月批组成，可分别用于火证、风证、翳障、昏朦等眼病，并说："二十三般内障，四十九外障有名，瘟疹月风损胞，烂弦倒睫渐生，土损痘伤成翳，亦有妙法能全。"所谓"妙法"即指秘传开瞽复明仙方系列。第二个是六神开瞽散，由五烹、龙砂、虎液、风麟组成，临床可根据需要调化成多种主治功能不同的眼药。这样的设想具有相当的科学性和实用性，对当今眼科外用制剂很有启迪。书中介绍了制炉甘石法、升打灵药法、制蚕霜法、制桑霜法、制珍珠法、制空青法、制白丁香法、制蛔虫法、制花蜘蛛法、制玄明粉法、制秋石法、制五退法以及兑药、点药法等，可供仿效或研制过程中参考。还有一点就是把眼科的主要外用药按功能和主治编成歌诀，以便记诵，如"甘石制法微妙，乃眼中之主药，朱砂清瞳固珠，亦能起陷填坑"。

四、配制技巧

（一）粉剂配制

粉剂多由冰片、炉甘石、麝香、熊胆、珍珠、牛黄、雄黄、朱砂、硼砂、荸荠粉等细料所组成，配制较易，把配方中的药物合研为极细粉末，以90%能通过140目筛，舌试无声，或放在手指上捻，毫无渣滓，即可点用。但由于各种药物的性味不同，在合研时仍有很多问题值得研究和注意。例如：冰片在乳钵中研磨时，易附于乳钵壁上，且易黏成饼，可先用湿毛巾将乳钵湿润再研。麝香须先拣除杂质，再置乳钵内研磨，筛取细末再研。如此反复操作，直至全部研细为止。牛黄体轻而松易于粉碎，但易飞扬，研时可置乳钵内稍加清水同研，较易研细，且可避免飞扬损耗。熊胆因种类和产地不同，而有铜胆和铁胆之分，前者为马熊胆，色黄质松，用乳钵研之即可；后者为狗熊胆，色黑质粗，不易研细，在配制眼药时，可根据制剂的需要，用水溶化或用火烘干后再研。珍珠质地较硬，不易成粉，粉碎时可先放入铜钵内，盖布捣破，然后置于装有木架的大乳钵内，加水适量（以高出药液表面为宜），以钵锤慢慢研磨，使其成为细粉，研成糊状时，将乳钵置于低温处干燥，至开裂后再研为极细粉（需 18～24 小时），贮于广口玻璃瓶中待用。如少量粉碎，可将珍珠置于铁勺内，上覆以碗，置火上加热，至有爆裂声时取下，冷后置乳钵内擂研，即可成粉，上面盖布防止飞扬损耗。目前一般采用同人乳拌浸一宿或用新绢包紧，放入豆腐内，煮 4 小时，取出布包捶碎，杵极细，白泉水飞过，澄出清水，日光下晒干，收贮备用，如一时难制，改用广州中药总厂生产的珍珠末亦可。石燕、石蟹需漂洗清洁，晒干、入铁罐内，炭火煅红，即入醋内，取出又煅，如此三次，然后水飞，除去渣杂砂石，最后倾入乳钵内，水磨，研极细，再倾出水分，晾干收贮。珊瑚、玛瑙、琥珀，放入铜瓢内轻轻敲碎，取出，倾入钵内，水磨研极细，晒干备用。白矾用冷水迅速漂洗干净。置于铜瓢内文火熬煎，去掉水分，使成棉絮样，磨研极细。硼砂用冷水迅速漂洗清洁，然后打碎，置于铜瓢内倾入少许沸水，用炭水加热，待药完全溶解，立即取出，倾于瓷钵内，飞研至冷却，最后倾去浮在药面的水分，晒干研极细。朱砂不易成粉，常用水飞法，先用吸铁石吸去细小铁末，然后放入大乳钵内研细。加清水使之悬浮，倾于另一器具中，静置沉淀，如此反复操作，将沉淀的朱砂粉晾干研细即可。雄黄质脆易研，置乳钵内粉碎后过绢罗即可，亦可用水飞法处理。

质软而黏、含有糖分的药物，必须与少量其他药物同捣成饼状，干燥后再研成细粉，这种方法叫"串研法"。含有油脂的种子类药物，先将其他药物研为细粉过筛，然后再将此类药物研细如液状，陆续加入其他药物细粉内，共研至极细粉过筛，这种方法叫"串油法"。含有胶性的药物如乳香、没药、血竭、儿茶等，须先研成细粉，再与其他药物细粉陆续兑研，始能均匀，这种方法叫"兑研法"。各种药物合研时，应先将有色的药物置乳钵内，徐徐加入其他药粉混合研磨，使其色泽均匀为度，这种方法叫"套色混合法"。如大量套色，应先将有色的药物与其他药物按比例分成数份，进行分别套色，然后数份混合同研至均匀为止。制成的粉剂因与空气接触面大，容易吸潮，变成颗粒，其中如乳香、没药等树脂性药品，高温时最容易结块，应贮藏在室内阴凉干燥处，除已用瓶装者外，应放在大口容器内密封，眼科粉剂常用较薄玻璃制的平底小管分装，管的大小根据具体要求选择，装药时须用棉花棒蘸酒精少许擦净待干，将粉末装入，用洁净木塞将瓶口封严，蘸蜡封口，待蜡冷凝后贴标签或仿单，以供临床应用。

（二）液剂配制

液剂包括滴眼剂与洗眼剂两大类。滴眼剂按浓度又分为眼药膏与眼药水两种。眼药膏具有在眼内停留时间长、浓度高的优点，而且可以较长时间地保存，故为古人所喜用。如《秘传眼科龙木论》中的龙脑煎、朱砂煎、秦皮煎、七宝膏、曾青膏，《原机启微》中的蕤仁膏、春雪膏、磨翳灵光膏、消翳复明膏，《审视瑶函》中的琥珀煎、黄牛胆煎、金丝膏、五胆膏、琼液膏等都属眼药膏之列。其制法多用生药浸泡煎熬浓缩后，把动物药或矿物药研极细末混合，再加蜂蜜煎熬过滤而成。首先要取道地药材，除尽杂质，方可供制剂应用，再用清水洗去药物表面附着的泥土或杂质，但需注意掌握时间，以免失去有效成分，再将药物放在清水中浸泡，使其有效成分溶解。根据季节、气温，适当掌握浸泡时间，不可使药物在水中浸泡过久，以免损失药效。煎熬的目的在于加速有效成分的溶解和浓缩，同时还起灭菌消毒作用，但要特别注意火候。根茎种子类药物宜先放入，花叶类药物宜后放入，煎熬时要加盖，防止芳香挥发性的有效成分蒸发掉。加蜜要适量，过滤工序不可少。按现代要求，应在清洁、无菌环境下进行，工作前室内应进行空气消毒，各种用具需用玻璃清洁液处理或用洗衣粉刷洗，再顺次以清水、蒸馏水冲洗清洁后备用。操作者应用肥皂洗净双手，再用 75％乙醇擦手或戴上无菌手套方可进行操作。膏剂配制好后，再进行高压灭菌，分装于灭菌的眼药瓶内，贮藏于阴凉干燥处，夏天最好冷藏于冰箱，原则上应以新鲜配制、短期贮存为宜。

眼药水在古代文献中记载较少，但也有一些名方至今为眼科临床所喜用，如《异授眼科》收载的治内障云翳神效方。上海姚和清先生制的化铁丹眼药水，就是按治内障云翳神效方配制的，应用于临床，治疗沙眼疗效显著，惟点眼后有刺激，经研究加入硼酸缓冲剂使 pH 值调至 7.6，即可消除点眼后的副作用。该眼药水由雄鸡化骨、乌梅、苦杏仁、川椒、砂仁、风化硝、胆矾、青盐、铜绿、新绣花针配制而成，其药液本身就有很好的防腐抑菌作用，所以不用加防腐抑菌剂，就可以较长时间地保存，《异授眼科》收载的七针丹属同一类型，只是药味的组成与制法有点不同，方中主药如青盐、铜绿、胆矾、乌梅、新绣花针则二方俱备。《北京市中药成方选集》收载的光明眼药水，缘于《古今医鉴》，也是以乌梅、铜绿、明矾、新绣花针为主药，另加归尾、苦参、冰片、炉甘石配制而成，主治暴发火眼、目赤肿痛、云翳遮睛、眼边刺痒等眼病，具有清热消肿、明目退翳之功。目前由于制法的改进，包括渗透压与酸碱度的调节、抑菌剂与抗菌剂的加入、精细过滤与高压灭菌等措施，眼药水已在临床上广泛应用，如医院制剂专著中收载和临床常用的有千里光滴眼液、昆布滴眼液、槟榔滴眼液、穿心莲滴眼液、鱼腥草滴眼液、黄连皮硝眼药水、黄连西瓜霜眼药水等，其制法详载，可供临床仿制。至于洗眼剂，古代文献中有制成末剂随时泡煎洗眼的，如《秘传眼科龙木论》的洗眼汤、秦皮汤；有取原药煎沸蘸洗的，如《原机启微》的杏仁龙胆草泡散，《审视瑶函》的芎归汤、广大重明汤、洗眼秦皮汤等，有制成丸剂、锭剂沸汤泡开蘸洗的，如《审视瑶函》的洗眼金丝膏、碧霞丹，《寿世保元》的洗眼紫金锭等。还有用红枣或蚕茧制成的洗眼红枣儿、洗眼蚕茧等，分别载于《审视瑶函》和《清内庭法制丸散膏丹各药配本》，现代多用硼酸或食盐配成洗眼液，广泛应用于临床，已成为眼科必备之品。

其他还有供点眼用的锭剂、丹剂，如载于《审视瑶函》的紫金锭子，《眼科纂要》的碧云丹、《眼科阐微》的白玉锭、至宝丹等。《全国中药成药处方集》收载的瓜子眼药，也是点眼锭剂，这类剂型的通常制法是：按处方将药味炮制合格，称量配齐，各药单放，分别研为极细粉末，过120目细罗，取炼蜜或荸荠汁与上药粉搅拌均匀，成滋润团块，分坨，搓条，制成药锭或药丸，用蜡纸包严，装蜡纸筒封固，装盒密封，置室内阴凉干燥处贮藏，每用少许新汲水化开，鹅毛蘸点眼大眦内，或蘸冷开水点眼角内。用开水泡开，熏洗亦可。

眼科外眼药虽有点、洗、敷贴、嗜鼻、涂搽、发泡、熨烫、吹耳、浸舌等多种剂型，其中直接点入眼内的眼药粉、眼药膏、眼药水属于常用有效的基本剂型，寻求最佳的点眼方法是保证临床疗效的重要环节。在这方面前贤有许多精辟的论述，除《审视瑶函》所论点眼法外，《异授眼科》主张："揭起上弦睑，以药播入，紧闭良久，使药周围散漫，无处不到，睛珠睑，药无所间。"《眼科阐微》强调辨病施点："凡点火眼，只点大小眼角，不可点在珠上；如点翳膜，必要点珠；如点风烂弦眼，点眼皮外；如点星翳，必须满眼俱点，要久闭，必待药力行尽方开，若睁不开，再闭良久，清水掠去渣，随即又点，每日点十余次，觉翳发眼肿，只管攻点，切莫惧怕，只待翳化无形为则。"以上论述，都属经验之谈，可供当今眼科临床参阅。

（三）药母配制

药母又称药坯或丹头，是配制中药点眼剂的基本原料，它不同于西药制剂的基质，西药制剂中的基质只起赋形作用，无药效作用，而药母却是既能赋形，又能起药效作用的主药，许多配方和剂型可由此派生出来，从而形成制剂上的母子系统。先制好药母，临证时再酌情加入其他药物，或者选一种药母为基础，根据临床需要制成各种剂型，分装贮存。炉甘石与荸荠粉是配制中药眼药粉剂药母的主要原料。其中以炉甘石（又称坯子、丹头）的应用最为广泛，炮制程序也很复杂，荸荠粉次之。炼蜂蜜与蕤仁霜是配制中药眼药膏剂药母的主要原料，其中蜂蜜的选用最为广泛，蕤仁霜次之，动物胆与苦瓜霜是配制中药眼药水剂药母的主要原料，在古代动物胆选用最为广泛，而苦瓜霜则是现代独具特色的药母。

第十四节　眼科常用中成药疗法

中成药是用中药复方制成，具有固定剂型的成品，服用时不必煎煮，节省了时间，减少了麻烦。同时可以立即服用，能得到及时的治疗。剂型多样，应用广泛，不同的病情，可以选用不同剂型的中成药，故为医生所乐用，而且深受广大人民群众欢迎。

一、辨剂型施用

剂型是药物作用于人体的最后形式。同一处方，或组成类似的处方，常制成不同的中成药剂型。如牛黄解毒丸有丸剂、片剂两种剂型；藿香正气丸有丸剂、水剂两种剂型；梅花点舌丹有水丸、糊丸、微囊丸之别；银翘散及其相似方则有煮剂、散剂、含剂、片剂、丸剂、冲剂、水剂、胶囊剂、膏剂和袋泡剂等10种剂型。

剂型不同，对药效的影响可能不大，也可能很大。如牛黄解毒片与牛黄解毒丸的药效无甚区别，藿香正气丸不如藿香正气水作用快、疗效显著，大承气汤治疗肠套叠，汤剂有效，注射剂则无效，瓜蒂散催吐，散剂有效，可汤剂无效，等等，不胜枚举。

单就丸剂而论，古代医家就曾有水丸取其易化，蜜丸取其缓化，糊丸取其迟化，蜡丸取其难化之说，之所以有易、缓、迟、难之分别，是由于组成各种丸剂的性状、粒径及表面积不同，所加赋形剂与制剂工艺不同所致。一般来说，不同剂型吸收和生效的快慢、持续时间的短长是依注射剂、气雾剂、散剂、胶囊剂、微丸剂、蜡丸的顺序。同一品种中有水丸、蜜丸等多种剂型，可根据患者的体质和病情加以选择。一般体实者用水丸，体虚者用蜜丸、膏滋，病性危重或不能口服者则采用注射剂。

二、辨人情施用

辨别人情，才能因人制宜。辨的内容于下：

1. 无法煎药或不愿煎药者，可单独选用中成药治疗。在选用时可选用不同剂型的中成药，或内服与外治相结合，以保证疗效。好在煎药机的推广应用，煎药已不成问题。

2. 不喜欢服丸药者，除了服汤剂以外，还可选用冲剂、胶囊剂、口服液治疗。

3. 不喜欢内服药物者，可选用注射剂或外用的中成药配合治疗。

4. 喜新厌旧是人之常情，如服某一中成药治疗一段时间以后，宜改换别的剂型，即使有效，也可改换不同剂型，或药效相同或相近的中成药。

5. 要求速愈也是患者的普遍心理，可选煎药与中成药配合，在选中成药时，可选用多种剂型的药同用，或内服与外治结合，或中成药与西药配合来提高疗效，缩短病程。

三、眼科常用内服中成药应用简表（表6-1至表6-5）

表6-1　　　　　　　　　　　　　　　　　　蜜丸剂

名　称	功　能	主　治	用　法
十全大补丸	培补气血	气血两虚，头昏眼花，神疲乏力	每天3次，每次9g
八珍丸	调补气血	气血两虚，头昏眼花，神疲乏力	每天3次，每次9g
人参养营丸	强心健脾，滋补气血	心血不足，气血两虚，头昏眼花	每天3次，每次9g
人参鹿茸丸	滋肾益气，补血生精	肾阴亏损，目暗耳聋，遗精盗汗等	每天2次，每次9g
人参固定丸	滋阴养血，益气生津	阴虚，眼目干涩昏花	每天2次，每次9g
六味地黄丸	滋阴补肾	肾阴不足，眼干涩昏花	每天2次，每次9g
杞菊地黄丸	滋养肝肾	肝肾不足，眼目昏花，羞明流泪，干涩等	每天2次，每次9g
明目地黄丸	平肝滋阴，补肾明目	肝肾虚热，目涩羞明，瞻视昏渺，内障夜盲等	每天2次，每次9g
知柏地黄丸	滋阴降火	阴虚火旺，瞳神紧小，视瞻昏渺，遗精盗汗等	每天2次，每次9g
五子补肾丸	滋补肾水，添精补髓	肾虚，视瞻昏渺，腰痛，遗精等	每天2次，每次9g
左归丸	滋补肾水，调养精血	肾阴亏损，头目晕眩，腰痛或夜盲	每天2次，每次9g
右归丸	温补肾阳	命门火衰，夜盲视瞻昏渺，腰痛遗精	每天2次，每次9g

续表 1

名　称	功　能	主　治	用　法
二至丸	益肝肾，壮筋骨	肝肾阴虚，头昏眼花，失眠多梦，腰膝酸痛	每天 3 次，每次 9 g
还少丸	滋肾益脾，养心安神	高风内障，神疲乏力，头晕耳鸣，健忘怔忡	每天 2 次，每次 9 g
全鹿丸	温壮肾阳，固精益气	阴阳气血俱虚，头晕目暗，神疲少食，腰膝酸痛	每天 2 次，每次 9 g
归脾丸	补养气血，健脾安神	心脾两虚，头目眩晕，心悸失眠等	每天 2～3 次，每次 9 g
天王补心丹	补养气血，健脾安神	青盲，头晕，心悸失眠，健忘	每天 2 次，每次 9 g
补中益气丸	补中益气，升清降浊	中气不足，头昏眼花，上睑下垂，夜盲	每天 2 次，每次 9 g
补益蒺藜丸	滋肾扶脾，益气明目	肾脾亏虚，目暗耳鸣	每天 2 次，每次 12 g
保瞳丸	补肾清肝，明目退翳	内外翳障，瞳仁散大，羞明流泪	每天 2～3 次，每次 6～9 g
滋阴补肾丸	滋阴补肾	阴虚火旺，头昏目眩	每天 3 次，每次 9 g
滋阴甘露丸	养阴清热，解毒	眼内干涩不适，轻度睫状充血，黑睛生翳，时愈时发	每天 2 次，每次 9 g
养阴清肺丸	清热润肺，止咳化痰	金疳久咳，白睛溢血	每天 3 次，每次 9 g
还睛丸	清热散风，明目安神	内外障翳，睑眩赤烂，目昏多泪，视物昏花	每天 2 次，每次 6 g
明目还睛丸	祛风清热，退翳止痛	内外障翳，偏正头风，眼红肿痛，畏光流泪	每天 2 次，每次 9 g
退翳还睛丸	散风退翳，清热明目	风热目痛，翳膜遮睛	每天 2 次，每次 9 g
脾肾双补丸	补肾扶脾	脾肾阴虚，目昏乏力	每天 3 次，每次 9 g
安神定志丸	安神定志，益气养血	近视，心悸失眠，健忘	每天 3 次，每次 9 g
琥珀还睛丸	滋阴清热，明目	眼胀，偏头痛，耳鸣盗汗，腰痛	每天 3 次，每次 9 g
保目全睛丸	明目退翳，清热养血	视物不清，云翳遮睛，迎风流泪，头目眩晕	每天 2 次，每次 6 g
保光还瞳丹	补血明目	视物昏花，瞳神干缺，瞳仁散大，欲成内障	每天 2 次，每次 6 g
菊花明目丸	清热明目	胞睑痒痛，目赤流泪，睑弦赤烂，黑睛翳障	每天 3 次，每次 6 g
羚羊明目丸	清热明目，活血止痛	目赤肿痛，云翳障目，胬肉侵睛	每天 2 次，每次 3 g
疏肝明目丸	清肝降热，散风退翳	目赤肿痛，迎风流泪，血灌瞳神，一切外障	每天 3 次，每次 6 g
丹栀逍遥丸	疏肝解郁，健脾利湿	头目胀痛，胸胁满闷，少神疲，妇女月经不调	每天 3 次，每次 6 g
八子丸	祛风热，补肝肾，疏气血	风火赤痛，翳障遮睛，干涩昏花	每天 2 次，每次 6 g
开明丸	清热明目，磨云退障	青盲、夜盲，视物昏花，云翳障目，迎风流泪	每天 2 次，每次 6 g
开光复明丸	散风清热，明目退翳	肝经风热，目赤肿痛，云翳遮睛等	每天 2～3 次，每次 9 g
决明子丸	补肾养肝，清利头目	眼睑红肿，白睛赤痛，视物不清，翳障遮睛	每天 2 次，每次 6 g
黄连羊肝丸	泻火明目	肝火旺盛，两目昏眩，羞明流泪，胬肉攀睛	每天 2 次，每次 9 g
明目羊肝丸	补益肝肾，养血明目	圆翳内障初起，头痛，目昏，耳鸣	每天 2 次，每次 9 g
熊胆丸	清热散风，消肿退翳	暴发火眼，赤痛，脉数，便秘尿赤	每天 3 次，每次 9 g
清宁丸	泻火化滞，通便	风热初起，目赤肿痛，畏光流泪，便秘尿黄	每天 2 次，每次 9 g
清眩丸	散风清热	风热上攻，头目眩晕，偏正头痛	每天 2 次，每次 12 g
导赤丸	清热利尿，导滞通便	风热火盛，目赤肿痛，口舌生疮，小便赤黄	每天 2 次，每次 6 g
泻白丸	泻肺润燥，养阴清热	白睛微赤，干涩不爽，畏光流泪	每天 3 次，每次 9 g

续表 2

名　称	功　能	主　治	用　法
羚羊清肺丸	清肺泻热，养阴润燥	金疳、风轮赤豆，干涩，畏光流泪	每天 3 次，每次 6 g
银翘解毒丸	疏散风热，解毒消肿	睑弦红赤、灼热刺痒目赤肿痛、羞明流泪	每天 2 次，每次 9 g
时疫清瘟丸	疏散风热，解毒消肿	眼红肿痛，眵泪增多，羞明难开，睑内椒疮累累	每天 2 次，每次 8～16 g
牛黄解毒丸	清热解毒	三焦火盛，头晕，目赤，大便秘结等	每天 3 次，每次 3 g
三七活血丸	活血散瘀，消肿止痛	眼钝挫伤，出血后期	每天 3 次，每次 9 g
血府逐瘀丸	调经活血，逐瘀出新	视网膜中央动静脉栓塞	每天 2 次，每次 6 g
桂枝茯苓丸	活血化瘀，消肿	眼钝挫伤，眼底水肿，视力骤降	每天 3 次，每次 10 g
愈风丹	散风活血，止痒	目痒，微赤疼痛	每天 3 次，每次 6 g
四红丸	清热泻火	眼内外出血各症	每天 2 次，每次 9 g

表 6 - 2　　　　　　　　　　　　　　　**水丸、糊丸、浓缩丸剂**

名　称	功　能	主　治	用　法
石斛夜光丸	滋肾养肝明目	肝肾两亏，瞳神散大，视物昏花，各种内障	每天 2 次，每次 9 g
拨云退翳丸	消障退翳，散风明目	肝经风热，目赤肿痛，翳膜遮睛；畏光流泪	每天 3 次，每次 5 g
再造还明丸	养血清热，退翳明目	目肿疼痛，渐生翳障，羞明流泪，视物不清	每天 2 次，每次 9 g
琥珀还睛丸	滋阴清热，明目	内障各症	每天 2 次，每次 9 g
补肝丸	补肝养血，祛风	上睑下垂，复视，头昏，恶心欲呕	每天 3 次，每次 3 g
四物丸	补血养血	血虚目昏、目痒	每天 3 次，每次 6 g
益气聪明丸	益气升阳，聪耳明目	圆翳内障初起，视物昏花，神疲乏力，面色萎黄，耳聋目肿	每天 3 次，每次 6 g
调经益母丸	清热散瘀，养血调经	经期目病	每天 3 次，每次 6～9 g
二陈丸	祛痰化湿，和胃调气	胞生痰核	每天 3 次，每次 6 g
半夏天麻丸	祛风化痰，健脾渗湿	风痰初起的眩晕，头痛目昏，体虚无力	每天 2 次，每次 6 g
逍遥丸	解郁和中，理血调经	肝郁初起的视物昏花，胸胁肿痛，月经不调	每天 2 次，每次 6～9 g
柴胡疏肝丸	疏肝解郁，行气活血	急慢性视神经炎，视力急降，眼球后隐痛	每天 2 次，每次 9 g
消渴丸	滋肾养阴，益气化津	糖尿病视网膜病变	每天 3 次，每次 2.5 g
明目蒺藜丸	清热散风，明目退翳	风热上攻，目生翳障，羞明流泪，胞睑红烂	每天 2 次，每次 9 g
明目上清丸	清热散风，明目止痒	上焦热盛，眼目昏暗，迎风流泪，畏光羞明	每天 2 次，每次 6～9 g
芎芍上清丸	清热解表，散风止痒	风热头痛，目痒，鼻塞不通，咽喉不利等	每天 2 次，每次 6 g
黄连上清丸	疏风清热，解毒散结	肺胃热盛，目赤肿痛，口舌生疮，尿赤便燥	每天 2 次，每次 6～9 g
熊胆解毒丸	清热解毒，消炎止痛	胞睑肿胀，白睛混赤，黑睛花翳白陷	每天 3 次，每次 6 g

续表

名　称	功　能	主　治	用　法
蟾酥丸	消解疮毒	眼睑恶疮	每天2次，每次0.3～0.6 g
甘露消毒丸	芳香化浊，清热利湿	睑弦赤烂，痛痒并作，眵泪胶黏	每天2次，每次6～9 g
防风通圣丸	解表通里，清热化毒	寒热杂盛，目赤痛，睑弦赤烂，疮疡湿疹	每天2次，每次6 g
三黄丸	清热通便	心胃实热，大便秘结，目赤，头痛，口舌生疮，小便短赤	每天2次，每次6～9 g
泻青丸	泻肝清火，祛风通便	肝经郁热引起的目赤肿痛，两胁胀痛等	每天2次，每次6 g
龙胆泻肝丸	泻肝经湿热，利小便	肝经湿热，目赤肿痛，头晕胁痛、小便赤涩痛	每天2次，每次6 g
清肺抑火丸	清肺抑火，散结疏风	白睛溢血，咳嗽痰黄，小便秘赤，苔黄脉数	每天2次，每次6 g
消风养血丸	疏风清热，养血明目	目赤肿痛	每天2次，每次6 g
磁珠丸（糊丸）	清心消障	心肾不足，头昏目眩，耳鸣心悸失眠	每天2次，每次6～9 g
三花五子丸（糊丸）	清解风热，退散翳膜	外障翳膜，赤肿疼痛，视物昏花	每天2次，每次6 g
内消瘰疬丸（糊丸）	软坚散结，消肿化痰	眼部痰核，颈项瘰瘤	每天2次，每次6～9 g
石斛明目丸（浓缩丸）	平肝清热，滋肾明目	圆翳内障初起，视物不清，头目眩晕，精神倦怠	每天2次，每次6 g
清火眼丸（浓缩丸）	清热泻火，消肿止痛	眦部红赤糜，灼热刺痒，或目赤肿痛	每天2次，每次4～6 g
消炎解毒丸（浓缩丸）	清热解毒，凉血消炎	疮疡疖肿，目赤肿痛	每天3次，每次3 g

表6-3　　　　　　　　　　　　　　　　　　散　剂

名　称	功　能	主　治	用　法
十灰散	凉血止血	眼内外出血病症	每天2次，每次6～9 g
七厘散	活血化瘀，消肿止痛	眼外伤出血，疼痛	每天2次，每次0.5～1 g
没药散	破血止痛，消瘀退翳	目赤生翳，疼痛难忍，或眼外伤，血灌瞳仁	每天2次，每次3～6 g
云南白药	活血化瘀，止血止痛	眼内外出血各症	每日4次，每次0.5 g
保目没竭散	清热散风，化瘀止痛	目赤肿痛，偏正头痛，外伤头痛，外伤眼疾	每天2次，每次6 g
八正散	清热利尿	湿热内蕴，目赤咽干，口舌生疮，小便短赤	每天2次，每次9 g
五苓散	健脾利水	黄斑水肿，视网膜、视盘水肿	每天2次，每次9 g
凉膈散	泻火通便	目赤肿痛，口舌生疮，大便结，小便赤	每天2次，每次9 g
牵正散	疏风解痉	面瘫，眼睑痉挛，眼肌麻痹	每天2次，每次6～9 g
夜明散	祛风明目，退翳	目赤眼肿，夜盲羞明	每天2次，每次3～6 g
川芎茶调散	解热祛风，止头痛	偏正头痛，眉棱骨痛，眼珠胀痛	每天2次，每次6 g
荆防败毒散	疏风清热，透表解毒	目赤流泪，目痒难忍，眼睑湿疹	每天2次，每次6 g
桑菊银翘散	祛风清热	白睛红赤，刺痒灼热，畏光流泪	每天2次，每次10 g
风火眼痛散	祛风清热	目赤肿痛	每天2次，每次6 g
明目蝉花散	明目退翳，平肝活血	翳障遮睛，目赤胀痛	每天2次，每次6 g

续表

名　称	功　能	主　治	用　法
明目消肿散	清肝明目，消肿止痛	目赤肿痛，羞明流泪，胬肉攀睛，便燥尿赤	每天 2 次，每次 3 g
明目退云散	清利头目，退翳祛风	云翳遮睛，头痛目赤	每天 2 次，每次 6 g
还睛退云散	补肝明目，祛风退翳	内障昏朦，外障赤肿	每天 3 次，每次 6 g
退翳回光散	明目退翳，消风散肿	目生翳障或麻疹毒余不散，目赤肿痛	每天 2 次，每次 3 g

表 6 - 4　　　　　　　　　　　　　　　　　片　剂

名　称	功　能	主　治	用　法
三黄片	清热泻火，退赤消肿	暴发火眼，目赤肿痛，羞明流泪，便秘尿黄	每天 3 次，每次 5～10 片
清火片	清热解毒，散风	白睛红赤，畏光流泪，黑睛生翳，眵泪胶黏	每天 3 次，每次 5～10 片
导赤片	清热利尿	暴发火眼，眦角赤烂，口舌生疮，小便黄赤	每天 3 次，每次 4 片
抗炎片	清热解毒消炎	针眼，云翳，目赤肿痛	每天 3 次，每次 6 片
新清宁片	清热泻火，活血化瘀	火毒炽盛，目窍瘀阻，头眼胀痛，便秘，苔黄	每天 3 次，每次 5 片
牛黄解毒片	清热解毒，散风止痛	暴发火眼，头目眩晕，大便秘结	每天 3 次，每次 4 片
黄连上清片	清火散风，通便泻热	暴发火眼，口舌生疮，便秘尿赤	每天 3 次，每次 10 片
清热消炎片	清热解毒	眼部各种感染	每天 3 次，每次 8 片
青蒿鳖甲片	养阴清热	目赤、视物不清，时见黑影飞舞	每天 3 次，每次 4～5 片
红药片	活血行瘀	眼部挫伤、眼外伤出血后期	每天 2 次，每次 4～6 片
延胡止痛片	行气活血止痛	眼部钝挫伤，疼痛剧烈等	每天 3 次，每次 4～6 片
复方丹参片	活血通络，化瘀止血	视网膜中央动静脉栓塞，眼底出血后期	每天 3 次，每次 5 片
愈风宁心片	降低脑血管阻力	视网膜中央动静脉栓塞	每天 2 次，每次 5 片
调经益母片	调经活血	妇女行经之际，血郁目赤痛	每天 3 次，每次 5～8 片
银翘解毒片	清热解毒散风	眼部各种病毒感染	每天 3 次，每次 5～8 片
增光片	益五脏，宁心神，聪耳目	近视，视力疲劳，心悸	每天 3 次，每次 4 片
平肝片	养肝补血，明目退翳	圆翳内障初起，视物不清，头痛目涩，耳鸣腰痛	每天 3 次，每次 4 片
障眼明片	补益肝肾，退障明目	圆翳内障初期或中期，头晕眼花，神疲健忘	每天 3 次，每次 4 片
明目滋肾片	滋补肝肾，聪耳明目	圆翳内障初起，视物昏蒙，头昏耳鸣，腰膝酸软	每天 3 次，每次 4 片

表 6 - 5　　　　　　　　　　　　　　　　　冲剂及其他

名　称	功　能	主　治	用　法
增液冲剂	养肝生津，清热润燥	糖尿病视网膜病变	每天 3 次，每次 20 g
益视冲剂	养肝肾，健脾胃，明目益精	老年性黄斑变性，头晕眼胀	每天 3 次，每次 15 g
消风止痒冲剂	祛风止痒	双目奇痒，白睛红赤，畏光流泪，眼睑红肿	每天 3 次，每次 15 g
九味羌活冲剂	解表除湿兼清湿热	聚星障，流泪羞明，鼻塞流泪	每天 3 次，每次 9 g
抗病毒冲剂	散风解表，清热解毒	眼部病毒感染	每天 3 次，每次 10 g

续表

名　称	功　能	主　治	用　法
板蓝根冲剂	清热解毒，凉血消肿	眼部病毒感染	每天 3 次，每次 15 g
风热感冒冲剂	辛凉解表，清热解毒	聚星障，抱轮红，羞明流泪，头痛鼻塞	每天 3 次，每次 10 g
感冒退热冲剂	清热解毒	目赤肿痛，羞明流泪；或上呼吸道感染	每天 3 次，每次 18 g
炎热清胶囊	清里透邪，清热解毒	目赤疼痛，羞明流泪，口渴心烦，尿赤便干	每天 3～4 次，每次 3～4 g
糖尿乐胶囊	益气养阴，生津止渴	糖尿病视网膜病变	每天 3 次，每次 1～1.5 g
清热解毒口服液	清热透表，清瘟解毒	聚星障，白睛红赤，身热烦，口渴头痛	每天 3 次，每次 10～20 mL
复方丹参注射液	活血行瘀，宣滞开郁	视网膜中央血管栓塞，各种视网膜脉络膜病变	每天 2 次，每次 2～4 mL
复方当归注射液	行气活血，化瘀通脉	视网膜中央血管栓塞，各种视网膜脉络膜病变	每天 2 次，每次 2～4 mL
毛冬青注射液	扩张血管，抗菌消炎	湿热郁蒸，上犯目窍，视物昏渺，头重胸闷	每日 1 次，每次 2～4 mL

四、眼科常用外治中成药应用简表（表 6 - 6 至表 6 - 9）

表 6 - 6　　　　　　　　　　　　　　　　　　　　点眼粉剂

名　称	功　能	主　治	用　法
八宝眼药	清热退翳，明目止痛	目赤肿痛，云翳遮盖，胬肉攀睛，睑边赤烂	点眼，每天 3 次
八宝明目散	清热止痛，去障明目	翳膜遮睛，羞明赤痛，眼睑赤烂，一切外障	点眼，每天 4 次
八宝光明散	祛风清热，退热消肿	暴风客热，天行赤眼，目红肿痛，羞明流泪	点眼，每天 3 次
八宝拨云散	退赤消肿，拨云去翳	目赤肿痛，翳膜遮睛	点眼，每天 3 次
八宝磨云散	清热退翳	风火外障，实热翳膜	点眼，每天 3 次
八宝退云散	消云退翳，止痛除肿	翳膜遮睛及各种外障	点眼，每天 3 次
干眼药	退翳明目，祛风止泪	目赤肿痛，畏光流泪	点眼，每天 2～3 次
瓜子眼药	清热，明目退翳	目赤肿痛，畏光流泪，外障云翳，睑边红烂	点眼，每天 3 次
风火眼药	清火散风，退翳明目	椒疮粟疮，沙涩发痒	点眼，每天 3 次
光明眼药	退热消肿，止痛去翳	椒疮粟疮，胞睑肿硬，赤膜下垂，或生星翳	点眼，每天 3 次
特灵眼药	明目退翳，清热消肿	椒疮粟疮，胞睑肿硬，赤膜下垂，或生星翳	点眼，每天 3 次
拨云眼药	明目退翳，消肿止泪	眼目昏花，流泪羞明，眼睑赤肿，云翳遮睛	点眼，每天 3 次
光明燥眼药	祛风退翳，清热明目	目赤肿痛，羞明流泪，翳膜遮睛，视物昏花	点眼，每天 3 次
鹅毛管眼药	清热泪消肿，去痒明目	两目红肿，羞明多泪，胬肉攀睛，睑边赤烂	点眼，每天 3 次
赛青空眼药	清热退赤，祛风止泪	目赤肿痛，羞明流泪，或痛痒交作	点眼，每天 3 次
灵光丹眼药	磨障去翳，清火解毒	翳膜遮睛，火眼肿痛	点眼，每天 3 次
马应龙眼药	明目止痛，退障化翳	目赤肿痛，胬肉攀睛，迎风流泪，睑弦赤烂	点眼，每天 3 次
白敬宇眼药	明目消肿，散风止痒	暴发火眼，刺痛流泪，胞睑肿痛	点眼，每天 3 次
明目散	去云退翳	迎风流泪，羞明目痛	点眼，每天 3 次

续表

名　称	功　能	主　治	用　法
复明散	散郁活血，去云退翳	暴发火眼，胬肉攀睛，目赤肿痛，睑弦肿烂	点眼，每天3次
退云散	明目去翳，消肿止烂	暴发火眼，红肿痛痒，流泪畏光，外障云翳	点眼，每天3次
拨云散	明目退翳，	暴发火眼，云翳遮睛	点眼，每天3次
保眼散	明目退翳，清热目痛	凝脂翳，聚星障	点眼，每天3次
障翳散	消障退翳	圆翳内障初期或中期	点眼，每天3次
拨云退翳散	明目退翳	各种云翳，胬肉攀睛	点眼，每天3次
珍珠拨云散	祛风清热，明目退翳	目赤肿痛，热泪，羞明，翳障遮睛，睑痒赤烂	点眼，每天3次
保光清凉散	祛风散火，消肿止痛	风火烂眼，暴发赤肿，眼痛眼痒，畏光流泪	点眼，每天3次
开障去翳散	磨云退翳	迎风流泪，赤肿作痛，各种翳膜遮睛	点眼，每天3次
日月光明散	磨云退翳，开障明目	暴发火眼，赤肿羞明，胬肉攀睛	点眼，每天3次
眼科八宝散	祛风热，消肿痛，退翳膜	翳膜遮睛及风火目痛，各种外障	点眼，每天3次

表 6 - 7　　　　　　　　　　　　　　　　　点眼膏剂

名　称	功　能	主　治	用　法
黄连眼膏	消火止痛，退赤消肿	暴发火眼，目肿作痛，畏光流泪，睑边赤烂	点眼，每天3次
拨云眼膏	清热祛风，敛湿止痒	睑弦红赤刺痛，溃烂流脓	点眼，每天2～3次
退障眼膏	散风退翳，养阴散结	圆翳内障初起或中期	点眼，每天3次
清凉眼膏	退赤消肿，敛湿止痒	目赤肿痛，畏光流泪	点眼，每天2～3次
三光眼药膏	祛风清热，退红消肿	天行赤眼，赤痛流泪，椒疮粟疮，火疳金疳	点眼，每天3次
明目黄连膏	明目止痛	暴发火眼，红肿热痛，流泪畏光，眼边红烂	点眼，每天3次
龙脑黄连膏	清肝退翳，去红止痛	目赤羞明，热痛多泪，睑缘赤烂，翳障遮睛	点眼，每天3次
清凉明目膏	退红消肿，明目止痛	暴发赤肿，涩黏难开，羞明流泪，风火烂眼	点眼，每天3次
熊胆明目膏	祛风散热，明目去翳	云翳星障，红肿流泪，痛痒交作，睑边溃烂	点眼，每天3次
蕤仁春雪膏	止痛明目	目赤羞明，痛痒沙涩	点眼，每天3次
退翳回光膏	退翳明目	翳膜遮睛，红赤肿痛	点眼，每天2～3次
鹅毛管眼药膏	祛风清热，解毒退翳	睑弦赤红，眵泪胶黏，灼热痛涩，目赤肿痛	点眼，每天2～3次
紫金锭眼药膏	清热祛风，除湿止痒	针眼红肿溃破，或白睛红赤刺痛	外敷或点眼，每天3次
赛空青眼药膏	清热祛风，退翳止痒	睑边赤烂，灼热刺痛	点眼，每天3次
马应龙八宝眼膏	退赤去翳	凝脂翳、花翳白陷，眼红肿痛痒流泪	点眼，每天3次

表 6 - 8　　　　　　　　　　　　　　　　　点眼水剂

名　称	功　能	主　治	用　法
光明眼药水	明目退翳，清热消肿	暴发火眼，目赤肿痛，云翳遮睛，睑边刺痒	点眼，每天3次
熊胆眼药水	清热解毒，去翳明目，消肿止痒	聚星障，目赤肿痛，沙涩发痒，金疳，粟疮，视物昏花	点眼，每天3～5次

续表

名　称	功　能	主　治	用　法
清明眼药水	清热解毒退赤消肿	急性结膜炎，病毒性结膜炎，虹膜睫状体炎，沙眼等	点眼，每天3～5次
珍视明眼药水	明目去翳，清热解痉	虹膜睫状体炎，沙眼，青光眼，慢性结膜炎，青少年近视	点眼，每天3～5次
珍珠明目液	消炎明目	视疲劳，慢性结膜炎	点眼，每天3～5次
复方三黄眼药水	清热解毒	老年性白内障，角膜云翳，目赤肿痛，暴生星翳	点眼，每天3～5次
黄连西瓜霜眼药水	消炎解毒，润燥	目赤肿痛，暴生星翳	点眼，每天3～5次
拨云眼药水	清热祛风，去湿止痒	暴风客热，天行赤眼，红赤灼热，眵泪均多	点眼，每天3～4次

表 6-9　　　　　　　　　　　　　　　　　　　　**其他外用剂**

名　称	功　能	主　治	用　法
化针丹	退翳明目，消火消风	暴发火眼，红肿痛痒	洗眼，每天2次
碧霞丹	清热磨云退翳	视物不清，干涩难睁	洗眼，每天2次
洗眼蚕茧	散风清热，明目退翳	翳膜遮睛，暴发火眼，眼睑肿痛	洗眼，每天3次
洗眼碧玉丸	祛风清热，退红止痒	迎风流泪，红肿痛痒，各种风热眼病	洗眼，每天2～3次
洗眼灵光丹	散风明目，消肿退翳	流泪羞明，睑弦赤烂，红肿痛痒，翳膜遮睛	洗眼，每天3次
洗眼紫金锭	清热消肿，退翳	暴发火眼，外障云翳，睑弦赤烂，目赤肿痛	洗眼，每天2～3次
洗眼紫金膏	清热消炎，退翳	暴发火眼，外障云翳，睑弦赤烂，胬肉攀睛	洗眼，每天2～3次
宋氏洗眼药	祛风消炎，消肿止痛	天行赤眼，暴发火眼	洗眼，每天2～3次
如意金黄散	消肿止痛	针眼，眼丹或外伤肿痛	敷眼，每天1次
烂弦散	祛浊止痉，祛风退红	睑弦赤烂，眦帷赤烂	洗眼，每天2～3次
眼癣药	化湿止痒	睑缘生癣，目睛红肿，涩痛难忍	洗眼，每天2～3次
碧云散	散风清热	头痛目赤，眼睑肿胀，鼻塞声重，畏光流泪	经鼻吸入，每天2～3次

第十五节　眼科腧穴疗法

一、眼科腧穴博览

眼科腧穴是指专用或兼用治疗眼病的体表穴位，是中医眼科治疗学的一个重要组成部分，现就文献所载，试做纵横述评。

（一）历史源远流长

据文献记载，大约在50万年前，中华民族的祖先已会使用简单的石器和运用取火的方法。这对腧穴治病提供了条件。因为应用腧穴治病是要通过一定的刺激才能实现的。《山海经·东山经》说："高氏之山，其上多玉，其下多针石。"《礼记·内则》有"古者以石为箴，所以为刺病"。《孟子》说："七年之病，求三年之艾。"这些特制的针石、艾等器物，是最早刺激腧穴的医疗工具。随着冶金技术的发明和发展，由金属制的九针在秦汉时期得到比较广泛的应用，反过来又促进了腧穴学的形成和发展。

腧穴是人体经络脏腑之气输出汇聚于体表的部位，其内容在《内经》中已具雏形。《灵枢·背腧》说："按其处，应在中而痛解，乃其腧也"。《素问·阴阳应象大论》说："气穴所发，各有处名。"由此可见，腧穴的形成是不断由"以痛为腧"过渡到定位定名的。但在《内经》记载者仅百来穴。载明主治眼病的只有数穴。后世医家在此基础上从实践中不断总结经验，腧穴的数目不断增多。晋代皇甫谧参考《明堂孔穴针灸治要》等古代著作，按头、面、颈、胸、腹、四肢等分部划线，确定穴位名称，详论各穴部位和主治，其收载 349 个腧穴。该书卷十二阐述了眼在生理病理方面与经络脏腑的关系。并载有治疗 30 种眼病的处方，眼用穴位已达 40 多个，基本上可以满足眼科临床的需要。

宋元时期，针灸医学有很大的发展，由王唯一所撰的《铜人腧穴针灸图经》又增加 5 个腧穴。总录 354 个，书中详叙各个腧穴的位置，针刺深浅及各个穴位的主治功能等。其中载录治疗眼病的腧穴有 94 个。后王执中著《针灸贤生经》，根据古书进行考证，又增录 5 个腧穴，共计 359 个。在此期间，眼科又成为独立专科，随着眼科专著的刊出，针灸疗法在眼科领域得到普遍推广。如《秘传眼科龙木论》中，卷八为针灸经，专章论述了治疗眼科病的腧穴 71 个，而且该书在论述 72 证辨证论治中，强调针药并投，所用的腧穴仍被当今眼科临床采用。还有金人张子和善用腧穴放血治疗目疾，并云："在针则神庭、上星、聪会、前顶、百会、血之，翳者可使立退，痛者可使立已，昧者可使立明，肿者可使立消。"这在一定程度上反映了当时许多医家重视针刺腧穴治疗眼病的盛况。

明代杨继洲著《针灸大全》，又增加了 2 个腧穴，已达 361 穴，并独立耳目门，其中载有 20 多种眼科病证，而且分别录有针灸处方。明末眼科专家傅仁宇撰《审视瑶函》，载有"眼科针灸要穴图象"。不但论述了多种眼病的配穴处方和 20 多个主治眼病的腧穴，还绘图加以说明，比较具体实用，受到当今医家称颂。由此可见，从晋代到清末，历时 1000 多年，除经外奇穴外，腧穴的总数增加不到 20 个，这充分说明古人对腧穴的确定是非常严谨的，从而能经得起时间的考验。据查，约在公元 6 世纪针灸医学传入朝鲜，公元 562 年，我国吴人知聪携带《明堂图》和《针灸甲乙经》东渡日本，公元 17 世纪末叶又传入欧洲。当今科学技术飞跃发展，世界上仍有 90 多个国家纷纷来我国学习针灸医学，世界的针灸热方兴未艾。我们应该立足本职，把它发扬光大，为广大眼病患者服务。在药价成倍增长的今天，更具实用意义。

（二）命名绚丽多彩

腧穴，在古代文献中还有输穴、俞穴、经穴、气穴、孔穴等别名，俗称穴位或穴道。张景岳在《类经·人之四海》中说："输、腧、俞，本经皆通用。""腧"字标明同人体形肉有关，"输"字有转输流注之意，"俞"字为"输"字的简写。《内经》中分别论述输、穴、节、会、气府、骨空、气穴等，都是指经气的转输交会以及关节间隙等形成的腧穴，因各穴联属在一定的经脉通路上，所以叫"经穴"，由于腧穴是人体脏腑精气转注出入的孔道，所以又名"气穴"或"孔穴"。

关于腧穴的命名，唐代著名医家孙思邈在《千金翼方》中说："凡诸孔穴，名不虚设，皆有深意"。清代程扶生所著《医经理解》对此做了高度概括，他说："肉之大会为谷，小会为溪，谓经气会于孔穴，如水之行而会于溪谷也。海言其所归也，渊泉言其深也，狭者为沟渎，浅者为池渚也。市府言其所聚也，道里言其所由也，室舍言其所居也，门户言其所出入也。尊者为阙堂，要会者为关梁也。丘陵言其滑肉之高起者也，言其骨之空阔也，俞言其气之传输也。天以言乎其上，地以言乎其下也。"古代医家就是这样根据当时的历史条件，对宇宙事物的认识，从天文地理、八卦算术、乐器音律、土木建筑、生物形象、文字字形，再结合人体的生理病理、针刺效果等方面，充分运用比喻、假借、射影、象形、写实等手法来阐明穴名的真义，表述各个腧穴的特性，激发读者的兴趣，同时对记叙穴位，理解脏腑气血，经脉流注、腧穴功能及临床应用均有很大的帮助。现列举眼科 34 个腧穴的命名以资证明。

1. 眼周 7 穴（睛明、攒竹、承泣、四白、巨髎、丝竹空、瞳子髎）：穴在目内眦外，即目内眦边缘角上一分许，穴主目视不明，故名睛明；穴在眉头凹陷处，眉似簇聚之行，故名攒竹；穴在目下 7 分，直上瞳子，以喻泣时泪下，穴正处相承，故名承泣；穴在目下 1 寸，针 4 分，主目疾，使目四方光明，故名四白；穴为胃足阳明脉之空穴，位在挟鼻孔傍八方，其穴处骨空最寥阔，故名巨骨髎；穴在眉后凹陷处，其穴似箫管之孔，又近耳，以此喻可闻丝竹之音，故名丝竹空；穴在目外去 5 分之骨空阔处，正值瞳子，故名瞳子髎。

2. 头颈 11 穴（神庭、上星、头维、曲差、承光、络却、阳白、头临泣、目窗、脑空、风池）：穴在发际直鼻因穴居头颅之上，脑在其中，脑为元神之府，为人神出入之处，故名神庭；穴在颅上直鼻中央，入发际 1 寸凹陷处，如星之居上，故名上星；四角发维，位在头部额角发际，挟本神两傍各 1 寸 5 分，故名头维，穴在挟神庭两旁各 1 寸 5 分，在发际，因喻自攒竹而上，曲而向外，略有参差，故名曲差，穴在五处后 2 寸，自通天斜行左右，相交于顶上百会，有下载上之意，又穴主目疾，使目光明，故名承光；穴在通天后 1 寸 3 分，足太阳直行的经脉从巅顶向内、深入、络于脑髓，还出别下项后，穴当其处，故名络却；穴在眉上 1 寸，直瞳子，是少阳阳维之会，穴主治目疾，使目光明，故名阳白；穴当头部在目上入发际 5 分陷中，泣之所出，穴临其上，故名头临泣；穴在临泣后 1 寸，主目疾，是通目气之孔穴，故名目窗；穴在承灵后 1 寸 5 分，挟玉枕穴骨凹陷处，主脑疾，是脑之空孔，故名脑空；穴在颞颥后发际陷处，穴处似池，为治风之要穴，故名风池。

3. 上肢 9 穴（二间、三间、合谷、后溪、太渊、养老、支正、曲池、臂臑）：穴在手大指次指本节前内侧凹陷处，位当大肠经第二个穴位，故名二间；穴在手大指次标本节后，内侧凹陷处，当位大肠经第三个穴位，故名三间；穴在大指次指歧骨间，两骨相合如谷，故名合谷；穴在手小指外侧，本节后凹陷处，握拳时穴处肉起如山峰，按之似小溪之曲处，故名后溪；穴在手踝骨上腕后 1 寸凹陷处，为小肠经之郄穴，针此有益于老人健康，故名养老；穴在腕后 5 寸，为手太阳络，离小肠经脉而络于心之正位，故名支正；穴在时外桡骨曲肘横纹头凹陷处，取穴时，屈曲其肘而得，其穴处有凹陷，形似浅池，故名曲池；穴在肘上 7 寸，上臂三角肌下端与肱三头肌之间，即上臂肉不着骨之处，故名臂臑。

4. 下肢 5 穴（行间、足临泣、三阴交、光明、足三里）：穴在足大趾间动脉凹陷处，因喻其脉行于两趾间而入本穴，故名行间；穴在足小趾次趾本节后凹陷处，穴临于足，其气上通于目、主目疾、泣出，故名足临泣；穴在内踝上 3 寸骨下凹陷处，为足太阴、厥阴、少阴之交会；故名三阴交；穴在足外踝上 5 寸，为足少阳之络，别走厥阴，肝胆之脉通于目，故穴主目疾，使眼恢复光明，故名光明；穴为足阳明及脉气会合之处，位在膝下 3 寸，胫骨外侧而居，故名足三里。

5. 背腰 2 穴（肝俞、肾俞）：穴在第九椎下两旁各 1 寸 5 分，内应肝，是治肝的重要腧穴，故名肝俞；穴在第 14 椎下两旁各 1 分 5 寸，内应肾，是治肾的重要腧穴，故名肾俞。

（三）临证由博返约

1. 经穴：眼科腧穴，按经络可分为经穴与经外奇穴两大类。经穴是分布在 14 经循行线上又列入 14 经系统已定位定名的腧穴，是全身腧穴的主要部分。初步查阅历代主要针灸著作，已经载用治眼病的经穴有 150 个。其分布情况是：

（1）阳经穴位：

1）足太阳膀胱经：计有晴明、攒竹、眉冲、曲差、五处、承光、通天、络却、玉枕、天柱、大抒、风门、肺俞、心俞、肝俞、胆俞、脾俞、胃俞、肾俞、膏肓俞、意舍、委中、飞扬、昆仑、申脉、京骨、束骨、通谷、至阳 29 穴。

2）足少阳胆经：计有瞳子髎、上关、颔厌、悬颅、悬厘、曲溪、窍阴、阳白、临泣、目窗、正营、脑空、风池、光明、阳辅、足临泣、地五会、侠溪 18 穴。

3）手少阳三焦经：计有关冲、液门、中渚、阳池、外关、三阳络、天井、清冷渊、天牖、翳风、瘈脉、颅息、角孙、和髎、丝竹空 15 穴。

4）足阳明胃经：计有承泣、四白、巨髎、地仓、大迎、颊车、下关、头维、足三里、丰隆、解溪、陷谷、内庭 13 穴。

5）手阳明大肠经：计有商阳、二间、三间、合谷、阳溪、偏历、手三里、曲池、五里、臂臑、迎香 11 穴。

6）手太阳小肠经：计有少泽、前谷、后溪、腕骨、阳谷、养老、支正、肩中俞、颧髎、听宫

10 穴。

7）督脉：计有命门、中枢、筋缩、身柱、风府、脑户、强间、后顶、百会、前顶、上星、神庭、水沟、兑端、龈交 15 穴。

（2）阴经穴位：

1）足少阴肾经：计有涌泉、水泉、照海、复溜、横骨、大赫、气冲、四满、中注、肓俞、商曲、石关、阴郄、通谷、幽门 15 穴。

2）手少阴心经：计有极泉、青灵、少海、通里、神门、少冲 6 穴。

3）足厥阴肝经：计有行间、大冲、曲泉、期门 4 穴。

4）手太阴肺经：计有天府，列缺、太渊、少商 4 穴。

5）手厥阴心包经：计有天池、内关、大陵 3 穴。

6）足太阴脾经：只有三阴交 1 穴。

7）任脉：计有关元、气海、神阙、中脘、鸠尾、承浆 6 穴。

以上计阳经 111 穴，阴经 39 穴。在阳经中以足太阳膀胱经为最多，足少阳胆经次之。在阴经中以足少阴肾经为最多，手少阴心经次之。在针灸文献中，交会穴，五腧穴（井、荥、输、经、合），俞募络郄穴是各科临床常用的特殊穴位。在记载治疗眼病的 150 个经穴中，有交会穴 54 个，五输穴 36 个，俞募络郄穴 27 个，共计 117 个，占总数的 73％。值得提出的是，文献上虽记载有 150 个治疗眼病的经穴，但目前临床常用的只有睛明、攒竹、承泣、四白、瞳子髎、丝竹空、颊车、下关、阳白、目窗、头维、上星、神庭、百会、风池、风府、肝俞、肾俞、脾俞、臂臑、内关、合谷、后溪、光明、三阴交、行间、太冲等 30 个穴位，其中各经的某些交会穴尤为常用。如睛明是足太阳、足阳明、阴阳二跷之会；承泣是足阳明，阳跷，任脉之会；瞳子髎，是足少阳与手太阳之会；阳白是手足少阳、阳明、阳维之会，百会是督脉与手足三阳之会（一说是督脉与足太阳之会），臂臑是手阳明络或手足太阳、阳维之会，三阴交是足太阴，足厥阴，足少阴之会。针刺交会穴可以起针一经而调多经的作用，特别是位于眼区的睛明穴，是古今针灸医家公认治疗各种眼病的主穴，如《针灸甲乙经》记载："目不明，恶风日，泪出憎寒，目痛目眩，内眦赤痛，目䀮䀮无所见，眦痒痛，淫肤白翳，睛明主之。"

2. 经外奇穴：一般是指不在经络循行线上或经络循行线上已定位定名但未列入十四经系统的一些腧穴。据不完全统计，载于各种针灸文献，用治眼病的有 104 个，其分布的情况是：

（1）颜面及头颈：

1）眼区：计有东明 1、东明 2、东明 4、东明 5、东明 6、球后，健明，健明 1、健明 2、健明 3、健明 4、增明 1、增明 2、上睛明、下睛明、内睛明、外睛明、睛中、大始大系，下清明、小清明、新攒竹、鱼腰、鱼上、鱼尾上、上明、外明、代明、睛下、睛光、月亮等 31 穴。

2）鼻部：计有眼疾点、鼻柱、鼻涕、内迎香、上迎香 5 穴。

3）耳部：计有眼、目 1、目 2、耳明、新眼、新眼点、肝、肾、脾、耳尖、耳尖 1、翳明、新明 1、耳后静脉三条 14 穴。

4）前头及额颞部：计有目飞、目明、当阳、额中、天庭、发际、侧发际、太阳、当容、头光明、印堂、山根、新明 2、色光、颞颥、头缝、神聪四穴等 17 穴。

5）后脑及颈部：计有阳穴、阴穴、星状、向阳 2、下风池等 7 穴。

（2）躯干及四肢：

1）背部：计有健明 5、癫痫、量眼、麦粒肿 4 穴。

2）上肢：计有大骨空、小骨空、一扇门、二扇门、上都、中都、下都、八关、八会、威灵、精灵、凤眼、鬼当、中泉、拳尖、龙舌、夺命、天心、小天心、大指节横纹等 20 穴。

3）下肢：计有五里、万里等 2 穴。

4）其他：胸部有胁堂、气堂 2 穴。颈部有夹承浆穴。

以上奇穴以眼区为最多，上肢次之。在针灸文献中，经外奇穴，首载于唐代《千金方》，新中国成立后有成倍的增长，由于用在临床实践时间短，许多新穴在定名上还存在着一些问题，以眼区的新穴为例，20多个穴位之间的特异性如何？尚待研究和统一认识。而且在穴位的命名上颇感混乱；是否以时钟12个方位来定位定名为好，或者以八廓学说的四正四隅8个方位来定位定名亦可，这样就易于统一，便于记忆了。

文献上虽然记载着104个治疗眼病的奇穴，但目前临床常用的只有球后、健明、上睛明、印堂、太阳、新明1、新明2、向阳1、向阳2、大骨空、小骨空、一扇门、二扇门、耳穴中的眼、目1、目2、肝、肾、耳尖等20多个，与常用经穴加在一起，治疗眼病的常用穴位只有60个左右，比常用中药要少得多。首先应该熟记这些穴位的取穴方法和主治，加上合理的配穴处方，就能适应各种眼病。

二、配穴处方技巧

眼科针灸的配穴处方，文献上载有循经配穴，按经配穴，验方配穴，子母配穴（五输配穴），原络郄募俞八会等特定穴位配穴多种，都是临床经验的结晶，可供选用。笔者从事眼科临床40多年，喜用针灸治疗眼疾，常获桴鼓之效，谨守内外障辨证施针。

（一）外障眼证

凡外障证见经赤、肿胀、疼痛、流泪、羞明、湿烂、搔痒、翳膜等，以泻为主，可选睛明、攒竹、太阳、合谷四穴为基础，酌情加用1～2个其他相应的穴位，如气轮病变，实者加太渊，虚者加曲池；肉轮病变，实者加头维、解溪，虚者加足三里、三阴交；血轮病变，实者加少冲、后溪，虚者加养老、支正；风轮病变，实者加太冲、行间，虚者加肝俞。

（二）内障眼证

凡内障证见视物昏朦，薄纱笼罩，云雾中行，黑花蝇飞，蛛丝飘动，视正反斜，视静为动，视赤为白，闪光，暴盲等应以补为主。可选睛明，球后，光明，足三里，耳穴眼、目1、目2为基础，再酌情加用其他相应穴位，每次取眼区穴1个，下肢及耳穴各1个，分两组交替使用，10天为一个疗程，头痛加太阳，眉棱骨痛加攒竹，后颈痛加风池，有肝肾不足全身症状者可加肝俞、肾俞，一般能收到较好的疗效。

（三）随证选穴

临床常以随证选穴为主，实行远近、前后、上下、左右配穴的方法有利于发挥针效。历代医家都很重视，如《席弘赋》载有"睛明治眼未效时，合谷光明安可缺"，《针灸聚英·杂病歌》载有凡人目赤目窗针，大陵合谷液门临，上星丝竹空攒竹，七穴治之病绝根"，《百症赋》载有"目中漠漠、即寻攒竹、三间；目觉䀮䀮，急取养老，天柱"。这些配穴处方，就是于眼部取穴之外又配远离眼部的穴位。由于四肢与头面、躯干之间，存在着"根"与"结"，"本"与"标"的经络联系，实行远近、上下、前后、左右配穴，更有利于激发经络的调整功能。慢性眼病开始治疗时，可取眼区穴2个，其他部位的穴位1个，待症状改善以后，改为眼区穴与其他部位的穴位各1个以巩固疗效。在取眼区穴位时，亦可取上与下、内与外配合。且穴位要定期轮换，因为针与灸是激发机体的反应功能而起作用的，刺激的质与量，要适合机体的功能状态，随时作适当的更换和调整，以免穴位的敏感度降低而影响疗效，如病情复杂，疗程长者，可选2～3组穴位交替使用，订立治疗方案，严密观察。还要注意体质、病情、部位、时间、器械等多个方面的问题，才能收到理想的效果。

第十六节　针刺操作技巧

针刺疗法是一类内容丰富、术式多样、应用广泛、疗效确切的非药物疗法。临床常用的有体针、耳针、头针、手针、电针、梅花针、光针、水针、挑针等9种。现将操作方法简介于下：

一、体针疗法

体针是针刺疗法中最常用的，其临床特点：一是针刺点遍及全身，不限于某一区域。二是适应证相当广泛，适用于临床各科。三是不论循经选穴也好，随证选穴也好，多实行远近配合，包括上下左右配合，有利于激发和提高机体的抗病能力。

（一）器材与术前准备

常用 1 寸、1.5 寸、2 寸三种长度规格的不锈钢毫针。选择长度合适，针柄无松动，针身挺直、光滑、无伤痕，针尖圆而不钝及不带钩的毫针，消毒待用。患者取仰卧位、侧卧位或仰靠坐位，使肢体舒适，肌肉放松。进针穴位，用 75％乙醇浸过的棉球消毒。

（二）针刺手法

眼科所用的毫针不长，一般穴位可用指切进针法。即医者用左手拇指端切按在穴位旁，右手拇、示、中 3 指挟持针柄，使针靠近指甲面，运用指力使指尖快速刺透皮肤，再捻转向深处进针。对于面部皮肉浅薄部位的穴位，宜用提捏进针法，即医者以左手拇、示 2 指将穴位附近的皮肤捏起，右手持针从捏起之皮肤皱褶顶端刺入。

（三）针刺角度与深度

针刺角度与进针深度相互关联。一般深刺多用直刺法，垂直肤表进针；浅刺多用斜刺法，与肤表成45°角进针，或用平刺法，与肤表成 15°角进针。眼病多用头面部及眼周围穴位。这些穴位大多因皮肉浅薄或靠近眼、脑等重要器官而不宜深刺，故多用斜刺、平刺。少数头眼部穴位即便能直刺，进针的深度也很有限。

（四）行针手法

进针之后，为了使患者产生针感，尚须行针。行针的基本手法就是由浅入深、由深出浅地反复提插以及将针来回地旋转捻动。提插幅度及捻转角度大的、频率快的刺激量就大。反之，则刺激量小。行针还有补虚、泻实及平补平泻之不同手法：一般先浅后深，重插轻提，进针慢出针快，提插捻转的刺激量小者为补法，与之相反则为泻法；进针后均匀地提插捻转，得针感后即出针为平补平泻。临证时，用补用泻，是依病之虚实而定，而平补平泻法最为常用。

（五）留针与出针

留针可以加强和延续针感。一般眼病，只要得到针感，可不留针，或留针 10～20 分钟。但对慢性或疼痛性眼病，可适当增长留针时间，并在留针过程中间断行针，以增强效果。出针时，医者左手拇指、示指按住穴位附近皮肤，右手持针轻轻捻转提针渐退至皮下，然后将针迅速拔出，并用消毒干棉球按压针孔，防止出血。

（六）取穴方法

可分局部取穴、远道取穴、对证取穴 3 种。局部取穴是在眼周围或头面部取穴，局部穴位除对局部病变有效外，对深部组织的病变亦有效。如目痛取睛明，青盲取球后、睛明等。远道取穴是取四肢肘膝以下及躯干部的一些穴位，虽然远离眼部，但由于经络的联系而具有治疗眼病的作用。如目痛取合谷，青盲取足三里等。对证取穴是从整体辨证出发取穴。如对体虚气弱的眼病患者，除在头眼局部和循经远道取穴外，还可取关元、足三里等强壮穴；治肝虚雀目，除局部取睛明及循经远道取行间外，还可取肝俞、三阴交以补肝血。

（七）注意事项

对过劳、过饥或精神过于紧张者不宜用本法；体虚者尽可能卧位治疗，针刺激不宜过强。若发现头晕、心慌、恶心、面白、冷汗出、脉微弱等晕针现象时，应立即全部出针。使患者平卧，放低头部，注意保暖，并指掐人中、内关等穴。严重者，尚应配合其他急救措施。针刺眼区穴位，要掌握一定的角度与深度，不宜大幅度提插和捻转以及长时间留针，以免刺伤眼球和引起出血。小儿患者不宜留针，囟门未合者，不宜刺头顶部穴位。局部有感染、肿瘤、瘢痕的穴位不宜针刺。

二、耳针疗法

耳针是在耳穴或压痛点上，用毫针或环针进行针疗的方法，适应证也比较广泛，对某些眼病有特殊疗效。

（一）器材与术前准备

针具可选用 26～30 号粗细、0.3～1 寸长的不锈钢毫针，一般常用 28 号半寸的毫针为宜。诊断确定后拟定耳针处方，用探棒或用耳穴探测仪测得所选耳穴的敏感点，如压痛点或低电阻点有泛化现象，则首选与病变最为密切的敏感点。所探得的耳穴以探棒轻轻按压下，使之成为一个充血的压痕，便于准确针刺。再用碘酊、乙醇行常规消毒。一般均采用坐位，如遇初诊者精神紧张，惧痛怕针或病重体弱则采用卧位为好。

（二）针刺手法

术者用左手拇指、示指固定耳郭，中指托着针刺部的耳背，这样既可掌握针刺的深度，又可减轻针刺的疼痛。然后用右手拇、示、中三指持针，在有压痕的敏感点处进针即可。常用的针刺手法有单刺、捻转、提捣三种。单刺是刺入敏感点后，不再运用手法便给予留针，适用于年迈体弱、久病及儿童患者。捻转是刺入耳穴后，在该处再运用中等刺激手法顺时针方向小幅度地来回捻转，持续刺激 1～2 分钟，常用于一般慢性病。通常捻转之顺逆方向均无妨，但个别患者仅能向一个方向捻转，反方向则有症状加剧之现象。提捣是刺入耳郭后，用力地将毫针垂直上下提捣 1～2 分钟，此法用于急性病和痛症患者。

（三）针刺深度

针刺的深度应视患者耳郭局部的厚薄而灵活掌握，一般刺入皮肤 0.2～0.3 寸即可，达软骨后毫针能站立不摇晃。刺入耳郭后，如局部感应强烈，患者症状即刻可有减轻之感觉，若局部无针感，应调整毫针针尖方向。

（四）留针与起针

毫针刺入耳穴后停留在耳郭的时间，为 15～60 分钟。一般留 20～30 分钟，慢性病、疼痛性患者留针时间可适当延长，儿童、年迈者不宜多留。在留针期内为提高疗效，可每隔 10 分钟运用手法再予刺激一次。起针时，左手托住耳背，右手起针。起针后以消毒干棉球压迫针眼，以免出血，再以碘酒涂擦一次。

（五）注意事项

耳郭结构特殊，又暴露在外，容易感染，必须进行严格消毒。耳郭上有炎症或冻伤不宜针刺。用电针时动作要轻，以防毫针脱落。年老体弱者，针刺手法要轻，留针时间要短。如发生晕针或耳郭肿胀疼痛应及时处理。

三、头针疗法

头针，又名头皮针，是通过针刺人体头皮（头部有发部位）组织中的特别刺激点，来治疗疾病的一种新的针刺方法。针刺部位为视区，从枕外粗隆顶端左右旁开各 1 cm 处，向上引 1 条平行于前后正中线的 4 cm 长的直线。头针针刺头皮上特定的刺激区以治疗疾病，是大脑皮层功能定位理论与针刺方法相结合的产物，头针疗法具有疏通经络、流行气血、促进循环、改善神经的传导功能和调节神经肌肉兴奋的作用。该疗法对中枢神经系统疾病治疗效果尤为突出。而且头部一年四季均暴露在外，针刺又无任何危险性，故而既方便又安全。如患者需较长时间留针，可带针活动、工作和学习，均无不良反应。

（一）针具与术前准备

头针针具一般用 2～3 寸长 26～28 号不锈钢针。刺激区为视区，从枕骨粗隆顶端旁开 1 cm 处向上引平行于前后正中线长 4 cm 的直线。一般取坐位，个别患者取卧位。刺激区或刺激点按常规进行消毒。

（二）针刺方法

在选定的刺激区常规消毒后，手持针柄与头皮成 30°角快速将针刺入皮下帽状腱膜下层或肌层，达到该区所有的长度，不加捻转推进。术者肩肘腕拇指等关节固定，示指一、二关节屈曲，用示指桡侧面与拇指掌侧面持针柄，然后以示指关节不断屈伸，使针体抖动，不要强力捻转，每分钟要求 200 次左右，出现针感后留针 5～10 分钟，起针时按压针孔防止出血，一般每日或隔日一次。

（三）注意事项

治疗时需掌握适当的刺激量，注意防止晕针。中风患者急性期，如因脑出血引起有昏迷、发热、血压过高时，暂不宜用头针治疗。如系脑血栓形成引起偏瘫，宜及早采用头针及体针治疗。有高热、急性炎症等症时，一般慎用头针治疗。头皮血管丰富，容易出血，起针时要认真检查每一针孔有无出血和血肿。如有出血，则应用消毒干棉球压迫针孔片刻，直到血止。各种心脏病心力衰竭期，或有出血倾向者禁用。局部有瘢痕化脓感染，水肿者禁用，掌握适当刺激量，防止出血和感染。

四、手针疗法

手针是针刺腕部的相应点用来治疗疾病的一种简易方法。对眼内、眼外疾病均可选用。手针疗法具有刺激强、收效快的特点。取穴精炼，方法简单，熟记容易，留针时间短。只要穴位位置选得准确，则取效迅速。且双手一年四季暴露在外，取穴、针刺不受季节条件限制，具有独到的优势。但由于针刺手部穴位较为疼痛，有的患者不易接受，故近代医者在手针疗法的基础上，采用手穴无痛按摩法治疗疾病，比较盛行

（一）针具与术前准备

手针针具一般用 1.5 寸长 30～32 号不锈钢针。手针体位不限，坐卧均可，取仰掌位以暴露刺激点，并使手腕有所依靠。手针刺激点为腕部上 1 区，为腕部掌侧面的尺侧，在尺骨尺侧缘与尺侧腕屈肌腱凹陷中，术者用一手的拇指端摸到小指侧的尺骨缘后向前轻推，刺激点的位置在靠肌腱内侧的凹陷处，仰掌取穴。

（二）针刺方法

手持针柄时，示指或中指末节的中部在柄上，拇指关节微屈置指端于柄下，环指在中指下夹住针柄，小指置于环指下，用另一手拇指按紧皮肤，使针与皮肤成 30°角快速刺入。进皮后将针体放平，使之与皮肤成 5°～15°角左右贴近皮肤表面，然后沿皮下组织表浅地刺入一定深度。一般从皮下刺入深度为 1.4 寸左右，一般留针时间为 20～30 分钟，必要时可进行调针，如针刺不够表浅，应将针退至皮下，重新调整针刺角度后刺入更表浅的部位，针刺方向不变，应将针退至皮下重新调整方向后沿纵行直线刺入。出针时用一手持消毒干棉球轻压于针孔旁，另一手迅速地将针起出，然后以棉球按压针孔片刻，以防止皮下出血。一般病证可隔日针 1 次，10 次为 1 个疗程。急性病证可每天针 1～2 次，至病愈为止。

（三）注意事项

刺激点位置一般不变，必要时可沿纵线作上下移动，不能向左右偏离纵线，在患者出现晕针，应将针立即起出。手针疗法刺激较强，针刺前应向患者说明针感，使患者接受，并防止发生晕针。针宜刺入肌腱与骨膜间，不要伤及骨膜。应严格消毒，防止感染。

五、梅花针疗法

梅花针疗法是由体针的皮肤针刺法演变而来，点刺体穴或耳穴同样具有疏通经络、调节脏腑的功能。一般体穴与耳穴或患区局部梅花针叩打结合应用。此法对视力疲劳、屈光不正、头眼胀痛、眶上神经痛等各种视力障碍均有一定的疗效。

（一）器材与术前准备

梅花针可拿 5 枚 1.5 寸毫针用丝线捆扎在一起，针尖呈梅花形，并保持在同一水平面上。寻找阳性物或阳性反应，多在脊椎两侧进行，医生运用两手触摸脊椎两侧，检查有无索状结节或泡状软性物。触按时可产生酸痛麻木等感觉。选好体位，如叩刺后颈、背部取俯伏坐位或俯伏卧位；叩刺头面部取正坐位。

（二）针刺方法

右手握针柄，用环指和小指将针柄末端固定于手掌小鱼际处，针柄尾端露出手掌 1～1.5 cm，再以

中指和拇指夹持针柄，示指按于针柄中段，便于充分灵活运用手腕的弹性。叩刺时落针要稳准，针尖与皮肤呈垂直接触，提针要快，常可出现短促清脆的"哒、哒"声。其力度可分为轻、中、重度刺激三种。常用梅花针叩打后项部及眼眶周围，于颈椎两侧各叩打 3 行，于眼眶周围密叩 3～4 圈，同时在睛明、攒竹、鱼腰、四白、太阳、风池等穴各叩打几下，内障眼病宜加叩背脊两旁的腧穴。如叩刺耳穴，叩刺时于耳郭皮肤消毒后，施术者左手固定托住耳郭、右手持拿自制消毒的梅花针在已选定的耳穴区作快速的雀啄样点刺，刺激手法由轻到重。叩打后，耳郭充血发热，并可有少量渗血。先用消毒棉球将渗血按擦后，再以 75％乙醇棉球复擦 1 次。视病情每天可治 1～2 次，10 次为 1 个疗程。

（三）注意事项

应用前应仔细检查针具，避免针尖有钩，针尖应该互相平齐，防止叩打时疼痛或影响疗效。叩打过皮肤病、肝炎等传染性疾病患者的针具，应和一般患者的针具分开消毒，以免交叉感染。

六、电针疗法

电针是在体针的基础上，用特制的电针机输出电流到穴位上，起到疏通经络、运行气血的作用。对内障、通睛及风牵偏视等，其效果较单纯针刺为好。

（一）器材与术前准备

由普通毫针与电针机两部分组成。电针机是一种产生电刺激的器械，计有直流可调电针机、脉冲式电针机、音频振荡式电针机、晶状体管脉冲式电针机等多种，目前临床应用最广泛、效果最理想的是晶状体管脉冲式电针机，可以输出连续波、疏密波、起伏波等不同的波形，用以治疗不同的疾病。根据不同眼病选取穴位后，常规消毒，根据不同穴位选好体位。应用电针机前，先启开电源开关，观察指示器（氖灯、扬声器）应用信号发出，然后将输出旋扭调节到一定强度，分别接触输出正负二极，应有轻微麻感，证明机器工作正常，方可应用。

（二）针刺方法

按体针或耳针操作方法，在选定的穴位上针刺。根据病情预先选择好所需波形和频率，将电针机的电位器拨至"0"位，然后将一对输出导线之正负极分别连接两支毫针柄上，再拨动电位器开关，逐渐调高输出电流至所需的刺激量。通电时间，一般以 10～20 分钟为宜。电针机输出的电流，是由电位器所控制，在加大刺激量时，电位器旋扭要慢慢旋转，逐步调节至所需的刺激量，切忌突然增强刺激而发生意外。完成治疗后，可先将电位器拨至"0"位，然后再关闭电源，撤去导线，将毫针轻轻捻转几下再起针。

（三）注意事项

电针刺激量应根据病情决定，一般中等刺激量即可。顽固性痛症刺激量宜适当增大。一对导线的正、负二极宜连接在同侧穴位，针刺二穴以上时并宜远距离相接配对。通电刺激时各毫针间应以干棉球相分隔，以免短路影响疗效，损坏机器。毫针针柄如因表面氧化而导电不良，可用细砂皮纸磨净后，再将导线夹接上，或直接夹在针体上。电针机电流输出时断时续（断续波除外），这种现象可能是导线接触不良，需要修复以后再用。使用直流电的电针机，电池应定期更换，更换时要注意极性，防止霉烂损坏线路机件，影响疗效和使用。

七、光针疗法

光针又名激光穴位照射，利用激光来照射穴位以治疗疾病。该法不但给穴位以刺激，而且还给穴位输入一定能量，所以兼有针刺和灸法的作用，可以治疗针灸疗法所医治的诸多急慢性眼病。

（一）器材与术前准备

1～4 mW 的氦氖激光器一台。防护衣、防护眼镜或防护眼罩。根据病情选好照射穴位。穿白大衣，戴手套，保护皮肤，避免不必要的激光照射。戴好防护眼镜或防护眼罩，采取多种形式保护眼睛。

（二）针刺方法

氦氖激光器，波长 6328 Å，输出功率 10 mW，光斑直径 15 mm，距离 15～20 cm，每次照射 5 分钟。照射部位应随病情而定，一般以病灶直接照射，辅以辨证取穴。如睑边疔、角膜溃疡、泡性结膜炎、眼睑带状疱疹，宜直接照射病灶。面瘫多取患者阳白、太阳、四白、下关、地仓、颊车等穴，配合健侧合谷穴。急慢性结膜炎、屈光不正，可照射睛明、承泣等穴。

（三）注意事项

医生和患者绝对不能直视激光束，即使戴着防护眼镜也不可直视，避免损伤眼底黄斑部。对从事激光的工作人员，应定期对眼、皮肤、血液进行健康检查。设立专用的激光室，或将激光器与操作室分开，室内应装有足够亮的照明设备，使控制区内人员的瞳孔尽量缩小，减少射入眼内的激光能量。

八、水针疗法

水针兼有针刺和药物注射的双重治疗作用，而且注入穴位的药物，又能增强和延长针感。所以又叫穴位注射疗法。内外障眼病均可使用，尤适于内障眼病，对中央性视网膜脉络膜炎、视神经萎缩等有良效。

（一）器材与术前准备

1～2 mL 和结核菌注射器各 1 个，前者供注射体穴用，后者供注射耳穴用。常用的注射药物有当归、川芎、丹参、黄芪、柴胡、九里光、鱼腥草、板蓝根之类的注射液。西药有维生素、抗生素、普鲁卡因、胎盘组织液、去氧氢化可的松等。选好穴位，并常规消毒。选好注射用药，并用注射器吸取药液。

（二）针刺方法

左手把注射穴位的皮肤绷紧，右手持注射器，细心地将针头刺入皮下或皮内，将针芯回抽如无回血，则可缓慢地推注药液，按组织松弛情况酌量注入，每个耳穴 0.1～0.5 mL，头面穴位，每穴注射药量以 0.5 mL 左右为宜，四肢穴位药量酌加。注射完毕后，针眼处可能稍有渗血或药液外溢，应以消毒干棉球轻轻压迫，不宜重压和按摩，让药液任其自然吸收。每天或隔天 1 次，一般 5～10 次为 1 个疗程，疗程间可休息 3～5 日。慢性病 1 个疗程结束后，休息 1 周，必要时则可继续治疗。

（三）注意事项

耳穴注射药量虽少，但作用大而持久，一般仅需应用常规肌内或皮下注射量的 1/5～1/10，就能获得较好的疗效。消毒要严密，防止感染。凡能引起过敏反应的药物（青霉素、普鲁卡因），应先做皮肤过敏试验，阴性者始可应用。注射前应知晓所选药物的药理作用及禁忌事项，副作用或刺激性大的药物应慎用。首次治疗或年老体弱者，注射部位不宜过多，药量也应酌情减少。每次应适当调整穴位。

九、挑针疗法

挑针，又叫截根疗法，将针刺入人体一定的部位或穴位，挑破囊皮，或挑断一定部位的皮下白色纤维样物，或挤出一些液体，从而消除症状，达到治疗疾病的目的。

（一）器材与术前准备

圆利针大、中、小号各 2 枚，三棱针 2～3 枚，消毒用品和局麻药品，小镊子、剪刀、小手术刀、注射器及针头、火罐数个。在挑针前，如何摆放体位，可以从患者是否感觉舒适和医生操作是否方便这两个方面去衡量。在适当挑刺部位和充分暴露挑刺部位的基础上，进行挑刺前的常规消毒。针具在术前高温灭菌后备用。

（二）针刺方法

医生右手拇、示指持针柄近针头端，左手按压被挑的局部周围，使其皮肤固定和绷紧，右手持针对准穴位，轻轻将针刺入皮内 1 分左右，然后深入表皮下行不同方式的挑刺。常用的挑针术有挑点、挑筋、挑液、挑罐 4 种。其中挑点挑刺时，针尖露出 0.1 cm 左右，快速点挑穴位，持针手应有力，各点针挑深度要一致，点与点之间距离要均匀。为了减轻针挑时的疼痛，左手切按在穴位的前方。挑筋挑刺时，在针刺到深度后再将针尖做左右摆动，直到把一种白色纤维样物拉出，直到再没有纤维样物拉出为止。如纤维拉出而没有挑断，可用剪刀将其纤维剪断。挑液是以针挑关节部位的穴位为主，并使被挑部位渗出少许无色或淡黄色透明液体，如治疳眼挑四缝穴。挑罐是在挑点的基础上，在挑过的部位用闷火罐拔之。以上诸法，挑刺完毕局部涂以红汞药水。若行挑筋法，可以敷盖纱布和胶布固定，对于挑刺拔罐后出现水疱，可在局部涂甲紫，外用纱布盖好，以防感染。一般挑治 1 次即可，1 次不愈者可在 2～3 周后再行挑刺。挑刺部位可在原位，也可另行选择，或在原穴位附近。

（三）注意事项

注意无菌操作，术后嘱患者注意局部清洁，防止感染。挑刺过程中应严密注意患者面部颜色，防止晕针现象发生。挑治当应尽量避免体力劳动，少食刺激性食物。严重心脏病、有严重出血倾向或皮肤感染者禁用。

十、眼病针刺疗法配穴处方简表（表 6 - 10、表 6 - 11）

表 6 - 10　　　　　　　　　　　　　　　　体针配穴处方

病　症	主　穴	配　穴
睑腺炎	合谷、鱼际、丝竹空	攒竹、四白、瞳子髎
眼轮匝肌痉挛	攒竹、阳白	四白、巨髎
上睑下垂	足三里、脾俞、胃俞	攒竹、透鱼腰、鱼腰透攒竹
睑缘炎	太阳、睛明、肝俞、攒竹、丝竹空	四白、风池
溢泪症	肝俞、承泣、睛明、攒竹	肾俞、风池、足三里
翼状胬肉	睛明、太阳	太阳、胆俞
急性卡他性结膜炎	睛明、太阳、攒竹	合谷、风池、瞳子髎
流行性结膜炎	睛明、太阳、攒竹	合谷、风池、瞳子髎
慢性结膜炎	睛明、太阳	风池、阳溪
角结膜干燥症	太渊、鱼际、三阴交	合谷、风池、光明、阳白、攒竹、足三里、四白
变应性结膜炎	瞳子髎、风池、丝竹空、翳风	合谷
巩膜炎	攒竹、太阳、合谷	太渊、列缺、曲池、三阴交
病毒性角膜炎	合谷、睛明	少泽、风池、太阳
化脓性角膜溃疡	太阳、睛明、行间、太冲	合谷、曲池、承泣、少商
角膜翳	睛明、健明、承泣	翳明、合谷、太阳
急性闭角型青光眼	风池、太阳、瞳子髎	合谷、头维、三阴交
慢性开角型青光眼	肝俞、神门、三阴交	胆俞、少泽
虹膜睫状体炎	睛明、太阳、瞳子髎	肝俞、胆俞
老年性白内障	睛明、健明、承泣	足三里、三阴交
中心性脉络膜视网膜病变	向阳、肝俞、睛明	翳风、足三里、三阴交
视网膜病变	承泣	
视网膜中央动脉栓塞	球后、翳明	翳风、合谷
视网膜色素变性	睛明、球后、承泣	肝俞、脾俞、肾俞、足三里
急性视盘炎	球后、足光明	合谷、风池

续表

病　症	主　穴	配　穴
球后视神经炎	球后、太阳、睛明、风池	外关、合谷
视神经萎缩	睛明、球后、健明	肾俞、脾俞、肝俞、足三里
电光性眼炎	四白、风池、攒竹	合谷、睛明
下睑外翻	地仓、四白、承泣	合谷、曲池
麻痹性斜视	球后、睛明、攒竹	鱼腰、内关、合谷
共济性内斜	瞳子髎、丝竹空、鱼腰	太阳、四白、足三里、三阴交
眶上神经痛	攒竹、丝竹空、鱼腰	阳白、合谷、太阳
角膜软化症	四缝、肝俞、脾俞	三阴交、足三里
新生儿结膜炎	合谷、鱼腰	神门、四白
假性近视	睛明、健明、攒竹	承泣、鱼腰、翳明、足光明

表 6 - 11　　　　　　　　　　　　　　　耳针配穴处方

睑腺炎	眼、肝、脾
春季结膜炎	眼、肾上腺、交感
急性卡他性结膜炎	眼、肝、肺、目1
泡性结膜炎	肾上腺、肝、眼、肺
病毒性角膜炎	肝、肾、眼
青光眼	肝、内分泌、交感、眼
虹膜睫状炎	神门、交感、肾、眼
老年性白内障	肝、脾、肾、眼
视网膜色素变性	目1、目2、脾、肾
视神经炎	肝、肾、目1、目2
视神经萎缩	心、肝、肾、脾
假性近视	眼、肝、肾、目1、目2

第十七节　特种穴位疗法

特种穴位疗法包括穴位埋线疗法、耳穴贴药疗法、穴位放血疗法、穴位施灸疗法、穴位按摩疗法五种。现将操作方法简介于下：

一、穴位埋线疗法

穴位埋线即在穴位内埋藏羊肠线，使之持续刺激穴位并兼有组织疗法的作用。

（一）器材与术前准备

专用埋线针，或小手术刀、剪刀。医用羊肠线若干。选好埋线穴位，并进行常规消毒。对穿刺穴位进行局部浸润麻醉，铺上孔巾。将消毒过的羊肠线按需要的长度剪取一段，放置在穿刺针管内的前段。

（二）埋线方法

常用的有三角针埋线、埋线针埋线、透穴埋线 3 种方法。其中三角针埋线法，是以左手拇、示指绷紧或垫起进针部位的皮肤，右手执针快速穿破皮肤，然后将针送进所需的深度，出现酸麻胀感，即将针芯套入针管内，边推针芯边退针，将羊肠线植在穴位内，针孔涂碘酊后，盖上无菌纱布。埋线针埋线法，这种埋线针针尖前内下方有一嵌入羊肠线的凹陷，针刺到一定深度将针尖转动，羊肠线即埋入穴位内，退出埋线针，针孔涂碘酊后盖上无菌纱布。透穴埋线法，是用弯三角缝针穿羊肠线，羊肠线的长度要比两穴间的实际距离稍长些，以肝俞透三焦俞为例，局部消毒和麻醉后，从三焦俞稍下方进针，在肝俞的稍上方出针，齐皮肤平面剪断羊肠线，提起皮肤使羊肠线埋入两穴之间的皮下层，针孔涂上碘酊，覆盖消毒纱布。

（三）注意事项

埋线深度以皮下组织与肌肉之间为宜，羊肠线头不能暴露在皮肤外面，防止感染。埋线后 3～4 天内，可能出现局部疼痛、全身疲乏、低热等反应，一般不经处理，会自行消失。2 次为 1 个疗程，症状控制后可再埋 1 个疗程，以巩固疗效，两次埋线间隔时间一般为半个月。肺结核活动期、严重心脏病以及妊娠期禁用。

二、耳穴贴药疗法

耳穴表面贴敷压丸可代替埋针，花费极微，安全无痛，副作用少，可以不定期地在贴敷处按压，能起到持续刺激作用。临床对耳穴压丸应用较为广泛，治疗屈光不正、视力疲劳以及眼底病均有一定的疗效。

（一）器材与术前准备

王不留行子、白芥子或小磁块，不拘量。油菜子、绿豆、小米亦可代用。将上述药丸用沸水烫洗 2 分钟，取出晒干藏于瓶中。剪刀一把，普通胶布若干。选好穴位，并行常规消毒。如用耳穴压丸，可按毫针法先探得压痛点或低电阻点。耳郭局部皮肤用酒精棉球消毒待干。将胶布剪成 0.5cm×0.5cm 的小方块，剪好的胶布中心置放药丸 1 粒备用。

（二）贴药方法

左手固定穴位或耳郭，右手用镊子夹取粘有药丸的胶布对准穴位贴紧。一般可用王不留行子。头面部穴位以小磁块为好，兼具磁疗作用。每周 1～2 次，10 次为 1 个疗程，每天嘱患者自行按摩压丸处 3 次，以加强刺激量，每次每穴 1～2 分钟。必要时可继续第 2 个疗程。可按病情酌情增减或更换穴位。

（三）注意事项

防止胶布潮湿或污染，以免引起皮肤炎症。个别患者可能对胶布过敏，局部出现红色粟粒样丘疹伴有痒感者不宜再贴。宜改用其他针法。夏季压丸因多汗，贴敷时间不宜过长，冬季耳郭冻疮处不宜贴敷。耳郭皮肤有炎性病变者不宜采用。侧卧时，压丸处受压疼痛较著时，一般仅需局部稍放松一下胶布，或移动一下位置即可缓解。

三、穴位放血疗法

穴位放血，是用三棱针或眼科手术刀在穴位上或静脉处进行穿刺或切割放血，适用于眼科实证，可收到疏通经络、祛瘀生新、镇静泄热、泻火止痛的作用，临床应用较为广泛。

（一）器材与术前准备

准备三棱针、梅花针、粗毫针、火罐、消毒用品等。选好穴位并进行常规消毒。针具使用前当煮沸或高压蒸汽消毒。

（二）放血方法

现代常用的放血法有穴位放血法、浅层静脉放血法和病灶局部放血法 3 种。其中穴位放血法是用三棱针直接在穴位处刺破皮肤，使之出血。如果出血量不足，可于刺后用手挤压或拔火罐。浅层静脉放血法是用三棱针直接刺入皮下浅层静脉，使其自然流出血液，能自然止血。病灶局部放血法是用三棱针在病变处或四肢末端部位点刺出血，或用梅花针重叩局部加拔火罐。急性眼病可连续治疗1~2次，慢性眼病首次放血后，需隔1周再放血1次。放血毕，局部涂甲紫，用无菌纱布覆盖，胶布固定，以防感染。

（三）注意事项

放血治疗前应正确选择适应证，并做好宣传解释工作，解除患者的思想顾虑。放血操作中要严格消毒，防止感染。熟悉解剖部位，避开动脉血管。施术中若局部发生血肿，可用手挤压出血或用热敷促其消散，如误伤动脉出血，可用消毒棉局部加压止血。

四、穴位施灸疗法

穴位施灸，即人为地在穴位和病灶处造成局部烫伤，引起机体产生免疫反应，并能改善血液循环，降低神经系统兴奋性，有利于代谢和细胞修复，增强机体细胞与体液的免疫功能，从而提高抗病能力。对眼部寒证、虚证比较适合，能起到针刺不能达到的特殊作用。

（一）器材与术前准备

准备施灸材料，如艾绒、艾条、毫针、灯草、线香、火柴、消毒用品等。选好穴位和体位。

（二）施灸方法

可分为直接灸、间接灸两类。直接灸又可分为艾炷灸、线香灸、灯草灸、火柴灸等多种；间接灸可分为艾条灸、温针灸等。其中艾炷灸用于灸体穴。取艾绒少许，用手指捻成大小不同的艾炷，放在应灸的穴位上施行灸治，每烧艾炷1枚称1壮，灸时艾炷的大小和壮数的多少，是根据病情、体质、部位和灸法的不同而异。线香灸用于灸耳穴，因耳郭小而穴位集中，故临床上常用点燃的卫生线香对准所选的耳穴加以灸治。穴位不宜过多，一般取2~3穴。灸之强度以患者感到温热而稍有灼痛为度。每穴灸治2~3分钟，每次可灸10~15分钟，隔天1次，双耳皆灸。10次为1个疗程。灯草灸用于灸耳穴，预先剪成1 cm长浸在盛装菜油的培养皿中，治疗时将油灯草稍行滴干，竖置在患者耳尖穴或其他穴位上，亦可以用小镊子扶持在耳穴上，以火柴点燃任其燃烧，在燃尽之时，有时会发生一声很轻微的爆声，故又称爆星法。火柴灸亦可直接用点着的火柴头对准所选的耳穴迅速按刺灸1下，1~2秒。每次取1~2穴，双耳交替灸之。艾条灸是在桑皮纸上平铺艾绒，将其卷紧后用胶水封口，即成艾条。灸时将艾条一端燃起，在选定的穴位上熏灸，距离皮肤的高度以患者感到温热而能忍受的灼痛为宜，以熏至局部皮肤红润发热为度。温针灸是先将毫针刺进穴位，产生酸麻胀感后，在针柄上裹装艾绒燃烧，使温热感由针传至穴位深部，起到温通经络的作用。上述诸法可按病情和条件适当选用，治疗急性病每天1次，慢性病可2~3天灸治1次。

（三）注意事项

耳灸时应以玻璃片或薄瓷砖将头发隔开，以免不慎燃着头发。一般耳灸均以红斑未起疱较适中。如烧灼起疱或皮肤呈灰黑色，应以蛋黄油或獾油涂抹，注意不要破皮，以免继发感染引起耳软骨膜炎。小水疱可任其自然吸收，温针灸要防止燃烧的艾绒落下来烧伤皮肤或烧坏衣物。热证与阴虚证者禁用。艾炷灸对头面穴位不宜用，眼周围穴位禁用。

五、穴位按摩疗法

眼睛是人的光明所在，两目有神是健康美的重要体现。按摩眼部可养血安神、醒脑明目、滋阴潜阳、疏风解表、镇静止晕、通络止痛，并使之两目有神。经常按摩眼部，能促进眼部血液循环，增强眼部肌肉的弹性，改善视神经的营养。可以预防视力下降、近视、远视及过早老花等。同时对近视、远视、视神经萎缩、早期白内障、头痛、面神经麻痹、小儿惊风、外感发热、前额痛、目赤、视物不清等也有较好的治疗作用。穴位按摩，不需什么设备，简便易行，并且治疗某些常见病有较好的疗效，深受广大病友欢迎，目前还有许多方法流传于民间，有待进一步发掘和整理。

（一）按摩手法

常用的有推、拿、掐、滚、擦、按、摩、揉、搓、捻、抹、点、叩 13 种。其中推法是将手握成空心拳状，用拇指端的螺纹面或偏峰着力于一定的部位或穴位上，通过腕部的摆动和拇指关节的屈伸活动，使产生的力，持续地作用于经络穴位上。一般速度为每分钟 120～160 次。拿法是用拇指和其余四指对称地用力，提拿一定部位和穴位。进行一紧一松的拿捏。掐法是将拇指微屈，以拇指指甲着力于体表穴位进行掐压。滚法是将手握成圆锥体形状，腕关节内收，用第 3～5 指的掌关节的背面附着在一定的部位，使腕关节作屈伸外转的连续活动，一般速度为每分钟 120～160 次。擦法是用手掌面大鱼际或小鱼际部分着力于一定部位上进行直线来回摩擦，一般速度为每分钟 100～120 次。按法是用拇指或掌根等部按压部位或穴位，逐渐用力深压捻动。可手握拳，伸直拇指，用指端或螺纹面按压，也可用双掌重叠按压。摩法是用手掌面或第 2～4 指指面附着于一定的部位上，以腕关节连动前臂做环形的有节律的抚摩。揉法是用手掌大鱼际或掌根部，在一定的部位或穴位上做轻缓柔和的回旋揉动。搓法是用双手的掌面夹住一定部位相对用力做快速搓揉，并同时做上下往返移动。捻法是用拇指或示指的螺纹面捏住一定部位，并同时做上下往返移动。抹法是用单手或双手拇指螺纹面紧贴皮肤，做上下或左右往返移动。点法是用拇、中指指端或示、中指的近侧关节或指关节进行压点。叩法分中指指端叩、拇示中指三指叩、五指叩三种，叩击时要求手腕放松，动作如鸡啄米样，其手若梅花的五指叩也称梅花叩。

（二）操作方法

患者取坐位，术者先按揉两侧风池、翳明各半分钟，均以酸胀得气为度，再从风池开始沿颈椎两侧用拿法，直上而下往复 7～8 次后，再用一指禅推法或按摩法往复操作 3 分钟。再取仰卧位用一指禅推法从睛明到攒竹沿眼眶做环形治疗，重者在眉上缘和眶上缘同时配合按揉太阳穴。每天 1 次，10 次为 1 个疗程。取天应穴按摩 300 圈，四白穴按摩 120 圈，睛明、瞳子髎各按摩 60 圈，攒竹、鱼腰、丝竹空各按摩 20 圈。其法端坐闭目，主穴用两个大拇指罗纹同时按摩，其他穴位用两个示指端按揉，以酸胀不痛为度，每天 1～2 次，1 个月为 1 个疗程。用双手示指第二节偏峰循环揉印堂、攒竹、太阳若干次，每次 1～2 分钟。闭目，用双手食指第二节偏峰循环揉睛明、阳白、瞳子髎、四白若干次，每次 1～2 分钟。闭目，用双手掌面从额部经太阳穴到颊部，再从下向上经鼻两侧至额部进行轻轻揉擦，以发热为度。点揉攒竹、鱼腰、承泣、四白、睛明穴，各 1 分钟。分推额部：重点沿眼眶部分推，至太阳穴处揉捻，1～2 分钟。闭眼后轻轻地以示、中指抚摩眼球，1～2 分钟。按揉合谷、风池穴，各 1 分钟。拇、食指相对揉捏耳垂，至发热后，持续揉捻 1 分钟。结束手法。对于患儿，应取坐位或仰卧位，医者以一指禅推或大鱼际揉法从印堂开始，先沿一侧眼周反复操作 3 分钟，然后再换另一侧如法进行。以指按揉攒竹、睛明、鱼腰、承泣、四白、瞳子髎等眼周穴位各 1 分钟，然后以抹法抹眼眶 10～15 次，拿捏合谷穴 10～15 次。一指禅推或按揉风池穴 1 分钟。患儿俯卧，医者以指按揉肝俞、肾俞穴各 1 分钟。指压攒竹、睛明、太阳等穴，至患者有胀痛流泪等感觉与症状后，从上睑往下按摩眼球角膜数十次。屈光度在 6.00D 度以上，患眼应减少按摩眼球次数，防止发生视网膜脱落，眼球按摩完毕双手推压颈 1～2 区域，关节有"卡嗒"之响声，或者有眼球微热及胀感为限；之后轻揉颈部两侧肌肉，按摩完毕，嘱患者远眺 10 分钟。每天 1 次，8 天为 1 个疗程。

（三）注意事项

按摩穴位的选择，分为局部取穴和循经取穴两种。局部取穴常选用眼区周围之穴位，如攒竹、丝竹空、瞳子髎、四白、太阳、睛明等，循经取穴，根据病变部位，选取相应经脉或表里经脉上的穴位，与局部取穴互相配合，按摩方式一般分徒手按摩和药物按摩两种。徒手按摩法，用拇指或示指按压于所取的穴位，逐渐加大压力，直至局部有酸胀感时为宜，每穴按摩 20～30 次即可。药物按摩法，所取穴位在头顶百会穴及其附近，根据病情选择药物熬成膏，涂于头顶部，然后按摩 20～30 遍，使药物气味透入穴位之中，在点眼药后，按摩鱼尾穴，以助血脉宣通，使药物散布，易于吸收，增强祛邪力量。穴位按摩，在明目功中，运用亦较普遍，如武当明目功，即以穴位按摩为基础。现中小学校已广泛推广根据按摩法编成的眼保健操，用以预防和治疗青少年假性近视眼及视力疲劳。

第十八节　特种康复疗法

导引通过气和意的修炼，使大脑的功能得到调整和增强，从而发挥人体自我调节的生理功能，既能防病，又能治病。屈光不正、视力疲劳、老年性白内障、眼底疾病，均可配合导引疗法。

一、眼保健操

早在《庄子·外物》中就有按摩两眼角方法的记载，隋代巢元方《诸病源候论》、唐代孙思邈《备急千金要方》、宋代《圣济总录》、元代忽思慧《饮膳正要》都介绍了"明目"的自我按摩方法。20 世纪 50 年代后期，"眼保健操"在中、小学校中普遍推广，对保护视力和防治近视，起到了积极的作用。

眼保健操在我国非常普及，通过在我国推广，20 多年来的实践证明，坚持做眼保健操，与每天做体操以增进健康的道理相似。眼保健操是根据祖国医学的推拿、针灸、穴位、按摩原理，同时结合医疗体育编创而成的。眼保健操通过按摩眼部周围的穴位和皮肤肌肉，引起温柔的刺激，以活跃经络气血，增强眼部血液循环，松弛眼内肌，改善神经营养，解除眼部眼轮匝肌，睫状肌的痉挛，消除眼睛疲劳，提高视力，它是保护眼睛健康的一种既简便易行又有一定疗效的好方法。

（一）按摩的主要穴位和方法

1. 揉天应穴：以左右大拇指罗纹面，按揉左右眉头下的上眶角处，其余四指散开，弯曲如弓状，支持在前额上。

2. 挤按睛明穴：睛明穴位于鼻侧，距内眦角约 0.5 cm，以左手或右手大拇指与示指挤按鼻根，先向下按，然后向上挤。

3. 揉四白穴：四白穴在下眼眶骨下面的凹陷处。直对瞳孔，将左右手的示指各放在鼻翼两侧，大拇指支撑在下颌骨的凹陷处，然后放下四指，示指轻揉。

4. 按太阳穴轮刮眼眶：太阳穴在外眼角与眉梢之间向后 1.5～2 cm 处。刮眼眶的穴位有 5 个，攒竹、鱼腰、丝竹空、瞳子髎、承泣。用左右拇指罗纹面，各按在太阳穴上，其余四指拳起来，用左右示指第二节内侧面各刮上下眼眶，上眼眶从眉头到眉梢，下眼眶从内眼角到外眼角，先上后下，轮刮一圈。

5. 干洗脸：将两手四指并拢，从两侧鼻翼旁开始，沿鼻梁两侧向上推，一直推到前额，然后顺两额沿太阳穴向下拉。

（二）4 节拍眼保健操

第 1 节：揉上睛明（8×8 拍）：以两手拇指指端分别按揉眉头下眼眶上角处两侧上睛明穴，另 4 指散开如弓状支撑在前额上。按揉时按定上睛明穴做定点旋揉，不可触及眼球。

第 2 节：挤捏睛明（8×8 拍）：以左手拇指与示指相合，挤捏两侧眼内角近鼻根处的睛明穴。

第 3 节：揉四白（8×8 拍）：以两手示指指腹分别按揉两侧四白穴，拇指端置于下颌角作支撑，另 3 指如握拳状。四白穴在眼眶正下方 1 寸，当眶下孔凹陷中。

第 4 节：按太阳和轮刮眼眶（8×8 拍）：两手握如空拳状，以拇指指腹按住太阳穴，用屈曲的示指指节外侧面分别从眼内角沿眼眶上，下缘刮至眼外角，注意不要碰及眼球。

（三）5 节拍眼保健操

第 1 节：挤捏睛明（8×4 拍）：按摩方法同前。

第 2 节：按揉太阳和轮刮眼眶（8×4 拍）：按摩方法同前。

第 3 节：揉四白（8×4 拍）：按摩方法同前。

第 4 节：按揉风池（8×4 拍）：示指和中指并拢，按揉风池穴。风池穴在项后枕骨下斜方肌外侧凹陷处。

第 5 节：干洗脸（8×4 拍）：双手以中指为先导，同时从鼻翼两旁开始，沿鼻梁两侧向上推抹，一直推到前额，然后向两侧分开，顺着两额转向太阳穴向下回到鼻翼两旁。再重复 3 遍。

（四）注意事项

1. 在做眼保健操前，先静坐闭目，放松全身肌肉，然后根据节拍（或音乐节拍）进行自我按摩。做眼保健操时，如能排除杂念，全神贯注，其消除用眼疲劳和明目的效果更为显著。一般可在上午、下午用眼疲劳后各做 1 次，也可根据用眼或眼睛疲劳的程度随时按摩 1～2 遍。

2. 本疗法对近视眼病和视力减退，用眼疲劳有一定的预防和治疗作用。尤其适用于青少年假性近视眼病、因工作性质而长时间用眼者（如计算机操作人员、从事文字工作），以及看电视后眼睛感觉疲劳者的眼睛保健治疗。

3. 做眼保健操前后应静坐、远望，以便充分使眼睛得以休息和调节。必须思想集中，肌肉放松，闭上眼睛，正确认真地按摩穴位。因保健操的眼部穴位主要分布在眼眶附近，而不在眼球上，因此，做眼保健操时，不要挤压眼球，手法要轻柔，由轻到重，速度要均匀，以感到酸胀为度。

4. 要使眼保健操真正发挥预防近视眼的作用，就要找准穴位，注意手法，认真地做，每日做一次或根据需要随时做。

5. 平时应在工作、学习和日常生活中注意用眼卫生，如写字姿势，久视后要休息片刻，并经常远眺景物等。

6. 当眼睛有炎症，颜面部有感染病灶时，应暂停眼保健操。

二、古今益视操

益视操是以目珠运动与按摩相结合的一种体操。具有保护眼睛视力的功效。对视力减弱、目睛不明、视物昏花诸症有一定治疗作用。多用于近视、远视、散光的防治，此外，弱视、色盲、青盲、雀目症等，也可用此操进行经常性的锻炼。

（一）古代益视功

古代益视功包括怒目、瞪目、虎视、张眸、转睛等眼部运动，如马王堆《导引图》所示。也有通过躯体运动达到明目的。如《诸病源候论·目暗不明候》说："以两手举足五趾，低头自极，则五脏气偏至，主治耳不闻人语声，目不明，久为之，则会发白复黑。"

1. 静坐按摩：每日睡醒起身时，端坐，眼睛轻闭，调和气息，使眼部放松。双手示指微弯曲，大拇指抵住两侧太阳穴，其余三指呈握拳状，用微弯曲的示指上侧缘从内眼角沿上眼眶向外眼角按摩 21 次，闭眼片刻，忽然大睁。重复做 3 遍。

2. 摩目两眦：端坐或站立均可，眼轻闭，两中指端互相摩擦发热后，先在内眼角处旋转按摩 7 次，然后沿眼眶转 3 圈；再于外眼角处按摩 7 次，沿眼眶转 3 圈。各重复做 7 遍。

3. 左右虎视：端坐，两手分别置于大腿上；或站立，两手互握，放于腹部。回头尽量向左后方看，至头颈不能再转为止；然后自左向右旋转，尽量向右后方看。如此重复做 14 次。注意转动要慢，动作轻柔舒松，身体保持不动。

4. 运睛：站立，两脚分开略宽于肩，双手叉腰，头稍仰，瞪大双眼，尽量使眼球向外突出，然后头部保持不动，使眼球转动，先向左转动 7 次，再向右转动 7 次，最后自上而下转动 7 次。重复做 3 遍。这一节最好在清晨有树木的地方做，可看到周围的绿色，使眼睛更感到舒适。

以上功法简单易做，费时不多，倘能持之以恒，定有收益，尤其对老年人，可以推迟眼的老化，防止视力衰退。

（二）现代的益视操

现代的益视操是综合了古代之所长，并加上穴位按摩，其具体方法如下：

1. 起势：身体蹲下，两手着地，瞪目虎视，右顾左盼 15～30 次，然后张目转睛起立。

2. 按摩：①揉天应穴。以左右大拇指指腹轻轻揉按左右眉头下的上眶角处。②挤按睛明穴。以右手大拇指与示指挤按鼻根，先向下按，然后向上挤。③揉四白穴：先以左右示指与中指并拢，放在鼻翼两侧，大拇指支撑在下颚骨凹陷处，中指、无名指和小指屈起，由示指在面颊中央部（即眼睛下缘正中直下一横指处）揉按。④按太阳穴，并轮刮眼眶。屈起四指，用左右大拇指指腹按太阳穴，以左右示指第二节内侧面轻刮眼眶一周，先上后下（即按内上，外上，外下，内下的方向运转），使眼睛的一些穴位，如攒竹、鱼腰、丝竹空、瞳子髎、承泣等穴都受到按摩。

3. 注意事项：每天做1～2遍，每种按摩手法做20～30次。眼保健按摩疗法是保护视力、预防近视眼病的一种自我按摩疗法。它通过对眼部周围等穴位的按摩，产生疏通经络、调和气血，消除眼肌疲劳等效应，以达到保护视力和预防近视的目的。

三、武当明目功

（一）意守明目

自然站立，两腿与两肩平行，自然呼吸，仰首望天约1分钟，再低头望地1分钟，然后合目静坐。坐时以三分之一臀部坐于凳子上，两腿分开与肩平，膝关节成30°角，两臂下垂，两手掌自然放于膝关节，十指松开，劳宫穴对准髌骨之上。合目时，上眼皮轻轻放下。舌顶上颚，意守上丹田（印堂穴），闭目养神，使眼清凉，意守2分钟后开目，双目微开，引光入目。

（二）视物明目

自然站立，舌抵上颚通任督，意守天目穴，然后向远方找一目标（树木、房舍等），瞪大眼睛远视半分钟，再近视（亦找一目标）半分钟，如此交替进行。

（三）引气熨目

自然站立，左脚向左前方跨出一大步，略宽于肩，两臂从体侧慢慢扬起舌抵上颚，两臂再向左右胸前成前平举，翻掌，使掌心向上，十指松开，意守劳宫，两肘微屈，弯肘关节，两臂向头部提举，使两手掌劳宫穴对准攒竹、鱼腰、丝竹空穴贯气15秒钟，两手掌离眼球5 cm，合目。然后两臂缓缓恢复原姿势。如此反复12次。外气运于眼球，手掌心与眼中均产生热胀感觉，此乃外气进入眼中通达气血的效应。12次贯气完后，即以两手掌覆盖于两眼之上，手指在上，默数至30，然后收功。收功时将覆盖眼睛之两手掌沿两边面颊而下至下颌时，合掌，左右手示指在承浆穴部位相对。然后十指向下，沿胸前任脉往下至腰间带脉，向左右分开，沿腿两侧放下，张目。

（四）松紧吐纳

自然站立，两足与肩平行，舌抵上颚，意念双眼。开始合目静坐，自然呼吸，鼻吸口呼，吸气时眼球收紧，呼气时眼球放松，反复36次。

（五）点穴吐纳

合目静坐，意念双眼，舌抵上腭，自然呼吸。

1. 点攒竹：以两手拇指尖同时取穴，手法从轻到重。按时吸气，松时呼气，共36次，然后轻揉36次。

2. 按睛明：示指尖点按睛明穴，按时吸气，松时呼气，共6次，然后轻揉36次。

3. 按丝竹空：以两手拇指同时取穴，手法从轻到重。按时吸气，松时呼气，共36次，然后轻揉36次。

4. 按瞳子：以左右手拇指取瞳子髎穴，沿顺时针点按18次，逆时针点按18次，意念将外气贯入该穴。

5. 按天应：以两手拇指同时取穴，按时吸气，松时呼气，共36次，然后轻揉36次。

6. 按健明：以两手拇指同时取穴，按时吸气，松时呼气，共36次，然后轻揉36次。

7. 按承泣：以两手示指尖同时按承泣穴，按时吸气，松时呼气，共36次，然后轻揉36次。

8. 按四白：以两手拇指尖同时点按四白穴，按时吸气，松时呼气，共36次，然后轻揉36次。

9. 旋转眼球：合目凝神，眼球向左右转动14次，定神片刻，双眼突然睁开，注视前一点约30秒。

10. 按太阳：合目握神、自然呼吸，以两手拇指轻揉双侧太阳穴各 36 次。

11. 浴面：将两手掌心搓热，吸气，两手由承浆穴沿鼻柱直上至百会穴，经后脑按风池穴，过后颈，沿两腮返承浆穴，呼气为一周，共 36 次。

（六）收功

合目，以左右手大拇指按住太阳穴，定位不动，以左右手示指轻揉左右眼皮共 16 次，然后张目起立。

（七）辅助功

点耳穴以左右手大拇指取点以下穴位。肾穴 1 分钟，肝穴 2 分钟，脾穴 2 分钟，内分泌 1 分钟，目穴 1 分钟，眼穴 2 分钟。点耳穴时间为早晨、晚饭后、睡前，每天练功 3 次，1 个月为 1 个疗程。

四、瑜伽明目功

瑜伽是根据佛教出现前就流传着的静坐、冥想而发展起来的一种治疗方法。瑜伽这个词的原意本来是"把马套上"的意思。后来，人们将它引申，作为"控制"而使用着。其后，随着瑜伽疗法的发展，它又分出很多流派。例如：哈他·瑜伽，以注重练习时的体位及呼吸方法为主；拉甲·瑜伽，以注重心理调整为主，等等，对于这种疗法的治病原理，瑜伽的经典著作开头中这样写道："所谓瑜伽，就是要控制和调整心理的功能。"长期的医疗实践已证明，瑜伽练习通过使人们"解脱"或"悟道"，确实能够起到保持和促进身心健康，防治身心疾病发生与发展的效果。

（一）施行瑜伽的八点要求

1. 禁戒：这是修行期间应该遵循的日常社会生活的道德规范。在瑜伽中明确提出的五戒是，不允许有任何轻蔑行为，要正直，不许偷盗，节制欲望，不贪婪。

2. 劝戒：劝戒是劝告人们改正缺点错误，警惕未来。主要包括如何抑制烦恼，避免外界事物的干扰，满足已经得到的物质享受及愿望，苦行磨练，诵读诗文，以及向"神"祈祷。这里所说的"神"，实际是指能够引导你解脱自己的神。

3. 坐法：是指进行瑜伽修行时的体位。它包括以冥想为主的坐法和以身体锻炼为主的坐法。以冥想为目的时，可采取莲花坐、英雄坐、狮子坐、吉祥坐等。它们和坐禅时所采用的结珈趺坐的姿势基本相同。以身体锻炼为主时，其坐有一定的难度，常常要同时模仿某些动物的体姿，如眼镜蛇、骆驼、鱼等。

4. 调息法：进行瑜伽呼吸方兴未艾，练习最根本的目的，是通过呼气、吸气和屏气，把充满宇宙的生物能量充分地纳入体内。因此，在练习坐法的同时，必须学会正确的调息，即调整呼吸。具体的呼吸练习主要在三种：①近似于现代腹式呼吸的完全呼吸法。②交替使用左右鼻孔的库姆巴卡呼吸法。③进行快速呼吸的净化呼吸法。

5. 制感：就是自己控制自己的感觉功能，使自己的"心"进入冥想状态，逐渐脱离外界环境刺激，保持情绪的稳定。从第 5 步开始，要求练习者使自己的"心"进入冥想状态。

6. 意念：就是要精神集中。具体做法可以把自己的思想集中在鼻尖、脐、眉间等身体的某个部位，或者是集中在太阳在某一个特定对象的一点上的状态。

7. 静虑：就是通过精神集中，最后终于将整个思想都集中在某一个特定对象的一点上的状态。

8. 三昧：静虑状态进一步发展，就到了没有自我意识，彼此不分的境界，即所谓的"开悟""悟道"。

（二）瑜伽疗法的临床应用

瑜伽的实际做法是由体位（坐法）、调息法和冥想（包括制感、意念、静虑、三昧）所组成。本来它们并不是分别进行的，而是一个相互影响的整体。日本东大心疗内科石川等人在临床上所采用的方法包括以下几个步骤。

1. 第一步：选择较为容易做到的体位，如眼镜蛇、骆驼、弓、鱼等进行背部伸展，扭转脊椎关节，耸肩之类的练习。

2. 第二步：练习完全呼吸法、库姆巴卡呼吸法（轮流使用左、右鼻孔，反复练习吐气、吸气、屏住气三种呼吸方法）和净化呼吸法。

3. 第三步：作为进入冥想的准备，要有节奏地诵念："奥姆，那马，西巴牙"（音译），最后发出"啊，喔，呜"的声音。慢慢地进入大约20分钟的冥想。冥想结束后，和指导者一起畅谈相互的感想及平素的希望。一般地讲，整个过程需要2小时。

（三）适用范围和注意事项

1. 适应范围：瑜伽疗法主要适用于那些有情绪不安定倾向的人，经过精神疗法、药物疗法、自律训练法、生物反馈疗法等一般治疗后处于恢复期阶段的病例。其次也可用于抑郁症患者。对视力疲劳、屈光不正、眼底病、头痛、神经痛等身心疾病有效。

2. 注意事项：首先进行瑜伽锻炼应该注意的是，要结合自己的体质状况，选择适宜的体位，不要勉强做自己难以做到，或根本不能做到的动作。其次，练习的运动量要逐渐增加，劳逸得当。第三，练习的场所要尽可能选择通风条件好、宽敞的地方，同时要注意保持环境安静。第四，初学者开始练习时，最好是在有经验的瑜伽师的指导下进行。

（四）具体方法

要想获得楚楚动人的眼睛，坚持每天做一次瑜伽明目功是最佳的选择。具体办法是：

1. 坐在椅子上，上体正直，双脚平放，双手自然下垂，双眼闭合，然后深吸气，几秒钟后缓缓吐出。

2. 睁大双眼，使视线集中于鼻尖，眨眼数次，重复3遍。

3. 睁大眼睛，使视线集中于右侧5秒，然后将视线集中于左侧5秒，重复3次，闭眼休息10秒。

4. 眼睛尽量向上看5秒，然后尽量向下看5秒，重复3次，闭目休息10秒。

5. 眼球按顺时针方向缓慢转动3圈，再逆时针方向转3圈，然后闭目休息10秒。

6. 两手掌用力揉搓15秒，然后分别遮住眼睛并休息1分半钟，同时想象自己的眼睛由混浊变得明亮有神。

7. 眼睛先尽量朝右上角看，再朝左上角看，最后朝右下角看，使眼球"X"形活动，重复3次后闭目休息10秒。

8. 眼睛尽量朝右上角看，然后视线向下移动，再尽量朝左上角看，使眼球呈"U"形活动，重复3次后，休息片刻，再从左至右重复3次，最后揉搓两手，使之发热，分别遮住眼睛1分半钟，并想象眼睛晶莹明亮，顾盼有神。

五、健身明目功

（一）基础功

站桩，闭目，全身放松，自然呼吸，双手环抱于小腹之前，意守双手与小腹之间。待两手及丹田部气感明显后，用手将气收入小腹，两手轻按小腹。手臂自然下垂，同时两膝缓缓下蹲，双手分别沿两大腿内侧下滑，意念随手导气下行（外导内行），至两膝内侧（曲泉穴）时，停止下蹲，两手向体前平伸，缓缓上举，手心向下，同时两腿亦缓缓伸直站起。双手抬至比肩略高后，再向下压至与肩平，手心内转，两手相对，注意手上是否仍有气感（如相吸、相斥、发热等）。如无气感，两手仍下落至站桩姿势，继续站桩养气；有气感者，手心上翻，缓缓曲臂，劳宫穴对准双眼，距眼拳许，以意将气发于眼中，停留片刻，然后轻抚眼上，注意局部感受。

数分钟后双手离开双眼，仍距眼拳许，用意将气收回手掌，以中指点按内眼角（睛明穴）3次。双手沿左右面颊、颈侧、肩、胸部下抚，意随手动，将气下引至肋骨下缘（右手在肝部，左手位置与右手对应），两手同时揉摩皮肤，先向内转，后向外转，各9次。然后两手仍循皮肤下抚，至小腹后交叠，揉按丹田，先向左转，后向右转，各9次。双手停于小腹片刻，收功。

要点：意念始终随手而行，以手引气。功法中手所接触身体时的循行路线，即是肝经循行部位，意到气到，可以疏通肝经气血。

辨证施功：据中医"五轮学说"，不同眼病，除均与肝有关外，尚与不同脏腑密切相关，故除练基础功外，应根据不同病种、病症分别施功。

（二）清降功

站桩，闭目，全身放松，自然呼吸，双手环抱于小腹之前，意守双手与小腹之间，待双手及丹田部得气。

然后，双手捧气上贯于目。双手抚眼片刻后，双手大拇指分别沿两耳后，其余四指由头顶、头后抚按下行，至后项部时，两手分开，从颈侧回至体前，沿两侧肩、胸、小腹、大腿内侧、小腿内侧、脚背下抚，停于大脚趾。意念气随手行，手至气至，由目下行至脚趾。手至腿内侧时，弯腰不曲膝，如果不到双脚不必勉强，意念引到即可。在大脚趾处，停留片刻，双手捧气上行，贯眼内，反复3～5次。收功时手从脚部缓缓抬起，收于小腹前，静养片刻。

（三）疏肝功

站桩，闭目，全身放松，自然呼吸，双手环抱于小腹之前，意守双手与小腹之间，待两手与丹田部气感明显后，用手将气收入小腹，两手轻按小腹。手臂自然下垂，同时两膝缓缓下蹲，双手分别沿大腿内侧下滑，意念随手导气下行（外导内行）。至两膝内侧（曲泉穴）时，停止下蹲，两手自膝内侧上抬时两臂分开，从侧前方抬起，同时用口呼气。如此上举下落9次后，两手捧气上行，发气于两侧胁下（位置同基础功之摩肝部位），手按该部位作揉摩动作，同基础功。上述动作可反复作3～5次，每次开始时均需下蹲，两手沿大腿内侧引气。收功时两手沿皮肤下抚至小腹，静养片刻，无须揉按丹田。

（四）补肾功

站桩，收气入小腹，然后上身右转，同时左手引气沿腰部后移，上身转向左侧后，左手按在后腰部，右手按在小腹。然后上身右转，同时左手回至小腹，右手移至后腰。左右手各反复9次后，右手回至小腹，身体转正。然后双手分别从两侧引气向后，身体前俯。两手至后腰后再向前返回小腹，同时身体后仰，9次后，双手交叠于丹田，轻轻揉按，双手停于小腹片刻，收功。

（五）活血功

主要用于瘀血阻滞的眼病，如眼底出血久不吸收者、视神经萎缩等（如眼底出血尚不稳定者，切不可练）。站桩同基础功，双手有气感后，捧气上行，贯入双眼，两手心覆盖于眼珠上，轻按9次。然后两手向两侧分开，食指与中指按于太阳穴上，拇指向后按于风池穴（在颈后大筋两侧凹陷中，与耳垂齐平），三指同时用力，拇指向前，食指、中指向内，按压9次。两手沿胸、胁回至小腹，交叠于丹田。然后头前俯，呼气；再头部后仰，吸气；鼻吸鼻呼。9次后，静候片刻，收功。

要点：按压眼球要轻柔，以微感眼球发胀为度。压风池及太阳穴时，用力由轻至重，由重至轻。

（六）健目功

1. 松眼：闭目，先将两手搓热，轻敷于两目之上。深呼气三口，吐出浊气。吸气时心中默念"静"字，呼气时心中默念"松"字，同时意念想象眼部的肌肉逐渐放松。5分钟后，两手自然下垂于身侧，睁开双眼。经过一段时间的练习，眼睛可有胀、热的感觉，这是肌肉松弛和气血充盈的表现。

2. 调睛：吸气时，眼睛由观近物逐渐过渡到最远的物体。呼气时，眼睛由观最远物逐渐过渡到观近物。最远和最近的物体的选择，可因练功者所处环境地点的不同而异。

3. 摩眼：两目轻轻闭上，用两个大拇指轻轻地揉按攒竹、睛明、太阳、四白、风池等穴位，次序不限，每个穴位正反各8次，共16次。按时吸气，松时呼气，一按一松反复进行。

4. 养目：闭目静养5分钟后收功。

5. 用自我导引与穴位按摩治疗近视眼：患者练明目增视功（站桩养气、开合运气、对眼导引）为主，每天1次，每次40分钟，1个月为1个疗程。辅以依次按摩眼穴、太阳穴、瞳子髎、睛明、鱼腰、承泣等穴，然后按摩眼外眦及上下眼眶。

6. 以导引推拿治疗青少年近视：点揉风池、攒竹、丝竹空、承泣、睛明、瞳子髎、合谷、光明等穴，隔天 1 次，6 次为 1 个疗程。自我练健眼功，包括补气、练气、治眼和揉眼；每天做 1 次。

六、四运明目功

四运明目功又称为眼功；它是专门锻炼眼部、改善和提高视力，保护眼睛的一种保健疗法。

（一）练功要领

取站位或坐位均可。站位时，两脚开立与肩同宽，两手合于丹田（脐下气海穴），坐位时，正坐，两手置胸，身松，脑静；练功时由快到慢，气血运行均匀无息。

（二）练功方法

本功法分为运经功、运视功、运点功、运按功 4 种练法。

1. 运经功：指循肝经运气去病法，功势与要领同前，闭目、松体，意念循肝经起于大敦穴（足大趾外侧处）；沿小腿、大腿内侧入腹部上至期门穴，沿咽喉部上穿入双眼部，睁开双眼视前方数米外固定目标，意想除去眼内浊气等重复练习。

2. 运视功：指沿眼周围运视法，功势要领同前，闭目、松体、意念集中，先闭目内视双眼睛上下、左右、正视，然后从左至右、后从右至左旋视等重复练习。

3. 运点功：指运气时选某一点的练法。功势与要领同前，闭目、松体、意念集中，先远望数米外的某一固定点（如树木或花草），睁目虎视法和闭目内视法，而后双眼一睁一闭，如此重复进行即可。

4. 运按功：即运气于指以意点按眼部经穴法；功势与要领同前，闭目、松体、意念集中，意领气于两手剑指（示指或中指）进行点按。①先从百会，然后气沿督脉，经神庭注入印堂穴（百会—神庭—印堂）。②再沿双眼周围循穴进行，即从印堂—攒竹—沿眉（鱼腰）—丝竹空，眼角（瞳子）—球后—承泣—健明—终睛明，运按一周。即先自左眼眉弓、反自右眶下运至左眶下，顺逆方向各 7 圈。③再从百会—印堂—分循两眉左右绕眼周围，经睛明下至鼻旁两迎香穴会于人中，顺前胸下至丹田重复练习。

（三）收式

双手缓慢向前提起至肩平，屈肘，指尖相对，手心朝下，轻轻一按放于体侧，或合掌以右手压左手（女同志左手压右手）贴于少腹部丹田部，闭目休息片刻即收功。

（四）意念与呼吸

通过调心入静，自然呼吸，闭目平气，展眉舒胸，睁眼时吸气，闭眼时呼气。意念与呼吸配合协调进行练习。

（五）适应证

本功法简便，须持续锻炼 1～2 个月方能见效。其目的在于改善眼功能，调节脑神经，纠正和提高青年人视力，对老年视力衰退、近视、弱视、散光、远视等也有防治作用，并有健脑强身，对头痛、神经衰弱、失眠、肝病等都有一定效果。

（六）练功效应

1. 气感反应：练功眼部周围有热及轻松感，或开始时有流泪等不同感觉，都属练功后的正常现象。

2. 不良反应：练功 1～3 周，如出现眼花或流泪等不适感时，应适当减少练功次数，纠正练功时用力过急，呼吸稍缓慢些再继续练习。此外，随着练功的进展，眼中会闪现出红、黄、绿、蓝、白、紫等各种光色（形如点或环）。这些都是正常的好现象，可顺其自然。

（七）功次与时间

上述功法，每式每次做 7～21 次；共 15～20 分钟，每日做 1～2 次。

七、震位养气明目功

（一）动作姿势

面向东方，两脚平行分开以肩宽，两腿微曲，含胸拔背，头正项直，口微闭，舌轻抵上腭，松肩虚腋，十指自然疏开，两臂环抱于上腹前，掌心向腹，呈抱球状，两手指相距 20 cm。自然呼吸、气沉丹田，两眼平视前方，极目远望，意念注视到自选的目标上，似寻找小物体，静观 1 分钟后，将视线缓缓收回到面前，闭目 10 秒，再徐徐睁眼远望，目标同前，反复作六次。接上势双手落下，接着双手向腹前抱气，收归丹田，意守片刻，然后两手放下，两腿直立，为小收功。

（二）练功要点

站桩时以收心定意养气为主，全身放松排除杂念，心平气和，远望目标最好是绿色植物。此节功理，符合祖国医学的"近则远之，集则散之"之法。

（三）练功方法

1. 静立、平坐、盘坐均可收心定意、培养元气。意守脐与命门呼吸方法：吸气，小腹微收，意念脐靠向命门；呼气，小腹微鼓，意念命门靠向脐。意静体松，心平气和做丹田呼吸法，待命门、肾俞发热或跳动以后，引气到尾闾，使小腹内气充实，以产生反冲力；当气冲至玉枕时以意控制不使内气上升到头，而使内气反冲到两臂到双手；当手臂和后背发热、跳动、再次形成反冲力时，引气到头到双眼。

2. 开合运气，增强气感。当两手发热，双眼得气时，将双手劳宫穴相对，慢慢地做用意而不用力的内合外开练习，以加强两手间的吸引力和排斥力，增强手心的气感。

3. 双手抚眼，外气按摩。当双手开合运气，气感很强时，两手慢慢翻转，劳宫穴对两眼（与眼相距 7～14 cm），使手的外气，贯入眼球，与眼内气相合后，双手徐徐做外拉，内按的外气按摩练习，使双眼感到有吸力和压力（距离：外拉 30 cm 左右，内按 5～10 cm），如此反复 6～9 次。双手停于眼前 15 cm 左右处（似有气感为度），对着双眼做先向左（顺时针方向），后向右（逆时针方向）的缓慢转圈，各 6～9 次。此时，眼球应有手的外气带动旋转之感。

4. 抚眼贯气：双手左右旋转后停于眼前 15 cm 处，抚眼不动，意念手心外气与眼内气相联，使外气贯入眼球内自然运化，5～10 分钟。

5. 收功：双手慢慢贴抚在眼上，劳宫穴对眼球约 30 秒，然后双手向同一方向，先向左，后向右各揉 3 次，以消除热胀，使双眼恢复正常，稍停，双手如洗脸向下抚摸，两中指经两眼内角"睛明穴"，顺鼻两旁抚摸到胸部和腹部。然后两手分开下垂。稍停，慢慢睁开眼睛。

八、坎位润眸明目功

（一）动作姿势

面北自然站立，目视前方，双方握空心拳，拳眼贴于肾俞穴上。开始做眼球运动：先向上看，选定目标，上看 3 秒后，运眼下看，选定目标下看 3 秒，再向上看，反复运眼，上下各看 3 次。然后，选定目标，向左看 3 秒，再向右看 3 秒，反复运眼，左右各看 3 次，然后又目平视远方。

接上势双拳变掌，收到胸前两手搓发热，然后两手同时上下搓脸 24 次，接着用十指尖向后梳头，梳到脑后风池穴，十指向前搓颈到下颌部，再向上搓脸，向后梳头同前，连做 3 次后，两掌收到下颌部，中指相接，掌心向下，双手徐徐下落，行至丹田掌心向腹，继续落下双臂。

收功：接上势两腿微曲，同时两臂左右分开，向腹前抱气，收归丹田，连抱收 3 次后，意守丹田片刻，两臂放下，两腿立直，为收功。

（二）练功要点

两掌搓发热，使两手之气贯通，带气搓脸，以按摩眼周围诸穴，如攒竹、鱼腰、丝竹空、瞳子髎、睛明、四白、承泣等穴，能起到活血通络，内气贯通，运化明目之功效。十指梳头，可按摩头部穴位，能疏通经络、清脑明目。坎卦位居北方，坎主水，在五脏主肾，肾主水，肾为先天之本，在目属瞳。面北而立，两拳贴于肾俞穴上，体松意静，同时上下左右运目，意在取坎肾之水，通经荡瘀，润睛明眸，以疗近视。

（三）注意事项

本功法各节均为自然呼吸。各节意守时，意念切不可高度集中，要似守非守，若即若离，微小用意即可。但练功时须排除杂念，要体松意静动作自然。

九、自然明目功

1. 自然明目功是自我运气防治近视眼的一种气功方法。若练好明目功就必须先练好静功，加强内气锻炼，以"内气治本"，同时为劳宫"外气治标"创造条件，这样"内外夹攻"，才能巩固效果，提高疗效。

2. 收心定意、意静体松、心平气和是培养元气的基础。在此基础上做肚脐——命门呼吸法有强肾的作用，为内气运化治本开了源。将肾气下引充实丹田，才能产生反冲力，这为内气运化及劳宫穴的外气发放，疏通了经络通道。

3. "不治已病治未病"，预防为主是明目功的根本原则。注意用眼卫生，读书写字时应按照气功态的要求——头正，项直，鼻对脐，含神正视来做，就不会造成眼肌的紧张和损伤元气。当用眼后感到视力模糊不清或酸胀时，可用抚眼法或丹田呼吸"内气运化"3～5分钟，都有预防近视的作用。

4. 本功以清静自然为主，收心定意练功时，不要注意局部或用意运气，要意念整体，使气运自然。在运气治眼时，用意不能太强，要在"有意无意之间"使内气在眼内自然运化。

5. 由于每个人的个体生理差异和意念不同，将会产生不同的"得气感"。有的气感强，有的气感弱；有的感觉热，有的感觉麻等。而且初练时，因气通不顺，感觉明显，气通顺后，感觉反而小。因此，不能以感觉大小来衡量功力和效果，不要去追求感觉，尤其在运气抚眼时，不要故意加强气感，以免影响疗效。

6. 初练此功者大都有臂酸腿麻之感。这是练功过程中的一般现象，坚持数日，自会消失。如酸胀太甚，可稍微活动一下或缩短练功时间，以后再逐渐延长。

7. 近视眼的形成，并非一时一日，因此视力恢复也需要一段时间，实践证明，认真练此功3个月，可以稳定效果。如能继续练功，把气功态——头正、项直、鼻对脐，松静自然，含神正视，反观内照等的基本要求，随时随地结合到学习和日常生活中去，才能巩固和继续提高疗效。一般早晚各练一次功，以培养元气为主，其中上午、下午练功应重视运气抚眼，每次不少于10分钟。

十、其他导引明目功

（一）除风明目导引法

1. 踞伸左脚，两手抱右膝，生腰，以鼻纳气，自极七息，展左足着外，除难屈伸、拜起，去胫中疼。一本云：除风、目暗耳聋。

2. 以鼻纳气，左手持鼻，除目暗、泣出。鼻纳气，口闭，自极七息，除两胁下积血气。

3. 端坐生腰，徐以鼻纳气，以右手持鼻。除目暗、泪苦出。闭目吐气，鼻中息肉、耳聋亦然，除伤寒、头痛怳怳，皆当以汗出为度。（《巢氏病源》）

（二）目暗不明导引法

1. 恣乐伤魂魄，通于目，损于肝，则目暗。

2. 蹲踞，以两手举足五趾，低头自极，则五脏气遍至，主治耳不闻人语声，目不明，久为之，则令发白腹黑。

3. 仰两足指，五息止。引腰背痹偏枯，令人耳闻声。久行，眼耳诸根，无有挂碍。

4. 伸左胫，屈右膝内压之，五息止。引肺气，去风虚，令人目明。依经为之，引肺中气，去风虚病，令人目明，夜中见色，与昼无异。

5. 鸡鸣以两手相摩令热，以熨目，三行，以指抑目，左右有神光。令目明不病。

6. 东向坐，不息再通，以两手中指口唾之二七，相摩拭目，令人目明；以甘泉漱之，洗目，去其翳垢，令目清明。上以纳气洗身中，令内睛洁；此以外洗，去其尘障。

7. 以手爪项边脉五通，令人目明。卧正偃，头下却亢引三通，以两手指爪项边大脉为五通、除目暗患、久行令人眼夜能见色。为久不已，通见十方，无有剂限。（《巢氏病源》）

（三）目茫茫导引法

鸡鸣欲起，先屈左手唉盐指，以指相摩。常鸡鸣二七着唾，除目茫茫，致其精光，彻视万里，遍见四方，咽二七唾之，以热指摩目二七，令人目不瞑。（《巢氏病源》）

（四）熨目呵气导引法

五更初仰卧，以两手掌相摩令热，急熨两眼 30 遍，又大呵气 30 遍。呵法：鼻中引气入口，呵气出，令声相逐，呵字出之，但人年 40 以去，慎须冥目，初他视，非有要事不肯辄开。此之一术，护慎之极也。其读书、博奕等过度用目者，名曰肝劳，若欲治之，非 3 年闭目不视，不可得瘥，徒自泻肝及作诸治，终是无效。人有风疹，多必眼暗，先攻其风，其暗自瘥。（《神巧万全方》）

第七章　眼科方药论丛

第一节　枸杞子

枸杞子为养生要药，受到古今医家的高度重视，尤其对防治眼病，具有独特的攻效，现对枸杞子的药效、剂型和笔者的应用体会介绍如下，为临床提供参考。

一、功效与主治

对本品功效和主治的认识，有个逐步深化的过程。正如李时珍所说："《本经》所列气味主治，盖通根苗，花实而言。初无分别也，后世以枸杞子为滋补药，地骨皮为清热药，始歧而二之。""盖其苗乃无精、苦甘而凉，上焦虚热者宜之，此为三焦分之药，所谓热淫于内，泻以甘寒也，至于子则甘平而润，性滋而补不能退热，只能补肾润肺，生精益气，此乃平补之药，所谓精不足者补之以味也，分而用之则各有所主，兼而用之则一举两得。"

关于枸杞子的明目作用，在药物学专著中，首载于《药性论》："补精气，诸不足，易颜色，变白，明目安神，令人长寿"。其后《本草通玄》《本草汇言》《本草经疏》从不同方面做了补充。《本草通玄》说："枸杞子补肾益精，水旺则骨强，而消渴目昏，腰疼、膝痛无不愈矣。"消渴目昏、多为糖尿病引起的视网膜病变，枸杞既能降糖，又能补肝明目，补肾益精可列为首选之品。《本草汇言》中载："俗云枸杞子善能治目，非治目也，能壮精益神、神满精足，故治目有效。"这就是说枸杞子可壮精益神而明目。凡由精亏所致的眼病，均可用枸杞子治疗。《本草经疏》说："昔人多谓其能生精益气，除阴虚内热明目者，盖热退则阴生，阴生则精血自长。肝开窍于目，黑水神光属肾，二脏之阴气增益，则目自明矣。"以上所论，枸杞子的功效与主治可概括为滋肾润肺、补肝明目。凡肝肾阴亏，腰膝酸软，头昏目眩，多泪，虚劳咳嗽，消渴遗精者都可列为首选要药。

至于枸杞叶，与枸杞子功用相近而稍逊。《本草逢原》说："能降火及清头目。"《本草药性备要》说："明目益肾亏，安神宽中，退热，治妇人崩漏下血。"结合本草文献可概括为补虚益精，清热止渴、祛风明目。凡虚劳烦闷，目昏赤痛，障翳夜盲，崩漏带下等均可选用。至于地骨皮，为清热凉血之品，可用于肺经燥热，阴虚消渴，血热妄行所致的各种出血眼病。

二、剂型与配伍

任何药物的使用都有一定剂型，枸杞子也不例外，枸杞子防治眼病的传统剂型，有丸、汤、散、膏、药粥、药茶及药酒等，均可酌情调配。

（一）丸剂

眼科临床运用中，药丸剂最常见，丸剂具有药效持久、应用方便、便于储存等特点，如治肾虚、眼目昏花或云翳遮睛的四神丸是由本品同蜀椒、小茴香、脂麻、川楝肉拌抄后，择出来加熟地黄、白术、肉苁蓉为末，炼蜜为丸而成；又如治肝肾不足，日昏多泪的匄睛丸，由本品配肉苁蓉、巴戟天、菊花而成；治肾虚眼目昏睛，远视不明的杞苓丸，由本品加当归、茯苓、菟丝子、青葙子而成。其他如左归丸，杞菊地黄丸，三仁五子丸，四物五子丸，加减驻景丸，石斛夜光丸均配用枸杞子。

（二）汤剂

汤剂又称煎剂，具有吸收快，奏效速，加减灵活的优点，如《眼科临证经验》所载治肝虚流泪的三子菊花饮，是由本品配女贞子、菟丝子、菊花、川芎、白芷而成。《审视瑶函》所载治疗瞳孔散大的泻肾汤，由本品配麦冬、生地黄、知母、白芍、归尾、五味子、茯苓、独活、黄柏、山茱萸而成。《景岳全书》所载治气血大虚、精神失守的大补元煎，由本品配人参、山药、熟地黄、当归、山茱萸、杜仲、甘草而成。《秘传眼科七十二症全书》所载治青风内障的归杞汤，由本品配当归、楮实子、菟丝子、石斛、熟地黄、防风、玄参、连翘、白芍、陈皮而成。《眼科临证录》所载治疗年老阴虚体弱，早期白内障患者的熟地首乌汤，由本品配当归、楮实子、菟丝子、石斛、熟地黄、防风、玄参、连翘、白芍、陈皮而成。《眼科金镜》所载的滋阴养血汤，石斛固本汤，升阳益精汤，益精养血汤、清肾汤等十多个汤剂，均用了枸杞子。前述的丸剂也可改为汤剂内服。

（三）散剂

散剂具有使用方便和节省药材的优点，如《目经大成》所载治疗五脏虚损目昏的全真散，由本品配黄芪、党参、当归、熟地黄、山茱萸、酸枣仁、龟甲、五味子、肉苁蓉、黄精而成。《证治准绳》所载治翳膜遮睛的石决明散由本品配石决明、木贼、荆芥、桑叶、谷精草、粉草、金沸草、白术、菊花而成。《秘传眼科七十二症全书》所载治疗涩翳内障的密蒙花散，由本品配密蒙花、石决明、菊花、羌活、白蒺藜、木贼、青葙子、蔓荆子而成。《明目至宝》所载的菊花散、补肝散均用了枸杞子。以上丸剂和汤剂亦可制成散剂内服。

（四）膏丹剂

膏剂多为补益剂和治慢性眼病的调养剂。如《眼科阐微》所载治视力疲劳的枸杞膏、人年过四十，阴气半衰，神光渐退，眼目昏花，以本品加五味子和蜂蜜制成。《摄生秘剖》所载治体虚神疲，目昏多泪的杞圆膏，由本品配桂圆肉熬制而成。《证治准绳》所载治肝肾亏虚所致眼泪昏花的龟鹿二仙膏，由本品配龟甲、鹿角、人参熬制而成。丹剂多用精炼或加贵重药品制成，可为丸、散或制成块状。如《证治准绳》用治内外障的韩相进灵丹，由本品配防风、石决明、威灵仙、蕤仁、苍术、谷精草、甘草、菊花研末加猪肝制成。《一草亭目科全书》所载的治诸虚百损，年老体虚，眼目昏花的还少丹，由本品配生地黄、肉苁蓉、巴戟天、续断、牛膝、杜仲、山茱萸、远志、石菖蒲、楮实子、小茴香、茯苓、山药，加大枣、蜂蜜制成。

（五）其他剂型

其他剂型有药酒、药茶、药粥等，如《外台秘要》所载治肝虚流泪的枸杞酒，单用枸杞子浸酒而成。《药粥药汤药酒药饮》所载的补肝肾、益气血、明目的枸杞人参酒和枸杞菊花酒，分别由本品配人参、熟地黄或配菊花、巴戟天、肉苁蓉浸酒而成。《中国药茶》所载的枸杞茶、枸菊茶，单用本品或配菊花、桑叶、谷精草，水煎代茶饮。由本品配五味子捣烂或研末沸水冲泡作茶饮。《眼科阐微》所载治疗老年目昏的杞实粥，由本品配黄芡实、粳米煮粥吃。《圣济总录》所载治疗五劳七伤、腰腿疼、阳痿、目昏的枸杞子粥、枸杞叶粥、枸杞羊肾粥，分别由本品配大枣、粳米或枸杞叶、粳米、五味子煮粥，空腹食用。《药粥药汤药酒药饮》所载的枸杞三七鸡汤，杞鞭壮阳汤，鹿鞭壮阳汤及益寿鸽蛋汤等药膳，均用了枸杞子。补之以味，可广泛用于各种体虚眼病。

三、经验与体会

枸杞子包括叶、果实与根皮。三者之间，既有个性又有共性。共性指都有补养作用，个性指叶与果实的补养作用相近，但前者作用稍弱，而根或根皮，长于清虚热，养阴疗烦劳。凡由体虚引起的内外眼病，均可选用枸杞子。如治重症肌无力可配四物汤加黄芪、党参、桑枝、片姜黄益气通络之品；治远视、视力疲劳，可配地芝丸加黄芪、党参、蒺藜、菊花等益气明目之品；治青少年近视可配定志丸加青葙子、菟丝子、草决明、黄芪等补肝明目之品；治疗角膜瘢痕性混浊，可配消翳汤加蕤仁、白蒺藜、蝉蜕等退翳明目之品；治目昏流泪，可配菊睛丸加黄芪、熟地黄等益气养血之品。由肝肾不足引起的各种眼病，常用十全明目汤（枸杞子、熟地黄、桑椹、草决明、车前子）治疗。因疗效好，已制成片剂。

　　枸杞子的药用特性在许多本草专著中做了评价。如《本草正》说："枸杞味甘而纯，故能补阴，阴中有阳，故能补气，所以滋阴而不致阴衰，助阳而能使阳旺。"《本草经疏》说："枸杞子润而滋补，兼能清热，而专补肾润肺、生津益气，为肝肾阴亏不足，劳乏内热，补益之要药。"而《本草汇言》评价以"十全"概之。所谓"世俗但知补气多用参芪，补血多用归地，补阳多用桂附，补阴多用知柏，降火多用芩连，祛湿多用苍朴，祛风多用羌独、防风。殊不知枸杞能使气可充、血可补、阳可生、阴可长、火可降、风湿可去，有十全之妙用焉。"

　　至于地骨皮临床常用于治疗结膜、巩膜和视网膜病变，如用泻肺汤或泻白散加味治疗泡性结膜炎；配增液汤，二至丸治疗干燥性结膜炎；配麻杏苡甘汤加红藤治疗各种巩膜炎；配二冬汤治疗糖尿病性视网膜病变；配小蓟饮子治疗视网膜静脉周围炎。凡阴虚、血热引起的各种眼病均可收到较好疗效。经过长期临床观察，发现本品既能清热，又能补养，是清热而不伤正，补养而不留邪的良药。如《药品化义》所说："地骨皮外祛无定虚邪，内除有汗骨蒸，上去头风，中去胸胁气，下利大小肠，通能奏效。"《本草述钩元》亦说："须知此味，不兼养血，却专以益阴为其功，虽能除热，却不以泻火尽其用。"《本草纲目》说："枸杞地骨甘寒而补，使精气充，而邪火自退之妙。"所以古人治疗眼病，枸杞子与地骨皮并重。而且在元代以前有关医书的选方中，选用后者比前者多。如《秘传眼科龙术论·七十二证方论》有关选方9个全用地骨皮，《太平圣惠方》有关选方29个，其中选用枸杞叶2个，枸杞子9个，地骨皮18个。《圣济总录》有关选方11个，用枸杞子2个，用地骨皮9个。明代以后，由于对地骨皮的偏见而易位，如《明目至宝》有关选方22个，用枸杞子的13个，地骨皮的9个，《秘传眼科七十二症全书》有关选方26个，用枸杞子15个，用地骨皮11个。《目经大成》有关选方19个，用枸杞子15个，用地骨皮4个。《眼科金镜》有关选方43个，用枸杞子31个，用地骨皮12个。从这些统计数字可以看出枸杞与地骨皮在眼科临床运用的概况。《本草纲目》还说："兼而用之，则一举两得。"这为两者兼用提供了理论依据。《经验秘方》所载圣药丸，《御药院方》所载还睛丹，《目经大成》所载平气和衷汤，《眼科阐微》所载育神夜光丸，均为两者兼用之方，可能二者具有互补性，值得进一步研究。

第二节　菊　花

　　菊花是大家熟知的观赏花卉，也是治疗眼科疾病的要药，根、茎、花、叶皆可入药，明目养生，防治兼宜，现简介于下：

一、功效与主治

　　在古代，菊花除了观赏以外，常作养生药来服食。《神仙传》说："康风子，服甘菊花、桐实，后得仙"。《东坡杂记》说："菊，黄中之色，香味和正，花、叶、根、实，皆长生药也。"据记载，菊花与长寿有密切关系。《后汉书·郡国志》记述了南阳郦县城北八里，有一条清流，清流两岸的山谷中长满了甘菊。菊花从两岸纷纷落入水中，使水甘馨无比。在这里居住的三十户人家从不打井，饮水、洗涮均从河里打水。这些居民普遍长寿，上寿一百二三十岁，中寿百余岁，七十岁死了也算早夭。东晋医药学家葛洪在《抱朴子》中说："南阳郦县山中有甘谷。水所以甘者，谷上左右皆生菊花，菊花堕其中，水味为变。谷中居民皆不穿井，悉食甘谷水，无不长寿，得此菊力也。"

　　菊花的养生功能，《神农本草经》已有明确论述，所谓"久服，利血气，轻身耐老延年"，并列为上品，其治眼病的功效亦有详细的论述。所谓"主风，头眩肿痛，目欲脱，泪出"。本品性味甘苦凉，入肺肝经，功专疏风清热，明目解毒，善治头痛眩晕，目赤，心恼烦热，疗疮肿毒。关于祛风作用，一是疏风。《本草经疏》说："菊花专制风木，故为去风之要药。"《本草便读》说："甘菊之用可一言蔽之曰疏风而已，然虽为疏风之品，而性味甘寒，与羌麻等辛燥者不同，故补肝肾药中可相需而用也。"二是熄风，《本草纲目》说："菊花、昔人谓其能除风热，益肝补阴，盖不知其尤多能益金水之脏也。补水所以制火，益金所以平木，木平则风息，火降则热除，用治诸风夹目，其旨深微。"《本草正义》说："凡花皆主宣扬疏泄，独用菊花则摄纳下降，能平肝木，熄内风，抑木气之横逆。"

关于清热作用，一是清胃热。《本草新编》说："甘菊不单明目，可以大用之者，全在退阳明之胃也。"二是清肺热。《药品化义》说："黄色者，其味苦寒，清香气散，亦清肺火。""又治暴赤眼肿，目痛泪出，是以清肺热，须用黄甘菊。"

关于明目作用，一是止痛明目。《本草新编》说："甘菊花气味轻清，功亦甚缓，必宜久服始效，不可责以近功，惟目痛骤用之，成功甚速。"二是止泪明目。《本草正义》云："泪出亦阴虚于下，肝火上扬，真阴无摄纳之权，而风阳以疏泄为用，则迎风而泪下，此皆肝肾阴亏，而浮阳上亢为虐，唯菊花之清苦降泄，能收摄虚阳而纳归于下，故为目科要药。"三是去翳明目。《用药心法》说："去翳肤明目。"

关于解毒作用，《本草经疏》说："生捣最治疔疮，血线疔尤为要药，疔者风火之毒也。"《外科十法》所载的菊花甘草汤，以菊花、甘草各120 g，水煎顿服，用治疔疮肿毒者良效。《本草经百科录》说："凡芳香之物，皆能治头面肌表之疾，但香则无不辛燥者，唯菊不甚燥烈，故于头目风火之疾尤宜焉。"由此可见，菊花用治目疾，范围甚广，可配伍相应的药物治疗内外许多眼疾。

二、剂型与配伍

菊花防治眼疾的传统剂型有丸、散、汤、药茶、药酒等，根据使用目的和要求，可酌情调配。

（一）丸剂

丸剂较为常用，多为虚证而设，如《瑞竹堂方》所载治疗目昏睛及翳膜遮睛的双美丸，由本品与川椒二味组成，久服此方日能夜视，发白再黑，延年益寿，故又名夜光丸。《和剂局方》所载治疗肝肾不足眼目昏暗，常见黑花多泪的菊睛丸，由本品配枸杞子、肉苁蓉、巴戟天四味组成，此方在临床上运用极广，由它加减而成的方剂有好几个。如《明目至宝》与《异授眼科》中加五味子名菊花丸；《御药院方》中加菟丝子、车前子、熟地黄名七仙丸；去肉苁蓉加牛膝、黑附子、川椒名雷岩丸。《审视瑶函》去肉苁蓉加金佛草、砂仁、川椒、黄柏、甘草名五花丸，用治眦漏。《异授眼科》还将此方更名为巴菊枸杞丸。又如《审视瑶函》所载治疗肝肾不足、眼目昏暗、远视不明、时见黑花暂成内障的补肾磁石丸，由本品配石决明、磁石、肉苁蓉、菟丝子、雄雀而成；所载治疗肝虚雀目的转光丸，由本品配生地黄、茯苓、川芎、淮山、蔓荆子、防风、熟地黄、细辛而成。丸剂也可以用治实证或虚实夹杂之证。前者如《原机启微》所载治疗眵多毛躁，紧涩羞明，目赤肿痛的黄连天花粉丸，由本品配黄连、天花粉、川芎、薄荷、连翘、黄芩、栀子、黄柏而成。《眼科阐微》所载治实火症的降火明目丸，由黄连解毒汤加本品而成。后者如李东垣所创，用治一切内外障翳的神仙退云丸，由本品配川芎、当归、蝉蜕、薄荷、枳实、瓜蒌仁、密蒙花、荆芥穗、地骨皮、白蒺藜、生地黄、羌活、木贼等而成。《银海精微》所载明目退翳的明目菊花丸（本品加荆芥穗、川芎、防风、密蒙花、薄荷、连翘、木贼、蒺藜、车前子、熟地黄、甘草）和《东医宝鉴》所载滋阴明目壮水丸（本品配当归、菟丝子、知母、黄柏、熟地黄、党参、白蔻仁、天冬、麦冬、柏子仁）均属这类复方。

（二）散剂

散剂为古代医家喜用的传统剂型，多为实证而设。如《太平圣惠方》所载治疗风赤眼积年不瘥，肿涩疼痛的菊花散，由本品配前胡、防风、羌活、生地黄、决明子、木通、茯神、车前子、羚羊角、麦冬、地骨皮、甘草而成。《原机启微》所载治疗心火旺、大眦角赤痛的菊花洗心散，由本品配生地黄、薄荷、荆芥、防风、羌活、山栀、黄连、黄芩、柴胡、石膏、甘草、川芎、龙胆草、淡竹叶而成。《审视瑶函》所载治疗花翳白陷的洗肝散，由本品配生四物汤加防风、薄荷、红花、苏木、白蒺藜、蝉蜕、羌活、木贼、甘草而成，用治妊娠热毒上攻，头旋目昏，背项拘急的消风散，由本品配石膏、防风、羌活、川芎、荆芥、羚羊角、当归、甘草、大豆黄卷而成。《眼科临证录》所载治疗肝经风热上攻导致黑睛生翳的桑菊退翳散，由本品配桑叶、谷精草、白蒺藜、木贼草、蝉蜕、嫩钩藤而成。也可用治虚证或虚实夹杂之证，前者如《明目至宝》所载治疗肝虚目暗的菊花补肝散，由本品配熟地黄、白术、白茯苓、细辛、柴胡、防风、甘草、柏子仁而成。后者如《秘传眼科龙木论》所载治疗白翳黄而内障的坠翳散，由本品配石决明、茺蔚子、防风、人参、车前子而成。

（三）汤剂

汤剂为现代临床常用的剂型，药物加减灵活，适应范围较广，既治疗实证又治虚证。如《和剂局方》所载治疗隐涩难开，眼睑赤烂的明目流气饮，由本品配大黄、川芎、车前子、细辛、防风、栀子、白蒺藜、黄芩、蔓荆子、苍术、木贼、玄参、草决明而成。《证治准绳》所载治疗内外障翳一切眼病的甘菊汤，由本品配升麻、石决明、旋覆花、川芎、大黄、羌活、栀子、地骨皮、石膏、木贼、青葙子、车前子、荆芥、黄芩、防风、草决明、甘草、黄连而成，《一草亭目科全书》所载治疗妇女胎风眼的菊连汤，由本品配荆芥、防风、连翘、黄芩、黄连、栀子、车前子、当归、川芎、白芍、生地黄、灯芯、生姜而成。《审视瑶函》所载治眼涩昏朦的桑白皮汤，由本品配桑白皮、泽泻、玄参、甘草、麦冬、黄芩、旋覆花、地骨皮、桔梗、白茯苓而成；治痘疹害眼或余毒攻眼而生星翳的谷精草汤，由本品配谷精草、白芍、荆芥穗、玄参、车前子、连翘、草决明、龙胆草、桔梗而成。治疗虚证除临床常用的杞菊地黄汤外，尚有《眼科金镜》所载治疗肝肾不足，虚火上升的滋阴明目汤，由本品配生地黄、熟地黄、当归、川芎、人参、桔梗、白芷、蔓荆子、甘草等而成。《银海精微》所载治疗气血两虚，视物不明的八物汤，由本品配四物汤加党参、黄芪、茯苓而成。《眼科临证经验》所载治肝肾亏损流泪的三子菊花饮，即由本品配枸杞子、菟丝子、女贞子、川芎、白芷而成。在现代临床中，前面所列的丸剂和散剂，也常改为汤剂，以尽加减运用之妙。

（四）其他剂型

较为常用的有药茶、药酒。如《药粥药汤药酒药饮》所载治疗风热眼病的菊花龙井茶，金银菊花茶均由本品加入龙井茶或绿茶、金银花而成；所载清热养阴的双花饮与三花乌梅饮，分别配金银花或金银花、玫瑰花、乌梅、五味子、麦冬而成。所载补肝肾明耳目的甘菊花酒与杞菊地黄酒分别由本品配枸杞子、巴戟天，肉苁蓉或生地黄、当归、枸杞子、大米酒曲制成。本品为防治老年眼病的要药，如《眼科阐微》所载防治老年眼病的开窍引、引神丹、猪肝脯等内服方药中，均以本品加石菖蒲、谷精草、枸杞子、草决明、玄参、蝉蜕、木贼等。所载外洗的菊花煎和熏洗汤，也是以本品加石菖蒲、地锦草、明矾煎洗。《本草纲目》所载的明目枕方，以本品配苦荞麦皮、黑豆皮、绿豆皮、决明子各等份同入布袋中作枕枕之。

三、经验与体会

菊花为笔者临床最常用的药物之一，这个用药习惯的形成，主要有3个方面的原因。

一是受传统经验的影响。初查《审视瑶函》所载的内服方剂中，共选用菊花的有35个，所主治的病症有天行赤眼、白睛涩痛、倒睫卷毛、胬肉攀睛、赤脉下垂、花翳自陷、白睛俱青、旋旋泛起、垂帘障、聚开障、迎风热泪、无时冷泪、各种眦漏、飞丝入目、视瞻昏渺、莹星满目、视定反动、能近怯远、能远怯近、高风内障、暴盲症、青盲症、因风症、因他症以及小儿疳伤、浊害清和、妇女兼胎等近30种眼科疾病，遍及外眼内眼及妇儿目疾，从药味配伍的频率分析，35种内服药中，共选药119味，选用7次以上的有12味，依次为甘草15次；羌活14次；川芎、防风各13次；木贼11次；当归、黄芩各9次；黄连、白蒺藜各8次，生地黄、荆芥、栀子各7次。这一选药的传统经验可供组方参考。

二是促临床实践的发展。由于临床喜用菊花，逐渐创造了不少选用菊花的有效方剂，在其主编的《眼科临床治疗手册》一书中，收载了治疗外眼红痛的桑菊祛风汤（桑叶、菊花、金银花、防风、归尾、赤芍、黄连），治疗眼部化脓性感染的赤痛祛邪汤（薄荷、羌活、黄芩、前仁、大黄、防风、蔓荆、菊花）。治疗眼部化脓性感染的凉膈消毒饮（凉膈散合五味消毒饮）；治疗高度近视眼底退行性变的定志磁石丸（定志丸合磁石补肾丸）；治疗早期老年性白内障的养阴消障丸（由本品配增液汤合二至丸加石决明、磁石、肉苁蓉、枸杞子而成。所编著的《中医眼科全书·眼科心法指南》中，载有治疗眼科风热的加减桑菊饮（桑菊饮去芦根加荆芥）；治疗风热重症的加减银翘散（银翘散去芦根，淡豆豉加蔓荆、菊花）；通治睑缘赤烂的祛风止烂汤（蔓荆、菊花、防风、细辛、白芷、葛根、甘草、茯苓、滑石、连翘）；通治肝火上攻所致各类眼病的明目泻肝汤（龙胆泻肝汤加芦荟、青黛、重楼、菊花）；治疗肝肾虚损目翳的补肝退翳方（杞菊地黄汤加蒺藜、蕤仁、蝉蜕、木贼）。以上八方都是选用本品组成的经验良方，运用得当，效果甚佳，还以本品配枸杞子、冬桑叶、谷精草制成茶剂，通治眼病，可收明目之功。

三是据现代的药理研究。菊花及其茎叶，均含挥发油，并含有腺嘌呤、胆碱、小苏碱等。菊花又含菊苷、氨基酸、黄酮类及微量维生素 B_1。主要成分挥发油包括龙脑、樟脑、菊油、环酮等，黄酮类包括木犀草素-7-葡萄糖苷、大波斯菊苷、刺槐苷及丁二酸二甲基酰肼等。

菊花有两大药理作用，一是抗病原体。菊花在体外对金黄色葡萄球菌、乙型溶血性链球菌、人型结核分枝杆菌有某些抑制作用，其水浸液对某些常见皮肤致病性真菌亦有抑制作用。高浓度在体外还有抗病毒及抗螺旋体作用。二是增强毛细血管抵抗力。菊花提取物对小鼠腹腔注射，可使皮内注射组织胺之局部台酚蓝之扩散较小，显示其能抑制毛细血管的通透性而有抗炎作用。据临床报道，单用菊花或以菊花为主的煎剂，用治冠心病、高血压等心脑血管疾病，有消除症状和改善体征的作用，且无毒副作用，有效率可达80%以上。

第三节 蕤 仁

蕤仁临床应用极为广泛，文献记载较丰富，现系统考证如下，以就正于同道。

一、植物形态

蕤，《说文》说："草木花垂貌。"与萎同义，玉竹名葳蕤，以其植物的特有形态，花实垂下而命名。在古代医药文献中，把蕤仁写成威蕤或威蕤仁者不乏其例，误以为蕤仁即葳蕤之仁，以致张冠李戴，讹传至今。其实葳蕤为百合科多年生单本植物玉竹的根茎，玉竹虽结有种仁，但从不入药，考《本草纲目》即知。而蕤仁乃蔷薇科单花扁核木的干燥成熟果实。这种植物在《说文》中名"樱"，《尔雅》名"棫"，又名"白桜"。

本植物为落叶灌木，树干可达 1.5 m，茎多分枝，外皮棕褐色，叶腋有短刺，单叶互生或丛生，柄长 1.5 mm，叶片线状长圆性，或卵状披针形，长 3～6 cm，宽 5～10 cm，花 1～3 朵，簇生叶腋，直径约 1.5 cm，熟时黑色，表面微被蜡质白粉，花期 4—6 月，果期 7—8 月。生长于山坡或川河沙丘，主产于山西、陕西、甘肃、河南、内蒙古等地。

夏秋果实成熟时采摘，除去果实，洗净晒干。干燥果核呈稍扁的类心形，两侧略不对称，表面浅棕色至暗棕色，有深色网状沟纹，质坚硬，破壳，内含扁平类圆形或心形的种子，子叶两片，白色肥厚，富油性，味微苦，以浅棕色饱满肥实者为佳。

二、药用历史

蕤仁在医药文献上有个别名，《神农本草经》名蕤核，《本草拾遗》蕤子，《救荒本草》名蕤李子，《药材资料汇编》名白桜仁、棫仁、美仁子，还有取名为山桃、马茹、马茹子者。本品在药物专著中，首载于《神农本草经》，列为木部上品，并记有："明目、目赤痛、伤泪出。"《吴普本草》说："补中强志明耳目。"《名医别录》说：主治"目肿烂，医方惟以疗眼"，《本草蒙荃》说："专治眼科，消上下胞风肿烂弦，除左右眦热障胬肉，退火止泪，益水生光。"《本草纲目》列入木部灌木类，并载："其花实蕤下垂，故谓之桜，后人作蕤。""白桜，小木也，丛生有刺，实如耳珰，紫赤可食，即此也。"在方剂专著中，首载于《千金方》，共选用蕤仁的有 20 方，内服方有 8 个、外用方有 12 个（《备急千金要方》12 个，《千金翼方》8 个），如补肝治眼漠漠不明的十子散，治目暗的补肝丸，外点治肝实热目眦痛如刺的栀子仁煎，治中风攻泪出，眦赤痒的乳汁煎，外洗治热上攻目，生翳障热痛的洗眼汤等。《太平圣惠方》用蕤仁的处方有 86 个，其中内服方 31 个，外治方 55 个（外点方 43 个、外洗方 12 个），遍及眼科的各种疾病，其应用之广可想而知了。

在眼科专著中，最早选用蕤仁的是《龙树菩萨眼论》，共选用 8 方，如内服治眼诸疾的补肝散，疗赤眼生翳，头面多风泪出的决明散，外点治疗暗生暴翳的清凉散煎，及疗一切眼点立瘥方等。《审视瑶函》选用蕤仁的处方有 12 个，其中内服方有退云丸、羊肝丸、本事方，分别主治内外诸障、翳膜红筋、眵泪涩痛、昏暗青盲等眼病；外治方有琼液膏、吹云膏、紫金锭、点眼蕤仁膏、不换金拨云丹 5 个，分别主治癍涩难开，羞明怕日，眵泪痒痛，翳膜遮睛等眼病。《眼科纂要》选用蕤仁外点的有珍珠散，北清凉散，葳蕤仁膏，以及外洗的洗眼方，洗烂弦风烂方等 6 个。其他如《银海精微》的拨云散、灵妙应痛膏，《原机启微》的蕤仁春雪膏、消翳复眼膏，《眼科阐微》的珍珠散、珍珠开明膏，《异授眼科》的老膜散，《眼科秘诀》的赛宝丹，均是配入本品的有效点眼剂。"武当山上一仙方，泄漏天机不可当，巴豆蕤仁和制石，硇砂龙骨白丁香，不论老年翳膜障，管教一点便开光。"这就是《一草亭目科全书》称颂本品退翳去障功效的诗句。时至近代，眼科外用蕤仁更为广泛。《全国中药成药处方集》一书中，所收 76 个眼科外用方，就有 15 个选用了本品。如八宝明目散（沈阳方）、明目散（禹县方）、克明亮眼膏（济南方）、洗眼灵光膏（大同市方）、洗眼蚕茧（天津方）等成药均选用本品制作而成。

三、眼科临床配伍应用

蕤仁内服治眼病，查考文献未见单方，方多配伍，以《太平圣惠方》所载 31 个内服方为例，分析其组方的药物，可知其配伍的梗概。这 31 个内服方中，共使用药物 86 味，选用 5 次以上的有 25 味，依次为甘草 21 次，黄连、草决明各 13 次，车前子、细辛各 12 次，防风、羚羊角各 11 次，黄芩 10 次，青葙子 9 次，玄参、菊花、犀角、枳壳、大黄各 8 次，葳蕤 7 次，栀子、赤芍、芜蔚子、升麻、麦冬、地骨皮各 6 次，石决明、蔓荆子、赤茯苓、地肤子各 5 次，用药数量少的是治肝脏虚风目视䀮䀮方，由本品与酸枣仁、五味子 3 味组成。用药最多的是治肝肾久虚、眼内昏暗、渐成内障的阳直石丸，由本品与犀角、羚羊角、石决明、防风、寸冬、珍珠、菊花、升麻、葳蕤、细辛、车前子、蔓荆子、赤芍、青葙子、黄芩、草决明、芜蔚子、大黄，甘草等 30 味药组成，比石斛夜光丸还多 5 味。《医林纂要》说："白蕤仁，功略同酸枣仁，生则咸多，布散神明之用；熟则甘多，安定神明之主。人知其治目疾而不知其能补心久矣。"由此可见，蕤仁还有补心安神的作用，对眼病伴有神经衰弱的患者用之最为适合。

外治方中既有单方，也有复方，当然以复方为多。以本品为药母组成的外用方也不少。《太平圣惠方》所载治眼睑里生风疮，或痒或痛，愈而复生方就是以本品"熟研令细，以好酥和匀，每用麻子大，日三四度点，时时暖盐浆水洗之"。从分析《中医眼科历代方剂汇编》所录以蕤仁命名的 20 个外用方，大概可以得到其外治组方的规律。20 个外用方中，点眼膏剂 17 个、点眼散剂 2 个、洗眼剂 1 个，共选用药物 35 味，选了 3 次以上的药物有 10 味，依次为龙脑、轻粉各 6 次，白蜜、黄连、青盐各 5 次，石胆、黄柏、栀子、麝香、硼砂、古铜钱各 3 次。以本品为药母配制而成的有《太平圣惠方》中的蕤仁膏，以本品配腻粉、胡粉、青盐，主治眼生胬肉，赤脉生瞳仁。有《东医宝鉴》的蕤仁膏，以本品配熊胆、硼砂、龙脑，据云去翳障甚效。有《普济方》中的蕤仁点眼方，以本品配腻粉、青盐，治眼风赤，经年不瘥。有《原机启微》的蕤仁春雪膏，以本品配蜂蜜、龙脑，治眼红赤羞明，眊燥痒痛沙涩。有《圣济总录》的蕤仁洗眼汤，以本品配苦竹叶、细辛煎水洗眼，治飞血赤脉疼痛。

本品原种子含水分 10.36%，灰分 1.72%，蛋白质 3.53%，脂肪 7.75%，纤维 56.91%，种仁含油脂 36%。陶弘景说："今人皆含壳为分两，此乃壳破取仁秤之。"以免分量不足。制外用点剂，必须把油脂经炮制去尽才可使用。《眼科秘书》说："蕤仁形扁，打开去壳，尽挪去内衣；如粗纸包去油净，试纸上无一些油痕，用之乃效。"现代医家多将蕤仁去其衣壳，取仁，放在钵内，敲碎，研极细取出，用纸轻轻吸油，并将纸多层更换，使仁内之油，完全压去为止；或将蕤仁去壳，温水浸泡，去皮与心，取其肉晒干，后用白纸挟垫、平放，下可多数层，上四至五层，以便加热，熨烫透热和同时加压，等油透白纸，频频换之，约 60 套 120 张，油尽研细即可成霜。可以本品为主，酌情加入其他药物，制成相应的剂型，广泛应用于治疗热毒攻注、红赤羞明、暴赤热冲瞳、膜障瞳仁、眼生胬肉、远年风赤、翳膜昏暗、胎风赤烂、迎风泪出等许多眼病，尤治热症翳膜甚效。

四、临床体会

本品性味甘微寒，入肝心两经，专攻疏风散热，兼补肝明目，安神定志，从而具补泻于一身，可以治眼内外诸病，笔者常用本品加入定志丸内治青少年近视；加入菊睛丸内治老年目暗流泪；加入子仁类药物治疗肝虚目暗，内眼诸疾。并常用《千金要方》所载的十子散（青葙子、茺蔚子、枸杞子、牡荆子、蒺藜子、菟丝子、芜菁子、决明子、地肤子、车前子、薏仁、栀子、细辛等）和《审视瑶函》所载的开明丸（羊肝、宫桂、菟丝子、草决明、防风、苦杏仁、茺蔚子、黄芩、麦冬、五味子、薏仁、细辛、枸杞子、青葙子、车前子、熟地黄等），临证加减化裁，屡获良效；加入祛风清热退翳药中治疗翳膜赤痛，外眼诸疾。《太平圣惠方》所载的甘菊花丸（甘菊花、决明子、车前子、防风、薏仁、黄连、升麻、黄芩、大黄、玄参等），《审视瑶函》所载的退云丸（荆芥、蝉蜕、密蒙花、川芎、当归、薄荷、生地黄、白蒺藜、羌活、薏仁、木贼等）常用加减化裁，疗效颇佳。本品用做煎剂，必须捣碎，有效成分方能煎出，否则影响疗效。

本品产于山西、陕西、甘肃等地，而湖南的医家，却对它情有独钟。已故名医先师毕人俊，曾制琼液膏治疗外眼诸疾，畅销湘鄂各地。其方源于《审视瑶函》所载的琼液膏（薏仁、熊胆、牛黄、硼砂、黄连、龙脑、蜂蜜等），加精制炉甘石而成。所传制法要领：诸药取道地药材依法炮灸，研磨极细，蜂蜜先煮沸去尽蜡沫。红金丹是已故名唐载先祖传七代之秘方，于1958年在全国第一次沙眼防治研究会上公开，其方原于《原机启微》所载的薏仁春雪膏（薏仁、龙脑、蜂蜜），加朱砂、麝香、熊胆、月石而成。其制法要领：薏仁制成霜，余药研极细，加入蜂蜜调匀成膏，此膏具有色黑如漆，质滑如油，入水溶化，入眼清凉的特点。能疏风散热、消肿止痒、活血止痛、退翳明目，可治外眼疾患。

第四节　蜂　蜜

配制中医眼科外用药，离不开基质，经查阅文献，能够作外用眼药基质的有：制甘石、荸荠粉、炼蜂蜜、薏仁霜、动物胆与苦瓜霜等。其中配制眼药膏以炼蜜最为理想，简介如下：

一、品种与熬炼

本品别名石蜜、白蜜、白砂蜜、蜜糖、石饴等。《神农本草经》列为上品，《本草纲目》列为虫部，卵生类，膜翅类蜜蜂酿贮于巢中之蜜糖。蜂居山谷，蜜结石岩者名石蜜，结树上者名木蜜，家养者为家蜜，主产于江苏、浙江、安徽、河南、四川、湖南等地。优良的蜂蜜，应为白色或淡黄色膏状稠厚液体，常含有部分水和杂质，其品种的优劣，与蜜源植物的种类有关。《图经本草》说："近世宣州有黄连蜜，色黄味小苦，主目热。雍洛间有梨花蜜，白如凝脂，亳州火清宫有桧花蜜色小赤，柘城县有何首乌蜜，色更赤。蜂采其花作之，各随花性之温凉也。"采自不同蜜源植物的蜂蜜，确有不同的色泽和气味，采自柳兰、紫菜、七叶树花的呈浅白色；采自紫云英、桃树、枇杷、油菜、荆条、刺槐、苹果、荔枝、龙眼、棉花、益母草等花的呈浅琥珀色；采自柑橘、薄荷、向日葵、蒲公英、桃、李、梅花、胡萝卜花的为琥珀色。采自荞麦、粟、牛蒡、杂草花的为暗褐色。其中以颜色浅淡而又有特殊香味的柑橘蜜、枇杷蜜等为最佳。颜色深而带臭的荞麦蜜为最差。采自烟草、乌头、洋地黄、闹洋花、杜鹃花类的蜂蜜，含有毒素，食后还会使人发生头昏、发热、呕吐、恶心，甚至昏迷等中毒症状。从撒布农药的植物上采取的蜂蜜，亦应视为毒蜜，但毒蜜经长期放置或经热处理，其中大部分毒素会被破坏，蜂蜜中往往含有水分（5.5%～25%）、尘土、幼虫及蜡片等杂质，故用前必须熬炼，以减少水分，去其杂质，并破坏酶类，杀灭微生物。熬炼方法有多种，《本草纲目》说："凡炼白蜜，每斤入水四两，入银石器内，以桑紫火慢炼，掠去浮沫，至滴成水珠不散乃用，谓之水火炼法"。现代常将蜜置铜锅内，加少量水，加温慢拌，蜜溶解后去水乘温时用筛滤过，除去杂质，再加热蒸发水分即成纯品。炼蜜是指蜂蜜加热熬炼而成的制品，炼蜜时间长短根据需要分为嫩、中、老 3 种。嫩蜜系指蜂蜜加热至 105 ℃～115 ℃后，用适当的筛网（3～4 号筛）筛过，再继续加热至沸，不断去沫而得。中蜜系指将蜂蜜加热至 116 ℃～118 ℃，出现翻腾后，呈均匀淡黄色的制品。老蜜系将蜂蜜加热至 119 ℃～220 ℃，出现较大的红棕色泡沫时的制品。炼蜜的老嫩，按季节或剂型而定，一般冬季用嫩蜜，夏季用中蜜或老蜜，但配制眼膏以嫩蜜为宜，瓶装点用时易于挤出来。

二、成分与药理

本品含大量的转化酶（约 62％～83％），具有还原性，故能防止药品有效成分的氧化变质，且有很高的化学稳定性，不与主药起反应，故不影响主药含量的测定。有人分析蜂蜜的成分，除含有大量糖类和较多酸类、酶类、维生素、蛋白质、乙酰胆碱、抗菌物质外，还含有 47 种微量元素，还包括有许多尚未了解其功能的微量元素。故人们称为微量元素的储藏库。蜂蜜具有很强的防腐作用，众所周知，成熟的蜂蜜从巢中采取后，不需要任何处理，在室内常温下放置多年，不会腐败，一些古老的民族，如斯里兰卡、希腊和罗马人，都曾用蜂蜜淹渍肉类等食品，不但能防腐，而且能保食品的美味，经过长期实验，格鲁吉亚外科医生把人体不同组织保持在蜂蜜液里，可以长期保持原来的生理属性，而且用来植入人体后，与受体组织的适应能力有很明显的提高，目前俄罗斯创伤外科与矫形外科进行的移植手术，多取用蜂蜜液保存骨骼、肌腱和神经组织。

三、性味与主治

本品性味甘平，入肺、脾、大肠经，润肺补中，滑肠缓急解毒。《神农本草经》说："主心腹邪气，诸惊痫痉，安五脏，补不足、益气补中、止痛解毒、除众病，和众药。《本草纲目》说："蜂采无毒之花，酿以小便（指腺体分泌物）而成蜜，所谓臭腐生神奇也。""其入药之功有五：清热也、补中也、解毒也、润燥也、止痛也。生则性凉，故能清热；熟则性温，故能补中；甘而和平故能解毒，柔而濡泽故能润燥；缓中以去急，故能止心腹肌肉疮疡之痛，和可以致中，故能调和百药而与甘草同功。"《本草疏证》说："仲景诸法，有和蜜入药者，泄药得之缓其泄，毒药得之缓其毒，热药得之和其燥，寒药得之和其冽，补药得之俾留恋而不速行，散药得之俾行徐而不尽量，如两书（指《伤寒论》与《金匮要略》）诸以蜜为丸者是也。化蜜入药者，或固护其阴液，或滑泽其途径，或资其芳香润中以启脾胃，或假其至甘以化阴火……盖药之过燥，使化为润则无燔灼之虐，药之过健，使化为缓，则无孟浪之患。"至于眼科上的应用，《名医别录》有"明耳目"，《本草纲目拾遗》有主治"目肤赤障"。《食疗本草》有"点目中热膜"的记载。《审视瑶函》有"蜜者百花之精也""用蜜之润""是以济火"。有资料报道：用蜂蜜外涂治疗睑缘炎 76 例，每天 3 次，平均 3.5 天治愈。有人用蜂蜜溶液治疗角膜溃疡颇为有效。其法是将 5％蜂蜜溶液滴入结膜囊内，一般在用药 1～2 天后，溃疡即从进行性转停止性，基底即变为清洁，角膜透明度增加，浸润边缘消失。认为蜂蜜治疗角膜溃疡的有效途径可能有二，其一是蜂蜜杀灭或控制细菌的繁殖，其二是增强人体的防疫功能以及使网状内皮系统的吞噬能力加强。有人用新鲜蜂蜜滴眼，每天 3～4 次，治疗表层角膜炎 30 例，治愈 25 例，进步 5 例，平均治愈时间为 23 天。认为蜂蜜含锌量较高，还含有氨基酸和多种极好的营养物质，能改善角膜营养，促进疮面愈合。苏联鄂木斯克医学院曾用蜂蜜作球结膜下注射，并用蜂蜜溶液滴入结膜囊治疗眼部疮疹，亦获得了令人满意的效果。由此可见，蜂蜜的临床应用是很广泛的，在眼科外用的制剂上，除了本身的清热解毒、润燥止痛等有效作用外，还是配制眼膏较理想的增效剂和防腐剂。古籍上很多配方，可供临床选用。

四、基质与配伍

基质是配制中药的点眼剂的基本原料。先制好基质，临证时再酌情加入其他药物，或者选一种基质为剂型基础，根据临床需要，制成各种剂型，装瓶贮存，为临床防治眼病提供简便有效的方药。这是中医眼科传统制剂上的一大特色。以炼蜜为基质制成的点眼膏剂，就是这一特色的具体体现，曾经受到了历代医家的重视。如《太平圣惠方》中的栀子仁煎、石蜜煎，《圣济方》中的蜜连膏、光明膏均属此类剂型。在眼科专著中就更为突出了，如《秘传眼科龙木论》收载的朱砂煎、秦皮煎、龙脑膏、七宝膏、曾青膏；《原机启微》中的蕤仁春雪膏、磨翳灵光膏、消翳复明膏；《审视瑶函》中的吹云膏、金丝膏、七宝膏、五胆膏、琼液煎、黄牛胆煎；《一草亭目科全书》的七宝膏、仙传紫金膏、二百花草膏等，均以本品为基质加入其他药物配制而成。还常与炉甘石、蕤仁霜、动物胆等组成混合基质，集两种基质之长，收协同作战之效。又查《全国中药成药处方集》一书也能说明问题，该书共收集全国各地上报的76个外用服药方中，有18个用了炼蜂蜜，其中10个眼药膏有6个由炼蜂蜜做基质配制。这6个眼药膏的产地和方名是：北京生产的黄连膏、杭州生产的龙脑黄连膏、禹县生产的明目清凉膏、兰州生产的明目熊胆膏、沈阳生产的蕤仁春雪膏、青岛生产的退翳回光膏，均是曾经批量生产，投放市场的眼药。

在古代眼科方剂学中，应用本品为基质所制成的眼药膏多有所配伍，少则一味，多则十味不等，如著名的二百花草膏只配伍羊胆一味，而《千金方》所载治眼目昏花、翳膜遮睛的消翳复明膏，则由麝香、熊胆、珍珠、片脑、青盐、黄丹、海螵蛸等19味药组合而成。现从《秘传眼科龙木论》《原机启微》《审视瑶函》《一草亭目科全书》四部眼科名著和《太平圣惠方》《圣济总录》《普济方》三部大型方书中，选出24个以蜂蜜为基质的眼药膏处方，分析其药物组成，大体上可得知其配伍规律。这24个方中，共选用药物69味，选用5次以上的有8味，依序为黄连17次，龙脑15次，蕤仁8次，青盐、细辛、乳香各6次，熊胆、秦皮各5次。选用3次的为琥珀、石决明、黄丹、海螵蛸、麝香、猪胆、羊胆、硼砂、硇砂、当归、诃子、珍珠、贝齿、水晶、朱砂、芒硝等。在辨病选药上，一般的规律是：治昏花配伍动物胆，如《审视瑶函》的牛黄胆煎；去赤痛配伍黄连、蕤仁，如《原机启微》的蕤仁春雪膏，《普济方》的蜜连膏；止泪痒配伍青盐、白矾，如《圣济总录》的点眼神效膏；去翳障配珍珠、熊胆，如《一草亭目科全书》的七宝膏，《千金方》的消翳复明膏等。

我院曾购进一批安徽泗县医药公司生产的八宝眼药粉，一是价格便宜，二是点用不太方便，因而滞销存库。后来我科从药库领出来，按比例加入消毒去蜡的纯蜂蜜内，瓶装备用，取名为八宝眼膏，患者反映良好，很快销售一空。《麝香退翳膏治疗角膜瘢痕的实验研究》是本科研究生的课题，该研究的观察用药，就是以蜂蜜为基质，加入冰片、麝香等配制而成，对治疗家兔人工角膜瘢痕有显著的疗效。经组织形态学检查，点药后，角膜基质层胶原纤维排列有序或趋向有序，膜板重新建立，功能活跃的角膜细胞减少，正常有序的角膜细胞增多或接近正常。组织化学检查也表明角膜基质膜内的黏多糖含量接近正常，从而改善局部营养，并同其他药物共同促进角膜瘢痕区的新陈代谢，促使混浊的角膜恢复透明。此课题后经鉴定被评为湖南省卫生厅科技进步三等奖。

第五节　动物胆

动物胆治疗眼病，具有历史悠久、内容丰富、剂型多样、效果良好等特点。现将它的历史源流、药用特点、类别主治、配制方法等，简介如下：

一、历史源流

外用动物胆治疗眼病，在现存的眼科专著中，首载于《秘传眼科龙木论》。该书在72证中，选用动物胆的有七宝丸、坠翳丸、芦荟丸、熊胆丸、牛胆丸、七宝膏七方。所用的动物胆有熊胆、青鱼胆、鲤鱼胆、青羊胆、牛胆，其中七宝膏是外治方，用的是熊胆。同时在《诸药辨论药性》一章里，具体介绍了青鱼胆、鲤鱼胆、青羊胆、犬胆的性味、功效和主治。为临床应用提供理论依据。《审视瑶函》集明代以前眼科之大成，在使用动物胆治疗眼病上有了很大的进展。全书选用动物胆的处方有坠翳丸、熊胆丸、蕤仁丸、七宝丸、灵飞散、五胆膏、琼液膏、紫金锭、黄牛胆煎、不换金拨云丹10个，其中后6个是外用的。使用的种类，除《秘传眼科龙木论》中列举的几种外，又增加了猪胆汁。且一方之中，诸胆并用，以发挥其协同作用。如用治干涩、昏花证的黄牛胆煎，就用猪、羊、熊、黄牛、鲤鱼五种动物胆。《一草亭目科全书》用动物胆的外用方有 5 个，其中二百味花草膏、救苦丹，分别以羊胆和猪胆为主。《异授眼科》的外用药主方推云散与老膜散，均选用熊胆。该书还记载用牯牛胆制"人造牛黄"的方法，其法是将牯牛胆一个（水牛胆与黄牛胆同功）收入黄柏膏内，煎老成丸，外以黄蜡包裹，能留久远，与牛黄无异，《眼科纂要》的五胆丸、光明眼药、八宝丹。《眼科阐微》的胆连丸、玄灵圣方，都配用动物胆，特别是《目经大成》选用的 15 个外用方，就有 5 个用动物胆。其中外用治疗干涩、昏花、视不清爽的金露空一方，就用熊、牛、羊、蛇、鹿、虎、青鱼七种动物胆。

二、药用特点

动物胆包括胆囊和胆汁。胆汁内含多种酶，对动物的消化起促进作用，其中有一种成分叫胆盐，它是很强的乳化剂，能协助脂肪的乳化、水解和吸收。凡有胆囊的动物，在非消化期间，由于胆管入十二指肠处的括约肌，对胆汁向肠内排泄具有阻力，许多胆汁转入舒张的胆囊。在消化期间，进食后的半小时，食糜传到十二指肠处时，引起胆囊收缩素的释放，连同胃素的作用，以及迷走神经反射，使胆囊收缩，把胆汁排放入十二指肠。所以胆汁的分泌与排泄，是受化学、体液与神经的控制。

色青、味苦、性寒、质滑，是各种动物胆药用上的共性。根据历代医家长期临床观察和总结，发现色青的入肝，味苦的入心，性寒的清热，质滑的润燥。所以动物胆汁是一种入心肝、解热毒、润燥结的良药。《本草疏证》说："六腑皆虚，惟胆独满，五脏之精均相灌输，六腑之物均相传化。唯胆有汁、澄之不清，搅之不浊，故为木中之水。所以资水使生者，惟其水木相连，斯上可以泄火气之昌炽，下可以定水气之凭陵，水火相济之源，实具于此矣。"动物胆自《神农本草经》收载供药用以后，至《本草纲目》，共收藏可供临床运用的动物胆有 34 种，所主治的疾病，遍及内、外、妇、儿和五官。动物胆汁用于治疗眼病，更是上品。

三、类别主治

《本草纲目》收载治眼病的动物胆共有 18 种。现将其性味与主治摘要介绍于下：

（一）鱼胆类

鱼胆类包括鲤鱼胆与青鱼胆两种。鲤鱼胆苦寒无毒。《神农本草经》说：主治"目热赤痛、青盲明目，久服强悍，益志气"。《药性本草》说："点眼治赤肿翳痛，除小儿热肿。"《肘后备急方》说："点雀目，燥痛即明。"《圣济总录》说："用鲤鱼胆 10 枚，腻粉 3 g，和匀，瓶放，日点。"《十便良方》说："用鲤鱼胆 5 枚，黄连末 15 g，和匀，入蜂蜜少许，瓶盛，安饭上蒸熟，每用贴目眦，日五七次。"上两方主治赤眼肿痛，亦治飞血赤脉。青鱼胆苦寒无毒。《开宝本草》说："点暗目，涂热疮。"李时珍认为："本品能消赤目肿痛，吐喉痹痰涎及鱼骨鲠，疗恶疮。"《龚氏易简方》说："用黄连切片，井水蒸浓，去渣将成膏入大青鱼胆汁和就入片脑少许。瓶收密封。每日点之，甚妙。"或用青鱼胆频频点之，均主治赤目障翳。

（二）蛇胆类

蛇胆类包括蚖蛇胆（蟒蛇胆）与乌蛇胆两种。蚖蛇胆甘苦寒有小毒。《名医别录》说：主治"目肿痛，心腹㿔痛、下部㿔疮。翳膜，疗大风"。并说："蚖禀已土之气，其胆受甲乙风水，故其味苦中有甘，所主皆厥阴、太阴之病，能明目凉血。"乌蛇胆，性凉味苦，微甘无毒，能祛风清热化痰明目。《中药大词典》记载：取乌蛇胆汁 5 g，以 5～10 倍的 95% 乙醇溶解，使蛋白质沉淀，用滤纸过滤，滤液蒸发至无酒精气味，加蒸馏水适量及氯化纳 0.6 g，溶解过滤，再蒸馏至 100 mL 即成。每天滴眼 3～4 次，用治角膜疾病。据云有消炎，促进角膜混浊吸收的作用。无副作用，仅个别患者滴后有微痛，但很快消失。

（三）禽胆类

禽胆类包括鸭胆（鹜胆）、鸡胆、乌鸦胆 3 种。鸭胆苦辛寒无毒。李时珍认为本品"涂痔核，良"，又"点赤目初起，亦效"。鸡胆苦微寒。《名医别录》说：主治"目不明、疮"。李时珍说："灯芯蘸点胎赤眼甚良。"《摘玄方》说："五倍子，蔓荆子煎汤洗，后用雄鸡胆点之。"主治眼热流泪。《千金方》说："治目不明，泪出，乌鸡胆临卧敷之。"乌鸦胆的性味不详。李时珍认为，本品可"点风眼红烂"。

（四）畜胆类

畜胆类包括猪胆、牛胆、羊胆、狗胆、象胆、熊胆、鹿胆、水獭胆、刺猬胆九种。猪胆苦寒无毒。李时珍说：本品能"通小便、敷恶疮、杀疳慝。治目赤、目翳，明目、通心脏、凉肝脾"。《本草求真》说：本品"质滑润燥，泻肝和阴，用灌谷道，以治大便不通。且能明目杀疳，沐发光泽"。《外台秘要》说："猪胆一枚，文火煎稠，丸禾米大。每纳一粒目中，良。"用治目翳目盲。《普济方》说：猪胆汁一枚，和盐绿 1.5 g，点之，用治目赤肿痛。《太平圣惠方》说："猪胆一个，铜钱三文。同置盏内蒸干，胆矾粟米大，安眼中。主治火眼赤痛。"《圣济总录》说："獖猪胆（不拘多少，取汁）。入银石器中，慢火熬，以少许水调如羔，每点少许，日三五度。用治飞血赤脉及疼痛。"牛胆苦，大寒，无毒。《名医别录》说："除心腹热渴、止下痢及口焦燥，益目精。"《唐本草》说："腊月酿槐子服，明目、治疳湿弥佳。"《图经本草》说："酿黑豆，百日后取出，每夜吞 27 粒，镇肝明目。"羊胆苦寒无毒。《名医别录》说：主治"青盲、明目"。《药性论》说："点赤障、白翳、风泪眼、解益毒。"朱丹溪云："同蜜蒸九次，点风赤眼有效。"《肘后备急方》说："羊胆点之，日二次。"主治病后失明。《太平圣惠方》说："羊胆一枚，鸡胆三枚，鲤鱼胆三枚和匀，日三点之。"主治目为物伤。又"腊月取羖羊胆 10 余枚，以蜜装满，纸套笼住，悬檐下，待霜出扫下，点之神效也"。主治一切暴赤火眼，方名"张三丰真人碧云膏"。狗胆苦平有少毒。《神农本草经》认为，本品能"明目"。《食疗本草》说："采胆以酒调服之，明目去眼中脓水。"《玉揪药解》说："清肝胆风热，治眼痛。"《太平圣惠方》说："犬胆汁注目中，效。"用治眼赤涩痛。又"白犬胆一枚，萤火虫 27 枚，阴干为末，点之"，用治肝虚目暗。

熊胆苦寒无毒。李时珍认为：本品能"退热清心，平肝明目，去翳，杀蛔蛲虫。"又方："熊胆，苦入心，寒胜热，手少阴、厥阴、足阳明经药也。故能凉心平肝杀虫，为惊痫瘛疭，翳膜疳痔，虫牙蛔痛之剂焉。"《本草求真》说："熊胆，功专凉心平胆，惟其凉心，所以能治目赤翳障，恶疮痔漏等症。"《齐东野语》说："每以胆（指熊胆）少许化开，入冰片一二片，铜器点之，绝奇。或泪痒，加生姜粉些须（少许）。"用治赤目障翳。《全幼心鉴》说："以熊胆少许，蒸水洗之，一日七八次。"用治初生目闭，由胎中受热所致。象胆苦寒微毒。李时珍认为："象胆明目，熊去尘膜也，与熊胆同功。"《日华本草》认为：本品能"明目治疳"。《圣济总录》认为："用象胆 15 g，鲤鱼胆 7 枚，熊胆 0.3 g，牛胆 15 g，麝香 3 g，石决明 30 g，为末，糊丸，绿豆大，每茶下 10 丸，每天 2 次，主治内障目翳。"水獭胆苦寒无毒。《图经本草》说：主治"眼翳黑花飞绳上下，视物不明，亦入点眼中"。刺猬胆性味不详。李时珍说：本品能"点目、止泪、化水涂痔疮"。《董炳集验方》说："用刺猬胆汁，用簪点入，痒不可当，二三四即愈，尤胜乌鸦胆也。"用治痘后风眼，发则两睑红烂多泪。

（五）其他胆类

其他胆类包括龟胆、鼠胆、蝙蝠胆 3 种。龟胆苦寒无毒。李时珍说："痘后目肿经日不开，取点之，良。"鼠胆性味不详。《名医别录》说：主治"目暗"。李时珍说："点目、治青盲雀目不见物。"《太平圣惠方》说："小雄鼠胆、鲤鱼胆各二枚，和匀，滴之立效。"用治青盲不见。蝙蝠胆性味不详。《本草纲目拾遗》说："滴目，令人不睡、夜中见物。"

四、配制方法

用动物胆制眼药，是眼科外用药母中唯一不要炮制的药品。鲜者取汁即可入药，如为干燥之品。择去杂质研细即成精品，因胆为清净奇恒之府，五脏之精均相灌输。胆内的胆盐，不但是一种很强的乳化剂，而且是一种很好的防腐剂，本品可与蜂蜜、蕤仁、荸荠粉、炉甘石等组成混合药母，集诸药之长，收协同之功。就能充分发挥清热、润燥、祛风、收泪、消肿、止痛、明目退翳的作用，所以《本草纲目》称赞说："肝开窍于目，胆汁减则目暗，目者肝之外侯，胆之精华也，故诸胆皆能治目病"。

关于动物胆的毒性问题，近几年来，内服鱼胆中毒，屡有报导，值得重视。鱼胆的毒力较强，不同鱼种的鱼胆，其毒性以淡水生长的鲤科鱼类为大，鱼胆里的毒素，不易为乙醇或热所破坏，所以生吃熟吃均可中毒，其中毒原理化学结构，目前还不清楚。有的认为是一种新型的毒素，因古代医籍从《神农本草经》到《本草纲目》都记载为无毒之品，且眼科专著中，又有较多以鱼胆为主的内服方。可能是现代环境影响鱼类或鱼类进化的变异现象。国外有人分析了海洋不同鱼种胆汁的成分，认为中毒主要与某些胆盐或成分有关，可能对细胞膜起破坏作用。中毒症状，常在服鱼胆后 1～5 小时内发生，早期为腹痛、腹泄、呕吐等胃肠道症状，随后出现神经与循环系统的各种病变，中毒程度与用量有关，食用量越大，中毒症状越重，死亡率颇高，目前因中毒机制不明，尚无特效治疗，所以鱼胆禁止内服，以免发生中毒。

第六节　炉甘石

外用炉甘石治疗眼病，具有历史悠久、适应广泛、价廉易得、疗效显著等优点，受到古今医学家的高度重视，纷纷投入研制推广应用，积累了丰富的经验和本草学资料，现简介于下。

一、产地与形态

炉甘石，有甘石、卢甘石、羊肝石、炉眼石、炉先生、羊脑炉甘石、浮水炉甘石等别名，为三方晶系菱锌矿的原矿石。《本草纲目》说："炉甘石，所在坑（同矿）冶处皆有，川蜀、湘东最多，而大原、泽州、阳城、高平、灵丘、融县及云南者为胜，金银之苗也。其块大小不一，状如羊脑，松如石脂，亦粘舌。产于金坑者其色微黄为上；产于银坑者，其色白，或带青，或带绿，或粉红。""炉火所重，其味甘，故名。"

本品的颜色随含杂质而异，纯洁者为白色，含铬者为深绿色，含镉者为黄色，含铁者为褐色。其药材为不规则的块状，扁平形或圆形，大小不一，表面白色或淡红色，有凹陷或小孔洞，显粉丝，体轻而质松易碎，断面白色或淡红色，显颗粒状，并有细小孔隙，有吸湿性，火煅后即成白色或淡黄色的无色结块或细小粉末，以块大白色或显淡红色，质轻者为佳。

二、成分与药理

本品主要成分为碳酸锌，尚含少量氧化钙、氧化镁、氧化铁、氧化硅。有的品种尚含少量钴、铜等。本品煅后主要成分为氧化锌。

现代化学证实，锌是植物生长不可缺少的营养素。锌在人体的含量在十万分之一以上，在人体所有的组织中，视网膜与脉络膜的含锌量属于最高之列，据测定，锌在眼内各组织中的浓度的高低顺序为视网膜、脉络膜、睫状体、虹膜、视神经、巩膜、角膜和晶状体。锌与眼的生理功能以及与眼病的关系，主要表现在参加锌金属酶的合成，保持眼组织的正常形态与功能，参与维生素 A 的代谢与运输，影响视神经的轴浆运输和神经冲动的传导，并能增强创伤组织的再生和修复，对细胞免疫和体液免疫也有重要作用。因此，锌缺乏可能引起许多严重的眼病，如夜盲、中毒性视神经炎、慢性球后视神经炎，以及不明原因的视神经和视网膜病变所导致的视力障碍和色觉异常。国外的动物实验还证实局部给予锌制剂对预防铜绿假单胞菌性角膜溃疡穿孔的效果比其他药物要好，可延迟或避免角膜穿孔，这也符合中医所说的"收湿上烂"作用，所以以含锌为主要成分的炉甘石，通过一定的给药途经，可治疗内外各种眼病。

三、主治与配伍

本品性味甘温，入肝、脾、肺经，功专收湿除烂、敛疮生肌、退翳明目、去赤止痒、收泪止痛，为眼科外用"要药""圣药"。如《眼科锦囊·药物略谱》说本品为：去翳除膜、收湿止烂之要药也。《本草纲目》说："炉甘石，阳明经药也，受金银之气，故治目病为要药。"又说："止血、消肿毒、生肌、明目去翳退赤、收温除烂，同龙脑点治目中一切诸病。"龙脑即冰片，芳香走窜，把炉甘石的有效成分，通过各种屏障，直接渗透患眼的深部组织中去，故可治眼内外诸病。这就不局限于治外眼病了。

本品用于临床首载于《千金方》，其中所载治外眼红痛生翳，点洗两用的炉甘石膏，就是以本品配赭石、黄丹、冬蜜、诃子、槐柳枝炼制而成。《御药院方》载治目暴赤肿，以本品（煅、尿淬）配风化硝为末点眼。《卫生易简方》载治风眼流泪烂弦，以本品配黄连、朴硝、密陀僧为末点眼。《宣明论方》载治诸般翳膜，以本品配青矾，朴硝为末，沸汤化开洗眼，《证治准绳》载治一切外障，目睛伤破、烂弦风眼的炉甘石散，以本品配片脑、黄连、黄柏研末，乳汁和调涂眼患处等。

在眼科专著中，可能首先载于《银海精微》，该书所载治翳膜的拨云散，由本品配黄丹、川乌、犀角、乳香、没药、硇砂、青盐、硼砂、血竭、轻粉、鹰粪、片脑、麝香、蕤仁共研和匀极细点眼。《原机启微》所载主治风热上攻，眼目昏暗，隐涩难开，痒痛多泪，羞明疼痛或生翳膜的黄连炉甘石散与磨翳灵光膏，分别由本品配黄连龙脑或黄连、黄丹、当归、麝香、乳香、没药、轻粉、硇砂、白丁香、海漂硝配制而成的点眼剂。《审视瑶函》所载主治一切火眼赤肿的玉龙丹，由本品配黄丹、乳香、没药、珍珠、麝香、明矾、龙脑、银珠研制而成的磨涂眼皮丹剂。其他如《一草亭目科全书》《异授眼科》《眼科百问》《眼科阐微》《眼科纂要》《眼科秘书》《眼科集成》《眼科切要》《眼科捷径》《目经大成》《医宗金鉴·眼科正法要诀》等，均载有以本品为主治眼外诸病的外用方，因临床运用范围较广，疗效最好，故《目经大成》以"圣药"名之。

四、火煅与水飞

火煅与水飞，是眼科外用炉甘石制剂的主要工序，一般火煅在前，水飞在后，并与浸、淬、煮、纳、研穿插进行。

本品煅制法见于文献的有30多种方法，其程序可用浸、煅、淬、煮、纳、研、飞7字以概之。浸是指浸渍。浸的溶液有童便，配煎的药水等，多数采用先浸后煅，也有生煅后浸的，促进溶液中的有效成分充分渗透到炉甘石中去。煅是指烧煅。煅的形式有直接与间接之分，前者将本品直接置火上烧煅，其法简单易行，后者使用耐火器具盛而煅之，耐火器具有铁罐、铜罐、银罐、砂罐、阳城罐、黄泥罐等多种，其方法较复杂，但可保其纯净。淬是指淬炼。淬的溶液有醋、童便、浓茶、黄连汁及配煎的各种药水等，煅后加淬，能使溶液的有效成分通过热效应，迅速进入炉甘石内，并可使甘石脆而易研。淬炼药液中的药物，少则一味，多则几十味不等，但也有只煅而不淬的。煮是指煎煮。浸、淬的药水，大多由药用植物通过煎煮而成，有的把一些药物与本品同煮，但多在煅后进行，也有先煮后煅的。纳是指加入。研制过程中常加入一些性味不同的药物来增强它的功效，如加入内含剧毒的白砒、硇砂，退翳明目的珍珠、石蟹，通窍止痛的冰片、麝香等。研制过程中，只有把所制的药物研为极细粉末，才能达到临床使用的要求，往往反复进行，贯穿于煅制过程的始终；飞是指水飞。是研的继续，是去粗取细，去杂存纯的最后一道工序，但水飞有它本身的缺点，容易使某些药物的成分溶解于水中而丢失，因此对已进行药水淬煮或加入其他贵重药物的原料不宜用水飞法。以上程序内容非常丰富，究竟哪一种制法好，只有通过临床实践的检验，才可能得出正确的结论，但作者倾向于选用眼科专著中的煅制法，因为其中的一些特殊制法，是在一般制法的基础上发展起来的，是专、精、创的产物。

五、经验与体会

时至近代，以炉甘石为药母制成点眼粉剂更为广泛，《全国中药成药处方集》一书中，选录26个省市过去生产的眼科外用成药76种，就有55种选用了炉甘石，如北京生产的拨云散，兰州生产的清凉散等30多个品种，均配入本品或以本品为药母配制而成。清末民国时江南眼科名医柏敦夫，曾以制炉甘石为主要原料制成消赤、退翳、治障、光明等系列眼药，曾名噪江南，饮誉半壁。

湖南津市中医院毕人俊，遵《眼科阐微》"秘传开瞽复明仙方"的配制法略加改进，制成系列眼药，用于临床疗效颇佳，现将其配制法简介于下。

取炉甘石 2000 g，打碎，用童便浸一夜，晒干入阳城罐，盐泥封固，置炭火上煅烧一昼夜，火尽取出，见炉甘石呈松花色，将质地疏松者，水飞研极细晒干，分别制清火、消风、退翳、明目 4 种眼药粉。清火眼药粉：用黄连 30 g，鹅不食草、千里光、车前子、羌活、生地黄、胡黄连、大黄、芒硝、黄芩、黄柏、栀子、连翘、荆芥、薄荷、归尾、赤芍、胆草各 18 g，水煎取汁，过滤浸药，夏浸一昼夜，春秋浸两夜，冬浸三昼夜，晒干，收贮备用。用治眼部一切火症。消风眼药粉：用艾叶 30 g，鹅不食草、千里光、羌活、防风、荆芥、薄荷、白芷、细辛、独活、藁本、川芎、僵蚕、蝉蜕、钩藤、紫苏叶各 18 g，煎浸法同清火眼药粉，用治眼部一切风症。退翳眼药粉：用路边荆、木贼草各 30 g，鹅不食草、九里光、青葙子、白蒺藜、菊花、草决明、密蒙花、牛蒡子、蕤仁、蝉蜕、谷精草、川芎、当归、槟榔、蔓荆子、石决明各 18 g，煎浸同清火眼药粉，用治一切翳膜遮睛之症。明目眼药粉：用枸杞子、石决明各 30 g，鹅不食草、九里光、夜明砂、川芎、当归、生地黄、楮实子、青盐、知母、菊花、甘草、远志、谷精草各 18 g，煎浸同清火眼药粉，用治一切目昏之症。临证以此为基础酌加其他相应药物，可收"开瞽复明"之效。

第七节 冰 片

外用片脑（龙脑）治疗眼病，历史久，应用广，争论大。现将它的历史源流、药用特点、学术争鸣、临床应用分析于下。

一、历史源流

我国现存最早的眼科专著《秘传眼科龙木论》在 72 证中，共选外用方 24 个，其中 15 个用了片脑；《原机启微》选用的 8 个点眼方，用片脑的方就有 6 个，现代应用更广，笔者曾分析《全国中药成药处方集》中选用的 76 个眼科外用方，其中有 73 个配用片脑，占总数的 96% 以上。总之，绝大多数眼科专著，都选用片脑，只是多少不同而已。

二、药用特点

本品为龙脑香料常绿乔木龙脑香树脂的加工结晶品，又名龙脑香，现在主要由菊科植物艾纳香制取，俗称艾片；另一种是以松节油等为主要原料加工而成，名曰机片。片脑主要产地在南洋群岛，我国广东、海南等地亦产。关于本品的命名，李时珍解释说："龙脑者，因其状，加贵重之称也，以白莹如冰，及作梅花片者良，故俗称呼为冰片脑。"本品质地松脆，有强烈的芳香气。《本草衍义》说："味甚清香，为百药之先，万物中香无其右者。"关于本品的性味，《秘传眼科龙木论》记载："味辛、苦，微寒，一云温平无毒，主明目，去目赤肤。"《本草纲目》说本品辛、苦，微寒，无毒，主"疗喉痹脑痛、鼻瘪齿痛，伤寒舌红，小儿痘陷，通诸窍，散郁火。""古方眼科，儿小科皆言龙脑辛凉能入心经，故治目病，惊风多用之……目病、惊病、痘病皆火病也。火郁则发之，从治之法，辛主发散故尔，其气先入肺，传入心脾能走能散，使壅塞通利，则经络条达，而惊热自平，疮毒能出。"关于本品的禁忌，《简明中药学》综合各学家说，提出："本品辛散、耗气劫液，凡由血虚而起的目疾，都宜忌用。"本品应贮于阴凉处，密封勿泄气。

三、学术争鸣

眼科外用片脑，历来存在三种意见：一是多用，以《秘传眼科龙木论》《原机启微》《目经大成》《本草纲目》为代表，分别根据本品能"明目、去目赤肤""去热毒""散秽恶而滞留""通诸窍、散郁火"等认识，取其辛散通透之性，配入相应的药物，应用极广。如《秘传眼科龙木论》云："点眼之法、多用麝脑之类。"《原机启微》以本品配入炉甘石、黄连、蕤仁等药物为膏，用治目中诸病。并且说："病宜者治病、不宜者无害也。"《本草纲目》亦有"同龙脑点、治目中一切病"之句。二是不用，以

《异授眼科》、李东恒、朱丹溪等为代表，分别根据本品的性味"火热""入骨""属火"等认识，主张弃而不用。如《异授眼科》说："治眼之法，用药最难，大热则发、大寒则凝，所以冰片禁用；黄连少用，外点之药，须以消熔敛光为主。"李东垣说："龙脑入骨、风病在骨髓者宜用之，若风在血脉肌肉，辄用脑麝，反引风入骨髓，如油入面，莫之能出也。"朱丹溪也说："龙脑属火，世知其寒而通利，然未达其热而轻浮飞越，喜其香而贵佃，动辄与麝同用。为桂附之助，然人之阳易动，阴易亏，不可不思。"三是限制使用。以《审视瑶函》为代表，根据本品"味凉性热，香能通窍"的认识，倡导用片脑得效后宜少用或不用的观点。该书有一篇题为《用片脑得效宜少用勿用论》的专论，阐述了以下观点：①借患者之口，介绍了当时用片脑的普遍性。所谓"片脑之功治目何多""举世之人由稚及老，虽愚夫愚妇，皆言片脑为治眼之药，眼科无不以此为先。②列举了滥用片脑的危害性，所谓"有点片脑，初觉凉快，少顷烦热而闷燥者，有点片脑而目愈昏、有点而障愈厚，病愈重者"，"屡见患凝脂、赤膜、花翳、蟹睛，皆片脑凝结，成大白片而不得去"。③揭露了性味上的两重性，所谓"今片脑凉味性热，味不能退无形之火，性不能行有形之血，是以血虽得热而欲行，而寒为之绊，火虽得寒而欲退，而热为之助"，所以"片脑之功只能散赤劫火，润涩定痛，其害则耗散阳光，而昏渺不明，凝结膏汁，而为白障难除。④论述了认识上的多样性。所谓"今遍考诸家所论片脑有称为寒，有称为热，有称为常，有称为劫，皆不知眼科心法之故，夫片脑、寒热兼有，阴中之阳，味凉而性热，实眼科之劫药也"。⑤阐明了药理上的通透性。所谓"假其性以引夫邪火从窍而出，假其味以润之，舒其涩痛，且香能通窍，不过暂用其劫，而不可常也。如凝脂赤垂、天行暴风、蟹睛赤虬，风烂涩痛症，是其所治之病也"。⑥提出了使用上的原则性。所谓"如若火息，不赤痛涩烂之症，皆宜减去片脑""故凡用片脑劫病，即退之后，再复多用，则膏汁凝，而目之光华弱矣，必减片脑用之方妙"。

四、临床应用

以上 3 种意见，都有自己的理由，其中第一种和第三种比较接近，都用片脑，只是应用的范围有所不同而已。作者认为：弃而不用为偏见，目中一切病都治也不妥。利用味的清凉以退火、润涩、止痛，性的芳香以通清窍，散秽恶，去滞留；酌加其他相应的药物，临床运用是很广泛的。但用的分量，配伍及其适应证很值得研究和注意，笔者对《秘传眼科龙木论》72 证所选的 15 个外用方做了初步的分析，从用量来说，0.3 g 以下的有 12 个占 80%，从配伍来说，共选药 36 味，3 次以上的有 13 味，其中曾青 7 次，朱砂 6 次，细辛、黄连、秦皮、琥珀各 5 次，珍珠、水晶、石决明各 4 次，蜜、木香、防风、乳香各 3 次；从适应证来说：主治肝虚积热、混睛、胬肉侵睛、花翳白陷，冰瑕翳深，因他病后生翳，胞肉胶凝、血灌瞳仁，胎风赤烂，冲风泪出，暴风客热，黄液上冲，赤膜下垂，小眦赤脉，睑中生赘，共15 种外障。再从分析《中医眼科历代方剂汇编》中 25 个以龙脑命名的外用方来看，情况也基本相似，其用量在 3 g 以下的有 16 个，共选用药物 61 味，3 次以上的有 20 味，其中黄连、马牙硝（包括朴硝）各 10 次，白蜜 7 次，蕤仁、铅丹、麝香各 5 次，甘草、腻粉各 4 次，硼砂、细辛、青盐各 3 次。所主治的病症有漏睛、花翳、赤烂、胎烂、连眶赤烂、眶睑赤烂、肝热冲目、风毒攻眼、天行赤眼、翳膜遮障、攀睛淤血、卒生翳膜、羞明多泪、隐涩多泪、赤脉贯睛，视物昏暗等 20 多种。

《本草衍义》说："独行则势弱，佐使则有功。"本品在点眼剂中的佐使作用不能低估，因药物点入眼内，有个渗透、弥散、吸收的难易程度主要取决于角膜上皮对药物的通透性与药物在角膜基质中的弥散，以及药物在角膜基质中的物理化学活力，且眼球前壁表面为一层极薄的泪液膜所覆盖，药物与角膜上皮接触之前，必须先通过泪液薄膜，点眼药中配入冰麝等芳香通窍走窜之品，除了药物本身的作用外，可能对其他药物渗透、弥散、吸收有利，是否如此，有待进一步研究。

第八节　苦瓜霜

用苦瓜霜为药母外用治疗眼病，是湖南的祖传秘方，为古代文献所未载。1982 年湖南省中医五官科学会举办了一次眼喉科名老中医座谈会，专题讨论五官科外治法的经验。在会上，宁乡县中医院文日新，衡阳市中医院李熊飞，祁东县中医院万继尧三位老医师，详细介绍了用、制苦瓜霜的经验，但对本品的性味性能、功效主治未做深入分析，现探讨如下。

一、功效与主治

本品由芒硝与苦瓜两药制取。芒硝为含于砂石或海水及矿泉中的硫酸盐类，经过煎炼而成的结晶，结晶体呈白色或无色透明棱柱状，易溶于水，不溶于乙醇。河北、河南、山东、山西、江苏及安徽北部等碱质、盐质地均产，《神农本草经》列为上品，有朴消、消石、盐消、皮消、马牙消、风化消、玄明粉等多个名称和品种。李时珍对此做过精辟的论述，他说："此物见水即消，以能消化诸物，故谓之消，生于盐卤之地，状似末盐，凡牛马诸皮须此治熟，故今俗有盐消、皮消之称，煎炼入盆凝结在下，粗朴者为朴消，在上有芒者为芒消，有牙者为马牙消（状如白石英，又名英消）。"又说："消有三品，生西蜀者俗呼川消，最胜，生河东者俗呼盐消，次之，生河北青齐者俗呼土消……取芒消、英消，再三以萝卜煎炼，去碱味，即为甜消；以二消置之风日中吹去水气，则轻白如粉，即为风化消；以朴消、芒消、英消同甘草煮过，鼎罐升炼，则为玄明粉。本品应与消石鉴别，不可混用，因为消石形同名混而性异。"李时珍说："诸消自晋唐以来，诸家皆执名而猜，都无定见，惟马志《开宝本草》以消石为地霜炼成，而芒消、马牙消是朴消炼出者，一言足破诸家之惑也。诸家盖因消石，一名芒消，朴消一名消石，朴消之名虽混，遂致费辨不决，而不知消有水火二种，形质虽同，性气迥别也。"消与硝为古今字，因本品属卤石类，"消"以后就改用石旁的"硝"了。

本品性味苦寒无毒，考其主治，《神农本草经》有"除寒热邪气，逐府积聚，结固留癖，能化七十二种石"的论述。《日华本草》说："末筛点眼赤，去赤肿障翳涩泪痛，亦入点眼药中用。"李时珍说："上焦风热，小儿惊热膈痰，消肺解暑，以人乳和涂，去眼睑赤肿，及头面暴热肿痛，煎黄连点赤目。"《本草纲目》还收载了治赤眼肿痛、风眼赤烂、退翳明目、诸般翳障、逐日洗眼 5 个附方，均以此为药母制成。

苦瓜，原载《救荒本草》。《本草纲目》列入菜部蔬菜类。本品又名锦荔枝，癞葡萄，李时珍解释说："苦以味名，瓜及荔枝、葡萄皆以实及茎叶相似而得名。"又说："苦瓜，原出南番，今闽广皆种之，五月下子，生苗引蔓，茎叶卷鬓，茎如葡萄而小，七八日开小黄花，五瓣如盏形，结瓜长者四五寸，短者二三寸，青色，皮上疣疱如癞及荔枝壳状，熟则黄色白裂，内有红瓤子，瓤味甘可食。"这对苦瓜的形态作了生动准确的描述。至于气味主治，李时珍下了"苦寒无毒""除邪热，解劳之，清心明目"的断语，并介绍其叶花亦可入药，叶晒干为末，治一切丹火毒气，金疮结毒，痛不可忍。花为末，治目痛。

二、具体制取法

制取苦瓜霜的方法，常用的有两种，第一种为悬取法：立秋前后，选择壮实的苦瓜，切开上盖，掏尽瓜瓤将马牙硝放入瓜中，再盖好上盖，用竹签固定，用草绳系好，吊在屋檐下，瓜下另置一钵，任风霜吹拂，数日后瓜壳外凝结黏附白霜，刷入钵内，越日见霜又刷下，至霜尽为止，阴干收贮，过来年"三伏"后再入药用。第二种为罐渗法：立秋之后，取苦瓜 1 kg，切碎，放入新砂罐内，加入玄明粉（或马牙硝）500 g，上覆瓦盖，放在屋檐下，数天后，罐外出现白色霜样物，即是苦瓜霜，每日刷下，用瓶装好，俟取尽，放入砂罐内，加水煎沸，取出药液过滤，将水蒸发，即成纯净的苦瓜霜。

本品集马牙硝、苦瓜两者的性味，以全其苦寒泻热、导滞润燥、软坚散结、清心明目之功。本品易溶于水，故为配制点眼水剂的理想药母，配入清热解毒药，可施用于眼外各种感染，加入退翳明目药，可施用于各种热性翳膜，尤其对眼部的各种化学性腐蚀伤，抗腐蚀的作用很强，往往药到而痛止，是当今眼科的救急佳品，绝不能等闲视之。

第八章　古今眼科名方歌诀与古代眼科病证辞典

第一节　古今眼科名方歌诀

眼科方剂歌诀，虽散见于眼科专著之中，但不系统，尚少佳作，尤其体例不一，不便记诵。有鉴于此，特辑录30多种眼科专著以及部分综合医书中的有关内容，结合笔者的临床经验，共选录305首临床常用有效的处方，打破传统的分类方法，按主治和功效分为19类，每一类精选若干方，每个方歌少则4句，多则10句，绝大多数首句标明方剂名称，第二句和第三句标出方剂组成，第四句标明主治和功效。其中部分方剂还选录加减变化。每类方剂前面均有简要概述，介绍方药心法，起画龙点睛的作用，收事半功倍的效果。反复记诵，妙用无穷。此为中医眼科登堂入室的一大捷径，故乐而为之。

一、加减通用剂

本类方剂共选8方，前面5方可通用于外障眼病，原书所载的加减法甚详，多以祛邪为主，酌加滋阴养血药为基础，再随证加减，应用范围甚广，是初涉眼科临床的一条捷径。后面3方，可通用于内外障合并的眼病，多以扶正为主，酌加祛风清热药为基础，根据病情的偏重，有的以治内障为主，兼用治外障的药，有的以治外障为主，兼用治内障的药。标本兼治，以适应各种错综复杂的病情，这是古人选药组方的一大技巧。

（一）金液汤（《一草亭目科全书》方）

金液汤中蔓芩防，桔梗赤芍二胡藏；荆独知母薄荷叶，外障加减自然康。

（二）宁木汤（《眼科切要》方）

宁木汤中用生地，荆防甘草羌蝉衣；柴芩归芍车前子，生翳需添决贼蒺；

深红要添桃红连，淡红知母地骨皮；泪多柴升望月夏，头痛芎芷蔓苍益；

原方加减三十三，通治目疾是良剂。

（三）赤痛祛邪汤（经验方）

赤痛祛邪用薄羌，芩防前仁妙大黄，风偏甚者加蔓芷，热重菊银二连帮。

（四）目月并明散（《眼科秘书》方）

目月并明用三黄，四物汤中二芍襄，二防知胆荆栀菊，外障加减祛邪良。

（五）四季加减煎药方（《异授眼科》方）

四季加减煎药方，四物为基防茯羌，草决柴芩菥麦草，酌情加减适应广。

（六）金光明目丸（《眼科秘书》方）

金光明目用归菊，二地芎杞芍蛎谷，蒙麦栀军蝉退草，内外二障效尚速。

（七）内外障丸（《韦文贵眼科临床经验选》方）

内外障丸通用方，二地二决菊连菥，桑杞味柴芷归夏，枳壳二衣去障强。

（八）揭障丹（《眼科集成》方）

揭障丹用黄荆子，地芍归芎升柴取，羌芷木贼谷精磁，草决薄荷茅桑使。

原方加减一十七，内外二障均可倚。

二、祛风清热剂

本类方剂共选 36 方，前 19 方，以祛风为主，清热为辅，或加养血活血药，适用于风热眼病，风重于热者。后 17 方，以清热为主，祛风为辅，适用于风热眼病，热重于风者。选用清热的药，还有单清兼清之分，所谓"单清"，是着重清某一脏的药；所谓"兼清"，是对某一脏腑兼清或多脏兼清。适用脏腑同病或多脏同病的眼病。

（一）羌活胜风汤（《原机启微》方）

羌活胜风胜目风，荆防芎芷桔甘同，二胡芩术薄独壳，目痛因风自有功。

（二）升麻葛芷汤（《审视瑶函》方）

升麻葛芷用葛陈，升薄芷膏与川芎，半夏甘草煎水服，阳明眼病最相宜。

（三）升麻干葛汤（《审视瑶函》方）

升麻干葛用麻黄，芎芷羌防桔梗藏，陈皮蝉蜕甘草人，暴风赤肿服之康。

（四）祛风清上散（《证治准绳》方）

祛风清上用酒芩，羌防白芷与川芎，柴胡荆芥同甘草，风热目病此方灵。

（五）白蒺藜散（《张氏医通》方）

白蒺藜散用菊蔓，草决连翘菥蒺赞，主治目痛上午重，赤涩多泪兼目暗。

（六）疏风清肝汤（《眼科证治经验》方）

疏风清肝用归尾，荆防银翘炒栀子，芎芍薄荷柴灯芯，清肝明目风热已。

（七）谷精草汤（《审视瑶函》方）

谷精草汤用草决，菊翘牛子玄参桔，荆芥白芍龙胆草，痘疹目疾风热退。

（八）明目流气饮（《和剂局方》方）

明目流气苍芎辛，芩菊防贼草决明，蒺蔓军玄牛栀草，风热眼病服之平。

（九）清心流气饮（《图书集成》方）

清心流气二活苏，柴芩芎芍荆防搜，麦翘膏蔓甘草茯，风热眼病效可估。

（十）清肺饮（《眼科纂要》方）

清肺饮中归芪麦，地翘枳壳前胡配，知母桑陈与荆防，主治攀睛清肺热。

（十一）消风养血汤（《裕氏眼科正宗》方）

消风养血蔓菊芷，荆防二决桃仁取，麻芎归芍甘草人，风热伤目效可倚。

（十二）茶调散（《银海精微》方）

茶调散内菊薄荷，川芎羌活荆芥和；石决石膏甘草少，防风木贼去沉疴。

（十三）菩萨散（《银海精微》方）

菩萨散药只五味，甘草防风白蒺藜；苍术荆芥治羞明，效若灵丹故是名。

（十四）糖煎散（《银海精微》方）

糖煎散有龙胆草，防己防风同甘草；赤芍川芎荆芥归，服之奇效如神好。

（十五）川芎茶调散（《银海精微》方）

川芎茶调散薄荷，白芷防风甘草和；更有细辛兼羌活，荆茶两煎用之多。

（十六）省风百解汤（《银海精微》方）

省风百解荆芥参，甘草陈皮白茯苓；姜蚕芎穹防风藿，蝉蜕厚朴羌活荨。

（十七）偏正头痛汤（《银海精微》方）

偏正头痛用清空，黄连酒炒及川芎；柴胡羌活黄芩入，细辛少使配防风。

（十八）菊花茶调散（《银海精微》方）

菊花茶调散川芎，荆芥细辛草黄风；白芷薄荷羌活剂，姜蚕蝉蜕疗头风。

（十九）川芎散（《银海精微》方）

川芎散内荆芥多，甘草菊花及薄荷；苍术一味米泔浸，研为细末任调和。

（二十）酒调散（《银海精微》方）

酒调散归及麻苍，赤芍菊甘羌大黄；羌蔚桑蛸共十味，暴风肿痛用之良。

（二十一）修肝散（《银海精微》方）

修肝散内当归芩，薄荷连翘山栀仁；甘草防风加蜜煮，肝虚目暗用之灵。

（二十二）加味修肝散（《银海精微》方）

加味修肝散芥归，菊花羌活甘蒺藜；大黄连翘薄荷梗，赤芍黄风莫改移。

（二十三）双解散（《银海精微》方）

双解防风将军芍，薄荷芎归草朴硝；栀翘梗芩羌麻黄，荆芥白术滑石良。

（二十四）黄连败毒散（《异授眼科》方）

黄连败毒芩连柏，二活防风归翘配，人参苏木草藁本，专主消毒祛风热。

（二十五）救苦汤（《银海精微》方）

救苦汤内桔翘辛，羌活川藁柴归身；龙胆知母荆防草，黄芩连柏生地升。

（二十六）洗心煎（《银海精微》方）

洗心煎内七般药，甘草当归同赤芍；荆芥苍术麻大黄，眼肿服之洗心妙。

（二十七）七宝洗心散（《银海精微》方）

七宝洗心用芍当，黄连荆芥及麻黄，栀子大黄共七味，眼目赤痛效佳良。

（二十八）平肝散（《眼科切要》方）

平肝散内用连翘，蔓菊荆防牛蒺邀，羌军柴芍与胆草，目赤肿痛服之消。

（二十九）抑阳酒连散（《原机启微》方）

抑阳酒连用寒石，二活二防前草地，知柏栀芩连蔓芷，瞳神缩小可救治。

（三十）祛风散热饮（《审视瑶函》方）

祛风散热有牛翘，羌防芎芷薄荷邀，赤芍栀仁大黄草，赤眼初起服易消。

（三十一）洗心清热散（《银海精微》方）

洗心清热治眼红，羌活升麻草木通；栀子大黄赤芍药，黄芩九味风热清。

（三十二）防风汤（《银海精微》方）

防风汤内用蝉虫，薄荷当归及川芎；羌活大黄栀子草，热冲眼目并头风。

（三十三）栀子防风汤（《银海精微》方）

栀子防风汤栀仁，防羌甘草当归身；赤芍大黄水煎服，小儿热毒用之神。

（三十四）大黄防风汤（《银海精微》方）

大黄防风用大黄，防风杏仁薄荷良，甘草蝉蜕天麻羌，当归赤芍水煎汤。

（三十五）菊花散（《银海精微》方）

菊花散内用大黄，荆芥黄芩木草苍；羌活防风黄连佐，细辛为末蜜调尝。

（三十六）连翘散（《银海精微》方）

连翘散内有黄芩，羌活菊花草决明；白蒺密蒙龙胆草，更兼甘草去羞明。

三、凉血清热剂

本类方剂共选 20 方，或以凉血为主，兼用清热之品，或以清热为主，兼用凉血之品，虽各有偏重，均适用于不同的血热眼病。眼科多种急慢性炎症，凡具红痛、出血症状者，都可能与血热有关，可选凉血清热之剂治疗，并在此基础上酌情加减。如夹风邪者兼用疏风之药，夹瘀者兼用活血化瘀之药，有翳者兼用退翳明目之药，血热而伤阴者兼用滋阴之药。这些组方原则，均可从下列选方中体现出来。

（一）洗心凉血汤（《眼科阐微》方）

洗心凉血清心热，黄连解毒玄黄柏，四物生用去川芎，导赤加菊减竹叶。

（二）解热散血汤（《定静轩医学四种》方）

解热散血生地黄，栀翘芩朴桃红藏，桑皮枳壳甘草芍，清热凉血服乃康。

（三）凉血散火汤（《眼科神应方》方）

凉血散火蝉丹皮，柴芩荆防地芍归，方中本有车前子，羌连红花酌加之。

（四）养血疏风汤（《眼科集成》方）

养血疏风栀芩柴，羌防荆芷四物偕，丹皮加入茅根引，血为邪胜力能排。

（五）止痛消肿汤（《眼科秘诀》方）

止痛消肿用赤芩，地芍归连防菊军，细谷桑皮与甘草，暴发赤肿得安宁。

（六）清热消肿汤（《眼科阐微》方）

清热消肿四物配，连芩加栀去火热，军菊贼蒺草木通，红肿热翳效确切。

（七）洗肝明目汤（《东医宝鉴》方）

洗肝明目四物生，芩连翘栀荆防风，膏羌薄蔓菊蒺桔，草决甘草治热淫。

（八）菊连汤（《一草亭目科全书》方）

菊连汤用栀防荆，地芍归芎翘连芩，蝉蜕牛子灯芯引，胎风血热服之宜。

（九）归药红花散（《审视瑶函》方）

归芍红花军芩栀，生地防芷草翘施，清热凉血祛瘀滞，椒疮累累不宜迟。

（十）洗心散（《审视瑶函》方）

洗心散内归赤芍，荆防玄桔知芩佐，黄连大黄泻实火，血热火疳此方妙。

（十一）退赤散（《银海精微》方）

退赤散内芩连芷，当归赤芍山栀取，桑皮木通翘桔梗，赤痛硬结均可使。

（十二）退热散（《审视瑶函》方）

退热散用柏芩连，归芍丹栀生地添，再加木通与甘草，赤脉纵横宜早煎。

（十三）清肝散热饮（《眼科证治经验》方）

清肝散热用栀丹，地芍牛子薄龙胆，柴翘蝉蜕一起用，黑睛风热酌加减。

（十四）酒煎散（《银海精微》方）

酒煎散内归芎芩，赤芍木通山栀仁；龙胆大黄郁金人，防风加上效加神。

（十五）四顺当归散（《银海精微》方）

四顺当归与大黄，更兼甘草赤芍良；不拘疾眼经年久，一服令君便可康。

（十六）大黄当归散（《银海精微》方）

大黄当归散菊花，薄荷黄芩川芎佳；壅肿血凝生赤翳，先服后洗再连渣。

（十七）七宝洗心汤（《银海精微》方）

七宝洗心归芍良，黄连荆芥及麻黄；栀子大黄共七味，眼疼赤痛正相当。

（十八）九仙汤（《银海精微》方）

九仙汤治眼通红，赤芍当归与木通；白芷黄芩同甘草，菊花荆芥与川芎。

（十九）人参羌活散（《银海精微》方）

人参羌活散独活，甘草蒺芩桔梗芍；枳壳天麻地骨皮，柴胡前胡川芎药。

（二十）省风汤（《银海精微》方）

省风汤内有羚羊，羌活黑参麻大黄；知母当归升桔梗，密蒙甘草是奇方。

四、解毒清热剂

本类方剂共选 16 方，或以解毒为主，兼用清热之药，或以清热为主，兼用解毒之药，或解毒与清热并用。临床许多解毒药兼能清热，许多清热药也兼能解毒，各种热毒所致的急性眼病均可选用。如眼科由感染而发的急性炎症，可首选解毒清热之剂治疗，并在此基础上随证加减，时邪疫毒，重用金银花、连翘、板蓝根；疮疡肿毒，重用紫花地丁、蒲公英、天花粉；酒毒重用葛花；梅毒重用土茯苓。且凉血、滋阴、泻火之品均可酌情加入，以促使病邪迅速消退，减少眼目发生器质性或功能性的损害。

（一）散热消毒饮（《眼科菁华录》方）

散热消毒用牛蒡，连翘芩连薄羌防，肿胀如杯热毒重，投以此方效可望。

（二）三花消毒饮（《眼科证治经验》方）

三花消毒用银翘，菊花白芷地丁邀，解毒良药蒲公英，组合成方疗效卓。

（三）葛花解毒饮（《审视瑶函》方）

葛花解毒用葛花，归地苓草翘栀加，连茵玄胆车前子，清解酒毒效堪夸。

（四）银花解毒汤（《中医眼科临床实践》方）

银花解毒用公英，大黄胆草芩蔓荆，桑皮花粉枳壳草，目赤肿痛此方清。

（五）银连解毒汤（《眼科证治经验》方）

银连解毒用银连，芩翘知母菊栀添，再加生军玄明粉，解毒泻火名列前。

（六）还阴解毒汤（《审视瑶函》方）

还阴解毒用玄麦，银翘甘草四物配，苦参芩连土茯苓，疮毒害目效易得。

（七）内疏黄连汤（《审视瑶函》方）

内疏黄连用大黄，栀芩翘桔槟木香，归芍薄荷配甘草，清热解毒治诸疮。

（八）溃疡汤（《眼科临证录》方）

溃疡山甲皂刺银，栀翘归芍花粉芩，服之已溃除皂甲，生地丹皮可酌增。

（九）清化汤（《眼科临证录》方）

清化汤用炒牛蒡，栀翘地肤米仁襄，忍冬丹皮茵陈草，地丁解毒清热良。

软者偏风桑菊荆，硬热羚羊生地黄。

（十）托里排脓养阴汤（《眼科临证录》方）

托里排脓养阴汤，芪参花粉生地黄，芩蒿地骨玄参麦，沙参归芎草芍襄。

（十一）地丁解毒汤（《眼科临证录》方）

地丁解毒忍冬板，夏枯连翘地芍丹，口疮溃疡均可用，目赤肿痛殊堪赞。

（十二）明目消炎饮（《眼科临证录》方）

明目消炎饮，生地栀翘芩，丹皮决芍草，夏枯忍冬并。

（十三）加味黄连解毒汤（《眼科临证录》方）

加味黄连解毒汤，芩柏栀翘忍冬桑，脉虚无力选参芪，便秘察因细推详。

（十四）散热饮（《银海精微》方）

散热饮子用黄连，防风羌活黄芩兼；大黄当归生地入，肿痛暴发即时痊。

（十五）洗心散（《银海精微》方）

洗心散用治目红，羌活升麻草木通；栀子大黄赤芍药，黄芩九味祛暴风。

（十六）当归龙胆汤（《银海精微》方）

当归龙胆升麻革，赤芍柴胡五味藁；羌活石膏同黄芪，黄柏连翘酒炒好。

五、泻火剂

本类方剂共选 24 方，以泻火为主，兼用其他药物，适用于眼科各种实火重症。这类眼病病情重、发展快、变症多，治疗必须果断，既要用大方重剂，又要因势利导，迅速将火邪泻出体外。各脏实火均有专药专方，泻脏不离腑，泻腑妙在佐使，在泻腑药中，硝黄更为常用，所谓"釜底抽薪"，确是名不虚传的妙法。

（一）芍药清肝散（《原机启微》方）

芍药清肝羌防荆，术桔柴前栀滑芩，膏芎知薄硝黄竹，淫热反克此方宜。

（二）凉膈连翘散（《银海精微》方）

凉膈连翘薄栀仁，连翘甘草配黄芩，川连大黄朴硝入，里热壅结用可平。

（三）菊花通圣散（《医宗金鉴》方）

菊花通圣草芒硝，羌防荆薄芍桔翘，军栀芩蔓膏滑石，归芍麻辛术蒺邀。

（四）泻肝散（《银海精微》方）

泻肝散用龙胆草，硝黄玄桔知母好，羌活黄芩归前仁，绿风雷头治宜早。

（五）凉膈消毒饮（经验方）

凉膈消毒用银翘，栀芩薄菊大黄硝，天葵公英地丁草，泻火解毒有奇效。

（六）泻脾除热饮（《银海精微》方）

泻脾除热用芩连，黄芪硝黄与车前，桔梗防风茺蔚子，湿热胬肉此方先。

（七）通脾泻胃汤（《审视瑶函》方）

通脾泻胃军知芩，防风车前与二冬，石膏玄参配茺蔚，黄液上冲用此攻。

（八）还阴救苦汤（《原机启微》方）

还阴救苦地归芎，知柏芩连胆苍辛，羌防翘桔草柴藁，升麻加入把邪平。
常去苍辛及藁本，脏腑实热服可宁。

（九）退积泻肝汤（《眼科纂要》方）

退积泻肝用硝黄，柏蔚芩知桔梗藏，归尾玄参同煎服，积热赤肿效力强。

（十）清肝泻火汤（《眼科临证录》方）

清肝泻火柏连芩，龙枯丹芍地黄生，天麻青钩玄参麦，加减权衡仔细寻。

（十一）泻心凉血汤（《眼科集成》方）

泻心凉血用导赤，芩连芍归栀葶苈，麻杏石甘兜铃桑，心肺实火力能济。

（十二）泻心汤（《银海精微》方）

泻心汤内用车前，荆翘芩薄与黄连，菊花大黄赤芍药，赤脉传睛莫迟延。

（十三）泻肝汤（《审视瑶函》方）

泻肝汤用地骨皮，茺蔚大黄配玄知，再加车前玄明粉，蟹睛邪实美名驰。

（十四）泻脾汤（《龙木论》方）

泻脾汤内用参芩，大黄芒硝配黄芩，玄参桔梗茺蔚子，胞睑赤烂可康平。

（十五）泻肺汤（《异授眼科》方）

泻肺汤桑枳桔芩，地骨麻黄旋覆辛，佐加归芍地黄草，肺家燥热润而清。

（十六）泻肾汤（《审视瑶函》方）

泻肾汤中用知柏，归芍地黄五味麦，枣皮独活苓枸杞，瞳神散大可收得。

（十七）泻脑汤（《审视瑶函》方）

泻脑汤用玄桔芩，熟军芩蔚车前仁，木通防风玄明粉，泻脑实火非虚名。

（十八）五泻汤（《银海精微》方）

五泻汤主泻五火，柏芩玄桔地知母，防风木通甘草入，热甚加连羚犀角。

（十九）眼珠灌脓方（《韦文贵眼科临床经验选》方）

眼珠灌脓膏栀芩，硝黄枳实瓜蒌仁，竹叶花粉夏枯草，银花解毒又排脓。

（二十）泄肝散（《银海精微》方）

泄肝散内有桔梗，大黄知母与黑参；朴硝黄芩连十味，眼痛暴发霎时平。

（二十一）凉膈连翘散（《银海精微》方）

凉膈连翘栀子仁，大黄甘薄朴硝芩；更加黄连赤芍药，服之热毒化为尘。

（二十二）加减通脾泻胃汤（《眼科临证录》方）

加减通脾泻胃汤，麦冬元参知膏防，茺蔚黄芩谷精草，或加龙胆与大黄。

（二十三）救苦汤（《银海精微》方）

救苦汤内桔翘辛，羌活川藁柴归身；龙胆知母荆防草，黄芩连柏生地升。

（二十四）酒调洗肝散（《银海精微》方）

酒调洗肝有黑参，知母大黄芩桔梗；栀子朴硝共七味，睛痛泪出用之痊。

六、祛风退翳剂

本类方剂共选 22 方，适用于较为静止的翳障眼病。翳障以黑睛病变为多，一旦发生均会不同程度地影响视力，而这类眼病用中药治疗常可收到良好的效果。古人积累的经验甚丰，现代期刊也报道较多，其组方原则多以退翳明目为主，祛风为辅，或酌情兼用清热、凉血、活血的药物标本兼顾。但这类眼病疗程较长，应守方多服，方可收功。

（一）消翳汤（《眼科纂要》方）

消翳蒙花柴胡羌，芎归甘草生地黄，荆防木贼蔓荆子，退翳明目效力强。

（二）栀子胜奇散（《原机启微》方）

栀子胜奇芩谷精，菊蒙荆芥草决芎，羌防蔓贼甘蝉蒺，赤脉攀睛效应灵。

（三）万应蝉花散（《和剂局方》方）

万应蝉花蝉蜕芩，羌防芍草当归身，芎苍石决退目翳，加入蒺藜无比名。

（四）天麻退翳散（《审视瑶函》方）

天麻退翳枳壳蝉，荆防羌芷菊蔓天，四物芩蚕木贼蒺，加入石决疗垂帘。

（五）菊花决明散（《证治准绳》方）

菊花决明二决明，木贼羌防菊蔓芎，炙草黄芩与石膏，散风除翳此方寻。

（六）聚星决明散（《眼科临证录》方）

聚星决明用蔓荆，二退蒺藜嫩钩藤，栀翘荆防谷精草，祛翳明目风热宁。

（七）八味还睛散（张景岳方）

八味还睛有蒺藜，贼栀草决菥蝉衣，防风甘草水煎服，翳膜痛涩不足畏。

（八）黄芩白芷散（《银海精微》方）

黄芩白芷芷芩菥，二决二防蒙蔚伴，芎芍菊蒺桔知母，血翳羞明可安康。

（九）复明散（《眼科切要》方）

复明散内用二决，蔚菥蒺蔓四子列，木贼夏枯芎芷草，翳障目病可医得。

（十）洗肝散（《审视瑶函》方）

洗肝散用归地芍，菊贼蝉草羌防薄，芎苏红花与蒺藜，花翳白陷此方妙。

（十一）拨云退翳丸（《奇效良方》方）

拨云退翳连二蜕，楮薄芎归蒙草贼，菊蔓防荆花粉芷，云翳遮睛可拨摘。

（十二）明目菊花丸（《银海精微》方）

明目菊花用芥穗，芎防蒙薄翘木贼，菊蒺车前熟地草，星翳投之可消退。

（十三）蒺藜子丸（《圣济总录》方）

蒺藜子丸用蒺藜，草决二蜕木贼随，望月砂研豆豉面，为丸治翳效称奇。

（十四）治翳散（《银海精微》方）

治翳散用密蒙花，归菊荆蝉栀子加；木贼防风甘草术，更兼赤白芍无差。

（十五）苍术散（《银海精微》方）

苍术散能止昏泪，夏枯木贼甘香附；蒺藜白芷芎防风，蝉蜕天蚕蔓荆助。

（十六）拨云散（《银海精微》方）

拨云菊花及蝉蜕，白蒺川芎荆芥配；羌活防风桑白皮，扫除热翳真无伪。

（十七）密蒙花散（《银海精微》方）

密蒙花散有菊花，木贼石决明莫差；白芍甘草白蒺藜，细研为末用清茶。

（十八）省味修肝汤（《银海精微》方）

省味修肝用当归，赤芍防风白蒺藜；蝉蜕大黄川芎使，更加木贼是其宜。

（十九）复明散（《银海精微》方）

复明散内石决明，茺蔚青葙甘蔓荆；木贼人参夏枯草，白芷芎蒺草决明。

（二十）蝉花散（《银海精微》方）

蝉花散内菊芩风，羌活山栀白蒺芎；木贼蔓荆决明子，谷精荆芥草密蒙。

（二十一）蝉花无比散（《银海精微》方）

蝉花无比有茯苓，羌活防风当归身；赤芍蒺藜同甘草，川芎苍术草决明。

（二十二）神仙退翳散（《银海精微》方）

神仙退翳羌活归，甘草蒙花荆贼梨；地骨瓜蒌蔓枳定，椒连蝉菊江蛇皮。

七、清热退翳剂

本类方剂共选16方，前12方以清热为主，兼用退翳之药，或以退翳为主，兼用清热之药，适用于翳障初起，邪热较重者。邪热较重者必须以清热祛邪为主，退翳为辅，因为有翳障，退翳的药势在必用，从而组成以清热为主的退翳之剂。在清热退翳之剂中，也常兼用疏风药佐使。后4方以养阴为主，兼用退翳明目之药，或以退翳明目为主，兼用养阴之药，适用于翳障眼病中期或后期，邪热伤阴或过用辛温发散之药伤阴以及邪去翳留者。本剂为翳障善后调理要法，对促进翳障消退，防止复发具有重要的临床意义。

（一）新制柴连汤（《眼科纂要》方）

新制柴连柴防风，栀芩连胆蔓木通，荆芥赤芍甘草决，清热退翳此为宗。

（二）泻热黄连汤（李东垣方）

泻热黄连东垣创，升柴连胆芩地黄，天行赤眼暴生翳，蝉贼秦皮加更良。

（三）消毒拨翳汤（《一草亭目科全书》方）

消毒拨翳薄荆防，二胡桔蔓芍翘藏，知牛芩菊蒙蒺贼，痘疹目翳自然康。

（四）芩连退翳汤（《眼科临证录》方）

芩连退翳芩连找，钩蝉决贼蒺芩好，热甚酌加胆栀翘，主治热翳方中宝。

（五）明目退翳汤（《眼科阐微》方）

明目退翳用木贼，连蒺菊葙同蝉退，生地膏郁复花胆，浮翳薄云可消得。

（六）连翘散（《眼科切要》方）

连翘散内用翘芩，羌菊白蒺草决明，蒙花龙胆同甘草，羞明生翳目炎平。

（七）明目散（《银海指南》方）

明目散内四物人，蝉军红桑栀二术，二活薄蒺连膏翘，芩通荆栀草决菊。

（八）退翳拨云散（《银海精微》方）

退翳拨云黄连芩，菊花龙胆羌活荆，大黄石膏甘白芷，石决防风草决明。

（九）聚星决明散（《眼科临证录》方）

聚星决明散蔓荆，二蜕蒺藜又钩藤，栀翘荆防谷精草，去翳明目风热宁。

（十）芩连退翳汤（《眼科临证录》方）

芩连退翳木贼革，翳生浮嫩热势燎，钩蝉石决茯芩蒺，热甚酌加龙栀翘。
体虚症实参草枣，补虚清热本兼标。

（十一）地黄散（《审视瑶函》方）

地黄散内用玄参，二地归犀黄木通，谷精木贼黄连蒺，羌活加之治混睛。

（十二）海藏地黄散（《原机启微》方）

海藏地黄归酒军，二地二蒺谷玄通，羌防蝉贼犀连草，聚星浮嫩确有功。

（十三）滋阴退翳汤（《眼科临证笔记》方）

滋阴退翳知地黄，玄麦蒺草菊贼藏，菟丝蝉蜕青葙子，阴虚星翳服可康。

（十四）四物退翳汤（《韦文贵眼科临床经验选》方）

四物退翳四物全，木贼蒺藜谷精添，密蒙花与青葙子，血管星翳此方煎。

（十五）退翳散（《眼科临证录》方）

退翳散分钩藤蝉，香附当归芎芍随，顽固凝脂久不愈，调和气血第一筹。

（十六）桑菊退翳散（《眼科临证录》方）

桑菊退翳散，谷蒺钩贼蝉，随证可加减，风热仔细参。

八、辛温逐寒剂

本类方剂共选 13 方，以辛温发散为主，兼用其他药物，适用于眼科的各种寒证，或兼风，或夹湿。兼风者以辛温发散为主；夹湿者以温中逐寒为主。凡阳虚生外寒者，可兼用温补之药；寒凝血滞者，可兼用活血导滞之药。此类眼病高寒地区多见，如应用得当，效果满意。也有用寒凉过多，久治不愈者，试投辛温之剂，常收救误之功。

（一）防风羌活汤（《审视瑶函》方）

防风羌活用川芎，羌防苓半姜南星，细辛甘草配白术，脑眼胀痛寒疾平。

（二）桂附羌活汤（《眼科集成》方）

桂附羌活桂附羌，芎芷桃红归片姜，藁本麻黄姜甘草，寒凝不散是妙方。

（三）人参羌活汤（《审视瑶函》方）

人参羌活参枳壳，柴前芎桔羌独佐，地骨天麻赤苓草，或加荆防治痒效。

（四）明目细辛汤（李东垣方）

明目细辛地芍芎，麻黄茯苓荆防风，蔓荆细辛羌活藁，花椒桃红疗羞明。

（五）藁本乌蛇汤（《银海精微》方）

藁本乌蛇用藁本，乌蛇芎芍细辛引，羌防酒浸或煎服，主治遇风痒难忍。

（六）大发散（《眼科奇书》方）

大发散主发陈寒，四味麻辛同藁蔓，再加羌防芎白芷，方名八味传医坛。

（七）如圣散（《眼科锦囊》方）

如圣散内用芩桂，羌防栀草芎苏集，香附升薄与陈皮，诸般痛眼均可抑。

（八）夜光柳红丸（《眼科纂要》方）

夜光柳红羌防藁，芎归苍蝎辛参草，荆薄蒲黄川何乌，阴寒眼痛治宜早。

（九）明目细辛散（《银海精微》方）

明目细辛藁木芎，红花归蔓荆防风；生黄椒芪麻根入，羌活蒙花共凑功。

（十）川芎羌活散（《银海精微》方）

川芎羌活治头疼，藁本细辛白芷增；更有蔓荆防风佐，教君一服便安宁。

（十一）人参羌活散（《银海精微》方）

人参羌活散独活，甘草蒺苓桔梗芍；枳壳天麻地骨皮，柴胡前胡川芎药。

（十二）苓泽茱萸汤（《眼科临证录》方）

苓泽茱萸汤，参桂甘术姜，吐而渴思饮，胃反脾气伤。

（十三）祛风止痛汤（《眼科临证录》方）

祛风止痛汤，辛芷草芍羌，活血有归芎，止痛效亦雄。

九、祛湿利水剂

本类方剂共选 8 方，以祛湿利水为主，兼用其他药物，适用于眼科的内外湿证。湿可因外感，也可内生。外感之湿多见于外障眼病；内生之湿多见于内障眼病。治外湿离不开燥药；治内湿离不开渗药，亦可燥渗并行。湿还可夹风、夹热、夹寒，故疏风、清热、散寒之药可酌情加入，使药证相符，病随药除。

（一）除湿汤（《审视瑶函》方）

除湿汤中用芩连，荆防陈苓连翘添，枳壳通滑与甘草，前仁加入治烂弦。

（二）泻湿汤（《审视瑶函》方）

泻湿汤用芩栀苍，木通竹叶草荆帮，再加前仁与枳壳，湿烂眦漏可煎尝。

（三）除湿胃苓汤（《眼科临证经验》方）

除湿胃苓用五苓，再加平胃与防风，木通栀滑来清利，眼科湿证颇相称。

（四）芍甘五苓散（经验方）

芍甘五苓用芍甘，缓痉和营莫小看，五苓利水祛脾湿，黄斑水肿消不难。

（五）猪苓散（《审视瑶函》方）

猪苓散内用木通，狗脊蒲蓄与栀军，滑石前仁配苍术，云雾移睛再不存。

（六）平肝健脾利湿方（《眼科临证录》方）

平肝健脾利湿方，二苍二术桂枝襄，石决泽陈楮实菊，水湿上犯服之康。

（七）茯泽石膏汤（《医学摘粹》方）

目珠黄赤势弥危，湿热熏蒸要速医，泽泻茯苓兼半夏，石膏甘草合山栀。

（八）八正车前汤（《银海精微》方）

八正车前与瞿麦，蓄芎滑石山栀仁；大黄木通同甘草，灯芯竹叶效如神。

十、软坚化痰剂

本类方剂共选 9 方，以软坚化痰散结为主，兼用其他药物，适用于眼科的各种痰核硬结病证，眼部的某些肿瘤亦可施用本剂治疗，但以软坚为主，化痰为辅。凡结核引起的内外眼病，多以化痰为主，软坚为辅，若痰核硬结久不消退，可兼用活血化瘀药物佐之，只有坚持服用，方可收效。

（一）消蚬保和丸（《眼科百问》方）

消蚬保和用平胃，白蔻砂仁菊曲蒌，麦芽草决与山楂，鸡冠蚬肉治宜急。

（二）苍白二陈汤（《眼科捷径》方）

苍白二陈用二术，半夏陈皮甘草茯，或合四物或四苓，痰湿目疾效颇著。

（三）祛风化痰汤（《张皆春眼科证治》方）

祛风化痰用胆星，浙贝花粉芷防风，银花连翘赤芍药，痰核红肿此方灵。

（四）正容汤（《审视瑶函》方）

正容白附芜防羌；胆星木瓜松节姜，姜蚕甘草同法夏，风痰喎斜可复康。

（五）消瘰汤（《简明眼科》方）

消瘰汤用牛膝玄，昆藻翘栀军芍联，二枳合用善调气，瘰病眼病效堪言。

（六）清痰饮（《审视瑶函》方）

清痰饮中用青黛，温胆去草不奇怪，芩栀石膏天花粉，主治瞳散见效快。

（七）导痰消风散（《银海精微》方）

导痰消风用夏陈，荆防全蝎芷羌升，甘草细辛与芦荟，专治鹘眼与凝睛。

（八）子和搜风丸（《审视瑶函》方）

子和搜风用苓夏，芩薄参蛤牵寒滑，姜军藿香生白矾，实痰眼病不用怕。

（九）款冬橘红汤（《眼科临证录》方）

款冬橘红紫菀旋，苍术杏仁枇杷添，痰热上攻兼目赤，辨证准确可获痊。

十一、活血化瘀剂

本类方剂共选 22 方，以活血化瘀为主，兼用其他药物，适用于眼科各种瘀血病证。瘀血停积于眼内，最易造成视功能障碍。瘀者瘀阻不通，不通则痛，不通则肿，不通则衄，不通则痿。瘀血是产生疼痛、肿胀、出血、萎缩的病理基础。有许多眼病，在眼部虽看不到有血瘀之象，但用活血化瘀法却可收到良效，从而引起当代医学家的高度重视。深入广泛的实验和临床研究，不断取得新的科研成果，为眼科应用本剂方药提供了科学依据。

（一）大黄当归散（《医宗金鉴》方）

大黄当归用军当，黄芩苏木红花藏，菊花栀子木贼草，泻热祛瘀治外伤。

（二）破血红花散（《银海精微》方）

破血红花芍归芎，军栀连枳翘葛升，芷薄苏叶与苏木，血翳包睛治有功。

（三）经效散（《审视瑶函》方）

经效散是瑶函方，赤芍连翘大黄当，柴胡犀角甘草稍，物损真睛加减良。

（四）消毒逐瘀汤（《目经大成》方）

消毒逐瘀地二冬，苏红柴草蒲丹通，前牛军漆芩连槐，瘀血灌睛效最灵。

（五）清上瘀血汤（《证治准绳》方）

清上瘀血用栀仁，桃红四物与黄芩，二活桔梗大黄草，瘀血在目显奇功。

（六）破血汤（《眼科纂要》方）

破血汤中用红花，地芍丹皮苏木加，草桔菊花刘寄奴，活血化瘀效堪夸。

（七）顺经汤（《审视瑶函》方）

顺经汤内用玄参。赤芍归芎与桃红，柴苏青陈乌香附，可消红翳治逆经。

（八）活血当归散（《银海精微》方）

活血当归散木通，黄芩生地与川芎；白蒺当归生栀子，赤芍甘草菊花同。

（九）破血当归汤（《银海精微》方）

破血当归刘寄菊，玄明赤芍红苏木；黄芩归尾羌连翘，木贼甘草生地熟。

（十）当归活血汤（《眼科家传》方）

当归活血四物先，麦蔻秦皮术附蝉，石决郁菥谷蔓薄，辛草丹皮治翳疼。

（十一）打扑疼痘红花散（《银海精微》方）

打扑疼痘红花散，升麻生地羌活草，大黄连翘赤芍药，更加当归尾国老。

（十二）当归活血汤（《银海精微》方）

当归活血煎黄芪，薄荷苍术麻黄家；川芎羌活菊花等，熟黄没药荆芥医。

（十三）祛瘀汤（《中医眼科学讲义》方）

祛瘀郁金归地芎，丹参赤芍配桃仁，旱莲泽兰仙鹤草，眼内出血瘀血行。

（十四）失笑散（《太平惠民和剂局方》方）

失笑灵脂蒲黄同，等量为散醋醋冲，肝经瘀滞心腹痛，祛瘀止痛建奇功。

（十五）通窍活血汤（《医林改错》方）

通窍全凭好麝香，桃红大枣与葱姜，川芎黄酒赤芍药，表里通经第一方。

（十六）血府逐瘀汤（《医林改错》方）

血府当归生地桃，红花枳壳草赤芍，柴胡芎桔牛膝等，血化下行不作劳。

（十七）补阳还五汤（《医林改错》方）

补阳还五赤芍芎，归尾通经佐地龙，四两黄芪为主药，血中瘀滞用桃红。

（十八）丹参四物汤（《眼科汤头歌诀》方）

丹参四物汤九味，三七郁草牛膝配，活血祛瘀能通脉，眼底出血此方宜。

（十九）地龙丹参通脉汤（《中西医眼科临证备要》方）

地龙丹参通脉汤，生地钩藤二决茺，知母黄柏夏枯草，木贼牛膝与茯苓。

（二十）祛瘀散结汤（《中西医眼科临证备要》方）

祛瘀散结汤川芎，昆布海藻归桃红，三棱莪术与丹参，赤芍牛膝石决明。

（二十一）清热凉血化瘀汤（《中西医眼科临证备要》方）

清热凉血化瘀汤，桃红四物苏木参，芩连大黄翘香附，木贼甘草银花羌。

（二十二）疏肝解郁通脉汤（《中西医眼科临证备要》方

疏肝解郁通脉汤，柴枳丹芎郁金香，茺蔚茯苓栀当归》，赤芍白芍甘草随。

十二、滋阴降火剂

本类方剂共选 14 方，以滋阴降火为主，兼用其他药物，适用于眼科各种阴虚阳亢或阴虚火旺的病证。阴虚源于诱发和自发两大因素，高热、呕泻、失血、辛热食物、温燥药物为诱发因素；脏腑本身的阴阳偏盛，调节功能紊乱为自发因素。所以阴虚多与阳亢有关，阴虚易生内热，中老年人尤为多见，滋阴降火药在眼科临床上很有实用价值。

（一）补水宁神汤（《审视瑶函》方）

补水宁神用麦冬，二地归芍甘草同，五味茯神宁心肾，神光自现永安宁。

（二）滋阴降火汤（《审视瑶函》方）

滋阴降火治萤星，四物汤中二地容，柴芩甘草麦知柏，随证加减在救阴。

（三）简易知母汤（《审视瑶函》方）

简易知母用黄芩，黄芪麦冬赤茯苓，桑皮竹沥与甘草，妊娠目赤此方清。

（四）平肝泻火汤（《审视瑶函》方）

平肝泻火用生地，车前连翘夏枯益，枸杞柴胡当归芍，木疳虚者有效力。

（五）决明益阴丸（《原机启微》方）

决明益阴用二决，二活三黄来相会，知归甘草五味子，羞明赤痛效确切。

（六）滋阴地黄丸（《眼科百问》方）

滋阴地黄用杞菊，再合知柏与楮菀，草决蒺藜青葙子，滋阴降火效颇著。

（七）肾气地黄丸（《眼科百问》方）

肾气地黄用知柏，六味全方不能缺，楮杞白蒺蔓荆子，真水亏虚效可得。

（八）清肾抑阳丸（《审视瑶函》方）

清肾抑阳用知芍，地柏连芩归独活，决明枸杞寒水石，瞳缩配点扩瞳药。

（九）加味坎离丸（《审视瑶函》方）

加味坎离用四物，知柏杞菊女贞入，炼蜜为丸盐汤下，萤星满目收效速。

（十）明目壮水丸（《东医宝鉴》方）

明目壮水用归菀，知柏地黄合杞菊，参蔻二冬味柏仁，壮水降火火自去。

（十一）夜光育神丸（《东医宝鉴》方）

夜光育神用二地，桔杞甘菊与牛膝，远志枳壳地骨归，年老目昏服大吉。

（十二）石斛夜光丸（《原机启微》方）

石斛夜光枳膝芎，二地二冬杞菀苁，葙菊决准犀羚杏，参味连蒺草防寻。

（十三）钩藤远志饮（《眼科临证录》方）

钩藤远志天丹神，石决蛎仲桑寄芩，肝阳上亢眠不得，头痛目昏此方吟。

（十四）青风阴虚血少方（《眼科临证录》方）

青风阴虚血少方，三参地骨车前襄，石决归麦生熟地，头痛去熟加羚羊。

十三、养阴润燥剂

本类方剂共选 9 方，以养阴润燥为主，兼用其他药物，适用眼科各种燥证。眼睛本为多液的器官，一旦津液缺乏，就会发生严重的功能障碍，只有用养阴润燥之剂，能使津液上荣眼目，故临床颇为常用。

（一）十珍汤（《审视瑶函》方）

十珍汤主白涩痛，二冬归地芍甘并，地骨知母与丹皮，滋养肺阴及心肾。

（二）桑白皮汤（《审视瑶函》方）

桑白皮汤菊麦冬，桔梗苓泽草玄参，芩复骨皮润肺燥，涩痛金疳均有功。

（三）养阴清肺汤（《重楼玉钥》方）

养阴清肺润肺经，甘芍地薄玄麦冬，知母丹皮一起入，阴虚涩痛有奇功。

（四）清肺丸（《眼科纂要》方）

清肺丸用四两桑，二冬芩菊生地黄，十钱归尾五钱茯，炼蜜为丸赛瑞浆。

（五）明目固本丸（《银海精微》方）

明目固本枸杞菊，二地二冬一起入，炼蜜为丸或水煎，久服目明肾水足。

（六）养阴消障丸（经验方）

养阴消障用增液，再加二至与石决，菊磁苁杞菟丝子，内障早期收效捷。

（七）行血养阴汤（《眼科临证录》方）

行血养阴四物参，半青谷草麦元参，阴虚内热须用此，既能扶正又生津。

（八）甘露加减饮（《眼科临证录》方）

甘露加减生地黄，茵陈芩知石斛襄，元参甘草二门冬，目赤肿痛细参详。

（九）清热增液饮（《眼科临证录》方）

清热增液石膏知，生地麦冬玄参使，须知补气参草枣，半夏芩芦痰热治。
既能润燥通便秘，阳明热邪亦可施，察病审因随证选，务使疗疾不失时。

十四、解郁调理剂

本类方剂共选 27 方，以调理肝脾或气血为主，兼用其他药物，适用于眼科各种郁证。郁证多由气机不顺所致，肝主疏泄，具有自调之功，肝失条达为产生郁证的基础，所以治郁首先要疏理肝气，肝气通于目，肝气调和目则自明。肝郁可以化火，肝郁可以传脾，肝郁可以引起玄府闭塞，肝郁可以导致气血紊乱，因此解郁调理之剂，随证加减，运用相当广泛。

（一）柴胡参术汤（《审视瑶函》方）

柴胡参术用八珍，加入升柴易茯苓，九味同煎调肝血，虚郁暴盲可复明。

（二）冲和养胃汤（《审视瑶函》方）

冲和养胃羌防升，归芍苓草术芪参，五味葛根配柴胡，内障初起视力增。

（三）冲和养正汤（《目经大成》方）

冲和养正归芪葛，甘草升麻连白芍，苓木柴胡与石斛，益气解郁效不错。

（四）助阳活血汤（《原机启微》方）

助阳活血选归芪，甘草防风两相随，白芷柴胡蔓荆子，人参倍入更相宜。

（五）四物调经汤（《眼科百问》方）

四物调经用四物，柴芩羌薄菊蒺茯，草决栀桔枣青陈，气血双调目痛去。

（六）补肝四物汤（《眼科百问》方）

补肝四物四物菊，草决蒺柴知枣茯，芩柏青陈栀桔薄，专调气血解滞郁。

（七）调气汤（《审视瑶函》方）

调气归身二地芍，陈皮知柏同枳壳，云苓香附甘草梢，气郁瞳散可收缩。

（八）开郁汤（《简明眼科》方）

开郁汤用栀柴姜，荆防草决附芎菥，夜间疼痛加枯草，红赤加归生地黄。

（九）四制香附丸（《审视瑶函》方）

四制香附用川芎，地芍当归香附寻，黄柏泽兰益母草，妇人眼痛要调经。

（十）抑青明目丸（《古今医鉴》方）

抑青明目用逍遥，去薄加胆丹栀邀，再合二陈连生地，怒伤瞳散可缩小。

（十一）解郁逍遥散（《眼科集成》方）

解郁逍遥芎芍菊，柴芩青薄二蒙谷，二决明砂半浙归，玄府闭塞能恢复。

（十二）羚犀逍遥散（《目经大成》方）

羚犀逍遥磨羚犀，丹栀逍遥与陈皮，酒炒黄连水煎服，怒伤目瞳不宜迟。

（十三）四物补肝散（《审视瑶函》方）

四物补肝夏枯草，地芍归芎配用好，香附甘草同加入，睛痛昏渺此方保。

（十四）郁金酒调散（《银海精微》方）

郁金酒调用郁金，四物去地胆防风，栀菊苍苓大黄入，解除郁热止实痛。

（十五）调经散（《眼科家传》方）

调经散内用泻心，四物生用附郁金，羌薄贼红蝉甘草，主治经闭血灌瞳。

（十六）柴胡芍药丹皮汤（《医学摘粹》方）

左目有时痛不禁，欲清相火用柴芩，丹皮芍药能除热，甘草和中且益阴。

（十七）百合五味汤（《医学摘粹》方）

右目旋惊赤痛时，治须百合共丹皮，芍甘五味还兼夏，热甚再加膏母宜。

（十八）百合五味姜附汤（《医学摘粹》方）

土湿水寒上热时，目中赤痛治休迟，法宜夏芍兼姜附，百合苓甘五味施。

（十九）暖肝汤（《银海精微》方）

暖肝汤内有防风，茺蔚藁甘及川芎；五味细辛知母等，黄芩若治最多功。

（二十）和养汤（《眼科临证录》方）

和养汤分熟地归，白芍炙甘芎术陪，石决陈皮同兼用，可治血虚痛愁眉。

（二十一）三才四物汤（《眼科临证录》方）

三才四物天地参，白芍归芎草谷青，邪去扶正宜用此，调和营血又滋阴。

（二十二）通滞汤（《眼科临证录》方）

通滞当归与橘络，丝瓜防风荆羌服，气滞经络须用此，可治睛斜歧视目。

（二十三）复方通滞汤（《眼科临证录》方）

复方通滞当归芎，丝橘络石藤海风，二活芄防桑枝嫩，眼肌麻痹效亦宠。

（二十四）桂枝柴胡汤（《医学摘粹》方）

柴草菖蒲并桂枝，生姜和入牡丹皮，瞳仁缩小终能治．拟定良方果出奇。

（二十五）乌梅山萸汤（《医学摘粹》方）

五味酸梅共首乌，芍甘龙牡合山萸，瞳仁散大偏能治，妙法流传总不诬。

（二十六）姜桂参苓首乌汤（《医学摘粹》方）

目珠塌陷有奇方，苓桂人参草合姜，再用首乌专养备，元神补足眼生光。

（二十七）芍药枣仁柴胡汤（《医学摘粹》方）

目珠突出怎能医，芍药首乌敛最宜，柴草枣仁当并入，更须破瘀用丹皮。

十五、止泪止漏剂

本类方剂共选 16 方，分别适用于流泪及脓漏眼病。泪为肝液，流泪有冷泪与热泪之分，冷泪肝虚多见，常以补肝为主，兼以祛风逐寒、益气养血；热泪风热多见，常以清肝为主，兼以疏散通利，可收良效。至于脓漏，或称眦漏，多以清心解毒，托里排脓为主，兼用其他药物，但难以根除，故宜手术治疗。

（一）三子菊花饮（《眼科证治经验》方）

三子菊花用枸杞，菊花女贞与白芷，菟丝川芎同煎服，各种流泪均可使。

（二）止泪补肝散（《眼科切要》方）

止泪补肝治虚泪，四物汤中添贼蒺，羌附防风夏枯草，再加桂枝和营卫。

（三）二气左归丸（《目经大成》方）

二气左归参芪枣，楮杞菟鹿夏枯草，防蒺菊苁蓯桂味，无时泪出此方好。

（四）菊睛椒地丸（经验方）

菊睛椒地用苁蓉，二地杞巴菊椒同，肝肾虚损流冷泪，炼蜜为丸开水送。

（五）平肝止泪方（《韦文贵眼科临床经验选》方）

平肝止泪荆防芎，贼菊石膏蔚草寻，石决蝉蜕同煎服，热泪生翳病可平。

（六）河间当归汤（《审视瑶函》方）

河间当归治冷泪，细辛陈皮干姜桂，合用八珍去熟地，补虚逐寒是良剂。

（七）白薇丸（《审视瑶函》方）

白薇丸用石榴皮，防薇羌活白蒺藜，或加银翘归芪草，大小眦漏效称奇。

（八）竹叶泻经汤（《原机启微》方）

竹叶泻经车前仁，草决泽栀连翘芩，升柴羌草大黄芍，眦漏投服可安宁。

（九）养阴清燥汤（《眼科集成》方）

养阴清燥用泡参，地芍归丹味麦冬，玉竹石斛淮二百，茅桑为引治漏睛。

（十）清心排脓汤（《张皆春眼科证治》方）

清心排脓用木通，白芷花粉薏苡仁，生地茯苓同甘草，眦漏脓成颇相宜。

（十一）酒调洗肝散（《银海精微》方）

酒调洗肝有黑参，知母大黄芩桔梗；栀子朴硝共七味，睛痛泪出用之痊。

（十二）肝风冲眼汤（《银海精微》方）

肝风冲眼泪昏嚎，羌活黄芪及抚芎；甘草蒺藜荆芥穗，何愁翳膜障两睛。

（十三）眼中流泪方（《银海精微》方）

眼中流泪如何得，四物补肝加木贼；苍术防风白蒺藜，川芎羌活甘草配。

（十四）小菊花散（《银海精微》方）

小菊花散只五味，蒺藜木贼五味是；羌活为末用茶调，专治羞明并涩泪。

（十五）退赤散（《银海精微》方）

退赤散内有大黄，黄连白芷赤芍详；当归白蒺藜去刺，何愁泪出自如汤。

（十六）龙胆散（《银海精微》方）

龙胆散有干菊花，川芎香附木贼加；草决明中加甘草，迎风冷泪效不差。

十六、止血保目剂

本类方剂共选9方，以止血为主，兼用养阴清热之药，适用于眼科出血病证。眼科出血病证内外有别，眼外出血，较易消退，且不影响视觉功能；眼内出血，不易消退，多伴视力障碍。所以止血保目之剂主要用于后者，虽为治标法，但有保目之功。如能控制出血，再酌情调治，可望恢复目力。

（一）分珠散（《审视瑶函》方）

分珠散用芩芷芍，生地归草槐花合，栀子荆芥龙胆草，瘀血灌睛服之妙。

（二）坠血明目饮（《审视瑶函》方）

坠血明目用牛膝，再加四物与参味，石决知防蒺淮山，血灌瞳神治要急。

（三）宁血汤（《中医眼科学》方）

宁血汤主治目血，仙鹤旱莲阿地柏，白及白蔹芍茅栀，凉血止血效甚捷。

（四）生蒲黄汤（《眼科六经法要》方）

生蒲黄汤用蒲黄，二丹芥炭旱莲帮，生地川芎同郁金，眼内出血莫悲伤。

（五）二至地黄汤（经验方）

二至地黄用二至，六味地黄两方合，滋水涵木清血热，阳亢目衄此为妙。

（六）减味阿胶汤（《眼科临证录》方）

阿胶汤治静脉炎，牛蒡甘草杏糯添，瘀血未祛蒲黄藕，本虚参芪熟地兼。

（七）养阴清热清瘀汤（《眼科临证录》方）

养阴清热消瘀汤，花粉阿胶天麦襄，女贞三参桑椹藕，旱莲养阴血证良。

（八）清热凉血祛瘀汤（《眼科临证录》方）

清热凉血祛瘀方，丹丹赤芍生地黄，栀翘黄芩蒲黄炭，决明加入亦无妨。

（九）眼科血证方（《眼科临证录》方）

眼科血证方，茜蓟柏蒲襄，赤芍决茺草，一般服之康。

热者连黄栀，虚增参芪良。须知眼出血，脉证合参详。

十七、消疳化积剂

本类方剂共选6方，以消疳化积为主，兼用其他药物，适用于小儿疳眼。此类眼病虽然少见，但一旦发生，常可造成失明。在救治此类眼病的实践中，古人创制了许多有效的验方，若应用得当，常可收到良好的治疗效果。

（一）培元散（《目经大成》方）

培元散内用山楂，夏藿平胃曲麦芽，砂仁苏芷芎香附，消谷化积效颇佳。

（二）消疳退云散（《审视瑶函》方）

消疳退云用香陈，草决甘连菊柴芩，桔菔厚曲栀枳壳，姜皮灯芯苍密蒙。

（三）生熟地黄丸（《审视瑶函》方）

生熟地黄芎归草，天麻枳杏胡连好，半苓黑豆地骨皮，疳眼生翳此方保。

（四）消疳丸（《眼科纂要》方）

消疳丸内用槟榔，青陈棱莪军木香，茅苓使君香附子，疳伤目闭急煎尝。

（五）茯苓泻湿汤（《原机启微》方）

茯苓泻湿用四君，二胡二活泽苍寻，枳壳蔓荆薄荷叶，深疳为病服之清。

（六）养胃消障汤（《眼科集成》方）

养胃消障莲苡草，神曲苓篇胃家宝，二决柴贼谷菊花，疳眼二翳障效好。

十八、培补气血剂

本类方剂共选14方，以培补气血为主，兼用其他滋养之药，或以补气为主，或以补血为主，或气血双补，随证选用。此类眼病临床比较多见，且单纯的虚证较易辨认，对症下药，即可生效，再配合食疗补养，则效果更好。

（一）艾人理血汤（《目经大成》方）

艾人理血用八珍，去茯加入玉屏风，再加胶艾来调补，亡血目暗此方宗。

（二）芎归补血汤（《审视瑶函》方）

芎归补血治失血，酸疼无力眼羞涩，二地四物牛膝防，炙草白术天冬配。

（三）当归养荣汤（《审视瑶函》方）

当归养荣熟地黄，归芎白芍芷防羌，睛珠痛甚不可忍，养血祛风效力强。

（四）养血活络汤（经验方）

养血活络生四物，桑枝黄芪要重入，芩蒺党参片姜黄，眼肌无力能恢复。

（五）益气养营汤（《眼科捷径》方）

益气养营用肉桂，补中益气增五味，再合四物加枣樱，虚劳瞳散能变细。

（六）明目大补汤（《审视瑶函》方）

明目大补用桂附，豆蔻芪沉八珍入，再加姜枣一起煎，虚寒目痛宜此救。

（七）八物汤（《银海精微》方）

八物汤中用参芪，菊杞归芎与芍地，气血虚损目昏瞳，头痛眩晕亦可济。

（八）十味养营汤（《目经大成》方）

十味养营用当归，五味二枣草参芪，淮山熟地与肉桂，失血目暗为良剂。

（九）大补参芪丸（《眼科纂要》方）

大补参芪用十全，去桂再把枸杞添，石斛石菖一起用，雀目服之效堪言。

（十）全真散（《目经大成》方）

全真散主补诸虚，参芪归地与山萸，枸杞枣仁龟甲味，苁淮黄精效可估。

（十一）桂枝丹皮首乌汤（《医学摘粹》方）

目无赤痛不明时，只见昏花是血亏，夏桂姜苓龙眼肉，首乌炙草共丹皮。

（十二）助阳补血补气汤（《银海精微》方）

助阳补血补气汤，甘草当归白芷防；蔓荆升麻柴胡使，黄芪加上水煎尝。

（十三）补血汤（《银海精微》方）

补血当归熟地黄，白术芎芷折芍防；车菊辛羌甘白茯，桔梗茺蔚蒺大黄。

（十四）蔓荆散（《银海精微》方）

蔓荆散内有黄芪，甘草人参白芍宜；黄柏倍加姜酒炒，昏喙气虚用之宜。

十九、补益肝肾剂

本类方剂共选 16 方，以补益肝肾为主，兼用其他滋养之品，适用于眼科的肝肾亏虚病证。肝肾亏虚有偏阳虚、偏阴虚之分。偏阳虚者，应兼用温阳药物；偏阴虚者，宜兼滋阴药物，临床上以后者多见。肝为刚脏，要靠肾水来涵养，肾水不足，是产生肝肾阴虚的病理基础，所以此类方剂在补益肝肾的基础上，偏重于滋养肾水。常服本类药物，不但能防治眼病，而且可收益寿延年之功。

（一）槐子丸（《审视瑶函》方）

槐子丸用柏枣仁，蔓荆前仁与覆盆，牛蒡蒺藜茺蔚子，肝虚偏视效如神。

（二）秘真丸（《目经大成》方）

秘真丸内地远归，二枣柏淮五味随，龙牡金樱菟甘草，失精目暗秘真奇。

（三）蔓荆子丸（《太平圣惠》方）

蔓荆子丸用九子，蔓菥草决楮枸杞，地肤五味蔚菟丝，日夜昏暗均能使。

（四）菟丝子丸（《圣济总录》方）

菟丝子丸味菟丝，巴苁续断山茱萸，泽泻防风与远志，肝肾不足昏暗除。

（五）明目地黄丸（《审视瑶函》方）

明目地黄二地茯，淮泽丹柴归味入，再加枣皮治目昏，专补肝肾阴不足。

（六）枸杞菟丝丸（《广静轩遗稿》方）

枸杞菟丝用四子，杞菟覆葙合一起，熟地归玄与蒙花，肝肾虚弱均可取。

（七）加减驻景丸（《银海精微》方）

加减驻景车前仁，楮实菟丝枸杞同，川椒五味与归地，肝肾亏虚此方宜。

（八）三仁五子丸（《审视瑶函》方）

三仁五子苁柏枣，归地苓沉苁蓉好，杞菟味前覆盆子，视瞻昏渺方中宝。

（九）四物五子丸（《济生方》方）

四物五子用四物，前仁地肤杞茯菟，肝肾不足眼目昏，或去地前加楮蔚。

（十）二地十子丸（经验方）

二地十子用二地，菟杞桑椹草决蒺，楮蔚覆盆味前仁，肝肾亏损此方贵。

（十一）脾肾双补丸（《银海指南》方）

脾肾双补用莲陈，参味枣皮与茯苓，砂仁蔻仁与前仁，菟巴补骨为丸吞。

（十二）补肾明目丸（《银海精微》方）

补肾明目熟地物，菊淮知远自蒺菟，石菖杞柏苁葙蒙，盐巴石决蛸味蔚。

（十三）保目济阴丸（《眼科阐微》方）

保目望阴用杞菊，蒺藜五味一起入，虚甚再加紫河车，久服保目能益寿。

（十四）济阴地黄丸（李东垣方）

济阴地黄用麦冬，巴戟菊杞肉苁蓉，山萸淮药地归味，养肝明目益肾阴。

（十五）定志磁石丸（经验方）

定志磁石用磁石，参苓二石与远志，菊花苁蓉菟丝子，雄雀为丸治近视。

（十六）左右合归饮（经验方）

左右合归二饮合，熟地杞茯与山药，枣皮炙草与桂附，滋水益火疗效卓。

第二节　古代眼科病证辞典

一、二至九画

二画

[八廓]是指中医眼科在外眼划分的八个部位（或方位）。历代命名繁多，一般多用自然界八种物质现象或八卦名称来命名。即天（乾）廓、地（坤）廓、风（巽）廓、雷（震）廓、泽（兑）廓、山（艮）廓、火（离）廓、水（坎）廓。称之为廓，系取其如城廓护卫之意。对于八廓内应脏腑，有一定的临床意义。

三画

[上下眼丹]病证名。出《疮疡全书》。又称眼丹。多由心肝毒气上攻，壅而聚此。其证整个胞睑温肿赤痛，波及周围脸部组织，硬结拒按，常伴有寒热头痛等全身症状。与眼睑脓肿相似。

[上胞下垂]病证名。又称睢目、侵风、睑废。发病有先后天之分，先天者，常由发育不全引起；后天者，多因脾虚气弱，脉络失和，风邪客睑而成，亦可由外伤所致。症见上胞垂下，掩及瞳神，无力提起，妨碍视瞻。宜补脾益气，祛风通络为主。

四画

[五轮] 见《秘传眼科龙木论》。为肉轮、血轮、气轮、风轮和水轮的合称。是眼科学的一种理论。五轮与五脏生理病理有一定的联系。《河间六书》说："眼通五脏，气贯五轮。"肉轮指上下眼皮（胞睑）部位，属脾，脾主肌肉，与胃相表里，故其疾患多与心、小肠相表里，故其疾患多与心、小肠有关；血轮指内外两眦及眦部血络，内应于心，心主血，心与小肠相表里，故其病患多与心、小肠有关。气轮指白睛，属肺，肺主气，与大肠相表里，故其疾患多与肺、大肠有关；风轮指黑睛，属肝，肝为风木之脏与胆相表里，故其疾病与肝胆有关；水轮指瞳孔，属肾，肾主水，与膀胱相表里，故其疾患多说明眼的组织结构和生理、病理现象等，因而成为眼科的独特理论。临床应用虽较普遍，但不宜生搬硬套。

[五风内障] 病证名，又称五风之症、五风变。系青风、绿风、乌风、黑风、黄风内障之统称。因发病常常势急善变，瞳神不同程度散大，并带异色，古人即依瞳神所见颜色不同而命名。相当于青光眼。五风之中，青风、绿风、黄风多见，而乌风、黑风少见。黄风属晚期重症，多已失明。

[天行赤眼] 病证名。《世医得效方》又称天行赤热，俗称红眼。由风热毒邪、时行疠气所致。暴发眼睑、白睛红赤浮肿，痛痒交作，怕热羞明，眵泪黏稠，甚则流淡红血泪，黑睛生翳等。传染性强，能造成广泛流行。相当于急性传染性结膜炎。

[不时泪溢] 病证名。多因泪点外翻或泪道狭窄、阻塞等引起。症见单眼或双眼常有泪液存留，并不时溢睑缘，流淌面颊，一般泪液清稀，泪下无热感，眼局部不红不痛。

[云翳] 病证名。宿翳之呈片状，或似淡烟，或如浮云。翳薄而浮，色白淡嫩，未遮掩瞳神者为轻，翳久深厚色黄，掩蔽瞳神者为重。相当于角膜瘢痕。

[内障] 指主要发生于瞳神及眼内的疾病。一般以虚证居多，尤以肝肾不足，气血两亏为常见。常自觉眼前如蚊蝇飞舞，黑花飘荡，视灯火如彩虹，视物昏蒙，夜盲，甚至暴盲等。一般患眼外观无特殊病症，但亦有见瞳神大小、形状、颜色改变者，本病比较复杂，需结合全身症状辨证论治。

[内障眼] 泛指瞳神以内的眼病。

[风轮] 又称黑睛、黑眼。为五轮之一。包括角膜和虹膜（黄仁）部分。风轮属肝，其疾患多与肝胆有关。《银海精微》："黑睛为风轮，属肝木。"

[风火眼] 病证名。又称风热眼、火眼。由风热攻目而起。起病较急，双眼红赤疼痛，沙涩羞明，眵多泪热，可兼发热头痛等。相当于急性结膜炎。本证发病急重者，属暴风客热；热毒较盛，起病急剧，传染性强者，属天行赤眼。

[风赤疮痍] 病证名。见《秘传眼科龙木论》。多由脾脏风热蕴结而成。一般眼睑或睑缘红赤起包及溃烂，痛痒并作。治以祛风清热为主。痒胜于痛者，以风邪为生，宜祛风解毒。

[风轮赤豆] 即轮上一颗如赤豆。

[风弦赤烂] 即眼弦赤烂。

[风牵出睑] 即脾翻黏睑。

[乌风内障] 五风内障之一。见《秘传眼科龙木论》。简称乌风。较少见。为阴虚火炎、内挟风痰所致。证类绿风内障，然而瞳神气色混浊如幕雨中之浓烟重雾，头时痛而不眩晕。治宜祛风涤痰，平肝养阴。

[乌轮赤晕] 即抱轮红。

[火疳] 病证名。见《证治准绳》。又称火疡。因火毒上犯白睛，滞结为疳。症见白睛深部向外凸起暗红色颗粒，状如石榴子，逐渐长大，红赤疼痛，羞有流泪，视物不清；甚至影响瞳神、黑睛发生病变，严重才可失明。治以清热解毒，凉血散结为主。

五画

[玉翳浮满] 病证名。出《银海精微》。又称玉翳遮睛、玉翳浮睛。起病多因肝经风热，病久反复者又属肝肾不足。症见大片白翳盖满黑暗。治宜祛风清热。无赤痛羞明者，类似全角膜白斑，药难奏效。

[白睛] 又称白仁、白珠、白眼。即发球外呈白色的部分，包括球结膜与巩膜。前部与黑睛紧连，

彼此病变常互相牵累。白睛内应于肺，精致轮中之气轮。

[白睛乱脉] 即赤丝虬脉症。

[白睛青蓝] 病证名。又称目珠俱青。《证治准绳》说："乃目之白珠变青蓝色也。"常出现于火疳症的后期，白睛病变处红痛消退，遗留紫蓝色或青灰色斑。

[白睛抱红] 即抱轮红。相当于睫状充血。

[白睛粒起] 即金疳。相当于泡性结膜炎。

[白睛溢血] 即色似胭脂症。相当于球结膜下出血。

[白睛侵睛] 病证名。见《审视瑶函》。多因肝肺热盛或阴虚火旺所致。症见黑白睛交界处出现灰白色小泡，并能侵至黑暗，严重时，小泡可融合成片，愈后遗留云翳，患眼畏光，刺痛流泪，病状常反复发作。类似泡性角膜结膜炎。

[外眦] 又称锐眦、目锐眦。即外眼角（上下眼睑在颞侧连结部）。是足少阳经的起点，有瞳子髎穴。《灵枢·癫狂》说："目眦外决于面者，为锐眦；在内近鼻者，为内眦。"

[外障] 泛指外眼疾病，包括眼睑、泪器、结膜、角膜、巩膜、虹膜、眼眶的各种病变。

[外障眼] 即外眼疾病的总称。

[头风] 病证名。指头部感受风邪之症的总称，包括头痛、眩晕、口眼㖞斜、头痛多屑等多种症候。又指头痛经久不愈，时作时止者。即"浅而近者，名曰头痛；深而远者，名曰头风"。多因风寒或风热侵袭，及痰瘀郁遏头部经络所致。其证头痛反复发作，痛势一般较剧，兼症不一。如兼见目痛，甚至失明，或兼见鼻流臭涕；或兼见恶心，眩晕耳鸣，亦可兼见头部麻木或项强。治宜祛风通络为主，或兼散寒、清火、化痰、逐瘀等法。头风痛在一侧者名偏头风。两太阳连脑痛者名夹脑风。又如痰厥头痛、肾厥头痛、湿热头痛等，多有经久不愈者，亦属头风。本证可见于青光眼、偏头痛、血管性头痛、鼻及鼻旁窦炎、脑肿瘤、神经性头痛等多种疾痛。

[目晕] 病证名，指沿黑睛、白睛交界处出现的环形混浊。又指观灯时有彩环，相当于虹视。

[目飞血] 病证名。又称白睛飞血。系指白睛上的赤丝血脉成片散布，常见于椒疮、火疳等多种眼病。

[目偏视] 即眼珠牵斜。又称风牵偏视，相当于斜视。

[目生管] 即目生珠管。类似结膜、虹膜囊肿。

[目干涩] 病证名。又称目枯涩、神水枯干。相当于干眼症。

[目沙涩] 病证名。又称目磣涩。指眼睛沙涩不舒。相当于眼内的异物感。

[目眵] 病证名。指眦睑红赤，肤眵泪不绝的证候。多见于外眼的急性感染性炎症。

[目生肤翳] 病证名。又称肤翳。指眼睛生翳如蝇翅之薄者。为角膜翳中之轻证。

[目生花翳] 即花翳白陷外障。类似角膜溃疡。

[目生钉翳] 即钉翳根深外障。类似粘连性角膜白斑。

六画

[肉轮] 为五轮之一，指眼睑部。肉轮属脾，其疾病多与脾胃有关。《医学入门》说："肉之精曰肉轮。"

[血轮] 为五轮之一。内外眦部皮肤与白睛间血络部分和睑弦泪窍（泪堂）。血轮属心，其疾患多与心、小肠有关。

[血眼] 病证名。指难产伤及婴儿眶眦，眼球渗血、充血者。又指血脉贯瞳。多见于儿生百日内，乳嗽不愈，以致血脉贯瞳，两眶紫黑；或结膜红赤如血（清代吴溶堂《保婴易知录》）。内服导赤散加减，外用鸡子清拌黄连末点服。

[血翳包睛] 病证名。出《古今医统大全》。又称红霞映日症、彩云捧日症。系肝肺风热壅盛，心火内炽，瘀血凝滞所致。多并发于椒疮，由赤膜下垂恶化而来。症见混厚血丝翳膜盖满黑睛，不能视物。类似少眼角膜全血管翳。治宜清热泻火，凉血散瘀。

　　〔血灌瞳神〕病证名。又称血灌瞳仁。见《证治准绳》。因肝胆热盛，或阴虚火炎，血受热迫，破络灌瞳，以及外伤、手术等引起。症见瞳神风一点鲜红，血液瘀积于金井，视力速降。相当于玻璃体前部积血。治宜清热凉血。

　　〔色似胭脂症〕病证名。见《证治准绳》。又称白睛溢血。多因热客肺经，血热妄行，溢于络外，或由剧咳、呕吐、外伤引起。症见白睛有不规则的片状鲜红色血斑，界线分明，相当于球结膜下出血。治宜清肺散血。

　　〔冰瑕翳〕病证名。又称冰瑕障。《证治准绳》说："薄薄隐隐，或片或点，生于风轮之上，其色光白而薄，如冰上之瑕。"指宿翳之菲薄透明光滑者。

　　〔如银内障〕病证名。《证治准绳》说："瞳神中白色如银也，轻则一点白亮如星似片，重则瞳神皆雪白而圆亮。圆亮者，一名圆翳内障"。

　　七画

　　〔赤丝虬脉〕即赤丝乱脉证。

　　〔赤脉传睛〕病证名。出《银海精微》。又称赤脉侵睛。由心火上亢，肾水虚衰或三焦积热所致。症见赤脉呈多数细歧枝状自大眦或小眦发出（前者为大眦赤脉传睛、后者为小眦赤脉传睛），走传白睛，甚至黑睛。患者自觉眼部痒涩不适或多眵泪，相当于眦部结膜炎。实证宜清热泻火。

　　〔赤膜下垂〕病证名。出《世医得效方》。又称垂帘障。由肝肺风热，脉络壅滞所致。症见黑睛上缘有细小血丝，似垂帘状渐次向下伸延，掩盖瞳神，甚至盖满黑睛，羞明流泪，沙涩疼痛，视力障碍。类似沙眼角膜血管翳。治宜疏风清热，平肝退翳。

　　〔花翳白陷〕病证名。见《世医得效方》。又称白陷鱼鳞。由肝肺风热搏结于上所致。黑睛生白翳，如花瓣，似鱼鳞，中央低陷，白睛红赤，羞明泪热。类似角膜溃疡，治宜祛风清热，泻火解毒。

　　〔两睑粘睛〕即睥肉粘轮。相当于睑球粘连。

　　〔肝主目〕肝开窍于目，其经脉连目系，上至额，与督脉会于巅。肝的精气衰，可影响视力的强弱；肝火上炎，可见两目肿赤，肝虚则见两目干涩、视物不明。

　　〔针眼〕病证名。《诸病源候论》。又称偷针、土疳。多由风热或脾胃热毒所致。其证胞睑边缘长小疖，初起形如麦粒，微痒微痛，继而欣肿拒按，相当于麦粒肿。治宜祛风清热，泻火解毒，消肿止痛。

　　〔迎风冷泪〕病证名。出《古今医统大全》。由肝肾两虚，精血亏耗所致。症见遇风则双眼冷泪频流。治宜补益肝肾。

　　〔迎风热泪〕病证名。出《证治准绳》第七册。由风热外袭，肝肺火炽或肝肾阴虚，虚火上炎所致。症见遇风则双眼热泪频流，可伴有目赤涩痛，怕热羞明等症。

　　〔迎风流泪〕病证名。多由肝肾不足或肝经郁热所致。症见遇风流泪，甚者泪下如雨。有冷泪和热泪之分。

　　〔初生目闭〕病证名。小儿初生目闭不开，多系热蒸于脾所致。症见眼胞赤肿，不能睁开。热盛者，并有面红唇燥。治宜清胃泻脾。

　　〔初生目烂〕病证名。新生儿眼睑红肿，糜烂。由产时拭洗不净，以致秽恶浸渍两目角，故两目赤涩。治宜清热解毒。

　　〔冷泪〕病证名。多因肝肾两虚，精血亏耗，招引外风所致。椒疮或鼻部疾病引起泪道狭窄或闭塞等亦可造成。其证眼不红痛，无时泪下，迎风更甚，泪液清稀无热感。属肝肾两虚者，宜补益肝肾；泪道阻塞者，可酌情探冲及手术治疗。

　　〔状若鱼胞〕病证名。见《证治准绳》。又称状如鱼脬、气胀。由热邪壅肺，气机不畅所致。症见气轮肿起，不紫不赤，或水红，或白色，状若鱼胞；甚至白睛肿胀高于黑睛，埋没黑睛缘，可兼有赤涩疼痛，相当于球结膜水肿。治宜清热泻肺。

　　〔鸡盲〕即雀目。又称鸡蒙眼。

　　〔鸡冠蚬肉〕病证名。见《世医得效方》。多由脾胃积热，肝风上冲所致。症见睑内瘀肉高起如鸡冠似蚬肉，渐渐长大，甚至可掩及全目。治宜祛风泻热散瘀为主。

[胬攀睛] 即胬肉攀睛。相当于翼状胬肉。

[坠睛] 病证名。又称坠睛眼。指风寒上攻眼带，致眼珠向下偏斜，类似由上直肌、下斜肌麻痹所致的麻痹性斜视。

八画

[青盲] 病证名。多因肝肾亏衰，精血虚损，目窍萎闭所致。指眼外观无异常而逐渐失明者。相当于视神经萎缩。治宜滋养肝肾，填精补髓，开窍明目。

[青睛] 即黑睛。清代黄庭镜《目经大成》说："肝木风轮乃青睛。"

[青风内障] 五风内障之一，简称青风。常由肝肾阴虚，风火上扰所致。症见瞳神呈淡青色，略微散大或不大，抱轮微红，头眼胀痛不甚。畏光流泪不明显，视力渐降，失治可变绿风。治宜养阴清热，平肝祛风。

[青黄牒出] 病证名。又称青黄凸出，系指眼之"风轮破碎，内中膏汁叠"的证候。青黄牒出相当于角巩膜穿透伤或眼球破裂。

[抱轮红] 病证名。出《原机启微》。又称赤带抱轮、乌轮赤晕、白睛抱红。多由肝肺实热或阴虚火旺所致。症见沿黑睛周围、白睛深层环绕一带细直模糊红赤血丝，压之红赤不退，推之血丝不移。相当于睫状充血。常见于瞳神、黑睛和白睛深层的疾患。宜结合眼部及全身症状辨证论治。

[枣花障] 即枣花翳内障。又称枣花翳、枣花内障。以其翳膜形如枣花或锯齿，故名。

[金针拨障法] 又称金篦刮目、开金针法。即金针拨白内障术。《外台秘要》记载某些内障"宜金篦决，一针之后，豁若开云而见日"。历代眼科医籍也多所详述。随着中西医结合工作的发展，改进了手术器械，手术方法，减少并发症，提高了疗效。方法：在角膜颞下方，距角膜约 4 mm 处做一约 2.5 mm 长切口，用一特制的拨障针从切口进入眼内，将白内障拨离瞳孔，下沉在眼内直下方。以达到恢复视力的目的。本法手术时间短，恢复快，痛苦少，对老年性白内障、年高体弱者更为合适。

[鱼睛不夜] 出自清代黄庭镜《目经大成》。即鹘眼凝睛。

[垂帘障] 即赤膜下垂。

[泪] 眼泪。五液之一。具清洁和滋润眼球的作用。《素问·宣明五气》说："肝为泪"。肝开窍于目，若非因悲泣而泪出者，多属病状，辨证论治多与肝有关。

[泪孔] 见《针灸甲乙经》。睛明穴别名。

[泪堂] 又称泪窍，即泪点。《银海精微》说："大眦内眦有窍，名曰泪堂。"为泪小管的开口。

[视歧]《灵枢·大惑论》说："视歧见两物。"相当于复视。

[视赤如白] 病证名。又称视物易色。多因先天发育不良，或眼内脉络阻滞所致。表现为不能正确识别某些颜色或全部颜色，相当于色盲。治宜滋养阴精，调和气血。可选用炙甘草汤或复明汤（《审视瑶函》：黄芪、当归身、柴胡、连翘、炙甘草、生地黄、黄柏、川芎、苍术、广陈皮）加减，亦可用针灸疗法等。

[视瞻昏渺] 病证名。多由神劳精亏，血虚气弱等引起。《证治准绳》："目内外别无证候，但自视昏渺蒙昧不清也。"常见于多种内障眼病。

[视一为二症] 病证名。相当于复视。由脏腑精气不足，风、火、痰邪上攻致精气耗散，或外伤等引起。

九画

[星月聚散] 即聚散障。

[胎赤眼] 病证名。又称眼胎赤。即初生儿眼睑及结合膜充血糜烂。《太平圣惠方》说："夫小儿眼胎赤者，是初和洗目不净，令秽汁浸渍于眦中，使睑赤烂，至久不差。"治疗参见初生目烂条。

[胎患内障] 病证名。见《秘传眼科龙木论》。又称胎翳内障。古人认为孕妇患病，热结于内，以致胎儿产后，眼外观虽大体正常，但睛珠混浊，并随其混浊轻重不同而有不同程度的视力障碍。相当于先

天性白内障。

［神水］在目珠内，类似房水。

［神光］指眼睛的视觉功能。

［神珠］指眼球，又称黑睛。

［神膏］在目珠内，类似玻璃体。

［烂弦风］又称眼弦赤烂。相当于睑缘炎。

［眉棱骨痛］病证名。见《证治要诀·眼眶骨痛》。《丹溪心法》称为眉眶痛。多因风热外干，痰湿内郁所致。常与阳明头痛、少阳头痛并见。治以祛风、清火、涤痰为主。

二、十画及十画以上

十画

［圆翳内障］指老年性未成熟期或成熟期白内障。

［流泪症］病证名。指非情志因素而两眼时时流泪的病症。可分冷泪和热泪。

［流金凌木］病证名。清代黄庭镜《目经大成》说："此症无甚大弊，但三处两处似膜非脂，从气轮（属肺金）而蚀风轮（属肝木），故曰流金凌木。状如胬肉攀睛，然色白而薄，位且不定。"类似假性翼状胬肉。小者不必治疗，大者可考虑手术。

［疳眼］即小儿疳眼。又称疳毒眼、疳疾上目。相当于角膜软化症。

［高风内障］病证名。又称高风雀目内障。症见先天性夜盲，视野缩小，网膜上有骨细胞状色素沉着。相当于视网膜色素变性。

［能远怯近症］病证名。见《审视瑶函》，即远视眼。系阴不足而阳有余之症。亦可由先天而来。眼外观无明显异常，视近物模糊，视远反清晰，甚者视远近皆困难。老年出现能远怯近，称老视或老花眼。治宜滋阴明目。

［能近怯远症］病证名。见《审视瑶函》，即近视眼。系阴有余而阳不足之证。亦可由先天而来。眼外观无明显异常，视近物清晰，视远则模糊，重者眼内可交发严重病变，甚至失明。治宜补益肝肾。

［息肉淫肤］病证名。多由邪热在脏，气冲于目，蕴积不散，结而在白睛、肤睑之间生出息肉。类似肉芽肿。

十一画

［混睛障］病证名。见《审视瑶函》。又称气翳。由肝经风热或湿热，郁久伤阴，瘀血凝滞所致。症见一片灰白色混浊翳障，似磨砂玻璃样漫掩黑睛，严重时赤脉伸入，翳色暗红，视物不见，白睛红赤，抱轮暗红，刺痛流泪，羞明难睁。类似角膜实质炎。

［惊后瞳斜］病证名。小儿惊风后，眼球斜向一侧。多必肝经阴血受损，目系失养所致。治宜养血益肝。

［惊震内障］病证名。又称惊震翳。由眼受剧烈震击、穿刺，或热、电等损伤，致使睛珠变混而成内障。相当于外伤性白内障。初起宜清热消瘀，明目退障。

［旋螺突起］病证名。又称旋螺尖起、旋螺外障、翳如螺盖、螺盖翳。症见乌珠高而绽起如螺，色青白或带黑，重者可致盲。类似角膜葡萄肿。一般由蟹睛结疤而来。

［绿风内障］五风内障之一。简称绿风。又称绿水灌珠。多因肝胆风火升扰，或阴虚阳亢，气血不和等引起。症见瞳神气色浊而不清，散大呈淡绿色，视力减退，看灯光似有彩虹环绕，眼珠胀痛，牵连眼眶、头额、鼻颊作痛，恶心呕吐，抱轮红赤。相当于闭角性青光眼。

［眼带］指眼外肌。支配眼球的转动。《杂病源流犀烛》说："若风寒直灌瞳人，攻于眼带，则瞳人牵拽向下。"

［眼珠］又称目珠。即眼球。位于眼眶内靠前部中央，形圆似珠。眼珠外壁由黑睛和白睛组成。它的前端中央为黑精；黑精内为黄仁，黄仁正中有圆孔，为瞳神。黑睛后接白睛。珠内有神水、神膏等。

其后端接目系，上入于脑。

[眼弦赤烂] 病证名。见《古今医统大全》。又称烂弦风、风弦赤烂等。相当于睑缘炎。多由脾胃蕴积湿热，复受风邪，风与湿热相搏，结于睑缘而发。症见胞睑边缘红赤溃烂，痒痛并作，还有睫毛脱落，甚至睑缘变形。内治以祛风、清热、除湿为主。

[眼胞菌毒] 病证名。由脾蕴湿热所致。症见眼胞内生出赘生物如菌，头大蒂小，渐长垂出，甚者眼翻流泪，亦致昏蒙。类似眼睑肿瘤。

[眼胞痰核] 病证名。又称脾生痰核、目疣。多由脾胃蕴热与痰湿相结，阻滞经络而发。症见胞睑皮里肉外长一核状硬结，按之不痛，推之能移，初起如米粒，日久长大，眼胞重坠。相当于睑板腺囊肿。治宜化痰散结为主。

[眼珠牵斜] 病证名。由风痰内阻，筋脉挛急牵引，故眼珠偏于一侧。或因脾气虚弱，目系弛缓，眼珠运转失于平衡而致。以一眼发生为多，亦有两眼俱斜牵，向上方或内侧者。风痰内阻者，治宜祛风化痰。

[眼睑垂缓] 即上睑下垂，

[眦] 又称目眦，俗称眼角。指上下眼睑连结的部位。靠鼻侧的为内眦（大眦），靠颞侧的为外眦（小眦、锐眦）。内眦血络丰富，由于心主血，故在脏属心，称血轮。

[眯目] 指微细异物入目。又指上下眼睑微微闭合之状。

十二画

[粟疮] 病证名。见《医宗金鉴》，多由表虚，火邪内郁，外受风邪，风火相结，郁阻肌肤而成。遍身发疹如粟，色红作痒，搔之成疮。日久耗伤血液，皮肤粗糙，厚如蛇皮。即丘疹性湿疹、痒疹。治宜疏风泻火。

[黑睛] 又称黑眼、黑珠、乌珠、神珠、青睛。位于白睛的前方正中。形圆无色透明，因能透见其内黄仁之棕褐色而得名。若发生病变，失去正常之透明，则影响视力。黑睛内应于肝，为五轮之中的风轮。

[睑废] 又称上胞下垂。相当于上睑下垂。

[睑弦] 又称胞弦、目唇、眼楞。即睑缘，为上下胞睑的边缘。生有排列整齐的睫毛，与胞睑共同起保护作用。

[痘风眼] 病证名。指痘疮余毒未尽，复受风邪，致眼中作痒，眼睑红赤溃烂之症。治宜疏风清热为主，睑弦湿烂者，尚需除湿止痒。

[痘疹眼] 即痘疹入眼。病证名。出《银海精微》。本证指痘症初起，热毒浊邪熏扰清窍，致目赤泪出，羞明涩痛，眼闭不开，或黑睛生翳，以及后期正气耗伤，热邪余毒攻眼所致赤痛生翳、花翳白陷，黄液上冲，甚至蟹睛突起等症。治宜疏风清热，解毒凉血，散瘀退翳。

十三画

[雷头风] 病证名。多由风邪外袭，或痰热生风所致。其症头面起核块肿痛，或习憎寒壮热，或头痛，头中如雷鸣。治宜清宣升散。根据病热缓急，有大雷头风和小雷头风之分。

[睛明] 经穴名。出《针灸甲乙经》。别名泪孔。属足太阳膀胱经。位于眼内眦角上方。主治目赤肿痛，迎风流泪，夜盲，泪囊炎，角膜炎，视神经炎，近视等眼病。

[睛帘] 即黄仁。相当于虹膜。

[睛珠] 即晶状体。

[睛明骨] 骨名。指构成眼眶的诸骨。《伤科汇纂》说："两眼眶骨，即左右睛明骨。"《医宗金鉴·正骨心法要旨》："睛明骨，即目窠四围目眶骨也。"

[睢（suī）目] 病证名。即上胞下垂。睢，指仰目而视，上胞下垂甚者，常借助仰首使瞳神显露方能视物，故称睢目。

[瘀肉攀睛] 出《卫生宝鉴》。即胬肉攀睛。

十四画

[聚星障] 病证名。由肝火内炽，风热外侵，风火相搏，上攻于目，或肝肾阴虚，虚火上炎所致。黑睛生翳，呈细颗粒状，聚散如星，抱轮红赤，沙涩疼痛，羞明流泪，相当于病毒性角膜炎。治宜祛风清热或滋阴降火。

[聚散障] 病证名。又称聚开障、星月聚散、浮萍障。多因肝肾阴虚，虚火上炎所致。症见黑睛生翳，或圆或缺，或厚或薄，如云似月，或数点如星，痛则见之，不痛同隐，聚散不一，来去无时，或一月数发，或一年数发。治宜养阴清热。类似病毒性角膜炎。

[膜入水轮] 病证名。又称膜入冰轮。指黑睛宿翳掩及瞳神者。《世医得效方》说："此因黑睛上生疮，稍安其痕不没，侵入水轮，虽光未绝，终亦难治。"

[漏睛] 病证名。又称漏睛脓出、窍漏症、眦漏。由心经郁热或风热上攻内眦所致。症见内眦穴处按之沁沁脓出；甚者内眦近鼻隆起一核，红肿疼痛拒按，结聚生疮成脓，甚至久不愈合，形成瘘管。相当于泪囊炎。治宜疏风、清热、泻火、解毒。视热邪轻重不同。

十五画

[暴盲] 病证名。多因肝气上逆，气滞血瘀，或元气大虚所致。《证治准绳》说："平日素无他病，外不伤轮廓，内不损瞳神，悠然盲而不见也。"多见于急性视神经炎、视网膜中央动脉栓塞、眼底出血、视网膜脱离等疾病。治宜结合全身情况辨证论治。

[暴风客热] 病证名。因外感风热，眼部暴发赤热肿痛，沙涩羞明，热泪如汤，甚至胞肿难开，白睛浮肿高于黑睛，并有头痛鼻塞，恶寒发热等。相当于急性结膜炎。治宜疏风清热，泻火解毒。

[暴露赤眼生翳] 病证名。由眼睑不能闭合，角膜暴露生翳。类似兔眼性角膜炎。

十六画及十六画以上

[凝脂翳] 病证名。因风热毒邪外侵，肝胆实火内炽，风火毒邪搏结于上所致。黑睛生翳，色带鹅黄，状若凝脂，头眼剧痛，目赤羞明，泪热眵稠，发展迅猛，可溃穿黑睛，甚至失明。类似化脓性角膜炎。治宜清肝泻火解毒。

[翳] 病证名。指引起黑睛混浊溃陷的外障眼病，以及病变愈后遗留于黑睛的瘢痕。如凝脂翳、宿翳等。实证多属肝风热邪；虚证多属肝肾亏损、阴虚火旺；因外伤引起者亦不少见。实证治以疏风清热。解毒泻肝为主；虚证多宜滋养肝肾，养阴清热。后期又宜明目退翳为主。又眼内外所生遮蔽视线之目障皆可称翳。如某些内障也称为翳。如圆翳、震惊翳等。

[戴眼] 病证名。指眼睛上视，不能转动。

[瞳神] 又称瞳、瞳子、瞳人、瞳仁、水轮、金井。指瞳孔及眼内的各种组织。

[瞳人干缺] 病证名。又称瞳神缺陷。一般由瞳神缩小失治，黄仁与睛珠粘连所致，多属肝肾不足，虚火上炎。症见瞳神边缘如锯齿，似梅花，偏缺参差，失去正常之圆形。治宜滋养肝肾，清热明目。

[瞳神散大] 病证名。又称瞳人散杳。多由肝胆风火升扰或肝肾阴虚所致。常见于绿风内障等。此外，外伤亦可引起。症见瞳神散大，展缩失灵，甚则风轮一周窄细如线。宜根据病因结合全身症状辨证论治。

[瞳神欹侧] 病证名。多因蟹睛致黄仁涌向破口与黑睛粘定，使瞳神变形移位，不得复原所引起。也有因先天或内眼手术所致。症见瞳神歪斜不正，或如杏仁、枣核、三角、半月。亦有瞳神偏于黑睛边缘，甚至瞳神消失者。

[瞳神缩小] 病证名。又称瞳人紧小、瞳人锁紧。多由肝胆火炽，肝肾阴亏，虚火上炎所致。症见瞳神缩小，甚者小如针孔，失去正常舒缩功能，抱轮红赤，羞明流泪，头目疼痛，视力下降，甚则严重影响视力，类似虹膜睫状体炎。治宜清泻肝胆实火，用龙胆泻青汤加减。

[攀睛] 出《原机启微》。即胬肉攀睛。

[蟹睛] 病证名。又称蟹目、蟹睛疼痛外障、损翳。多属肝有积热，上冲于目，以致黑睛翳溃或外伤所致。症见黑睛破损、黄仁从破口突出如珠，形似蟹睛，周围绕以白翳，目痛剧烈，羞明泪出。相当于角膜穿孔虹膜脱出。若黄仁神膏从破口大量涌出，多致失明。治宜清肝泻火。

第九章　　肖国士承继言庚孚、毕人俊的学术与经验

第一节　传承湖湘名医言庚孚的学术与经验

肖国士教授于 1957 年末从湖南中医进修学校毕业以后，即留在湖南省立中医院从事内科临床，先坐门诊，后管病床，与时任内科主任的言庚孚教授建立了良好的师徒关系，曾被评为五好师徒，受到医院的嘉奖。跟班临床总计达 8 年之久。虽不能说尽得其传，但也学到不少不传之密。为以后从事眼科打下了坚实的基础。

言庚孚教授，名饧鑫，以字行，生于 1902 年农历 5 月，殁于 1980 年 5 月 10 日，享年 78 岁，言老出生于湘潭（现为株洲城郊北区井龙乡）一个半农半医的喉科世家，11 岁才入学，历时 8 年，于 1924 年从父学医，初则记药性，背方歌，诵脉诀，继则读《伤寒论》《金匮要略》《灵枢》《素问》，苦读 4 年，学识大进，乃独立应诊。

一、盛名传楚地，桃李满三湘

学海无涯，医道难精。先生在诊务中，深感医技不精，闻当地文尚周先生善治喉病，郭树藩先生善治内科杂病，先后往投，诚心求教，又历四载，尽得其传。为了广施医技，诚心求教，又历四载，尽得其传。1946 年来长沙开业，在长期间，他拜访和结识了当时在长的众多名医，得到他们的指点，1953 年经中医耆宿郑守谦先生介绍来长沙市中医院（即湖南中医学院第二附属医院前身）工作。于 1956 年光荣地加入中国共产党。先生一贯谦虚谨慎，平易近人，严于律己，宽以待人，密切联系群众，勇于开展批评，深得党组织和广大党员的信任，曾经两次被选为医院党总支委员，分管统战工作，先后兼任临床教研室副主任和内科主任。先生以承前启后，继往开来，振兴中医为己任，除不断总结经验，努力发掘传统的中医疗法防治疾病外，把培养新生力量，作为振兴中医的头等大事来抓。他诲人不倦，传授有方。先后跟随先生临证，并学到许多宝贵经验者甚多，除肖国士教授外，还有研究员李孝斌，副主任医师张盛光、易正廉、谭克陶、王天明等。每言及先生，无不称颂。

二、喜合并加减，善治疑难病

先生喜用合并加减方治疗内科杂病，屡获奇效，如用《千金》牛膝汤同《证治准绳》沉香琥珀散加减化裁治疗肾及输尿管结石，其治愈率达 77%，后将此方制成成药"凿石丸"，广泛应用于临床有良好的疗效。又如用麻杏石甘汤合并犀角地黄汤治疗湿热内蕴的急性风湿关节炎。用真武汤、苓桂术甘汤、葶苈大枣泻肺汤三方合并化裁治阳虚水泛的慢性肾炎，用当归补血汤、桂枝汤、小柴胡汤三方合并化裁治疗产后发热等，尽加减化裁之妙，收药到病除之功。先生治疗咽喉疾病，特别是治时疫白喉，更是医林中的高手。1958 年，湖南省白喉流行，他与湖南医学院游孟高教授为主组成白喉防治组，在醴陵浦口共治疗白喉患者 176 例，中西医密切合作，治愈率高达 93.2%，其中有 163 例平均在 1 周内痊愈。后又在长沙市传染病院参加中西医结合治疗白喉协作组，以中医中药为主治疗 72 例白喉，无一例死亡，比对照组疗程短、费用低、效果好。

三、树劳模榜样，著医书传世

先生从 1956 年起，历年被评为甲等先进工作者，1959 年和 1960 年两次出席全国群英会，并获中

央卫生部甲等奖和银质奖章，曾兼任163医院中医顾问，并任湖南省第四届政协委员，1978年晋升为中医教授，为湖南省首批获得正高职称的名老中医。先生治学严谨，他长期以来力行"三之"，即"古典医藉博学之，疑难问题细思之，临证处方详辨之"。他熟稔各家学说，善于观察辨析病例，总结经验。由医院组织业务骨干多名整理的《言庚孚医疗经验集》，于1978年由湖南科学技术出版社出版。通过116例病案，系统、全面地介绍了言庚孚教授50余年的临床诊治经验及心得体会。每例病案包括症状、辨证思路、处方与按语。尤其是按语，充分阐述了言庚孚医学思想的精粹。病案详细，理论透彻，处方用药严谨，适合中医临床工作者、中医药学研究者及中医药院校师生阅读参考。所收载的临床验案，遍及内、外、妇、儿和五官。但以内、喉科为主，堪称名中医传世之作，对各科临床都有指导意义。于2013年，该书又由原来参加整理的上海市名中医、原龙华医院院长吴银根教授重订，由人民军医出版社出版。该书的出版，使他的学术和经验得到广泛而持久的流传。

第二节　传承湖湘眼科名医毕人俊的学术与经验

肖国士教授曾于1966年春，受湖南省卫生厅的派遣，前往湖南省津市中医院继承和整理湖湘眼科名医毕人俊老先生的眼科学术和临床经验。历时半年之久，终于满载而归，为以后从事眼科临床和教学奠定了基础。

毕人俊（1902—1985），湖南澧县人，精通眼科，名扬湘鄂。按时间顺序，先后跟他学习的有周道风、熊腊英、冯茉莉、卓德厚、肖国士、袁彩云、毕文双等人，均学有所成，成为当地或湖南省有名的中医眼科医师。他德高望重，曾荣获1983年湖南省劳动模范的光荣称号。积眼科临证60多年的经验，精通望诊，善于运用攻伐、和解的方药治疗眼病，其学术经验，独具一格。是湖南省中医眼科界最有影响的老前辈，为湖南中医眼科的传承和发展作出了历史性的贡献。

一、精通望诊

"望而知之谓之神"，望居四诊之首。《灵枢·论疾诊尺》说："诊目痛、赤脉从上下者，太阳病；从下上者，阳明病；从外走内者，少阳病。"这为眼科经络辨证提供了理论依据，"轮以通部形色为证，而廓惟以轮上血脉丝络为凭"。推崇五轮八廓学说的《证治准绳》《审视瑶函》《银海指南》等书均把眼部望诊摆在首位。业师在继承前人经验的基础上，精益求精。深入研究眼与脏腑经络的关系，他把上下胞睑分属于足太阴脾经与足阳明胃经，并认为面黄目赤，睑弦湿烂多为脾胃两经湿热；胞睑肿胀，时生疮疖，畏光流泪多为脾胃实火，胞睑虚浮或下垂，多属脾虚血亏或脉络淤滞。

把内外眦分属于手少阴心经与手太阴小肠经。内外眦生赤脉，为心包络之火犯肺，赤脉紫暗为心有瘀热，紫暗深沉为血热久侵，紫暗干燥为心、小肠与阳明热盛伤津。外眦常流血水或内眦时溢脓液，多为心经火毒。如分而言之，则内眦属心经，内眦发赤为心火旺盛；外眦属小肠，外眦发赤为心火不足。内眦又是足太阳、手阳明、阴跷、阳跷、督脉交会之处，故多实热，外眦系手足太阳，心包络交会之处多气少血，外眦发赤故血虚多见。

把白睛分属于手太阴肺经与手阳明大肠经。如白睛红赤，肿胀结眵，为心火犯肺金；白睛色黄，流泪发痒，为脾胃湿热郁结在肺，白睛青蓝，为肝胆邪热郁滞于肺；白睛涩痛，为肺有伏热；紫筋如虬，为风热火炽；赤脉红润而浅属新病易治，紫暗深沉属病久挟瘀。黑睛属足厥阴肝胆湿热；色纯黄伴有水气，为脾之湿热过重入胆；色黄如红糖，多系酒毒所伤；黑睛混浊欠泽润，系心火灼伤肺津和肝阴；黑睛乌黑，与瞳神界限不清，伴有头痛视朦，多为败血瘀积眼内；肝胆实热上攻于目，最易在黑睛上发生星点翳障。

把瞳神分属于肾与膀胱经。肾主骨，骨之精为瞳子，为五脏六腑之精华聚结而成。内有神膏、神水、神光、真血、真气、真精予以涵养，故能别黑白，审长短，察秋毫，明遐迩。瞳神有损，内障即生。内障按望诊所见，可分为显性和隐性两大类。凡瞳神有变色变形者称为显性内障，瞳神无变色形者称为隐性内障。两者均有不同程度的视力减退，有薄纱笼罩，云雾中行，黑花蝇飞，蛛丝飘动，视正反斜，视静为动，视赤为白，视物颠倒，闪光，暴盲等许多见证。为了能详查瞳神内的病变，业师在 20 世纪 30 年代即学会了眼底检查，通过长期的临床观察，认为视底（视网膜）与三焦、心包络的关系最为密切，三焦多气，心包络多血，互为表里，主气血之往返，司水火之既济。如心神不和，水火交战，则玄府闭塞，气血停留，而致光华耗没。凡眼底脉络充盈，伴点状出血或灰白渗出，为阴虚内热，水少火多；脉络充盈紫暗，为肝胆火炽，气滞血淤；脉络阻塞不通为瘀血凝滞；脉络细小变黄，多为肝阳上亢，肾阴亏损或气血不足；眼底水肿，多为三焦相火，蒸水化气，随寒水上逆或气机不利所致；眼底污秽，多为三焦热盛化燥，损伤眼底脉络，津液外溢浸渍而成。目系（视神经）与肾、心、肝的关系最为密切。凡目系颜色深红，境界不清，多为心火上炎或肝胆实火上扰，颜色腊黄或苍白，伴视底脉络细小，多为肾精不足，肝血亏虚，颜色淡黄或污浊，多为相火旺盛，热气蒸沸，灼伤目系而成。

二、喜用攻伐

喜攻伐是业师学术思想上的显著特点，主张持攻补兼施，以攻为主，先攻后补，不单一的补为常法。这对那些"惟言肝肾之虚，止以补肝肾之剂投之"的医者，以及误服补药的患者来说，确能补偏救弊而收效。攻伐包括发汗、涌吐、泻下、清热解毒、活血化瘀、针刺放血、药物吸鼻等众多祛邪之法。《内经》有"太阳病宜温之散之，阳明病宜下之寒之，少阳病宜和之，少阴病宜清之"等论述。张子和治疗眼病，力主攻邪，根据病邪的性质和位置，创立了汗吐下三法以攻之。张氏谓："治病重在祛邪，邪去则正安，不可畏攻而养病。""若大人目暴病者，宜汗下吐，以其血在表故宜汗，以其火在上故宜吐，以其热在中故宜下，出血之与发汗，名虽异而实同。"极力主张用放血疗法治疗眼病。并谓："治火之法，在药则咸寒吐之下之，在针则神庭、上星、囟会、前顶、百会血之，翳者可使立退，痛者可使立已，昧者可使立明，肿者可使立消。"

毕老医师一贯推崇张子和的攻下学说，经过长期的临床验证，积累了一套以攻伐为主治疗眼病的独特经验。以治疗绿风内障（充血性青光眼）为例，基于七情内伤，肝火上攻，内犯胃府，脉络淤滞的病理认识，常以加味泻肝汤（黄连、黄芩、葶苈、灵脂、大黄、升麻、芒硝、白菊、赤芍、薄荷、防风、栀仁、木贼、陈皮、细辛、甘草）或加味大柴胡汤（柴胡、黄芩、牡丹皮、龙胆、灵脂、当归、云苓、枳实、酒军、法夏、白芍、甘草）内服以泻肝胆、降冲逆、调三焦；外用碧云散（鹅不食草、川芎、青黛）吹、嗜鼻以开头脑之郁闭，促使病邪随涕泪外泄；并用三棱针取百会、络却、太阳、商阳等穴放血，决经络之壅滞，泄血中之实邪。曾用上述方药治疗绿风内障 25 例，痊愈 10 例，显效 5 例，总有效率达 85％。上述方药也常用于治疗眼底病变。业师还喜用清热泻火为主的加味洗肝散（羌活、苏木、桃仁、生地黄、云苓、桑皮、龙胆、黄连、酒大黄、黄芩、芦荟、赤芍、当归、甘草、苦杏仁）治疗眼底实火病证。并认为重用芦荟，对视乳头炎及网膜出血有很好的疗效。

瘀血病证眼科临床颇为常见。瘀者不通也，不通则痛、不通则肿、不通则衄、不通则混、不通则硬、不通则萎。血瘀不通，确是产生眼部疼痛、肿胀、出血、混浊、硬化、萎缩的病理基础。凡瘀血滞于太阳、阳明或血水并蓄，有碍脏腑精气灌输目系，光华不能发越，而致青盲、视瞻昏渺，云雾移睛等内障眼病，业师常用清上瘀血汤（《证治准绳》方：羌活、独活、苏木、桃仁、红花、酒大黄、黄芩、当归、川芎、生地黄、赤芍、甘草、枳壳、连翘、栀子、桔梗）加减治疗，效果颇好。

通中丸与麝冰散，是业师研制的常备良药。前者由巴豆霜与生大黄粉按 1:10 的比例配制而成，为丸如黄豆大，体壮实者每次服 3～5 粒，年老体弱者每次服 2～3 粒，以泻为度。治上取下，釜底抽薪，适应广泛，简单方便。后者由麝香 2 g，飞朱砂 30 g，田七粉 90 g，血竭 30 g，薄荷脑 2 g，冰片 1 g，共研细末而成，每次取 1～3 g，放在舌面，待其溶化再用中药汁或温开水送下，过 2～3 小时即吐痰涎。往往可收化寒痰，散结气，消瘀血，止疼痛，通栓塞，起沉疴之效。业师治疗此类疾病所采用的方剂虽然不多，但学会运用并不容易。必须深刻理解，全面掌握业师辨证的特点和规律。

三、善于和解

内障多起于郁。按病因有气郁、血郁、痰郁、火郁等证型。和解之法，为治疗郁证的要法。郁者，表里、阴阳、气血、营卫、脏腑、经络之失调也。不论哪一种郁，都寓有郁滞之义。郁滞则痛、郁滞则肿、郁滞则衄、郁滞侧硬、郁滞则萎、郁滞则混。气血郁确是产生疼痛、肿胀、出血、硬化、萎缩、混浊的病理基础。所以业师常用解郁调理，活血化瘀之法，是很有道理的，这对改变病理状态，恢复生理功能，具有特殊的临床意义。加减小柴胡汤、清上瘀血汤，羌活地黄汤，益阴肾气丸是业师治疗内障眼病最常用的方剂。尤其是前面两个方剂，《伤寒论》中的小柴胡汤、桂枝汤、四逆散、当归芍药散、黄连汤、半夏泻心汤等，分别为调和表里，营卫、肝脾、肠胃而设。朱丹溪在临床实践中，观察到郁证是一种极为重要的病理现象，诸病多起于郁，所谓"气血冲和、百病不去、一有怫郁、诸病生焉"。同时把郁证归纳为气郁、血郁、痰郁、火郁、湿郁、食郁六种，并对各种不同性质的郁证，提出了相应的治法。

《审视瑶函》指出："夫目属肝、肝主怒，怒则火动痰生，痰火阻隔肝胆脉道，则通光之窍遂蔽，是以二目昏朦，如烟如雾，目一昏花愈生郁闷，故云：久病生郁，久郁生病。"业师对眼科的郁证很有研究，认为眼与脏腑经络紧密相联，每一脏腑，每一经络的功能失调，都可以在眼部产生病理反应，形成各种不同的郁证。他临证时，凡由精神因素，内分泌功能紊乱，原因不明或久治无效的内外障眼病，都主张首选和解法治疗。小柴胡汤、柴苓汤（小柴胡汤与五苓散合用），调气汤（白芍、陈皮、生地黄、黄柏、香附、知母、当归、川芎、独活、柴胡、桃仁、红花、黄芩、云苓、秦艽、甘草），丹栀逍遥散等颇为常用。以上方剂有一个显著特点，就是攻补兼施，清温并用。其实和解，就是调和矛盾，妥善调解机体内在的各种错综复杂的病理关系，不但具有多面性，而且具有双向性，可以解决阴阳表里寒热虚实等不同病变矛盾，所以业师甚为常用。

四、分期论治

分期分阶段论治，是业师辨病论治上的显著特点。凡遇内眼疾病，早期以解郁调理为主，用小柴胡汤加减，中期以活血化瘀为主，用清上瘀血汤加减；后期以滋养为主，用羌活地黄汤或益阴肾气丸加减。先服煎剂，后服丸药巩固疗效。外眼疾病，则多先攻伐，后和解或滋养。因为疾病的发展过程，从时间上看，不但有早期、中期、后期之分，而且在治疗过程中，如有的症状减轻，有的症状消失，有的症状加重，有的症状又发生，从而具有阶段性，分期、分阶段论治，这样就能比较符合疾病的发展过程，促进疾病早日痊愈。渊源于《内经》和《伤寒论》，把张子和、朱丹溪的学说大胆地运用于眼科实践，汲取倪维德、傅仁宇等眼科名医的学术精华，我认为这是业师在眼科上有所建树的一个原因。

五、合并多联

合并多联，是指组方选药上的技巧。即经方与经方、时方与时方、经方与时方合用或加减化裁。这是业师组合方剂的显著特点。两个以上的方剂合并拢来或加减化裁，几个方面的药物配伍在一起，前者叫合并方，后者叫多联式，是适应错综复杂病情的两种基本形式。

如已确诊为郁证，需采用和解法者，常用小柴胡汤或逍遥散为基础，血热有瘀合桃仁四物汤，阴虚火旺合知柏地黄汤，肝肾不足合衍宗五子丸，脾虚气弱合四君子汤，营血不足合四物汤，痰湿阻遏合二陈汤，火邪有余合黄连解毒汤或龙胆泻肝汤，小儿消化不良合四味肥儿丸，如此等等，不胜枚举。这是继承原机启微的组方经验，从羌活胜风汤、柴胡复生汤、还阴救苦汤等得到启示，所以处方选药较多，一般在 12 味到 18 味之间，但药味的分量较轻，基本上与《原机启微》所创主方的味数相近似。

六、针药并投

针药并投，即针刺疗法与内服药物相结合，针刺疗法的内容很丰富。一是针刺点遍及全身；二是适应证非常广泛；三是采用多种取穴方法，加远近配合，上下、左右配合，有利于激发和提高机体的抗病能力。其作用原理，主要在于调整机体内部的各种功能障碍和代谢紊乱，以及疏通经脉的壅滞和郁阻，从而解除阴阳、气血，营卫不和等矛盾现象，以及眼部的疼痛、肿胀、出血、萎缩、混浊等病理状态。对功能性眼病和眼内疾病，特别是视神经疾病应用最多，收效颇好。对于眼科实证，也常用放血疗法以导邪外出，从而收到泄热、退红、消肿、止痛的效果。

七、内外兼施

内外兼施，即内服与外治相结合，中医眼科外治法的内容极为丰富，可用广、强、高、快、多、廉、简七字以概之。广是指适应范围；强是指抗菌作用；高是指药物浓度；快是指渗透性能；多是指剂型多样；廉是指价廉易得；简是指使用方便。所以审视瑶函说：内外兼治，是为良医。毕老临床外治有三宝：一是外用碧云散嗤鼻，几乎眼内眼外疾病均用该散，源出《原机启微》，以开头脑之郁闭，并诱导病邪外出。二是用消积散擦洗眼睑结膜，主要用干椒疮、粟疮；该散为毕老首创。用海螵蛸（祛壳刮去灰垢）20 g、硼砂 10 g、食盐 1 g、冰片 1 g、奴佛卡因粉 10 g，合碾细和匀而成，用以消积愈疮，每周 1 次，一般连擦 2～3 次可愈。三是用琼玉膏滴眼，几乎眼外疾病均可用。该膏由《审视瑶函》的琼液膏改良精制而成，应用广泛，疗效可靠。

中医眼科常用方剂索引

二　　画

二陈汤或丸《太平惠民和剂局方》半夏、橘红、白茯苓、甘草

二冬汤《医学心悟》党参、甘草、天冬、麦冬、天花粉、知母、黄芩

二至丸《医方集解》女贞子、墨旱莲

二气左归丸《目经大成》党参、炙黄芪、潼蒺藜、鹿角胶、龟甲、五味子、山茱萸、肉苁蓉、熟地黄、当归、枸杞子、蕤仁、山药、夏枯草、肉桂、楮实子、防风、白菊花、茺蔚子

二至地黄汤（经验方）女贞子、墨旱莲、熟地黄、枣皮、山药、茯苓、牡丹皮、泽泻

二地十子丸（经验方）生地黄、熟地黄、枸杞子、桑椹子、菟丝子、五味子、蒺藜子、楮实子、决明子、茺蔚子、车前子、覆盆

七厘散《良方集腋》血竭、麝香、冰片、乳香、没药、红花、朱砂、儿茶

七制香附丸《全国中药成药处方集》香附、白芍、当归、熟地黄、川芎、砂仁、黄芩、白术、陈皮

八子丸《银海精微》青葙子、决明子、葶苈子、车前子、五味子、枸杞子、地肤子、茺蔚子、麦冬、泽泻、防风、黄芩

八正散或丸《银海指南》大黄、瞿麦、木通、栀子、滑石、甘草、萹蓄、车前子

八珍汤或丸《正体类要》党参、白术、茯苓、甘草、熟地黄、当归、川芎、白芍

八物汤《银海精微》党参、黄芪、当归、川芎、白芍、熟地黄、菊花、茯苓

八味还睛散（张景岳方）蒺藜子、木贼、栀子、决明子、青葙子、蝉蜕、防风、甘草

八味大发散《眼科奇书》麻黄、细辛、藁本、蔓荆子、羌活、防风、白芷、川芎

九味羌活汤或冲剂《眼科秘书》羌活、防风、苍术、川芎、甘草、白芷、生地黄、黄芩、细辛、生姜、大枣

十灰散《十药神书》大蓟、小蓟、荷叶、侧柏叶、白茅根、茜草根、大黄、栀子、棕榈皮、牡丹皮

十珍汤《审视瑶函》生地黄、当归、白芍、地骨皮、知母、牡丹皮、天冬、麦冬、人参、甘草梢

十全大补汤或丸《太平惠民和剂局方》人参、白术、茯苓、当归、川芎、白芍、熟地黄、甘草、生姜、大枣、黄芪、肉桂

十全明目汤或片（《中国中医学报》1994年10月24日）熟地黄、枸杞子、桑椹子、蒺藜子、覆盆子、楮实子、女贞子、菟丝子、决明子、车前子

十味养营汤《目经大成》当归、酸枣仁、山茱萸、炙甘草、黄芪、党参、山药、熟地黄、肉桂、五味子

人参鹿茸丸《北京市中药成方选集》人参、补骨脂、鹿茸、巴戟天、当归、杜仲、牛膝、菟丝子、茯苓、炙黄芪、龙眼肉、五味子、黄柏、制香附、冬虫夏草

人参养荣汤或丸《太平惠民和剂局方》人参、茯苓、白术、炙甘草、熟地黄、白芍、肉桂、远志、陈皮、五味子

人参固本丸《审视瑶函》人参、生地黄、熟地黄、天冬、麦冬

人参羌活汤《审视瑶函》人参、枳壳、柴胡、车前子、川芎、羌活、独活、地骨皮、赤茯苓、甘草，或加荆芥、防风

三　　画

三黄丸或片《眼科秘书》黄连、黄芩、黄柏

三仁汤《温病条辨》苦杏仁、飞滑石、白通草、竹叶、白蔻仁、厚朴、生薏苡仁、半夏

三花五子丸《东医宝鉴》密蒙花、甘菊花、旋覆花、决明子、枸杞子、菟丝子、牛蒡子、地肤子、石决明、甘草

三七活血丸《中国中成药优选》三七、红花、续断、骨碎补、苏木、五灵脂、蒲黄、地龙、制大黄、当归、广木香、没药等

三七总苷片　三七

三七注射液　三七

三仁五子丸《证治准绳》柏子仁、肉苁蓉、车前子、薏苡仁、酸枣仁、枸杞子、菟丝子、当归、覆盆子、茯苓、沉香、五味子、熟地黄

三花消毒饮《眼科证治经验》金银花、连翘、菊花、白芷、地丁、蒲公英

三子菊花饮《眼科证治经验》枸杞子、女贞子、菟丝子、菊花、川芎、白芷

小青龙汤《伤寒论》麻黄、白芍、细辛、干姜、炙甘草、桂枝、五味子、半夏

小金丹或丸《外科全生集》白胶香、草乌、五灵脂、地龙、木鳖子、乳香、没药、当归、墨炭、麝香

大补元煎《景岳全书》人参、山药、熟地黄、当归、枸杞子、山茱萸、甘草、杜仲

大补参芪丸《眼科纂要》党参、黄芪、白术、茯苓、炙甘草、熟地黄、当归、川芎、白芍、枸杞子、石斛、石菖蒲

大菟丝子丸《太平惠民和剂局方》茯苓、牛膝、杜仲、川石斛、毕澄茄、防风、肉苁蓉、巴戟天、山茱萸、熟地黄、补骨脂、续断、附子、沉香、菟丝子、鹿茸、小茴香、泽泻、肉桂、五味子、桑螵蛸、川芎、覆盆子、石龙芮

大黄当归散《医宗金鉴》大黄、当归、白菊花、黄芩、栀子、木贼、红花、苏木

千金茶《中国中成药优选》藿香、香薷、厚朴、紫苏、荆芥、陈皮、半夏、苍术、贯众、枳壳、柴胡、香附、石菖蒲、茶叶、薄荷、羌活、川芎、桔梗

千金内消散《全国中药成药处方集》大黄、赤芍、白芷、木鳖子、乳香、没药、皂角刺、僵蚕、瓜蒌、天花粉、归尾、炮山甲、甘草、金银花

川芎茶调散或丸《太平惠民和剂局方》薄荷、香附、川芎、荆芥、防风、白芷、羌活、甘草

万应蝉花散《原机启微》蝉蜕、石决明、当归身、炙甘草、川芎、防风、茯苓、羌活、苍术、蛇蜕、赤芍

子和搜风丸《儒门事亲》人参、茯苓、天南星、薄荷、黄芩、半夏、干姜、寒水石、蛤粉、大黄、生白矾、黑牵牛、滑石、藿香

四　画

五苓散或丸《伤寒论》桂枝、白术、茯苓、猪苓、泽泻

五味消毒饮《医宗金鉴》金银花、野菊花、蒲公英、紫花地丁、紫背天葵

五味异功散《小儿药证直诀》人参、白术、茯苓、陈皮、甘草

五子补肾丸《证治准绳》原名五子衍宗丸、菟丝子、五味子、枸杞子、覆盆子、车前子

五积散《太平惠民和剂局方》白芷、川芎、甘草、茯苓、当归、肉桂、白芍、半夏、橘皮、枳壳、麻黄、苍术、干姜、桔梗、厚朴、生姜

六君子汤或丸《医学正传》陈皮、半夏、生姜、大枣、人参、白术、茯苓、甘草

六味地黄汤或丸《小儿药证直诀》熟地黄、山茱萸、干山药、泽泻、茯苓、牡丹皮

天麻钩藤饮或冲剂《杂病证治新义》天麻、钩藤、生石决、栀子、黄芩、牛膝、杜仲、桑寄生、益母草、何首乌、茯神

天麻眩晕宁《中国中成药优选》天麻、钩藤、陈皮、半夏、茯苓、泽泻、白术、竹茹、白芍、川芎、生姜、炙甘草

天王补心丹《摄生秘剖》生地黄、五味子、当归身、天冬、麦冬、柏子仁、人参、酸枣仁、玄参、丹参、白茯苓、远志、桔梗

天麻退翳散《审视瑶函》枳壳、蝉蜕、荆芥、防风、羌活、白芷、菊花、蔓荆子、天麻、生地黄、当归、白芍、川芎、黄芩、僵蚕、木贼、蒺藜、石决明

止痉散《方剂学》全蝎、蜈蚣

止泪补肝散《眼科切要》熟地黄、当归、川芎、白芍、木贼、蒺藜、防风、羌活、附片、桂枝

止痛消肿汤《眼科秘诀》赤茯苓、生地黄、赤芍、当归、连翘、防风、菊花、大黄、细辛、谷精草、桑皮、甘草

丹七片《中国成药优选》丹参、三七

丹栀逍遥散《内科摘要》柴胡、当归、白芍、茯苓、白术、甘草、薄荷、生姜、牡丹皮、栀子

丹七注射液《中国中成药优选》丹参、三七

开明九《审视瑶函》羊肝、肉桂、菟丝子、草决明、防风、苦杏仁、地肤子、芫蔚子、葶苈子、黄芩、麦冬、五味子、薤仁、细辛、枸杞子、青葙子、泽泻、车前子、熟地黄

开光复明九《古今医鉴》栀子、川连、黄芩、黄柏、大黄、泽泻、玄参、红花、龙胆草、赤芍、归尾、菊花、防风、生地黄、石决明、蒺藜、羚羊角、冰片

开郁汤《简明眼科》柴胡、栀子、生姜、荆芥、防风、草决明、香附、川芎、青葙子、生地黄、当归、夏枯草

内疏黄连汤《素问病机气宜保命集》黄连、芍药、当归、槟榔、木香、黄芩、栀子、薄荷、桔梗、甘草、连翘

内消瘰疬九《疡医大全》夏枯草、玄参、青黛、海藻、浙贝母、薄荷叶、天花粉、海蛤粉、白蔹、连翘、熟大黄、甘草、生地黄、桔梗、枳壳、当归、硝石

内外障九《韦文贵眼科临床经验选》生地黄、熟地黄、草决明、石决明、菊花、黄连、青葙子、桑椹、枸杞子、五味子、柴胡、白芷、当归、法半夏、枳壳、蝉蜕、蛇蜕

风热感冒冲剂《中国中成药优选》金银花、连翘、板蓝根、桑叶、菊花、荆芥穗、薄荷、牛蒡子、桔梗、苦杏仁、芦根等

风寒表虚感冒冲剂《中国中成药优选》桂枝、白芍、生姜、大枣、葛根等

风火眼痛散《全国中药成药处方集》生地黄、红花、牡丹皮、归尾、蝉蜕、车前子、杭菊花、川芎、黄芩、栀子、柴胡、薄荷、木通、赤芍、防风、青葙子

牛黄解瘟丹《全国中药成药处方集》生石膏、生地黄、犀角（现已禁用）、川连、桔梗、生栀、黄芩、贝母、赤芍、玄参、牡丹皮、牛黄、连翘、竹叶、甘草

牛黄上清九或片《全国中药成药处方集》黄连、大黄、连翘、黄芩、荆芥穗、栀子、桔梗、蔓荆子、白芷、薄荷、防风、石膏、黄柏、甘草、川芎、旋覆花、菊花

牛黄解毒九或片《北京市中药成方选集》防风、钩藤、金银花、赤芍、生石膏、麦冬、黄连、连翘、桔梗、黄芩、黄柏、甘草、大黄、栀子、当归尾

牛蒡解肌汤《疡科心得集》牛蒡子、薄荷、荆芥、连翘、栀子、牡丹皮、石斛、玄参、夏枯草

乌蛇止痒九《中国中成药优选》苍术、蛇床子、牡丹皮、防风、苦参、黄柏、当归、人参须、乌蛇、人工牛黄、蛇胆

乌风决明九《医宗金鉴》石决明、细辛、桔梗、防风、芫蔚子、车前子、茯苓、山药、玄参

化坚二陈汤《医宗金鉴》陈皮、制半夏、茯苓、甘草、僵蚕、黄连

分珠散《证治准绳》槐花、白芷、地黄、栀子、荆芥、龙胆、甘草、黄芩、当归、赤芍

不换金正气散《太平惠民和剂局方》厚朴、藿香、甘草、半夏、苍术、陈皮

毛冬青注射液《中国中成药优选》为毛冬青干燥根所提取的灭菌水溶液

云南花粉田七口服液《中国中成药优选》荞麦花粉、田三七、蜂蜜

日月并明散《眼科秘书》黄连、黄柏、黄芩、当归、生地黄、白芍、赤芍、防风、防己、知母、龙胆、荆芥、栀子、菊花

升麻葛根汤《审视瑶函》葛根、陈皮、升麻、薄荷、白芷、石膏、川芎、半夏、甘草

升麻干葛汤《审视瑶函》麻黄、川芎、白芷、羌活、防风、桔梗、陈皮、蝉蜕、甘草

五　　画

宁血汤《中医眼科学》仙鹤草、墨旱莲、生地黄、栀子炭、白芍、白及、白蔹、侧柏叶、阿胶、白茅根

宁木汤《眼科切要》生地黄、荆芥、防风、甘草、羌活、蝉蜕、柴胡、黄芩、当归、白芍、车前子（星翳加草决明、木贼、蒺藜；深红加桃仁、红花、川连；淡红加知母、地骨皮；泪多加柴胡、升麻、夏枯草；头痛加川芎、白芷、蔓荆子、苍术）

四妙汤《外科精要》生黄芪、当归、金银花、甘草

四红丹或九《北京市中药成方选集》当归炭、蒲黄炭、大黄炭、槐花炭、阿胶珠

四物汤或九《太平惠民和剂局方》当归、川芎、白芍、熟地黄

四君子汤或九《太平惠民和剂局方》人参、白术、茯苓、炙甘草

四味大发散《眼科奇书》麻黄绒、藁本、蔓荆子、细辛、老姜

四物五子九《医宗金鉴》车前子、覆盆子、枸杞子、菟丝子、地肤子、当归、熟地黄、川芎、白芍

四海舒郁九《疡医大全》海带、海藻、昆布、海螵蛸、青木香、陈皮、海蛤粉

四季加减煎药方《异授眼科》生地黄、当归、川芎、白芍、防风、羌活、茯苓、草决明、柴胡、黄芩、青葙子、麦冬、甘草

四顺清凉饮《审视瑶函》当归身、龙胆、黄芩、桑白皮、车前子、生地黄、赤芍、枳壳、炙甘草、熟大黄、防风、川芎、黄连、木贼、羌活、柴胡

四制香附丸《审视瑶函》川芎、白芍、熟地黄、当归、香附、黄柏、泽兰、益母草

四物退翳汤《韦文贵眼科临床经验选》熟地黄、当归、川芎、白芍、木贼、蒺藜、谷精草、密蒙花、青葙子

四物补肝散《审视瑶函》香附、白芍、熟地黄、夏枯草、当归身、川芎、甘草

四物调经汤《眼科百问》熟地黄、当归、川芎、白芍、柴胡、黄芩、羌活、薄荷、菊花、蒺藜、茯苓、决明子、栀子、陈皮、青皮、桔梗、大枣

正容汤《审视瑶函》羌活、白附子、防风、秦艽、胆南星、半夏、白僵蚕、木瓜、甘草、黄松节、生姜

左归饮《景岳全书》熟地黄、山药、枸杞子、山茱萸、牛膝、菟丝子、鹿角胶、龟甲胶

左右合归饮（经验方）熟地黄、枸杞子、茯苓、山药、山茱萸、炙甘草、肉桂、附片

右归丸《景岳全书》熟地黄、山药、山茱萸、枸杞子、鹿角胶、菟丝子、杜仲、当归、肉桂、制附子

龙胆泻肝汤或丸《医方集解》龙胆、生地黄、当归、柴胡、木通、泽泻、车前子、栀子、黄芩、甘草

石决明散《沈氏尊生书》石决明、决明子、赤芍、青葙子、麦冬、羌活、栀子、木贼、大黄、荆芥

石斛夜光丸或石斛明目丸《原机启微》天冬、人参、茯苓、麦冬、熟地黄、生地黄、菟丝子、甘菊花、草决明、苦杏仁、干山药、枸杞子、牛膝、五味子、蒺藜、石斛、肉苁蓉、川芎、甘草、枳壳、青葙子、防风、川黄连、羚羊角、乌犀角（石斛明目丸为石斛夜光丸的改革剂型：方中以广牛角代替犀角、石膏等代替羚羊角）

生脉散《备急千金要方》人参、麦冬、五味子

生蒲黄汤《中医眼科六经法要》生蒲黄、墨旱莲、丹参、荆芥炭、郁金、生地黄、川芎、牡丹皮

生熟地黄丸《审视瑶函》牛膝、石斛、枳壳、防风、生地黄、熟地黄、苦杏仁、羌活、菊花

归脾汤《济生方》白术、茯神（去木）、黄芪、龙眼肉、酸枣仁、人参、木香、炙甘草、当归、远志、生姜、大枣

归芍红花散《审视瑶函》当归、大黄、栀子仁、黄芩、红花、赤芍、甘草、白芷、防风、生地黄、连翘

归芍地黄丸《北京市中药成方选集》熟地黄、山药、山茱萸、茯苓、牡丹皮、泽泻、白芍、当归

甘露清毒丹或丸《温热经纬》滑石、茵陈、黄芩、石菖蒲、川贝母、木通、藿香、射干、连翘、薄荷、蔻仁

甘露饮《太平惠民和剂局方》生地黄、熟地黄、石斛、天冬、麦冬、黄芩、茵陈、枳壳、枇杷叶、甘草

艾人理血汤《目经大成》人参、白术、黄芪、甘草、当归、芍药、山茱萸、熟地黄、阿胶、艾叶、防风

半夏白术天麻汤《医学心悟》制半夏、陈皮、茯苓、甘草、白术、天麻

半夏天麻丸《全国中药成药处方集》半夏、天麻、陈皮、白术、神曲、党参、苍术、黄芪、茯苓、白芥子、泽泻

玉女煎《景岳全书》熟地黄、麦冬、石膏、知母、牛膝

玉真散《外科正宗》天南星、防风、白芷、天麻、羌活、白附子

玉泉丸《中国中成药优选》葛根、天花粉、生地黄、麦冬、五味子、糯米、甘草

玉液冲剂《中国中成药优选》山药、黄芪、花粉、葛根、五味子、太子参、知母、鸡内金

仙方活命饮《外科发挥》金银花、赤芍、当归、皂刺、甲珠、乳香、没药、防风、天花粉、浙贝母、白芷、陈皮、甘草

头风散《全国中药成药处方集》当归、川芎、菊花、荆芥穗、薄荷、蔓荆子、桃仁、红花

加减化斑汤《眼科急症》生石膏、知母、甘草、山药、石决明、玄参、牡丹皮、玳瑁片、千里光、桔梗、白菊花、羚羊角

加减驻景丸《银海精微》楮实子、菟丝子、枸杞子、车前子、五味子、当归、熟地黄、川椒

加味坎离丸《审视瑶函》生地黄、当归、川芎、白芍、知母、黄柏、枸杞子、菊花、女贞子

平胃四苓散《眼底病的中医治疗》苍术、厚朴、陈皮、甘草、猪苓、泽泻、白术、茯苓

平肝散《眼科切要》连翘、蔓荆子、菊花、荆芥、防风、牛蒡子、蒺藜、羌活、大黄、柴胡、白芍、龙胆

平肝止泪方《韦文贵眼科临床经验选》荆芥、防风、石膏、茺蔚子、甘草、石决明、蝉蜕

平肝健脾利湿方《眼科临证录》猪苓、茯苓、白术、桂枝、石决明、泽泻、陈皮、楮实、菊花

白虎汤《伤寒论》石膏、知母、甘草、粳米

白蒺藜散《张氏医通》菊花、蔓荆子、草决明、连翘、青葙子、白蒺藜

白薇丸《审视瑶函》白薇、石榴皮、白蒺藜、羌活、防风

白虎承气汤《通俗伤寒论》石膏、大黄、甘草、知母、玄明粉、陈仓米

六　　画

安神定志丸《全国中药成药处方集》熟地黄、当归、白术、川芎、石菖蒲、茯神、远志、大枣、黄芪、白芍、党参、炙甘草、龙眼肉

安宫牛黄丸《温热条辨》牛黄、郁金、水牛角、黄连、朱砂、梅片、麝香、珍珠、栀子、雄黄、金箔衣、黄芩

全真散《目经大成》党参、黄芪、当归、熟地黄、山茱萸、枸杞子、酸枣仁、龟甲、五味子、肉苁蓉、山药、黄精

全鹿丸《景岳全书》活鹿、楮实子、巴戟天、胡芦巴、黄芪、牛膝、锁阳、枸杞子、五味子、党参、甘草、天冬、肉苁蓉、茯苓、杜仲、当归身、麦冬、菟丝子、补骨脂、秋石、花椒、小茴香、大青盐、熟地黄、芡实、川芎、陈皮、山药、覆盆子、白术、续断、沉香

芎归补血汤《原机启微》川芎、当归、生地黄、熟地黄、白芍、天冬、牛膝、甘草、白术、防风

芎菊上清丸《北京市中药成方选集》黄芩、栀子、蔓荆子、黄连、薄荷、菊花、连翘、荆芥穗、羌活、藁本、桔梗、防风、甘草、川芎、白芷

导赤散或丸《小儿药证直诀》生地黄、木通、甘草梢、淡竹叶

导痰消风散《银海精微》法半夏、陈皮、荆芥、防风、全蝎、羌活、白芷、升麻、甘草、白术、柴胡、石斛

竹叶泻经汤《原机启微》柴胡、栀子、羌活、升麻、甘草、黄芩、黄连、大黄、茯苓、赤芍、泽泻、草决明、车前子、淡竹叶

当归活血饮《审视瑶函》当归身、白芍、熟地黄、川芎、黄芪、苍术、防风、羌活、甘草、薄荷

当归养荣汤《原机启微》熟地黄、当归、白芍、川芎、羌活、白芷、防风

当归养血丸《全国中药成药处方集》茯苓、当归、黄芪、香附、白芍、白术、杜仲、艾叶、生地黄、阿胶

当归龙荟丸《景岳全书》当归、龙胆、栀子、黄连、黄芩、黄柏、大黄、青黛、芦荟、木香、麝香

当归活血汤《眼科家传》当归、川芎、白芍、生地黄、麦冬、白术、香附、蝉蜕、豆蔻、秦皮、石决明、陈皮、郁金、谷精草、青葙子、薄荷、蔓荆子、细辛、甘草、牡丹皮

当归补血汤《审视瑶函》生地黄、熟地黄、当归、川芎、牛膝、防风、炙甘草、白术、天冬、红花

当归丸《全国中药成药处方集》马鞭草、北刘寄奴、当归、赤芍、牛膝、川芎、香附、牡丹皮、甘草、红花、白芷、肉桂、紫菀、枳壳

红药片《中国中成药优选》三七、当归、红花、白芷、川芎、土鳖虫

防风通圣散或丸《宣明论方》防风、白芍、麻黄、生石膏、滑石、川芎、大黄、连翘、甘草、当归、薄荷、芒硝、桔梗、荆芥穗、黄芩、白术、栀子

防风羌活汤《审视瑶函》防风、羌活、川芎、茯苓、半夏、生姜、天南星、细辛、甘草、白术

防风散结汤《原机启微》防风、羌活、白芍、当归尾、茯苓、苍术、独活、前胡、黄芩、甘草、防己、红花、苏木

舟车丸《丹溪心法》牵牛子、红芽大戟、甘遂、芫花、青皮、陈皮、木香、轻粉、大黄、槟榔

决明子丸《全国中药成药处方集》决明子、青葙子、细辛、蒺藜子、茺蔚子、川芎、独活、羚羊角、升麻、防风、玄参、枸杞子、黄连、菊花

决明益阴丸《原机启微》石决明、草决明、羌活、独活、黄芩、黄连、黄柏、知母、当归、甘草、五味子

再造还明丸《中国中成药处方集》山药、木贼、枸杞子、蛇蜕、望月砂、丹参、茯神、蝉蜕、谷精草

羊肝片《中国中成药优选》鲜羊肝、木贼、夜明砂、当归、蝉蜕等

延胡止痛片《中国中成药优选》延胡索、白芷

血府逐瘀汤或丸《医林改错》桃仁、红花、当归、川芎、生地黄、赤芍、牛膝、桔梗、柴胡、枳壳、甘草

血栓通注射液《眼底病的中医治疗》三七

芍药甘草汤《伤寒论》白芍、甘草

芍甘五苓散（经验方）白芍、甘草、茯苓、猪苓、泽泻、白术、桂枝

芍药清肝散《原机启微》白术、石膏、川芎、防风、桔梗、滑石、荆芥穗、前胡、大黄、芍药、甘草、薄荷、柴胡、黄芩、知母、栀子、羌活、芒硝

如圣散《眼科锦囊》茯苓、桂枝、羌活、防风、栀子、甘草、川芎、柴胡、香附、升麻、薄荷、陈皮

冲和养正汤《目经大成》当归、黄芪、葛根、甘草、升麻、黄连、白芍、茯苓、白术、柴胡、石斛

冲和养胃汤《审视瑶函》羌活、防风、升麻、当归、白芍、茯苓、白术、党参、黄芪、五味子、葛根、柴胡

地黄散《审视瑶函》玄参、生地黄、熟地黄、当归、犀角（现已禁用）、甘草、木通、谷精草、木贼、黄连、蒺藜、羌活

朱砂安神丸《寿世保元》黄连、甘草、生地黄、当归、朱砂

七　画

麦味地黄丸《小儿药证直诀》熟地黄、山药、泽泻、茯苓、牡丹皮、麦冬、五味子、山茱萸

坎离既济丸《惠直堂经验方》当归、川芎、白芍、熟地黄、生地黄、天冬、麦冬、五味子、山药、山茱萸、牛膝、龟甲胶、知母、黄柏

赤痛祛邪汤（经验方）薄荷、羌活、黄芩、车前子、大黄、防风

还少丹《汤头歌诀》引杨淡方：熟地黄、山药、牛膝、枸杞子、山茱萸、茯苓、杜仲、远志、五味子、楮实子、小茴香、巴戟天、肉苁蓉、菖蒲

还睛丸《景岳全书》当归、薄荷、白芍、枸杞子、生地黄、石决明、夜明砂、蝉蜕、沙蒺藜、木贼、黄芩、苏梗、知母、荆芥穗、茯苓、补骨脂、菊花、蛇蜕、黄连、青葙子、沙参、密蒙花、黄柏、琥珀

还睛退云散《全国中药成药处方集》人参、苦杏仁、肉苁蓉、杜仲、牛膝、石斛、枸杞子、菊花、菟丝子、当归、熟地黄、黄柏、青葙子、枳壳、茯苓、蒺藜、决明子、山药、防风、羚羊角、天冬、麦冬、川芎、黄连、五味子、炙甘草、知母等

还阴救苦汤《原机启微》升麻、苍术、甘草、柴胡、防风、羌活、细辛、藁本、川芎、桔梗、红花、当归尾、黄连、黄芩、黄柏、知母、生地黄、连翘、龙胆

还阴解毒汤《审视瑶函》玄参、麦冬、金银花、连翘、甘草、生地黄、当归、白芍、川芎、苦参、黄芩、黄连、土茯苓

补肝丸《审视瑶函》苍术、熟地黄、蝉蜕、车前子、川芎、当归身、连翘、夜明砂、羌活、龙胆、菊花

补中益气汤《脾胃论》黄芪、甘草、人参、当归、橘皮、升麻、柴胡、白术

补水宁神汤《审视瑶函》白芍、当归、麦冬、茯神、熟地黄、生地黄、五味子、甘草

补阳还五汤《医林改错》黄芪、当归尾、赤芍、川芎、桃仁、红花、地龙

补肾磁石丸《证治准绳》磁石、菊花、石决明、肉苁蓉、菟丝子

补益蒺藜丸《北京市中药成药选集》黄芪、芡实、白术、沙蒺藜、山药、茯苓、扁豆、当归、菟丝子、橘皮

补肾明目丸《银海精微》熟地黄、当归、川芎、白芍、菊花、山药、知母、远志、白蒺藜、菟丝子、石菖蒲、枸杞子、黄柏、肉苁蓉、青葙子、密蒙花、石决明、五味子、桑螵蛸、巴戟天、青盐

补肝四物汤《眼科百问》生地黄、当归、白芍、川芎、菊花、草决明、蒺藜子、柴胡、知母、酸枣仁、茯苓、黄芩、黄柏、青皮、陈皮、栀子、桔梗、薄荷

杞菊地黄丸或汤《医级》枸杞子、白菊花、熟地黄、山茱萸、山药、泽泻、茯苓、牡丹皮

附子理中汤《太平惠民和剂局方》人参、甘草、白术、干姜、附子

羌活汤《眼科百问》菊花、决明子、木贼、苍术、防风、羌活、川芎、滑石、柴胡、薄荷、青皮、黄芩、栀子、桔梗、枳壳、陈皮、甘草

羌活胜风汤《原机启微》柴胡、黄芩、白术、荆芥穗、枳壳、川芎、防风、独活、羌活、前胡、薄荷、桔梗、白芷、甘草

羌活胜湿汤《内外伤辨惑论》羌活、独活、藁本、防风、炙甘草、川芎、蔓荆

吴茱萸汤《审视瑶函》姜半夏、吴茱萸、川芎、炙甘草、人参、茯苓、白芷、陈皮、生姜

抑阳酒连散《原机启微》独活、生地黄、黄柏、汉防己、知母、蔓荆子、前胡、生甘草、防风、栀子、黄芩、寒水石、羌活、白芷、黄连

驱风散热饮《审视瑶函》连翘、牛蒡子、羌活、薄荷、大黄、赤芍、防风、当归尾、甘草、栀子、川芎

驱风一字散《普济方》川乌、羌活、防风、川芎、荆芥

驱风上清散《审视瑶函》柴胡、黄芩、川芎、荆芥、防风、羌活、白芷、甘草

驱风化痰汤《张皆春眼科证治》胆星、浙贝母、天花粉、白芷、防风、金银花、连翘、赤芍

龟鹿二仙膏《证治准绳》龟甲、鹿角、枸杞子、人参

　　龟鹿固本丸《全国中药成药处方集》熟地黄、莲米、牡丹皮、山茱萸、山药、牛膝、当归、远志、枸杞子、泽泻、白芍、甘草、鹿胶、龟甲胶

　　龟鹿二胶丸《中国中成药优选》龟甲、鹿角胶、熟地黄、山茱萸、山药、泽泻、茯苓、杜仲、牡丹皮、附片、肉桂、巴戟天、枸杞子、麦冬、当归、白芍、续断、补骨脂、五味子、芡实、丹参、白首乌、牛膝、狗脊

　　启脾丸或片《古今医鉴》人参、白术、茯苓、山药、莲子（炒）、陈皮、泽泻、甘草、山楂

　　抗炎片《中药制剂手册》蒲公英、紫花地丁、黄芩、野菊花

　　抗栓再造丸《中国中成药优选》水蛭、三七、穿山甲、黄芪、丹参、全蝎、细辛、桃仁、红花等

　　抗病毒冲剂《中国中成药优选》板蓝根、山豆根、忍冬藤、贯众、七叶一枝花、鱼腥草、土知母、白芷、青蒿等

　　时疫清瘟丸《中国中成药优选》金银花、连翘、黄芩、大青叶、竹叶、牛黄、白芷、防风、荆芥穗、柴胡、葛根、牛蒡、天花粉、川芎、玄参、桔梗等

　　沙参麦冬汤《温病条辨》沙参、麦冬、玉竹、甘草、桑叶、白扁豆、天花粉

　　陈氏经验方《陈达夫中医眼科临床经验》柴胡、黄芩、炒谷芽、炒麦芽、蝉蜕、芜荑、鹤虱、槟榔、甘草

　　没药散《全国中药成药处方集》真血竭、没药、朴硝、大黄

　　芩连退翳汤《眼科临证录》黄芩、黄连、钩藤、蝉蜕、决明子、木贼、蒺藜子、茯苓（或加胆草、栀子、连翘）

　　谷精草汤《审视瑶函》草决明、菊花、连翘、牛蒡子、玄参、桔梗、荆芥、白芍、龙胆

　　苍白二陈汤《医学心悟》苍术、白术、半夏、陈皮、茯苓、甘草（或合四物汤或合四苓散）

　　坠血明目饮《审视瑶函》细辛、人参、赤芍、五味子、川芎、牛膝、石决明、生地黄、山药、知母、白蒺藜、当归尾、防风

　　连翘散《眼科切要》连翘、黄芩、羌活、菊花、白蒺藜、决明子、密蒙花、龙胆、甘草

　　连翘败毒膏或丸《中国中成药优选》连翘、金银花、紫花地丁、蒲公英、玄参、浙贝母、桔梗、蝉蜕、防风、白芷、白藓皮、甘草

八　　　画

　　郁金酒调散《银海精微》郁金、当归、川芎、白芍、龙胆、防风、栀子、菊花、苍术、茯苓、大黄

　　定志丸《审视瑶函》党参、茯神、远志、石菖蒲

　　定志磁石丸《眼科临床治疗手册》磁石、党参、茯苓、石菖蒲、远志、菊花、肉苁蓉、菟丝子、石决明

　　泻青丸《原机启微》当归、龙胆、川芎、栀子、大黄、羌活、防风

　　泻肺汤《眼科纂要》石膏、赤芍、黄芩、桑白皮、枳壳、木通、连翘、荆芥、防风、栀子、白芷、羌活、甘草

　　泻肺汤《异授眼科》桑皮、枳壳、桔梗、黄芩、地骨皮、麻黄、旋覆花、细辛、归尾、赤芍、生地黄、甘草

　　泻白散或丸《小儿药证直诀》防风、车前子、芜荑子、桔梗、玄参、茯苓、木通、防风、大黄、玄明粉

　　泻脾除热饮《银海精微》黄芪、防风、芜荑子、桔梗、大黄、黄芩、黄连、车前子、芒硝

　　泻心汤《银海精微》黄连、黄芩、大黄、连翘、荆芥、赤芍、车前子、菊花、薄荷

　　泻肝汤《审视瑶函》芜荑子、大黄、玄参、知母、车前子、地骨皮、玄明粉

　　泻脾汤《秘传眼科龙木论》党参、茯苓、黄芩、桔梗、芜荑、大黄、芒硝

　　泻肾汤《审视瑶函》知母、黄柏、当归、熟地黄、五味子、山茱萸、独活、茯苓、枸杞子

　　泻肝散《银海精微》龙胆、玄参、桔梗、知母、羌活、黄芩、当归、车前子、大黄、芒硝

　　泻黄散《小儿药证直诀》藿香叶、栀子、石膏、甘草、防风

　　泻湿汤《审视瑶函》车前子、黄芩、大黄、陈皮、淡竹叶、茯苓、枳壳、栀子、荆芥穗、苍术、甘草

　　泻热黄连汤《东垣十书》黄连、黄芩、龙胆、生地黄、升麻、柴胡

　　泻心凉血汤《眼科集成》生地黄、木通、淡竹叶、甘草梢、黄芩、黄连、赤芍、归尾、栀子、葶苈子、麻黄、苦杏仁、石膏、甘草、马兜铃、桑皮

　　明目地黄丸《审视瑶函》熟地黄、生地黄、山药、泽泻、山茱萸、牡丹皮、柴胡、茯神、当归身、五味子

　　明目羊肝丸《景岳全书》黄连、菊花、龙胆、石决明、人参、当归、熟地黄、枸杞子、麦冬、牛膝、青黛、黄柏、柴胡、防风、羌活、肉桂、羯羊肝

　　明目上清丸《万病回春》黄连、大黄、桔梗、甘草、荆芥、栀子、生石膏、菊花、枳壳、黄芩、当归、连翘、蝉蜕、车前子、玄参、陈皮、薄荷、赤芍、刺蒺藜、天花粉、麦冬

明目蒺藜丸《江苏省中药成药标准暂行规定汇编》川芎、刺蒺藜、木贼、蝉蜕、菊花、薄荷、防风、桔梗、龙胆、当归、赤芍、生地黄、羌活、白芷、黄芩、甘草、决明子、旋覆花

明目还睛丸《全国中药成药处方集》白术、防风、羌活、菟丝子、炙甘草、白蒺藜、青葙子、密蒙花、木贼

明目没竭散《全国中药成药处方集》没药、血竭、大典、石决明、木贼、朴硝、当归尾、蝉蜕、防风等

明目蝉花散《全国中药成药处方集》菊花、石决明、木贼、蝉蜕、谷精草、川芎、赤芍、当归、生地黄、防风、蒺藜、香附、青皮、蛇蜕

明目清肝散《全国中药成药处方集》大黄、片姜黄、僵蚕、蝉蜕、川连、玄明粉、水牛角

明目退云散《全国中药成药处方集》蔓荆子、升麻、黄柏、生地黄、苦参、牛蒡子、防风、薄荷、赤芍、当归、花粉、连翘、荆芥、川芎、蝉蜕、菊花、白蒺藜、川连

明目滋肾丸或片《中国中成药优选》枸杞子、女贞子、生地黄、菊花、决明子、牛膝等

明目散《银海指南》生地黄、当归、白芍、川芎、蝉蜕、大黄、红花、桑白皮、栀子、苍术、白术、羌活、独活、薄荷、蒺藜子、黄连、石膏、连翘、黄芩、木通、荆芥、枳壳

明目流气饮《太平惠民和剂局方》苍术、川芎、细辛、菊花、防风、木贼、决明子、蒺藜、蔓荆子、大黄、玄参、牛蒡子、栀子、甘草

明目菊花丸《银海精微》菊花、荆芥穗、川芎、防风、密蒙花、薄荷、连翘、木贼、蒺藜、车前子、熟地黄、甘草

明目细辛汤《兰室秘藏》川芎、藁本、当归尾、茯苓、红花、细辛、生地黄、防风、羌活、荆芥穗、花椒、桃仁、麻黄

明目退翳汤《眼科阐微》木贼、黄连、蒺藜、菊花、青葙、蝉蜕、生地黄、石膏、郁金、旋覆花、龙胆

明目大补丸《审视瑶函》熟地黄、白术、茯苓、人参、白芍、甘草、当归身、川芎、白豆蔻、附子、沉香、肉桂

明目固本丸《银海精微》枸杞子、菊花、生地黄、熟地黄、天冬

明目壮水丸《东医宝鉴》当归、菟丝子、知母、黄柏、熟地黄、菊花、党参、白蔻仁、天冬、麦冬、柏子仁

知柏地黄汤或丸《医宗金鉴》知母、黄柏、熟地黄、山茱萸、山药、茯苓、泽泻、牡丹皮

肥儿丸《太平惠民和剂局方》六神曲、黄连、肉豆蔻、使君子、麦芽、槟榔、木香

参苓白术散或丸《太平惠民和剂局方》人参、白术、茯苓、炙甘草、山药、桔梗、白扁豆、莲子肉、薏苡仁、缩砂仁

参桂鹿茸丸《全国中药成药处方集》人参、黄芪、鹿茸、炙甘草、续断、白术、茯苓、肉桂、陈皮、白芍、当归、熟地黄、远志、枸杞子、肉苁蓉

苓桂术甘汤《伤寒论》茯苓、白术、桂枝、甘草

苓术菟丝丸《银海指南》茯苓、白术、菟丝子、莲子、杜仲、山药、五味子、炙甘草

宝光返瞳丹《全国中药成药处方集》磁石、肉苁蓉、菟丝子、补骨脂、巴戟天、熟地黄、木香、五味子、甘草、桂心、石斛、远志

夜明散《全国中药成药处方集》木贼、石决明、谷精草、密蒙花、夜明砂、蝉蜕

夜光柳红丸《眼科纂要》羌活、防风、藁本、川芎、当归、苍术、全蝎、细辛、党参、甘草、荆芥、薄荷、蒲黄、何首乌

夜光育神丸《东医宝鉴》生地黄、熟地黄、夏枯草、枸杞子、甘草、菊花、牛膝、远志、枳壳、当归、地骨皮

乳香丸《审视瑶函》五灵脂、乳香、没药、草乌、蚕砂、木鳖子

拨云退翳丸《奇效良方》黄连、薄荷、川芎、菊花、楮实子、蝉蜕、蛇蜕、当归、密蒙花、甘草、木贼、蔓荆子、防风、荆芥、天花粉、白芷

拨云退翳丸《审视瑶函》木贼、羌活、黄连、青龙衣、天花粉、花椒、川芎、荆芥、地骨皮、炒枳实、蝉蜕、密蒙花、当归、蔓荆子、白蒺藜、菊花、甘草

河车大造丸《景岳全书》紫河车、牛膝、麦冬、天冬、杜仲、黄柏、党参、龟甲、熟地黄、茯苓

河间当归汤《审视瑶函》人参、白术、茯苓、炙甘草、当归、川芎、白芍、肉桂、炮姜、细辛、陈皮、生姜、大枣

虎潜丸《丹溪心法》黄柏、陈皮、龟甲、干姜、知母、熟地黄、白芍、锁阳、虎骨（现已禁用）

金刚丸《景岳全书》肉苁蓉、杜仲、菟丝子、萆薢、猪腰子

金光明目丸《眼科秘书》当归、菊花、生地黄、熟地黄、川芎、白芍、枸杞子、牡蛎、谷精草、栀子、大黄、蝉蜕、甘草

金液汤《一草亭目科全书》蔓荆子、黄芩、防风、桔梗、赤芍、柴胡、前胡、荆芥、独活、知母、薄荷

苦参丸《证治准绳》苦参、玄参、黄连、大黄、独活、枳实、防风、黄芩、菊花、栀子

奇风散《全国中药成药处方集》僵蚕、全蝎、荆芥、桔梗、天麻、法半夏、桂枝、甘草、胆南星、钩藤

青蒿鳖甲汤或片《汤头歌诀》青蒿、鳖甲、知母、生地黄、牡丹皮

炎热清胶囊《中国中成药优选》石膏、知母、柴胡、黄芩、龙胆

板蓝根冲剂《中药制剂手册》板蓝根、淀粉、糖粉、菠萝

经效散《审视瑶函》柴胡、水牛角、大黄、赤芍、当归、连翘、甘草梢

细辛汤《审视瑶函》细辛、陈皮、法半夏、茯苓、白术、独活、甘草

九　画

降压丸《中国中成药优选》珍珠母、龙胆、牛膝、生地黄、槐米、夏枯草

降糖舒《中国中成药优选》人参、生地黄、山药、葛根、黄芪、天花粉、刺五加、丹参、枸杞子、黄精、牡蛎等

降糖宁《中国中成药优选》人参、石膏、知母、黄芪、花粉、生地黄

降糖片《中国中成药优选》黄芪、太子参、生地黄、天花粉、黄精

退热散《审视瑶函》赤芍、木通、栀子、生地黄、黄芩、黄柏、当归尾、牡丹皮、黄连、甘草梢

退赤散《银海精微》桑白皮、黄芩、桔梗、赤芍、当归尾、黄连、白芷、栀子、木通、连翘

退赤散《审视瑶函》桑白皮、甘草、牡丹皮、黄芩、天花粉、桔梗、赤芍、当归尾、瓜蒌仁、麦冬

退红良方《中医眼科学讲义》龙胆、焦栀子、连翘、菊花、桑叶、黄芩、生地黄、草决明、夏枯草

退翳还晴丸《全国中药成药处方集》当归、川芎、生地黄、黄芩、黄连、栀子、连翘、防风、荆芥、薄荷、羌活、蔓荆子、菊花、蒺藜子、石决明、桔梗、柴胡、甘草、龙胆、木贼

退翳回光散《全国中药成药处方集》蛤粉、谷精草

退积泻肝汤《眼科纂要》大黄、芒硝、茺蔚子、黄芩、知母、黄柏、当归尾、玄参

牵正散《杨氏家藏方》白附子、僵蚕、全蝎

衍庆丸《全国中药成药处方集》当归、肉苁蓉、山药、枸杞子、熟地黄、覆盆子、阿胶、核桃仁、补骨脂、菟丝子、吴茱萸、杜仲、人参、黄芪

保瞳丸《全国中药成药处方集》熟地黄、知母、决明子、菟丝子、密蒙花、潼蒺藜、玄精石、青葙子、枸杞子、茯苓、菊花、女贞子、麦冬、车前子、谷精草

保目全晴丸《全国中药成药处方集》白蒺藜、黄柏、玄参、青葙子、黄芩、赤芍、防风、知母、木贼、蝉蜕、石决明、草决明、归尾等

保目济阴丸《眼科阐微》枸杞子、菊花、蒺藜、五味子、紫河车

胃苓汤、散或丸《古今医鉴》苍术、陈皮、厚朴、茯苓、白术、泽泻、猪苓、桂枝、甘草

指迷茯苓丸《证治准绳》风化硝、茯苓、半夏、枳壳

神授散《全国中药成药处方集》红花、没药、当归、儿茶、雄黄、白芷、肉桂、乳香、朱砂、川大黄、血竭、冰片、麝香

神效止血丸《全国中药成药处方集》贯众炭、棕榈炭、阿胶、杭芍、茜草、大蓟、小蓟、生地黄、玄参、川贝、天冬、麦冬、地榆、焦栀子、陈皮、甘草、大枣炭、当归、铁落等

洗肝散《审视瑶函》当归、生地黄、白芍、菊花、木贼、蝉蜕、甘草、羌活、防风、薄荷、川芎、苏木、红花、蒺藜

洗心凉血散《眼科阐微》黄连、黄芩、栀子、生地黄、归尾、赤芍、木通、菊花、甘草梢

洗心散《审视瑶函》当归、赤芍、荆芥、防风、玄参、桔梗、知母、黄芩、大黄、黄连

洗肝明目汤《东医宝鉴》生地黄、归尾、川芎、赤芍、黄芩、黄连、连翘、栀子、荆芥、防风、石膏、羌活、薄荷、蔓荆子、菊花、蒺藜、桔梗、决明子、甘草

钩藤饮子《审视瑶函》钩藤、麻黄、炙甘草、天麻、川芎、防风、人参、全蝎、僵蚕

荆防败毒散《证治准绳》荆芥穗、防风、羌活、独活、前胡、柴胡、枳壳、桔梗、茯苓、川芎、人参、甘草、薄荷（或生姜）

除湿汤《眼科纂要》连翘、滑石、车前子、枳壳、黄芩、黄连、木通、甘草、茯苓、陈皮、荆芥、防风、天花粉

除风清脾饮《审视瑶函》陈皮、连翘、防风、知母、玄明粉、黄芩、玄参、黄连、荆芥穗、大黄、桔梗、生地黄

除风益损汤《原机启微》生地黄、白芍、当归、川芎、藁本、防风、前胡

除湿胃苓汤《眼科证治经验》猪苓、茯苓、泽泻、白术、桂枝、苍术、厚朴、陈皮、甘草、防风、木通、栀子、滑石

祛瘀汤《中医眼科学》川芎、归尾、赤芍、桃仁、生地黄、泽兰、丹参、郁金、仙鹤草、墨旱莲

祛瘀四物汤《张皆春眼科证治》酒生地黄、当归尾、赤芍、川芎、红花、益母草、北刘寄奴

济生肾气丸《济生方》熟地黄、山药、山茱萸、泽泻、茯苓、牡丹皮、肉桂、附子、牛膝、车前子

济阴地黄丸《东垣试效方》麦冬、巴戟天、菊花、枸杞子、肉苁蓉、山茱萸、山药、熟地黄、当归、五味子

养阴清肺汤或丸《重楼玉钥》甘草、芍药、生地黄、薄荷、玄参、麦冬、浙贝母、牡丹皮

养血祛风汤《张皆春眼科证治》当归、酒白芍、天花粉、荆芥、甘草

养血祛风汤《眼科集成》栀子、黄芩、柴胡、羌活、防风、荆芥、白芷、生地黄、当归、白芍、桑枝、片姜黄、黄芩、蒺藜、党参、黄芪

养肝活血汤《定静轩医学四种》生地黄、赤芍、当归、川芎、防风、白芷、桔梗、白菊花、酒麦冬、连翘、甘草

养血退热丸《中国中成药优选》熟地黄、鳖甲、麦冬、牡丹皮、地骨皮、党参、山药、茯苓、六神曲、陈皮、山楂、煅牡蛎、酸枣仁、丹参

养血荣筋丸《中国中成药优选》党参、白术、当归、何首乌、续断、桑寄生、补骨脂、赤药、木香、伸筋草、威灵仙、陈皮、鸡血藤、赤小豆、松节、透骨草

养血活络汤（经验方）生地黄、当归、川芎、白芍、桑枝、片姜黄、黄芩、蒺藜、党参、黄芪

养胃消障汤《眼科集成》莲子肉、薏苡仁、甘草、神曲、茯苓、扁豆、决明子、石决明、柴胡、木贼、菊花、谷精草

养阴消障丸（经验方）生地黄、玄参、麦冬、石决明、菊花、磁石、肉苁蓉、枸杞子、菟丝子、女贞子、墨旱莲

养阴清燥汤《眼科集成》泡参、生地黄、白芍、当归、牡丹皮、五味子、麦冬、玉竹、石斛、山药、白茅根、桑白皮

复元活血汤《医学发明》柴胡、天花粉、当归、红花、炮山甲、酒大黄、酒桃仁

复方杜仲片《中国中成药优选》杜仲、夏枯草、钩藤、益母草等

复方丹参片《中国中成药优选》丹参、三七、冰片

复方夏枯草膏《中国中成药优选》夏枯草、香附、昆布、甘草、僵蚕、玄参、白芍、当归、浙贝母、陈皮、桔梗、乌药、川芎、红花

复方丹参注射液《中国中成药优选》丹参、降香

复方当归注射液《中国中成药优选》当归、桃仁、红花

栀子胜奇散《原机启微》白蒺藜、蝉蜕、谷精草、木贼、黄芩、草决明、菊花、栀子、川芎、荆芥穗、羌活、密蒙花、甘草、防风、蔓荆子

顺经汤《审视瑶函》玄参、赤芍、当归、川芎、桃仁、红花、柴胡、苏木、青皮、陈皮、乌药、香附

枸杞菟丝丸《广勤轩遗稿》枸杞子、菟丝子、覆盆子、青葙子、熟地黄、当归、玄参、密蒙花

茯苓导水汤《医宗金鉴》茯苓、槟榔、猪苓、砂仁、木香、陈皮、泽泻、白术、木瓜、大腹皮、桑白皮、紫苏梗、生姜

茯苓泻湿汤《原机启微》党参、白术、茯苓、甘草、柴胡、前胡、羌活、独活、泽泻、苍术、枳壳、蔓荆子、薄荷叶

十　　画

起睫汤《张皆春眼科证治》白术、茯苓、甘草、当归、白芍、蔓荆子、防风

消翳汤《眼科纂要》密蒙花、柴胡、羌活、川芎、当归、甘草、生地黄、荆芥、防风、木贼、蔓荆子

消瘰丸《医学心悟》玄参、牡蛎、贝母

消风散《太平惠民和剂局方》荆芥穗、薄荷、羌活、防风、川芎、僵蚕、蝉蜕、茯苓、陈皮、厚朴、党参

消风散《外科正宗》荆芥、防风、生地黄、当归、苦参、苍术、蝉蜕、胡麻仁、牛蒡子、知母、石膏、木通、甘草

消风丸《全国中药成药处方集》薄荷、荆芥、独活、细辛、天麻、川芎、胆星、羌活、防风

消渴丸《中国中成药优选》黄芪、生地黄、天花粉、玉米须、南五味子、山药、葛根、格列苯脲（含西药成分）

消渴平片《中国中成药优选》人参、黄连、花粉、天冬、丹参、枸杞子、沙苑子、葛根、知母、黄芪、五倍子、五味子

消积丹《全国中药成药处方集》苍术、山楂片、香附、五灵脂、红花、三棱、莪术、槟榔、鸡内金、使君子、巴豆霜

消瘿五海丸《古今医鉴》海带、海藻、昆布、贝母、木香、海螵蛸、海蛤粉

消炎解毒丸《全国中药成药处方集》玄参、桔梗、甘草、赤芍、僵蚕、薄荷、竹叶、板蓝根、黄芩、山豆根、连翘、菊花、天花粉、金银花

消蚬保和九《眼科百问》苍术、陈皮、厚朴、甘草、白蔻仁、砂仁、菊花、神曲、蒺藜子、麦芽、草决明、山楂

消风养血汤或九《裕氏眼科正宗》蔓荆子、菊花、白芷、荆芥、防风、草决明、石决明、桃仁、麻黄、川芎、当归、白芍、甘草

消栓口服液《中国中成药优选》黄芪、当归尾、赤芍、川芎、地龙、桃仁、红花

消栓通冲剂《中国中成药优选》黄芪、当归、生地黄、赤芍、川芎、丹参、桃仁、红花、三七、牛膝、枳壳、地龙、冰片等

消风止痒冲剂《中国中成药优选》防风、荆芥、蝉蜕、当归、亚麻子、地骨皮、苍术、地黄、石膏、关木通、甘草

消疳九《眼科纂要》槟榔、青皮、陈皮、三棱、莪术、大黄、木香、白茅根、茯苓、使君子、香附子

消疳退云散《审视瑶函》木香、陈皮、决明子、甘草、黄连、菊花、柴胡、黄芩、桔梗、莱菔子、厚朴、神曲、栀子、枳壳、姜皮、竹叶心、苍术、密蒙花

消瘰汤《简明眼科》牛膝、玄参、昆布、海藻、连翘、栀子、大黄、赤芍、枳壳、枳实

消毒拔翳汤《一草亭眼科全书》薄荷、荆芥、防风、柴胡、前胡、桔梗、蔓荆子、赤芍、连翘、知母、牛蒡子、黄芩、菊花、密蒙花、蒺藜、木贼

消毒逐瘀汤《目经大成》生地黄、天冬、麦冬、苏木、红花、柴胡、甘草、蒲黄、牡丹皮、木通、车前子、牛膝、大黄、干漆、黄芩、黄连、槐花

桑菊饮《温病条辨》桑叶、菊花、连翘、桔梗、苦杏仁、薄荷、芦根、甘草

桑白皮汤《审视瑶函》桑白皮、泽泻、玄参、甘草、麦冬、黄芩、旋覆花、菊花、地骨皮、桔梗、茯苓

桑菊银翘散《全国中药成药处方集》浙贝母、白菊、桑叶、连翘、金银花、桔梗、薄荷、竹叶、荆芥、牛蒡子、苦杏仁、芦根、蝉蜕、僵蚕、滑石、绿豆、淡豆豉、甘草

桑菊祛风汤（经验方）桑叶、菊花、金银花、防风、当归尾、赤芍、黄连

凉膈散《太平惠民和剂局方》芒硝、大黄、黄芩、甘草、连翘、栀子、薄荷

凉膈清脾饮《外科正宗》防风、荆芥、黄芩、石膏、栀子、薄荷、赤芍、连翘、生地黄、甘草

凉膈连翘饮《银海精微》薄荷、栀子、连翘、甘草、黄芩、黄连、大黄、芒硝

凉膈消毒饮《眼科临床治疗手册》金银花、连翘、栀子、黄芩、薄荷、菊花、大黄、芒硝、天葵、紫花地丁、甘草、蒲公英

凉胆九《太平惠民和剂局方》黄连、黄芩、荆芥、龙胆、芦荟、防风、黄柏、地肤子

凉血清肝汤《眼科证治经验》石决明、生地黄、赤芍、牡丹皮、炒栀子、黄芩、龙胆、金银花、连翘

柴胡疏肝散《景岳全书》柴胡、炙甘草、枳壳、白芍、川芎、香附、陈皮

柴芍地黄汤或九《全国中药成药处方集》即六味地黄汤加柴胡、白芍

柴胡参术汤《审视瑶函》熟地黄、当归、川芎、白芍、党参、白术、青皮、柴胡、甘草

柴葛解肌汤《医学心悟》柴胡、葛根、甘草、黄芩、芍药、羌活、白芷、桔梗

破血汤《眼科纂要》北刘寄奴、红花、生地黄、赤芍、菊花、苏木、牡丹皮、桔梗、甘草

破血红花散《银海精微》当归尾、川芎、赤芍、枳壳、苏叶、连翘、黄连、黄芪、栀子、大黄、苏木、红花、白芷、薄荷、升麻

海藏地黄散《原机启微》当归、酒大黄、生地黄、熟地黄、白蒺藜、沙蒺藜、谷精草、玄参、木通、羌活、防风、蝉蜕、木贼、水牛角、连翘、甘草

逍遥散《太平惠民和剂局方》柴胡、当归、白芍、白术、茯苓、薄荷、煨姜、炙甘草

调中益气汤《审视瑶函》黄芪、升麻、陈皮、木香、人参、甘草、苍术、柴胡

调经益母九或片《全国中药成药处方集》香附、川芎、白芍、当归、延胡索、干姜、桃仁、蒲黄、熟地黄

通窍活血汤《医林改错》赤芍药、川芎、桃仁、红花、老葱、大枣、麝香、生姜

通脾泻胃汤《审视瑶函》麦冬、茺蔚子、知母、玄参、车前子、软石膏、防风、黄芩、天冬、熟大黄

通窍排脓汤《张皆春眼科证治》细辛、薏苡仁、白芷、天花粉、黄芪、茯苓、甘草

真武汤《伤寒论》茯苓、白术、白芍、生姜、制附子

桃红四物汤《医宗金鉴》桃仁、红花、当归、川芎、赤芍、生地黄

桂枝汤或九《伤寒论》桂枝、白芍、甘草、生姜、大枣

桂附理中九《中华人民共和国药典》1990年版）肉桂、附片、党参、白术、炮姜、甘草

荷叶九《北京市中药成药选集》荷叶、藕节、大蓟、小蓟、知母、黄芩炭、生地黄、棕榈炭、栀子、京墨、白茅根、

玄参、白芍、当归

诸疮解毒膏《全国中药成药处方集》金银花、黄芩、紫花地丁、甘草、桔梗、川连、栀子、乳香、黄柏、连翘、浙贝母、白芷、青皮、当归尾、赤药、天花粉、没药、生黄芪、皂刺、七叶一枝花、苍耳、薄荷、穿山甲、蒲公英

健脾肥儿丸或片《中国中成药优选》人参、白术、茯苓、甘草、山药、陈皮、木香、使君子、鸡内金、山楂、黄连

益视冲剂《中国中成药优选》白何首乌、菟丝子、覆盆子、石楠叶、五味子、金樱子、党参、白术、山药、当归、厚朴、木香、山楂

益气聪明汤《脾胃论》黄芪、蔓荆、黄柏、甘草、人参、升麻、葛根、白芍

益气养荣汤《眼科捷径》肉桂、黄芪、党参、柴胡、白芍、升麻、甘草、五味子、熟地黄、当归、川芎、白芍、大枣、金樱子、陈皮

秘真丸《目经大成》熟地黄、远志、当归、酸枣仁、山茱萸、柏子仁、山药、五味子、龙骨、牡蛎、金樱子、菟丝子、甘草

十一画

银翘散《温病条辨》金银花、连翘、桔梗、芦根、淡豆豉、生甘草、荆芥、牛蒡子、薄荷、竹叶

银花解毒汤《疡科心得集》金银花、紫花地丁、连翘、川黄连、夏枯草、赤茯苓、牡丹皮、犀角（现已禁用）

银花解毒汤《中医眼科临床实践》蒲公英、大黄、龙胆、黄芩、蔓荆子、桑白皮、天花粉、枳壳、甘草

银花复明汤《中医眼科临床实践》金银花、蒲公英、桑白皮、天花粉、黄芩、黄连、龙胆、生地黄、知母、大黄、玄明粉、木通、蔓荆子、枳壳、甘草

银翘解毒丸或片《全国中药成药处方集》由银翘散配制而成

清宁丸《全国中药成药处方集》大黄、黄酒

清眩丸《卫生宝鉴》川芎、薄荷、白芷、荆芥穗、生石膏

清脾散《审视瑶函》薄荷、升麻、甘草、炒栀子、赤芍、黄芩、炒枳壳、陈皮、藿香、生石膏、防风

清胃汤《审视瑶函》栀子（炒黑）、枳壳、紫苏子、石膏（煅）、川黄连（炒）、陈皮、连翘、归尾、荆芥穗、黄芩、防风、生甘草

清营汤《温病条辨》水牛角、生地黄、玄参、竹叶心、麦冬、丹参、黄连、金银花、连翘

清火片《中国中成药优选》大青叶、大黄、石膏、薄荷脑

清火眼丸《中国中成药优选》黄藤、黄连、龙胆、大黄、梅片

清血解毒丸《中国中成药优选》大黄、荆芥穗、蒲公英、防风、紫花地丁、黄芩、连翘、甘草、木通、地黄

清热养阴丹《中国中成药优选》生地黄、玄参、麦冬、白芍、牡丹皮、黄连、栀子、生石膏、浙贝母、山豆根、薄荷、甘草

清瘟败毒饮《疫疹一得》石膏、生地黄、犀角（现已禁用）、黄连、栀子、桔梗、黄芩、知母、玄参、连翘、牡丹皮、竹叶、甘草

清肾抑阳丸《审视瑶函》知母、白芍、生地黄、黄柏、黄连、黄芩、当归、独活、草决明、枸杞子、寒水石

清肝泻火汤《眼科临证录》黄连、黄芩、黄柏、龙胆、夏枯草、牡丹皮、赤芍、生地黄、天麻

清肺抑火丸《中国中成药优选》黄芩、栀子、大黄、黄柏、苦参、前胡、桔梗、浙贝母、知母、天花粉

清气化痰丸《医方考》胆南星、黄芩、瓜蒌仁、陈皮、枳实、半夏、苦杏仁、茯苓

清热消炎片《中药制剂手册》蒲公英

清脾凉血汤《医宗金鉴》荆芥、防风、赤药、玄参、陈皮、蝉蜕、连翘、大黄、厚朴、竹叶、甘草

清热活血汤《眼病妙方精选》生地黄、麦冬、玄参、当归、大黄、红花、茜草、小蓟、茯神、苦杏仁、香附、苏木、川芎

清火明目丸《全国中药成药处方集》归尾、川芎、生地黄、黄芩、菊花、连翘、薄荷、枳壳、桔梗、防风、黄柏、荆芥、羌活、白芷、泽泻、大黄、决明子、石决明、黄连、甘草、薄荷、冰片

清脑降压丸或胶囊《中国中成药优选》夏枯草、黄芩、生地黄、决明子、磁石、钩藤、地龙、珍珠母、丹参、槐米、当归、牛膝、水蛭

清热解毒口服液《中国中成药优选》生石膏、知母、紫花地丁、金银花、麦冬、黄芩、玄参、连翘、龙胆、生地黄、栀子、板蓝根

清上瘀血汤《证治准绳》栀子、桃仁、红花、生地黄、归尾、赤芍、川芎、黄芩、羌活、独活、桔梗、大黄、甘草

清热增液饮《眼科临证录》石膏、知母、生地黄、麦冬、玄参、半夏、黄芩、芦根、党参、甘草、大枣

清心排脓汤《张皆春眼科证治》木通、白芷、天花粉、薏苡仁、生地黄、茯苓、甘草

清热消肿汤《眼科阐微》赤芍、川芎、生地黄、归尾、黄连、黄芩、栀子、大黄、菊花、木贼、蒺藜、甘草、木通

清心流气饮《图书集成》羌活、独活、苏叶、柴胡、黄芩、川芎、赤芍、荆芥、防风、麦冬、连翘、石膏、蔓荆子、茯苓、甘草

清痰饮《审视瑶函》青黛、法半夏、陈皮、茯苓、枳壳、竹茹、黄芩、栀子、石膏、天花粉

清肺饮《眼科纂要》当归、黄芪、麦冬、生地黄、连翘、枳壳、知母、桑皮、陈皮、荆芥、防风

清肺丸《眼科纂要》桑白皮、天冬、麦冬、黄芩、菊花、生地黄、归尾、茯苓

菊花通圣散《医宗金鉴》芒硝、大黄、桔梗、白芍、甘草、荆芥穗、当归、石膏、薄荷、川芎、麻黄、黄芩、栀子、滑石、连翘、防风、白术、羌活、细辛、菊花、蔓荆子

菊花明目丸《全国中药成药处方集》羚羊角、防风、川芎、大黄、赤芍、连翘、麻黄、芒硝、薄荷、当归、滑石、甘草、栀子、白术、桔梗、生石膏、荆芥穗、黄芩、菊花、羌活、蒺藜

菊花钩藤饮《眼科证治经验》珍珠母、钩藤、菊花、川芎、牡蛎、黄芩、白蒺藜、白芍、首乌藤

菊睛椒地丸（经验方）肉苁蓉、巴戟天、生地黄、熟地黄、枸杞子、菊花、川椒

菊花决明散《证治准绳》草决明、石决明、木贼、羌活、防风、菊花、蔓荆子、川芎、石膏、黄芩、炙甘草

菊连汤《一草亭目科全书》栀子、防风、荆芥、生地黄、赤芍、当归尾、川芎、连翘、黄连、黄芩、蝉蜕、牛蒡子、水灯心

菊睛丸《审视瑶函》白菊花、肉苁蓉、巴戟天、枸杞子

羚羊钩藤饮《通俗伤寒论》羚羊角、钩藤、桑叶、川贝母、竹茹、生地黄、菊花、白芍、茯苓、甘草

羚羊明目丸《全国中药成药处方集》羚羊角、白菊花、川芎、车前子、防风、羌活、薄荷、赤芍、大黄、朴硝、血竭、没药、牡丹皮、红花

羚犀逍遥散《目经大成》羚羊角、水牛角、牡丹皮、栀子、柴胡、白芍、当归、白术、茯苓、生姜、薄荷、甘草、陈皮、黄连

眼球灌脉方《韦文贵眼科临床经验选》石膏、栀子、黄芩、芒硝、大黄、枳实、瓜蒌仁、淡竹叶、天花粉、夏枯草、金银花

黄连解毒汤《外台秘要》黄连、黄芩、黄柏、栀子

黄连羊肝丸《全国中药成药处方集》黄连、草决明、黄芩、石决明、柴胡、夜明砂、密蒙花、木贼、芜蔚子、青皮、胡黄连、龙胆、黄柏、鲜羊肝

黄连上清丸或片《中国中成药优选》黄连、黄芩、黄柏、石膏、栀子、大黄、川芎、荆芥穗、防风、桔梗、连翘、菊花、薄荷、白芷、旋覆花、蔓荆子、甘草

黄连败毒散《异授眼科》黄连、黄芩、黄柏、羌活、独活、防风、当归、连翘、人参、苏木、甘草、藁本

黄芩白芷散《银海精微》白芷、黄芩、青葙子、决明子、石决明、防风、防己、密蒙花、芜蔚子、川芎、白芍、菊花、蒺藜、知母、夏枯草

猪苓散《银海精微》猪苓、车前子、木通、栀子、狗脊、滑石、萹蓄、苍术、大黄

理中汤和丸《伤寒论》人参、白术、干姜、炙甘草

菖蒲郁金汤《温病全书》石菖蒲、栀子、淡竹叶、牡丹皮、郁金、连翘、水灯心、木通、竹沥、玉枢丹

培光散《目经大成》山楂、法半夏、藿香、苍术、厚朴、陈皮、甘草、神曲、麦芽、砂仁、紫苏叶、白芷、川芎、香附

麻杏石甘汤《伤寒论》麻黄、苦杏仁、石膏、甘草

十二画

温胆汤《备急千金要方》陈皮、半夏、白茯苓、甘草、枳实、竹茹

葛花解毒饮《审视瑶函》黄连、玄参、龙胆、茵陈、葛花、熟地黄、茯苓、甘草、栀子、连翘、车前子

普济消毒饮《医方集解》录李东垣方：黄连、黄芩、陈皮、甘草、玄参、柴胡、桔梗、连翘、板蓝根、马勃、牛蒡子、薄荷、僵蚕、升麻

散热消毒饮《眼科证治经验》牛蒡子、羌活、黄芩、川连、薄荷、防风、连翘

滋阴降火汤《审视瑶函》当归、生地黄、熟地黄、白芍、麦冬、川芎、知母、黄柏、黄芩、柴胡、甘草

滋阴甘露丸《济南市中药成方选辑》生地黄、熟地黄、天冬、麦冬、石斛、茵陈、枇杷叶、黄芩、枳壳、甘草、玄参

滋阴补肾丸《中国中成药优选》生晒参、鹿茸、五味子、菟丝子、锁阳、远志、山药、熟地黄、生地黄、黄芪、巴戟天、龙骨、芦巴子、马钱子（制）

滋阴地黄丸《眼科百问》枸杞子、菊花、知母、黄柏、熟地黄、山药、枣皮、牡丹皮、泽泻、楮实子、菟丝子、草决明、蒺藜、青葙子

滋阴退翳汤《眼科临证笔记》知母、生地黄、玄参、麦冬、蒺藜子、决明子、菊花、木贼、菟丝子、蝉蜕、青葙子

强肾片《中国中成药优选》鹿茸、人参茎叶皂苷、熟地黄、山茱萸、牡丹皮、泽泻、茯苓、山药、补骨脂、杜仲、枸杞子、桑椹、益母草、丹参

强体灵冲剂《中国中成药优选》人参、麦冬、五味子、山茱萸、菟丝子、枳壳、白葡萄、木贼、决明子、当归、生地黄、红花、蝉蜕、茺蔚子、赤芍、龙胆、石斛、青皮、地骨皮、石决明、玄参、桃仁、槟榔、独活、防风、羌活、火麻仁、郁李仁

疏风定痛丸《中国中成药优选》制马钱子、乳香、没药、麻黄、防风、羌活、独活、桂枝、木瓜、千年健、追地风、自然铜、牛膝、杜仲、甘草

疏风清肝饮《医宗金鉴》当归尾、赤芍、金银花、薄荷、川芎、甘草、柴胡、连翘、栀子、薄荷、荆芥、防风、灯心草

犀黄丸《全国中药成药处方集》牛黄、麝香、乳香、没药

琥珀还睛丸《全国中药成药处方集》生地黄、熟地黄、当归、川芎、沙苑子、枸杞子、菟丝子、杜仲炭、肉苁蓉、琥珀、天冬、麦冬、石斛、青葙子、菊花、知母、黄连、羚羊角粉、水牛角浓缩粉、苦杏仁、党参、山药、茯苓、炙甘草、炒枳壳

舒肝丸《全国中药成药处方集》白芍、片姜黄、豆蔻仁、川楝子、沉香

舒肝调气丸《中国中成药优选》香附、枳实、厚朴、青皮、陈皮、沉香、木香、五灵脂、豆蔻、莱菔子、莪术、郁李仁、牵牛子、龙胆、白芍、牡丹皮、石菖蒲等

舒肝解郁丸《全国中药成药处方集》白蔻仁、厚朴、广木香、香附、焦三仙、五爪橘、砂仁、法半夏、沉香、白芍、甘草、白术

舒筋荃丸《全国中药成药处方集》豨莶草、当归、川芎、法半夏、秦艽、天麻、胆南星

舒筋活血定痛散《全国中药成药处方集》当归、没药、川芎、甘草、红花、血竭、乳香、赤芍、生大黄

落花生衣注射液《中药大辞典》落花生衣

脾肾双补丸《银海指南》莲子、陈皮、党参、五味子、山茱萸、茯苓、砂仁、白蔻仁、车前子、菟丝子、巴戟天

溃疡汤《眼科临证录》穿山甲、皂角刺、金银花、栀子、连翘、当归尾、赤芍、黄芩、天花粉（或加生地黄、牡丹皮）

揭障丹《眼科集成》蔓荆子、生地黄、当归尾、白芍、川芎、升麻、柴胡、羌活、白芷、薄荷、木贼、谷精草、磁石、决明子、白茅根、桑叶

十三画

愈风丹《中国中成药优选》制川乌、苍术、白芷、当归、天麻、防风、荆芥穗、麻黄、石斛、制何首乌、羌活、独活、甘草、川芎

愈风宁心片《中国中成药优选》葛根

新清宁片《中国中成药优选》制大黄

新制柴连汤《眼科纂要》柴胡、黄连、黄芩、赤芍、蔓荆子、栀子、龙胆、木通、荆芥、防风、甘草

障眼明片《眼科学》肉苁蓉、山茱萸、枸杞子、党参、黄芪、葳蕤仁、甘草、升麻、石菖蒲、密蒙花、蔓荆子、川芎、菊花

解毒活血汤《眼科证治经验》生地黄、赤芍、当归尾、川芎、桃仁、红花、黄芩、川连、紫花地丁

解郁逍遥散《眼科集成》川芎、白芍、菊花、柴胡、黄芩、青皮、薄荷、密蒙花、谷精草、草决明、石决明、夜明砂、半夏、浙贝母、当归、礞石

解热散血汤《定静轩医学四种》生地黄、栀子、连翘、黄芩、厚朴、桃仁、红花、桑白皮、枳壳、甘草、赤芍

简易知母汤《审视瑶函》赤茯苓、黄芩、麦冬、知母、桑白皮、黄芪、甘草，加竹沥冲服

蒺藜子丸《圣济总录》蒺藜、草决明、蛇蜕、蝉蜕、木贼、望月砂、豆豉

槐子丸《审视瑶函》槐子仁、酸枣仁、蔓荆子、车前子、覆盆子、牛蒡子、蒺藜子、芜蔚子、柏子仁

十四画

磁朱丸《中华人民共和国药典》1990年版）煅磁石、朱砂、六神曲

缩泉汤《张皆春眼科证治》熟地黄、枸杞子、山茱萸、酒白芍、五味子、巴戟天、细辛、车前子

熊胆丸《中国中成药优选》龙胆、大黄、栀子、黄连、黄芩、熊胆、柴胡、决明子、菊花、木贼、防风、当归、生地黄、车前子、泽泻、冰片、薄荷冰

蔓荆子丸《太平圣惠方》蔓荆子、青葙子、决明子、楮实子、枸杞子、地肤子、五味子、芜蔚子、菟丝子

聚星决明散《眼科临证录》蔓荆子、蛇蜕、蝉蜕、蒺藜子、嫩钩藤、栀子、连翘、荆芥、防风、谷精草

十五画及十五画以上

镇肝熄风汤《医学衷中参西录》牛膝、生赭石、生龙骨、生牡蛎、生龟甲、生白芍、玄参、天冬、川楝子、生麦芽、茵陈、甘草

增光片《中国中成药优选》石菖蒲、远志、当归、枸杞子、党参、麦冬、茯苓、牡丹皮

增液汤或冲剂《中国中成药优选》玄参、生地黄、麦冬

增视益智片（湖南中医学院附二医院研制）党参、远志、石菖蒲、茯苓、枸杞子、菟丝子、丹参、黄芪等

糖尿乐胶囊《中国中成药优选》生山药、黄芪、生地黄、山茱萸、五味子、知母、鸡内金、茯苓、天花粉、红参等

藁本乌蛇汤《银海精微》藁本、乌蛇、川芎、白芍、细辛、羌活、防风

礞石滚痰丸《全国中药成药处方集》煅礞石、沉香、黄芩、熟大黄

蟾酥丸（《中华人民共和国药典》1963年版）蟾酥、明雄黄、朱砂、活蜗牛、寒水石、轻粉、铜绿、乳香、没药、麝香、胆矾、煅白矾

麝香抗栓丸《中国中成药优选》水蛭、三七、麝香、乌梢蛇、地龙、赤芍、大黄、川芎、天麻、全蝎、羚羊角、僵蚕、鸡血藤、胆南星、生地黄、当归、黄芪、葛根、豨莶草等

麝香化积丹《全国中药成药处方集》红豆蔻、三棱、厚朴、砂仁、莪术、公丁香、延胡索、香附、沉香、木香、冰片、麝香、红花、桃仁、归尾、五灵脂